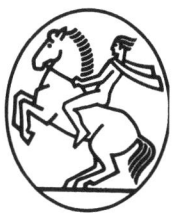

Umweltdermatosen

Reisen und Urlaub

von **G. Stüttgen, N. Haas,
F. Mittelbach** und **R. Rudolph**
unter Mitarbeit von R. Käfer

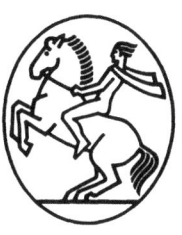

Springer-Verlag Wien New York

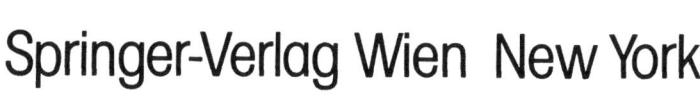

Prof. Dr. Günter Stüttgen
Dr. Norbert Haas
Dr. Frank Mittelbach
Dr. Reimar Rudolph
Hautklinik und -Poliklinik
Asthma-Poliklinik
Rudolf-Virchow-Krankenhaus
Freie Universität Berlin

Mit 130 zum Teil farbigen Abbildungen

CIP-Kurztitelaufnahme der Deutschen Bibliothek

Umweltdermatosen: Reisen u. Urlaub / Günter Stüttgen . . . – Wien; New York: Springer, 1982.
ISBN-13:978-3-7091-8653-4

NE: Stüttgen, Günter [Mitverf.]

ISBN-13:978-3-7091-8653-4   e-ISBN-13:978-3-7091-8652-7
DOI: 10.1007/978-3-7091-8652-7

Vorwort

Umweltdermatosen und Schleimhautaffektionen durch weltweite Kontakte zu Lande und zu Wasser, auf Reisen und im Urlaub nehmen stetig zu.

Die Situation, daß sich Patienten der dermatologischen und der Asthmaabteilung unter einem Dach in der gleichen Klinik zusammenfinden, hat uns zu der vorliegenden synoptischen Darstellung der Diagnose und Therapie dieses Formenkreises geführt. Dabei war Herr Dr. R. Rudolph für den Abschnitt über Tierkontakte und Herr Dr. N. Haas für den Abschnitt über Pflanzenkontakte federführend.

Herr Professor Dr. G. Niebauer, Wien, regte uns zu einer möglichst ausführlichen Darstellung an. Besondere Hilfe erfuhren wir von Herrn Professor Dr. F. Staib und Herrn Professor Dr. F. J. Fehrenbach im Robert-Koch-Institut, Berlin. Aus dem Zoologischen Institut der Freien Universität Berlin half uns Herr Dr. D. Jung und auf dem botanischen Sektor Herr Studienrat U. Dastig. Herr Dr. K. Vivell im Max-von-Pettenkofer-Institut, Berlin, verfaßte die kosmetischen Ratschläge.

Die internationale Gesellschaft für tropische Dermatologie, insbesondere Professor Dr. O. Canizares, U.S.A., Professor Dr. S. Sampaio und Professor Dr. R. Azulay, Brasilien, unsere Freunde in Indien, Professor Dr. S. C. Desai und Professor Dr. L. K. Bhutani, und schließlich Professor Dr. F. Schaller, Togo, haben uns auf dem weiten Feld der tropischen Dermatologie seit Jahren viel an Wissen mitgegeben, das in diesem Buche verwertet wurde.

Das von uns erstellte photographische Material und auch die uns von vielen Seiten freundlicherweise überlassene Bilddokumentation wurden von Herrn Dr. R. Käfer betreut. Die technische Bearbeitung des Buches oblag Frau D. Eichler, Berlin, die Korrekturen las Frau Dr. A. Ott.

Dem Springer-Verlag in Wien danken wir für sein Eingehen auf unsere Konzeption, die angenehme Zusammenarbeit und die vorzügliche Hilfe bei der Buchausstattung.

Berlin, im Sommer 1982

Für die Autoren
Günter Stüttgen

Inhaltsverzeichnis

Einleitung

Wir haben Reisen und Urlaub als eine bewußte räumliche Distanzierung vom Arbeitsort und ein Weiterleben in einer ökologisch anderen Atmosphäre definiert. Der Schwerpunkt unserer Betrachtung liegt dabei in der weltweiten Analyse der Entstehung von Umweltdermatosen im Rahmen dieser mehr oder weniger episodenhaften Periode.

Es gibt auch Urlaubsdermatosen im engeren Heimatland, wo die räumliche Distanz vom eigentlichen Arbeitsort recht gering ist. Die Flucht in das Gartenhäuschen mit den dort lauernden Gefahren, die vom Schutzanstrich des Holzes bis zur besonderen Exposition gegenüber Insekten reichen, schließlich auch das intellektuelle Verkriechen in Museen und Bibliotheken zeigen gewisse „Gefahrenmomente", wie allergische Erscheinungen auf den Museumskäfer Trogoderma angustum. Eßgewohnheiten fremder Länder können bereits nach dem Besuch heimischer Spezialitätenrestaurants zu Besonderheiten im Hinblick auf die Entwicklung von Dermatosen führen. So ist im berlinerischen Sinne von Fontane Urlaub ein „sehr weites Feld", ein Slogan, der dazu verleitet, den Urlaub als eine zeitliche und psychologische Situation zu definieren, die dem Ermessensraum der Begriffsbestimmung Urlaub keine sichere Grenze setzt. Wir haben uns somit entschlossen, dem Leser unsere Übersicht in der Form zu unterbreiten, daß wir aus den Gegebenheiten des Lebensraumes, in dem der Ortswechsel erlebt wird, unter den Besonderheiten der belebten und unbelebten Umwelt und Ausnutzung der Freiheitsgrade der persönlichen Entfaltung, die Möglichkeiten zur Entwicklung von Umweltdermatosen einschließlich allgemeiner klinischer Symptome bei entsprechenden Situationen, wie Infektionen, Schocksyndromen usw., vorstellen wollen. Sicherlich haben wir den Hang gehabt, die Zahl der möglichen Zwischenfälle hochzuspielen. Diese dramaturgische Einblendung lockert nicht nur das Buch auf, sondern reflektiert auch die Einstellung des orientierten Patienten. Der reiseerfahrene Leser wird aber diesen Hang zur Überspitzung verstehen, der schließlich psychologische und didaktische Gründe hat.

Den Begriff Umwelt sehen wir dabei unter ökologischen Gesichtspunkten als biologische Regelkreisbeziehung zwischen dem Menschen und der belebten und unbelebten Umgebung.

Einer von uns wollte diesem Buch den Titel „Haut auf Reisen" geben und verriet damit seine Lebenseinstellung als Dermatologe. Wir beschränken uns auf die Situationen, die uns in nahen und fernen Ländern erwarten, einschließlich der Entwicklung von Dermatosen, die erst nach der Rückkehr zu Hause auftreten. Nur am Rande wollen wir das mögliche Schicksal von begleitenden

Vierbeinern erwähnen. Es lag uns auch am Herzen, ein wenig vergleichende Dermatologie zu treiben, die im Lichte der heutigen modernen Völkerwanderung weniger unter Urlaubsfreuden, sondern als Existenzunterhalt in fremden Ländern in den Rahmen unserer Betrachtungen mit hineingezogen wird. Schließlich haben unsere dermatologischen Freunde in subtropischen und tropischen Ländern aufgrund ihrer Erfahrungen mit dem Urlauber am Ort Prioritäten gesetzt und Ratschläge gegeben. Unsere Arbeit wurde dadurch wesentlich erleichtert, daß vom Gesichtspunkt der zoologischen, botanischen und geologischen Besonderheiten hervorragende Monographien zur Verfügung stehen und über den gewählten Rahmen hinaus in extenso die Probleme der Erkrankungen einschließlich der ökologischen Gegebenheiten in Büchern und Handbüchern unseres Fachgebietes vorliegen. So möchten wir nicht versäumen, diese Monographien zu Beginn zu benennen und somit auch die großen Bemühungen und Leistungen anzuerkennen, die in diesen Werken vollbracht wurden, und die wir nun für unsere dermatologischen Belange als Basiswissen bereits verwerten. Wir möchten auch bei unseren Darstellungen die Möglichkeit nicht unbeachtet lassen, allgemeinmedizinische Punkte zu berühren, die mit der Exposition in tropischen und subtropischen Ländern und mit der möglichen Verhütung von Infektionskrankheiten verbunden sind. Bei der Besprechung der jeweiligen Zielländer werden therapeutische und prophylaktische Ratschläge erwähnt werden. Damit verbunden ist auch das Eingehen auf Unverträglichkeiten der verschiedensten Medikamente, die erfahrungsgemäß im Rahmen eines Urlaubs mitgeführt werden. Der Ring schließt sich durch ein Eingehen auf Besonderheiten der Hautpflege.

Unsere Leitsätze, unter denen wir die einzelnen Kapitel entwickelten, waren

1. die Beeinflussung bereits bestehender Dermatosen durch die Gegebenheiten eines Ortswechsels,
2. das Auftreten bereits latent vorliegender Dermatosen,
3. die Entwicklung akuter Dermatosen einschließlich Schleimhautallergien durch
    a) klimatische,
    b) botanische,
    c) zoologische Besonderheiten,

also alles in allem Gesichtspunkte, die zu dem Motto verführten:

„Sage mir, wo Du hinreist, und ich sage Dir, was Deiner Haut und Schleimhaut dort widerfahren kann."

Literatur

Monographien mit Schwerpunkt tropische Erkrankungen, insbesondere tropische Dermatosen

Canizares, Q.: Clinical tropical dermatology. Oxford-London-Edinburgh-Melbourne: Blackwell. 1975.

Cottier, H.: Pathogenese, Bd. 1, Bd. 2. Berlin-Heidelberg-New York: Springer. 1980.

Granz, W., Ziegler, K.: Tropenkrankheiten. Leipzig: J. A. Barth. 1976.

Gsell, O., Mohr, W. (Hrsg.): Infektionskrankheiten. Berlin-Heidelberg-New York: Springer. 1967.

Korting, G. (Hrsg.): Dermatologie in Praxis und Klinik (in 4 Bänden), Bd. II. Stuttgart: G. Thieme. 1980.

Marshall, J.: Essays on tropical dermatology, Vol. 2. Amsterdam: Excerpta Medica. 1972.

Nauck, E. G.: In: Lehrbuch der Tropenkrankheiten (Mohr, W., Schumacher, H.-H., Weyer, F., Hrsg.). Stuttgart: G. Thieme. 1975.

Niebauer, G., Bardach, H. G.: Urlaubsdermatosen. Stuttgart-New York: G. Thieme. 1982.

Piekarski, G.: Medizinische Parasitologie in Tafeln, 2. Aufl. Berlin-Heidelberg-New York: Springer. 1973.

Simons, R. D. G.: Handbook of tropical dermatology and medical mycology. Amsterdam-Houston-New York-London: Elsevier. 1952.

Simons, R. D. G., Marshall, J.: Essays on tropical dermatology, Vol. 1. Amsterdam: Excerpta Medica. 1969.

Hautreaktivität und Effloreszenzentypisierung für den Nichtdermatologen

Die Haut ist ein mehrschichtiges Organ, welches passiv Schädigungen erleiden, aber auch in vielfältiger Form aktiv reagieren kann. In Abhängigkeit von dem Ausmaß einer Zellschädigung können irreparable oder restituierbare Folgen entstehen. Die Reaktion erfolgt auf einen Reiz, der als summarischer Begriff aufzufassen ist und jede Einwirkung auf lebende Substanzen einschließt, die eine Veränderung im Ablauf vitaler Vorgänge zur Folge hat.

Die Reaktionsformen der Haut werden durch den Reizort und durch die jeweilige Hautschicht – sowohl epidermale Zellagen als auch cutan-vasculäre Hautschichten – bestimmt. Die Reizschwelle der Zellverbände in der Haut und ihrer Anhangsgebilde ist in Abhängigkeit von der Lokalisation verschieden. Die Reaktion der menschlichen Haut auf einen traumatisierenden Reiz ist somit abhängig

a) von der Art des Reizes,

b) von der Hautschicht, die der Reiz trifft,

c) von der Besonderheit der Hautschicht oder auch der gesamten Haut im Hinblick auf eine charakteristische Zellbesetzung oder strukturelle Eigenarten.

Die primär gereizte Hautschicht, z. B. die Epidermis, braucht nicht der sichtbare Reaktionsort zu sein, wenn pharmakodynamische Substanzen freigesetzt werden, die erst nach Diffusion zum Gefäßsystem dort erkennbare Wirkungen auslösen. Der Mechanismus der Blasenbildung z. B. läßt die Möglichkeit zu, daß zum Auslösen einer subepidermalen Blase ein epidermales Reaktionsprodukt notwendig sein muß, eine Vorstellung, die auch bei der Entwicklung des UVB-Erythems Boden gewonnen hat. Die Analyse der verschiedenartigsten Hautreize und der nachfolgenden Reaktionen zeigt häufig ein Ineinandergreifen unterschiedlicher Mechanismen in stufenförmiger Anordnung oder kettenartiger Verknüpfung. Rückwirkungen auf andere Organe sind häufig.

Am Beispiel der Pathogenese der Reaktion auf Pilzinfektionen sei die Variabilität der bestimmenden Faktoren für die Hautschädigung und Hautreaktion dargestellt (Tab. 1). Dieses Beispiel läßt sich auf weitere Hautinfektionen einschließlich Parasitenbefall erweitern. Die Hautreaktivität wird von der Summe der Immunfaktoren einschließlich der unspezifischen Resistenz gesteuert und stellt damit einen Indikator für die gesamte individuelle Abwehrlage dar, zu der sich noch Terrainfaktoren des Hautorgans hinzugesellen. Die Summe der morphologischen Reaktionsformen der Haut ist zweifelsohne kleiner als die Zahl der auslösenden Faktoren, soweit es die Ätiologie betrifft.

Tabelle 1. *Pathogenese der Reaktionen auf Pilzinfektionen* (aus Stüttgen, 1976)

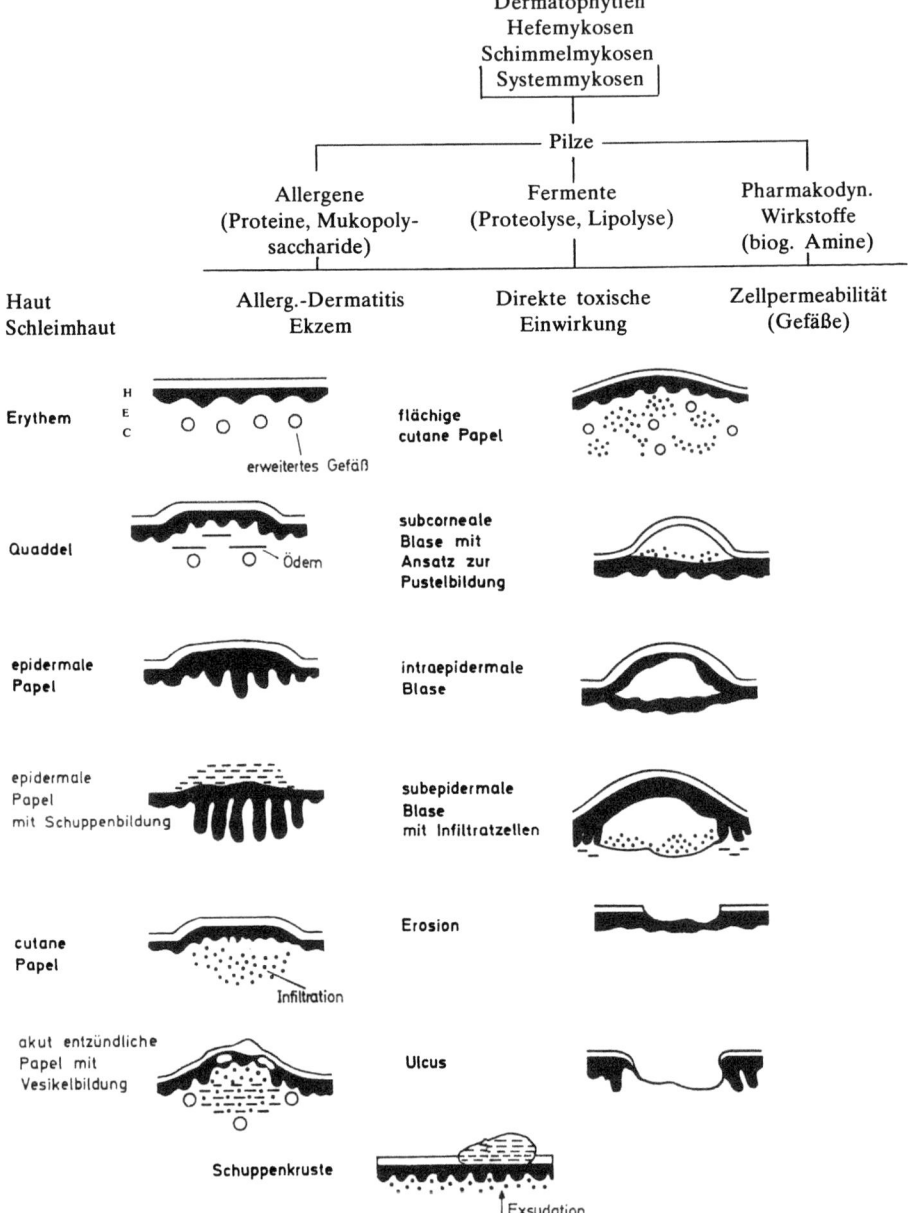

Abb. 1. Schematische Darstellung der Hauteffloreszenzen
(*H* Hornschicht, *E* Epidermis, *C* Corium)

Die klassische *dermatologische Klassifizierung* beginnt mit der Suche nach der Primäreffloreszenz, d. h. zuerst sichtbare morphologische Veränderung bei Beginn einer Dermatose (siehe Greither, A., Steigleder, G. K.).

Primäre Effloreszenzen sind:

Makel (Fleck), Urtika (Quaddel), Papel (Knötchen), Tuber (Knoten), Vesikula (Bläschen), Bulla (Blase), Pustel (Eiterbläschen).

Sekundäre Effloreszenzen sind:

Squama (Schuppe), Hyperkeratose (übermäßige Verhornung), Crusta (Kruste), Nekrose (Schorf), Nekrobiosen (langsamer Gewebsuntergang vom Typ der „Autolyse"), Erosionen (oberflächlicher epidermaler Defekt), Exkoriationen (Schrunden), Ulcus (Geschwür bis in die Tiefe der gefäßführenden Hautschichten), Atrophie (Gewebsschwund in der Epidermis, im Corium), Cicatrix (Narbe).

Tabelle 2 a. *Typen allergischer Mechanismen bei Hautreaktionen (nach Coombs und Gell).* Aus Storck, H.: Dermatologica (Basel) *130*, 398 (1965) bzw. Storck, H., 1973

Antikörper-vermittelte Immunreaktionen	Beteiligung bei:
Typ-I-Reaktion (Sofortreaktion, anaphylaktisch) Reaktion an Zellmembranen gebundener monovalenter Antikörper mit Allergenen unter Histaminfreisetzung aus Mastzellen und basophilen Leukozyten. Passive Übertragung der Antikörper beim Menschen und Affen (Prausnitz-Küstner-Reaktion) möglich. IgE-Immunglobuline.	Intrakutantest als Sofortreaktion, Atopie (Rhinitis vasomotorica, Asthma), akute Urticaria, Arzneimittelexantheme, akuter anaphylaktischer Schock (Kollaps, Ödeme)
Typ-II-Reaktion (zytolytisch und zytotoxisch) An Zellmembranen (vornehmlich Blutzellen) adsorbierte Allergene (auch mit antigenen Determinanten versehene Zellen) reagieren mit Antikörpern unter Komplementverbrauch.	neonatale thrombopenische Purpura, thrombopenische Purpura der Erwachsenen (Sedormid u. a.), Vaskulitis, autoallergische Reaktionen, Arzneimittelallergie
Typ-III-Reaktion (Arthus-Reaktion, Immunkomplextyp) Antigen-Antikörper-Komplexe (IgG) reagieren unter Aktivierung von Komplement mit Endothelien und Muskelfasern. Intravasale Agglutination mit Freisetzung toxischer Substanzen aus Granulozyten.	Serumkrankheit, Arthus-Phänomen, Arzneimittelexanthem, Vaskulitis, anaphylaktoide Purpura, Pemphigoid, Pemphigus vulgaris
Zellvermittelte Immunreaktionen *Typ-IV-Reaktionen* (Spättypreaktionen) a) Tuberkulintyp Reaktion von T-Lymphozyten mit zellulär adsorbiertem Antigen unter Entwicklung einer hyperergischen Reaktion. Passive Übertragung mit Lymphozyten möglich.	Intrakutantest als Spätreaktion, Streuphänomene (Tuberkulide, Mikrobide, Mykide) Arzneimittelexantheme, Homotransplantatreaktion, autoallergische Reaktionen
b) Ekzemtyp Antigen an epidermalen Zellen adsorbiert. Sonst siehe Tuberkulintyp. Keine passive Übertragung möglich.	Epikutantest als Spätreaktion, Ekzem, Arzneimittelexantheme (hämatogene Auslösung)

Tabelle 2b. *Ekzem-Typisierung* (Stüttgen, 1978)

Pathogenese ↓	
Kontaktekzem (= Kontaktdermatitis = Ekzematöse Dermatitis = Epidermodermitis)	Sonderformen mit funktionellen und lokalisatorischen Charakteristika
Exogene Auslösung	↓
1. Toxisch-degenerativ Schädigungsgrad = Einwirkungszeit × Substanzkonzentration (auch akkumulativ)	seborrhoisches Ekzem (quantitative Talg- sekretion normal) dyshidrotisches Ekzem, verbunden mit Schweißsekretion emotionellen Typs
2. Allergisch Spätreaktion, Typ IV nach Coombs und Gell Sensibilisierung gebunden an Langerhans- sche Zellen, Makrophagen und Lymph- system Auslösung gebunden an cutane Mikrozir- kulation, Haptenpermeation und T-Lym- phozyten	nummuläres Ekzem, verbunden mit mikro- bieller Besiedelung (Bakterien, Dermato- phyten)
Endogene allergische Auslösung	
Humorales Kontaktekzem mit Haptenangebot von Blut zur Epidermis Id-Reaktionen als Streuphänomene, partielle Autoimmunreaktion	Unterschenkelekzem, verbunden mit Stase und postthrombotischem Syndrom
Endogenes Ekzem	
verbunden mit Neigung zur Typ-I-Reaktion (IgE) und konstitutionellen Besonderheiten	

Ekzemdefinition nach Miescher (1962):
Ekzem ist eine nicht kontagiöse „Epidermodermitis", welche aufgrund einer besonderen Reaktionsbereitschaft durch äußere oder innere bekannte oder unbekannte Reize zustande kommt (siehe Tab. 2b).
Der Vorgang ist klinisch charakterisiert durch Rötung, Knötchen, Bläschen, Nässen, Schuppenbildung im akuten Stadium; Lichenifikation (Vergröberung des Hautreliefs und Konsistenzvermehrung) im chronischen Stadium. Histologisch ist eine herdförmige Spongiose (Auflockerung des epidermalen Gewebeverbandes), Akanthose (Verdickung der Epidermis durch Vermehrung der Zellzahl) und Parakeratose (kernhaltige Hornschicht) charakteristisch.
Auf Reisen und im Urlaub bleibt im Prinzip das Intimmilieu, welches in direkten Kontakt mit der Haut kommt, wie *Kleider und Hautpflegemittel* usw., erfahrungsgemäß gleichartig erhalten. Man kann nicht davon ausgehen, daß unter Variation der ökologischen Umweltbedingungen sich von diesem Gesichtspunkt aus Veränderungen auf die angesprochene Substanzgruppe darstellen, wenn nicht entscheidende Unterschiede, gegebenenfalls durch Tragen landeseigener handgefärbter Textilien oder Gebrauch der landesüblichen Hautpflegemittel, vorliegen. Doch kann unter Veränderung der klimatischen Verhältnisse die Hautoberfläche in ihrem Feuchtigkeitsgehalt verändert werden, und beim Durchschwitzen der Kleidung können chemisch-physikalische Kompo-

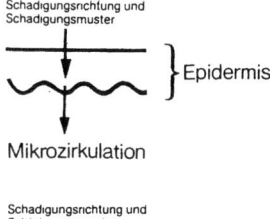

Mikrozirkulation

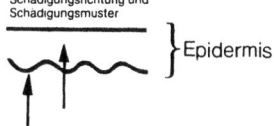

Mikrozirkulation

Abb. 2. Schädigungsrichtung und Schädigungsmuster bei Kontaktekzemen

1. Toxisch-degenerativ: Schädigungen der Hautschichten in Abhängigkeit von der Diffusionsintensität der toxischen Substanz. Primäre Aggression gegen Zellmembranen, Zytoorganellen und Kern, Zytolyse und Zelluntergang. Inter- und intrazelluläres Ödem. Sekundär: Vésiculette primordiale

2. Allergisch: Reaktion von T-Lymphozyten mit zellulär gebundenen Allergenen unter Sekretion von Lymphokinen (Makrophageninhibitor, Makrophagenaktivator, zytotoxische Faktoren), Verdichtung der Makrophagen, Einwandern von mononukleären Zellen durch Basalmembranfenestrationen, Entwicklung eines Ödems mit Lösung desmosomaler Kontakte, paranukleäre Auflösung und Mikrokantholyse. Sekundär: Vésiculette primordiale

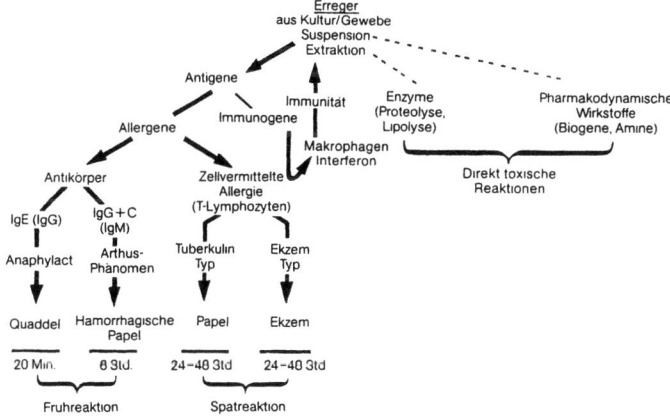

Abb. 3. Hautinfektion, Immunität und Dermatosentyp am Beispiel von Hautreaktionen

nenten zum Tragen kommen, die eine bisher latent vorliegende Empfindlichkeit bzw. Überempfindlichkeit evident werden lassen.

In dem Standardwerk über die Kontaktdermatitis von Cronin, 1980, ist über die *Variation der Überempfindlichkeiten im Hinblick auf die Jahreszeiten* (siehe S. 10) bereits der Hinweis gegeben, daß kaltes Wetter und niedrige Feuchtigkeit im Winter Schuppung, Trockenheit und Jucken der Haut entwickeln lassen und zu einer sogenannten irritativen Dermatitis auf nichtallergischer Basis prädisponieren. Entsprechende Faktoren liegen in unseren zentralgeheizten

Wohnungen, insbesondere klimatisierten Hospitälern, vor, wo die Entwicklung einer Hautaustrocknung unter den Bedingungen der Luftfeuchtigkeit besonders unter häufigem Baden deutlich wird. Dies hat alles nichts mit einer allergischen Kontaktdermatitis bzw. einem allergischen Kontaktekzem zu tun. Hjorth in Dänemark hat nun die Häufigkeit der Reaktion für die hauptsächlichsten Allergene für jeden Monat in der Zeit von 1935–1961 analysiert. Mit Ausnahme der Primelüberempfindlichkeit war im wesentlichen die allgemeine Reaktion auf Allergene das ganze Jahr hindurch gleichartig. Es fielen allerdings einige Allergene heraus. Selbstverständlich war die allergische Reaktion auf Primeln besonders im Sommer häufig, zu der Zeit, in der die Pflanzen zum Verkauf angeboten wurden.

Die Überempfindlichkeit auf Gummi zeigte sich besonders in den späten Sommermonaten und konnte durch eine Schuhdermatitis (Tennis, Jogging) erklärt werden, die Bestätigung erfolgte durch Hautteste, die auch die Gummiinhaltsstoffe Mercaptobenzothiazol und Thiuram u. a. einschließen. Doch nicht alles, was sich im Bereich der Gummischuhe bzw. entsprechender Gummikontakte entwickelt, ist allergisch. Auf *Tennis toe* (subunguale Hämorrhagien im Zehenbereich) und *Black Heel* (Hämorrhagien im Fersenbereich) ist dementsprechend von Niebauer im Rahmen von Urlaubsdermatosen hingewiesen worden. Diese braun-schwarzen Verfärbungen im Bereich der durch statische Belastungen strapazierten Fußregion beruhen auf einer Erythrozytenpermeation und Hämosiderinablagerung. Auch kann anorganischer Puder (Titandioxyd, Calciumcarbonat) über Abriebsphänomene in der Hornhaut im Verein mit einer „schmutzigen Umgebung" einen schwarzen Dermographismus als Farbphänomen entwickeln lassen (Cronin).

Die Nickelüberempfindlichkeit war am häufigsten im Hochsommer und im späten Frühjahr, und Hjorth bezieht die Situation auf ein damit parallel geschaltetes häufigeres Vorkommen von Handekzemen. Damit wären wir bei der Diskussion über die Auslaugung von Kontaktmaterial durch den menschlichen Schweiß wieder angelangt, der eine prädisponierende Wirkung auf solche Handekzeme haben kann. Dieser Faktor bezieht sich nicht nur auf allergische Phänomene, sondern auch auf toxische Auswirkungen, die mehr oder weniger bei verschiedenen Sportarten in Betracht zu ziehen sind.

Die Veränderungen der Umweltbedingungen in einer hochzivilisierten Welt im Hinblick auf Kontaktstoffe sind in etwa die gleichen. Die Unterschiede zwischen den Kontinenten und Ländern beziehen sich mehr auf Naturstoffe, wie Pflanzen, und die damit verbundenen zoologischen und geologischen Besonderheiten.

Für den Nichtdermatologen ist es vielleicht auch erwähnenswert, daß nicht immer ein direkter Kontakt für das Auslösen einer Überempfindlichkeit eine Rolle spielt. Es gibt genug Beispiele, daß ein Allergen von einem Menschen, der keine Überempfindlichkeit aufweist, auf einen anderen Menschen mit einer entsprechenden Allergie so übertragen werden kann, daß dieser nun mit einer allergischen Reaktion antwortet. In der Abb. 4 zeigen wir eine allergische Kontaktreaktion vom Soforttyp auf Aminophenazon bei einer jungen Frau, die häufig morgens um 8 Uhr eine außergewöhnlich starke Lippenschwellung erlitt. Der Kuß des Mannes war etwa um 7.30 Uhr beim Verlassen

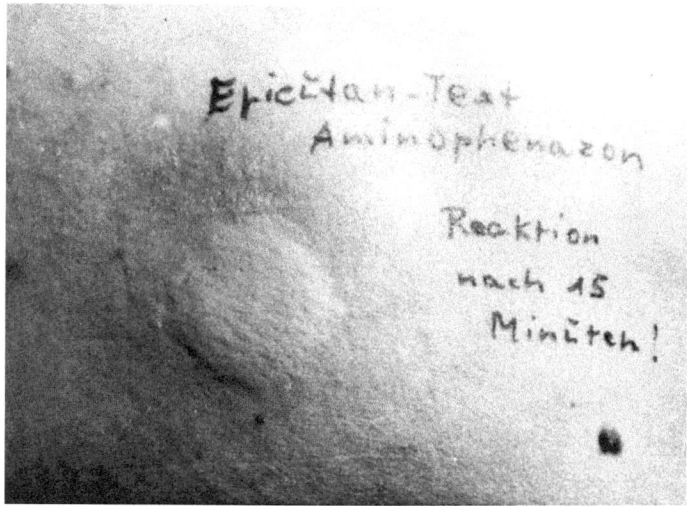

Abb. 4. Positiver Epicutantest auf Aminophenazon vom Soforttyp. Klinische Auslösung von Lippenschwellung nach Fremdspeichelkontakt, der Spuren von Aminophenazon enthielt (Kußfolge)

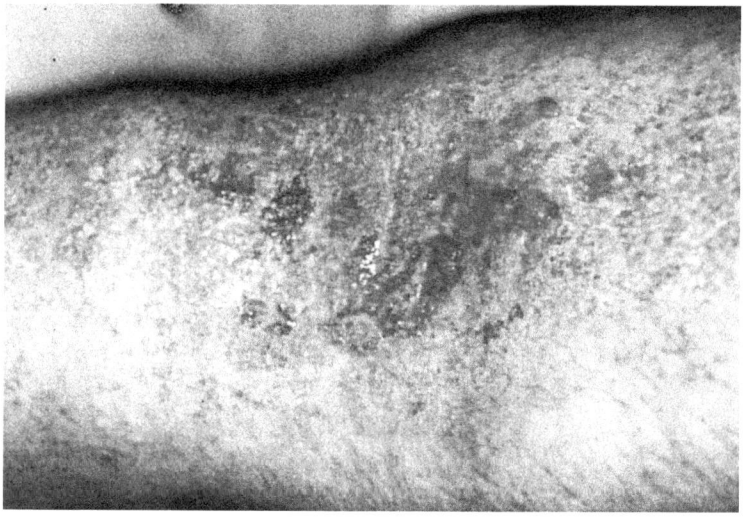

Abb. 5. Akute ekzematöse Kontaktreaktion allergischen Typs nach Auflage einer mit Oxydationsfarbstoffen gefärbten Frisur in der Ellbeuge

des Hauses immer dann von besonderer Intensität, wenn sein Verhalten am Tag vorher die eheliche Gemeinschaft ein wenig getrübt hatte. Die Folgen des abendlich vorher genossenen Alkohols sollten dann mit einer aminophenazonhaltigen Tablette gemindert werden, die etwa um 7.15 Uhr eingenommen wurde. Der angeschlagene Ehefrieden wurde dann mit einem freundlichen Kuß um 7.30 Uhr beim Verlassen des Hauses durch den Mann wiederherge-

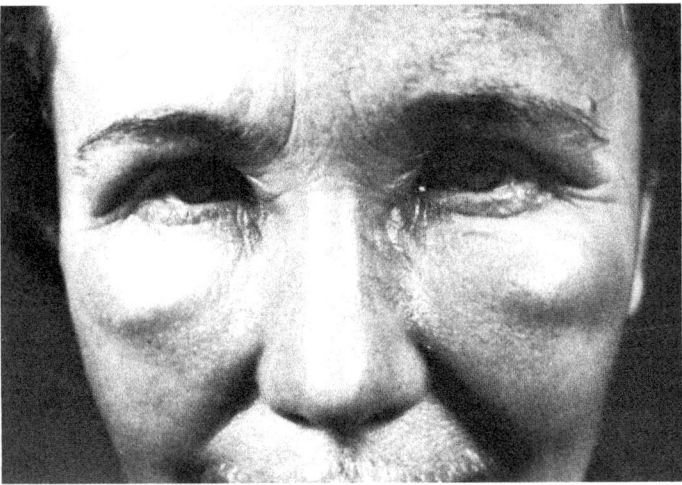

Abb. 6. Ödem der Gesichtshaut als Folge einer Kontaktreaktion auf Acrylklebstoffdämpfe. Übertragung von der Arbeitsjacke des Ehemannes

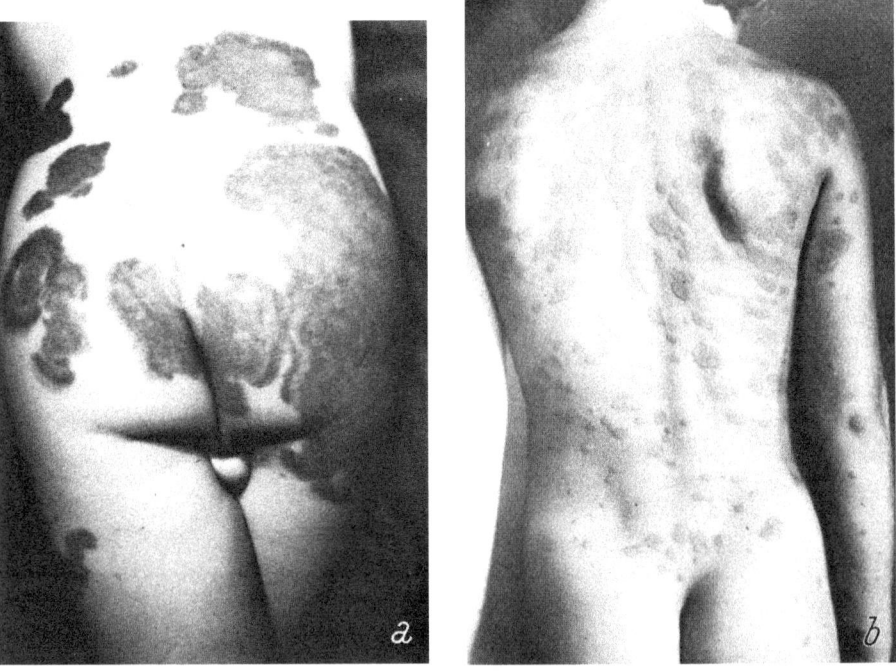

Abb. 7. *a* Allergische Reaktion 12 Stunden nach Wespenstich in der Wangenregion (6jähriger Knabe). Reaktionstyp: III, Immunkomplex-Arthus-Reaktion. *b* Allergische Reaktion 3 Tage nach Wespenstich unter dem Bilde eines Erythema exsudativum multiforme

stellt. Aminophenazon im Speichel des Ehemanns war das auslösende Element der Lippenschwellung bei seiner jungen Frau.

Bekannt ist auch, daß eine im Arm liegende frisch gefärbte bzw. getönte Frisur zu einem Kontaktekzem (vornehmlich Oxydationsfarbstoffe, wie Paraphenylendiaminderivate) auf der unbekleideten Haut des männlichen Partners führen kann. Ein weiteres Beispiel wäre die Arbeitsjacke eines Seglers, der im Winter sein Boot leimte und dann mit der Jacke das Harz, mit dem er sein Boot behandelt hatte, nach Hause trug. Seine Gattin antwortete auf die Abdunstung des Kunststoffklebers mit einer intensiven allergischen Sofortreaktion (siehe Abb. 6). Diese kurzen Beispiele zeigen, in welch verzwickter Situation sich der Dermatologe in vielen Fällen befindet, um mühsam ein Allergen herauszufinden bzw. einen toxisch wirkenden Stoff zu erkennen, der im Zuge des Tagesablaufes und gegebenenfalls auch unter den besonderen Situationen einer Reise, eines Urlaubs oder eines Hobbys nunmehr zum Tragen kommt. Dazu gehört auch der Hinweis auf schwere allergische Erkrankungen unter dem Bild hämorrhagischer Exantheme vom Vaskulitistyp (Typ III, Tab. 2) nach Bienenstich oder Erythema exsudativum multiforme nach Wespenstich (Abb. 7a, b). Diese Gesichtspunkte hier mehr in den Vordergrund zu stellen, soweit es die chemische Umwelt anbetrifft, ist uns unmöglich, und wir möchten auf die genannten Monographien von Cronin, 1980, und Bandmann, 1973, hinweisen, die ihrerseits wiederum zu größeren Auflistungen in der Weltliteratur überleiten können.

Im übrigen wird von den genannten Autoren auch die Überempfindlichkeit auf Pflanzen und Hölzer sorgfältig behandelt, eine Substanzgruppe, die aus naheliegenden Gründen in unserem Buch gestreift werden muß (siehe S. 167 ff).

Literatur

Bandmann, H.-J., Fregert, S.: Epicutantestung. Berlin-Heidelberg-New York: Springer. 1973.

Cronin, E.: Contact dermatitis. Edinburgh-London-New York: Churchill Livingstone. 1980.

Greither, A.: Dermatologie und Venerologie, eine Propädeutik und Systematik. Berlin-Heidelberg-New York: Springer. 1972.

Matthiensen, R. P., Schröpl, F.: Allergiediagnostik, in: Dermatologie in Praxis und Klinik, Bd. 1, Kap. 4.11 ff. Stuttgart-New York: G. Thieme. 1980.

Mims, C. A.: Infektion und Abwehr. Auseinandersetzung zwischen Erreger und Makroorganismus. Übersetzt ins Deutsche von Helmut Hahn. Baden-Baden-Köln-New York: Gerhard Witzstrock. 1981.

Nasemann, Th., Sauerbrey, W.: Lehrbuch der Hautkrankheiten und venerischen Infektionen. Berlin-Heidelberg-New York: Springer. 1981.

Steigleder, G. K.: Taschenatlas der Dermatologie. Stuttgart-New York: G. Thieme. 1981.

Stüttgen, G., Schaefer, H.: Funktionelle Dermatologie. Berlin-Heidelberg-New York: Springer. 1974.

Wirth, W., Gloxhuber, C.: Toxikologie, 3. Aufl. Stuttgart-New York: G. Thieme. 1981.

Vergleichende Morbidität
von Dermatosen verschiedener Kontinente

Allgemeine Übersicht über die Verteilung von Parasitenbefall, Tourismusdermatosen (Hamburg) und Import von Infektionen (London, BRD, DDR) einschließlich einer Übersicht von Dermatosen, die bei Soldaten auftraten, die aus Südostasien wieder nach den U.S.A. zurückgezogen wurden (Tab. 3–10).

Tabelle 3. *Übersicht über den globalen Parasitenbefall (WHO 1971)*

1. WHO-Report 1971:

parasitäre Infektionen	*Millionen infizierte Personen*
Schistosomiasis (Bilharziose)	180
Filariasis	250
Onchocerciasis	20
Ascariasis	650
Ancylostomiasis	450
Trichuriasis	350
Morbus Chagas	7
Amoebiasis	10% der Weltbevölkerung

2. ferner:

Malaria	100
Trachom	600
Lepra	15
Tuberkulose (aktive Fälle mehr als zwei Drittel in Entwicklungsländern)	10–20

Beispiele für die Häufigkeit von Dermatosen nach episodenhaftem Aufenthalt außerhalb des Heimatlandes (Touristen, Gastarbeiter, Soldaten)

Nach Wassilew, 1980, hat sich eine sehr gute Zusammenarbeit zwischen der Universitäts-Hautklinik und dem Bernhard-Nocht-Institut für Schiffs- und Tropenkrankheiten in Hamburg entwickelt. Nach geschätzten Angaben der in der Ambulanz des Tropeninstituts tätigen Kollegen leidet zirka ein Drittel der Patienten, die sich in der dortigen Poliklinik vorstellen, an Hauterkrankungen. Die Überweisungen aus der Poliklinik der klinischen Abteilung des Bernhard-Nocht-Instituts wurden exemplarisch über die Monate Mai und Juni 1979 erfaßt, um einen ungefähren Anhalt über Hauterkrankungen bei Touristen zu

Tabelle 4. *Tourismus-Dermatosen, Mai und Juni 1979, 42 Patienten* (aus Wassilew, 1980)

Multiple Abszesse	11 (26,6%)
Ulceröse Pyodermien	3 (7,1%)
Dermatomykosen	4 (9,5%)
Larva migrans cutanea	2 (4,7%)
Leishmaniasis cutis	3 (7,1%)
Insektenstichreaktionen	12 (28,5%)
Skabies	4 (9,5%)
Seeigelverletzungen	2 (4,7%)
Urticaria	2 (7,1%)
Sonstiges	3 (7,1%)

Tabelle 5. *Für das Jahr 1975 vom Epidemiological Research Laboratory of the Public Health Service London registrierte importierte Infektionen* (aus Werner und Stickl, 1975)

	Fälle
1. Malaria	750
2. Amöbiasis	rund 300
3. Wurminfektionen	rund 4000
Ancylostoma	rund 1000
Ascaris	rund 1000
Trichiuren	rund 1500
Hymenolepis nana	rund 500
4. Schistosoma-Bilharzia	180
5. Salmonella typhi	180
Paratyphus	40
6. Vibrio cholerae	1
7. Myiasis = Fliegenlarveninfektion	6

Tabelle 6. *Würmer- und Amöbenbefall bei Tropenrückkehrern, Fremdarbeitern und Einheimischen in der BRD und DDR* [nach Werner G. T., Stickl H.: Fortschr. Med. 93, 562 (1975)]

Autor	Personenkreis	Zahl der Unter-suchten	Positive Befunde Alle Parasiten	Amö-biasis	Lam-bliasis	Haken-wurm	Rund-wurm	Peit-schen-wurm	Band-wurm-arten	Maden-wurm	Stron-gyloi-des sterco-ralis	Verschiedene und Bemerkungen
Mohr (1968)	Tropenrück-kehrer BRD	2084	284 (13,6%)	92	104	43		47			12	39 Blut-parasiten
Peters (1969)	Fremdarbeiter Einheimische (Nordbaden)	897	165 (16,3%)			16	49	93	6			unausgewähltes Kollektiv
Müller (1970)	Tropenrück-kehrer DDR	87	46 (52,8%)	4	4					3		17, darunter apathogene Amöben
Flentje (1972)	Tropenrück-kehrer DDR	3303	898 (27,5%)	296	182	3	54	96	6			213, darunter 150 apathogene Amöben
Peters (1972)	Fremdarbeiter Einheimische	234 443	73 (31,1%) 29 (6,5%)	7 1	7 1	9 1	57 7					ausgewähltes Kollektiv
eigene Unter-suchungen (1975)	Tropenrück-kehrer BRD	660	129 (19,09%)	21	37	7	25	51	2	2	2	18, darunter 6 Fälle mit Blutparasiten

Tabelle 7a. *Die 12 häufigsten im Laufe eines Jahres in Äthiopien zur Behandlung gelangten Infektionskrankheiten 1962/63 (aus Schaller, 1975)*

Krankheit	(in %)
Malaria	19
Parasitäre Hautkrankheiten	18
Wurmerkrankungen	12
Infektiöse Augenkrankheiten	12
Syphilis	10
Ruhr aller Formen	9
Gonorrhoe	7
Pneumonie	4
Tuberkulose	3
Influenza	3
Fleckfieber	2
Lepra	1
Gesamtzahl:	**788.319 Erkrankungen**

Tabelle 7b. *Die 15 häufigsten Hautkrankheiten bzw. Krankheitsgruppen der Hautklinik Addis Abeba, Äthiopien, 1962/63 (aus Schaller, 1975)*

Diagnose	(in %)
Syphilis aller Stadien	33,5
Ekzemgruppe	23,0
Pigmentstörungen	12,0
Skabies	9,4
Lepra	7,9
Dermatomykosen	7,8
Pyodermien	7,1
Elephantiasis	6,4
Akne	5,0
Erythrosquamöse Dermatosen	3,0
Gonorrhoe	2,9
Ulcus tropicum	2,3
Tuberkulose	2,1
Viruskrankheiten	1,6
Tumoren	1,4
Gesamtzahl:	**6.100 Erkrankungen**

Tabelle 8. *Die 15 häufigsten Hautkrankheiten bzw. Krankheitsgruppen der Hautklinik Vientiane, Laos, 1968/73 (nach Rouault in Schaller, 1975)*

Diagnose	(in %)
Dermatomykosen	28,8
Ekzemgruppe	19,8
Pyodermie	11,2
Skabies	6,2
Viruskrankheiten	4,1
Akne	3,7
Lepra	2,7
Pruritus	2,6
Urticaria	2,2
Erythrosquamöse Dermatosen	2,2
Gonorrhoe	1,8
Tumoren aller Art	1,3
Toxikodermie	1,2
Prurigo	1,0
Pigmentstörungen	0,8
Gesamtzahl:	**30.000 Erkrankungen**

Tabelle 9. *Infektionen in Oberägypten (nach Abdel-Rehim, 1976)*

Pyodermien	10.185	20,37 %
Pilzinfektionen	5.855	11,71 %
Lepra	2.570	5,14 %
Virus	2.236	4,47 %
Tuberkulose	105	0,21 %
Syphilis	3	
	20.954 (41,9 %) von insgesamt 50.000 Patienten der Ambulanz der Hautklinik in Assiut

Tabelle 10. *Hauterkrankungen unter Soldaten, die von Südostasien abgezogen wurden* (aus McCaffree, D. L., 1971)

Erkrankungen	Anzahl der Krankheitsfälle	in %
Acne vulgaris	127	11,13
Allergische Angiitis	5	0,43
Allergische Photokontakt-Dermatitis	4	0,35
Alopecia areata	8	0,70
Atopische Dermatitis	6	0,52
Callus	50	4,37
Ulcus molle	9	0,78
Cheilitis	1	0,80
Chronische vesiculöse Eruption an Händen und Füßen	12	1,05
Dermatitis herpetiformis	3	0,26
Dermatomykosen	446	40,84
Discoider lupus erythematosus	2	0,17
Arzneimittelexanthem	4	0,35
Epidermalzysten	3	0,26
Erythrasma	1	0,08
Folliculitis superficialis	18	1,57
Gonorrhoe	10	0,87
Herpes simplex	2	0,17
Hidradenitis suppurativa	3	0,26
Hyperpigmentation (post-inflammatorisch)	3	0,26
Impetigo und Ecthymata	63	5,52
Intertrigo	26	2,27
Keloide	1	0,08
Keratosis follicularis	3	0,26
Larva migrans	1	0,08
Leishmaniasis cutis	1	0,08
Lichen nitidus	1	0,08
Lichen simplex chronicus	1	0,08
Lymphogranuloma venereum	1	0,08
Miliaria	39	3,41
Molluscum contagiosum	10	0,87
Moniliasis	8	0,70
Nummuläres Ekzem	28	2,45
Pearly penile papules	1	0,08
Pediculosis pubis	8	0,70
Erythema perstans	1	0,08
Pityriasis rosca	1	0,08
Pseudofolliculitis	14	1,22
Psoriasis	8	0,70
Radiodermatitis, chronische	1	0,08
Seborrhoische Dermatitis	37	3,24
Syphilis	1	0,08
Trichomycosis axillaris	1	0,08
Tumor	16	1,40
Urticaria, chronisch und akut	39	3,41
Urticaria pigmentosa	1	0,08
Verrucae: vulgaris plantaris und acuminata	85	7,44
Virale Exantheme	2	0,17
Xerosis	5	0,43
Total	1141	

bekommen. Es handelt sich bei allen erfaßten überwiesenen Patienten um Reisende, die sich kurzzeitig in tropischen oder subtropischen Regionen aufgehalten haben. Tab. 4 ergibt keine genauen Angaben über die Häufigkeit von Tourismusdermatosen, erlaubt aber eine Abschätzung der relativen Häufigkeit.

Literatur

Abdel-Rehim, D., Abdel-Hafez, K. M., Abdallah, M. A.: The incidence of skin diseases in Assiut (Upper Egypt). Castellania 4, 73 (1976).

Beickert, P.: Touristik-Medizin und importierte Krankheiten. Therapiewoche 20, 1677 (1972).

Banerjee, B. N., Datta, A. K.: Prevalence and incidence pattern of skin diseases in Calcutta. Int. J. Derm. 12, 41 (1973).

Canizares, O.: Perspectives in dermatology in Indonesia, Singapore and Malaysia. Int. J. Derm. 18, 539 (1979).

El-Mazny, H., Abdel-Fattah, A., Abdallah, M. A., Refai, M.: Tinea corporis in Egypt. Castellania 1, 55 (1973).

El Mofty, A. M., Nada, M. M.: Skin granuloma in the Nile valley. Int. J. Derm. 9, 33 (1970).

El Zawahry, M.: Geography of dermatosis in Arabian countries. Castellania 2, 81 (1974).

Gsell, O.: Importierte Infektionskrankheiten. Dtsch. Ärzteblatt 1981, 927.

Krämer, A.: Die wichtigsten Hautkrankheiten der Südsee. Stuttgart: E. Schweizerbartsche Verlagsbuchhandlung. 1902.

Krampitz, H. E.: Die Rolle des geographischen Ortsbezuges im ätiologischen Denken der abendländischen Medizin und seine historischen Wurzeln, in: Methoden und Modelle der geomedizinischen Forschung (Jusatz, H. J., Hrsg.), S. 23–33. Geogr. Z. (Beiheft 43) 1976.

McCaffree, D. L.: Skin diseases among soldiers evacuated from Southeast Asia. Int. J. Derm. 9, 243 (1971).

Marchionini, A.: Ethnologie und Dermatologie. I. Mitteilung. Die Bedeutung der Beschneidung für die Dermatologie. Hautarzt 4, 408 (1953).

Marchionini, A.: Ethnologie und Dermatologie. III. Mitteilung. Die Bedeutung der rituellen Reinigungsvorschriften des Islams für die Dermatologie. Hautarzt 5, 8 (1954).

Mitchell, J. C.: Biochemical basis of geographic ecology, part 1. Int. J. Derm. 14, 239 (1975).

Mitchell, J. C.: Biochemical basis of geographic ecology, part 2. Int. J. Derm. 14, 301 (1975).

Niebauer, G., Bardach, H.: Urlaubsdermatosen und ihre Behandlung, in: Fortschritte der praktischen Dermatologie und Venerologie 8, 353 (1976).

Niebauer, G.: Urlaubsbedingte Dermatosen. Ztschr. Hautkr. 55, 1378 (1980).

Schaller, K. F.: Mykosen in den Tropen. Castellania 3, 99 (1975).

Stüttgen, G.: Vergleichende Dermatologie infektiöser Dermatosen in tropischen und nichttropischen Gebieten. Akt. dermatol. 6, 53 (1980).

Vanbreuseghem, R., De Vroey, Ch.: Geographic distribution of dermatophytes Int. J. Dermatol. 9, 102 (1970).

Wassilew, S. W.: Dermatologie in West-Samoa. E. Rodenwaldt-Archiv 3, 91 (1976).

Wassilew, S. W.: Hautkrankheiten auf Südsee-Inseln. Castellania 5, 75 (1977).

Wassilew, S. W.: Prophylaktische und therapeutische Maßnahmen bei Tourismus-Dermatosen. Ztschr. Hautkr. 55, 1418 (1980).

Erster Teil
Dermatosen als Infektionsfolge;
biotrope Faktoren, Medikamente

A. Die Haut als Eintrittspforte für systemische Infektionen

Die Funktion der Haut mit ihren Schweiß- und Talgdrüsen sowie der Hornschichtmauserung ist im wesentlichen die eines Exkretionsorgans, die in etwa mit der Funktion einer partiell holokrinen Drüse zu vergleichen ist. Der Schwerpunkt der Barrierefunktion der Haut gegenüber Fremdstoffen liegt im unteren Anteil der Hornschicht. Der passive Durchtritt von Mikroben ist durch die völlig intakte Haut nicht möglich. Es muß aber zugestanden werden, daß der Begriff der völlig intakten Haut eine Annahme ist, die bei einem Menschen, gleich welchen Lebensalters und welcher beruflichen Situation, nicht vorliegt. Neben dem stetigen Mauserungsvorgang ist die Haut in der Umwelt einer stetigen Aggression durch physikalische und chemische Irritationen ausgesetzt, sodaß minimale Hautdefekte immer vorliegen. Diese nicht sichtbaren Kontinuitätsdefekte in der Oberhaut erlauben die Permeation von mikrobiellen Erregern. Die Barriere Hornschicht wird durch Insektenstiche überspielt. Anflug- und Landeorgane der Insekten haben sich bereits so an die menschliche Haut adaptiert, daß Stich- oder Bißreaktionen im gesamtökologischen System ihren Platz haben. Der rote Faden, der sich durch das Thema: die Haut als Eintrittspforte für systemische Infektionen, hinzieht, ist damit einmal die minimale Hautverletzung, die Ausdehnung der verletzten Hautfläche und schließlich die Gegebenheiten der sogenannten unverletzten Haut als Kontaktorgan für stechende und beißende Insekten, wobei die Variationsbreite attraktiver Stoffe von seiten der Haut recht breit ist.

Durch den Insektenstich braucht nicht ohne weiteres ein Erreger hineingeimpft zu werden, sondern es kann sich auch die Situation ergeben, daß durch den Stichkanal die Erreger aus dem Insektenkot ihren Weg finden und nun von dem Gefäßsystem aufgenommen werden können. Dieser Vorgang kann sich passiv im Zuge einer Diffusion oder durch aktive Mithilfe sich bewegender Trägerorganismen vollziehen.

Mit der Aufnahme eines Fremdproteins in die lebenden Hautschichten ist die Möglichkeit der Entwicklung einer immunologischen Reaktivität gegeben, die in Abhängigkeit von der Haftung der Erreger in der Haut und die Möglichkeit der Koppelung von Allergenen an Hautproteine eine breite Skala der Variationsmöglichkeiten besitzt. Damit zeichnet sich ab, daß nicht nur der Zustand der Haut und die gewebliche Reaktivität des Hautorgans selbst, sondern auch die individuelle Situation, wie die Stimulierbarkeit des Immunsystems des Patienten in seiner variablen Nuancierung, schließlich über die Art und Weise der Entwicklung einer Infektion entscheidet. Im Vordergrund dieser Umweltsdermatosen stehen damit *(Fortsetzung des Textes S. 27)*

Tabelle 11 a. *Infektionen über Hautkontakte* (Stüttgen, 1980)

Erreger	Infektionsweg	Erkrankung
Bakterielle Infektionen		
Staphylokokken (Staphyl. aureus)	Kontakt	Impetigo → Furunkel (siehe Schema Darier)
Streptokokken (Strept. pyogenes)	Kontakt Hautläsion	Erysipel
Erysipelothrix	Fleisch, Fisch	Erysipeloid
Brucella melitensis	Tier (Placenta) berufl. Kontakt	Morbus Bang
	auch allergische Kontaktreaktion	
Bacillus anthracis	Fellkontakt	Milzbrand
Francisella tularensis	Nagetiere – Haustiere Staub – Insekten über Haut	Tularämie
Yersinia pestis	Nagetiere – Flöhe Flohbiß	Bubonenpest
Pseudomonas mallei	Pferd, Esel – Mensch Hautverletzung	Rotz (heute extrem selten)
Bartonella bacilliformis	Mensch – Phlebotomen – Mensch	Verruga peruana, Carrionsche Erkrankung, Bartonellose
Listeria monocytogenes	Schmierinfektion	Listeriose (Tierärzte)
Clostridium tetani	Wundinfektion kleine Hautverletzung	Tetanus (Schwerpunkt heute Südamerika)
Mycobacterium tub.	Kontakt mit infiz. Gewebe	Tuberculosis cutis verrucosa
Mycobacterium marinum	Schwimmbad, Aquarium	Schwimmbadgranulom
Nocardia asteroides	Hautverletzung (Landarbeit)	Nocardiose
Chlamydien		
Ornithosegruppe	Vogel – Mensch Biß, Schmierinfektion	Psittakose
	Mensch – Mensch Sexueller Kontakt	Lymphogranuloma venereum
(Virus?)	Katze – Mensch Katzenkratzeffekt	Katzenkratzkrankheit
Rickettsiosen*		
Rickettsia mooseri	Ratte – Floh – Mensch	Fleckfieber
Rickettsia quintana	Mensch – Laus – Mensch	Wolhynisches Fieber
Spirochäteninfektionen		
Treponema pallidum**	Mensch – Mensch Intensivkontakt Hautverletzung	Syphilis
Treponema pertenue**	Kontakt (Hautverletzung insb. bei Kindern)	Frambösie
Treponema carateum**		Pinta (Südamerika)
Leptospirosis-Gruppe	Hautverletzungen	Morbus Weil, Kanikulafieber, Reisfeldleptospirose u.a.
Spirillum minus	Rattenbiß	Sodoku
Borrelia recurrentis	Läuse, Zecken	Rückfallfieber

Erreger	Infektionsweg	Erkrankung
Virusinfektionen		
Herpesgruppe	Schmierinfektion	Herpes simplex
	Intensivkontakt	Ekzema herpeticat.
Pockengruppe		
Variola	Inokulation	Variola inocul.
		(abgeschw. Form)
Vaccinia	Kontakt	Vaccinia
	Schmierinfektion	Secundaria
	Vaccination	Heterogenica
Paravaccine-Virus	Kontakt (beruflich)	Melkerknoten
Orf-Virus	Schaf – Mensch (Beruf)	Ecthyma contagios., Orf
Picornagruppe	Wiederkäuer/Schwein – Mensch	Stomatitis epidem.
		Maul- und Klauenseuche
Arbovirusgruppe***	Donor – Vektor (Arthropoden)	Dengue-Fieber,
	Recipient (Mensch)	Zeckenencephal.,
		Gelbfieber etc.
		(siehe Piekarski)
Lassa-Virus		
(Arenaviren)	Hautverletzungen	Lassafieber
Lyssa-Virus		
(Myxovirus)	Speichelinfektion, Tierbiß	Tollwut
Protozoen-Infektionen		
Leishmanien	Tier/Mensch – Phlebotomen	Kala-Azar
(donovani, tropica)		Orientbeule
		Leishmanoide
Trypanosomengruppe		
Trypanos. gambiense	Mensch Glossinen	
Trypanos. rhodesiense	Tier (Tsetsefliegen)	Schlafkrankheit
Trypanosoma cruzi	Raubwanzenbiß (Kot)	
	(Südamerika)	Chagas-Krankheit
Wurminfektionen		
Ancylostoma duodenale	über die Haut als	
	Larva migrans	Hakenwurmkrankheit
	(Larva migrans auch	
	bei anderen Infektionen,	
	dann aber nur Dermatose)	
Strongyloides stercoralis	über die Haut	Strongyloidose
Wucheria bancrofti	Mensch – Mücke	Filariasis
Mikrofilarien	Mensch – Mücke	Loa-Loa
Onchocerca volvulus	Kriebelmücken – Mensch	Onchocerciasis
Schistosomiasis		
haematobium		
mansoni	– aus dem Süßwasser	
japonicum	über die Haut	Bilharziose
	Cercarien aus dem Zwischenwirt	
	Lungenschnecke	

  * Stärkere hämorrhagische Stichreaktionen.

 ** Antigengemeinschaft: Serologie u.a., keine Immunität, verschiedener Organbefall.

*** Siehe Tab. 12.

Tabelle 11 b. *Ansteckungsmöglichkeiten durch Haustiere* (nach Werner und Stickl, 1978)

Tierart	Krankheit
Hunde	Listeriose (Granulomatosis infantiseptica) Tollwut Hundespulwurm Leptospirose (Icterus infectiosus) Hundebandwurm Toxoplasmose Choriomeningitis
Katzen	Tollwut Toxoplasmose Katzenkratzkrankheit Dermatomykosen
Vögel	Psittacose Rotlauf (Erysipelas suum) Toxoplasmose
Hühner	Hühnermilben Listeriose Geflügelpest-Conjunctivitis
Enten	Paratyphus
Kaninchen	Tularämie Listeriose Toxoplasmose Dermatomykosen
Meerschweinchen	Tuberkulose Leptospirose Dermatomykosen
Schaf	Listeriose Q-Fieber Brucellose Ekthyma contagiosum
Ziege	Listeriose Tuberkulose Brucellose
Goldhamster	Lymphozytäre Choriomeningitis Tuberkulose Tularämie Dermatomykosen
Kühe	Rinderpocken Bandwurm Brucellose Tuberkulose

Tabelle 12. *Arboviren und Hautexantheme* (aus Cottier, 1980)

Arboviren umfassen taxonomisch verschiedenartige Viren, im besonderen Togaviren [Alphaviren (A), Flavorviren (B)], Bunyaviren (C), Orbiviren, Rhabdoviren und nicht klassifizierte Viren. Die aufgeführten Viren stellen nur einige wichtige Beispiele dar; die Zahl der bekannten menschenpathogenen Arboviren ist noch wesentlich größer.

Fieber mit Malaise, Kopfschmerzen, Myalgien, Arthralgien und Hautexanthem		
Chikungunya-Virus	Mücken	Afrika, Indien, Thailand, Vietnam, Malaysia
O'nyong-nyong-Virus	Mücken	Senegal, Ostafrika
Sindbis-Virus	Mücken	Süd- und Ostafrika, östliche Mittelmeerländer, Indien, Malaysia, Philippinen, Australien
Bunyamwera-Virus	Mücken	Afrika
„Ross river"-Virus	Mücken	Australien
Fieber mit Malaise, Kopfschmerzen, Myalgien, Hautexanthem und Lymphadenopathie		
Dengue-1-Virus	Mücken	Indien, Thailand, Inseln des Pazifischen Ozeans
Dengue-2-Virus	Mücken	weltweit in tropischen und subtropischen Gebieten
Dengue-3-Virus	Mücken	Karibische Inseln, Inseln des Pazifischen Ozeans, Indien, Südostasien
Dengue-4-Virus	Mücken	Indien, Philippinen, Thailand
West-Nil-Virus	Mücken	Rhone-Delta, Naher Osten, Israel, Afrika, Indien, Malaysia, Borneo

1. die Strapazierung der oberflächlichen Hautschichten, die die Eintrittspforte für die Erreger vermehrt,
2. die Schweißsekretion, die z. B. auch Insekten mehr anlockt, und
3. die entscheidende Änderung der Umweltbedingung durch den Faktor Ökologie, der sich in der fehlenden Immuntoleranz gegenüber einer fremden belebten und unbelebten Umwelt bemerkbar macht.

In Tab. 11a wird eine allgemeine Übersicht über die Bewertung der Haut als Eintrittspforte für systemische Infektionen gegeben. In dieser Tabelle wird auf Pilzinfektionen nicht eingegangen (siehe S. 37–43).

B. Mykosen

Die Herde für eine Pilzinfektion liegen häufig außerhalb des infizierten menschlichen Organismus. Die Dermatophyten haben dagegen ihren Standort auf Mensch und Tier. Daraus ergeben sich die verschiedenen Entwicklungen von Infektionsketten in direkter und indirekter Form.

Die Infektionsmöglichkeiten zeigen eine Bindung an die jeweiligen Standorte, die vom Klima und weiteren Umweltbedingungen abhängig sind.

Tabelle 13. *Geographische Verteilung der in den Tropen interessierenden Dermatophyten* (nach Canizares)

	Tropische Regionen von			Australien und Ozeanien
	Afrika	Amerika	Asien	
M. audouini (A)	−	−	−	+
M. canis (Z)	+	+	+	+
M. ferrugineum (A)	+	−	+	+
M. gypseum (G)	−	+	+	−
T. concentricum (A)	−	+	+	+
T. mentagrophytes (A−Z)	+	+	+	+
T. rubrum (A)	±	+	+	+
T. schoenleini (A)	+	±	+	±
T. tonsurans (A)	−	+	+	−
T. verrucosum (Z)	+	+	+	+
T. violaceum (A)	+	+	+	+
T. soudanense (A)	+	−	−	−
T. megninii (A)	+	−	−	−
T. yaoundei (A)	+	−	−	−
E. floccosum (A)	−	+	+	−

− fehlend oder sehr selten	(A) Anthropophil
± nicht alltäglich	(Z) Zoophil
+ häufig bis sehr häufig	(G) Geophil

Bei Kontakt im günstigen Wachstumsmilieu keimen Pilze aus. *Das Terrain für das Wachstum* der verschiedenen Pilzarten hängt von deren Typ und den Gegebenheiten des Infektionsortes ab. Die Pilze vermehren sich entweder oberflächlich in den obersten Hornschichten der Haut und zeigen Besonderheiten in der Keratinophilie durch isolierten Befall der Haare und Nägel und können schließlich auch die Tiefe der Follikel befallen. Demgegenüber kann

Tabelle 14. *Einteilung der wichtigsten Dermatophyten nach ihrem Vorkommen* (aus Schaller, 1975)

Ubiquitäres Vorkommen	Geo-begrenztes Vorkommen
Trichophyton rubrum	Trichophyton yaoundei
Trichophyton mentagrophytes	Trichophyton concentricum
Trichophyton schoenleini	Trichophyton soudanense
Trichophyton tonsurans	Trichophyton megninii
Trichophyton violaceum	Trichophyton gourvilii
Trichophyton verrucosum	Microsporon distortum
Epidermophyton floccosum	Microsporon ferrugineum
Microsporon audouini	Microsporon nanum
Microsporon canis	Microsporon vanbreuseghemii
Microsporon gypseum	

der Magen-Darm-Trakt zum bevorzugten Standort von menschenpathogenen Sproßpilzen werden. Die Entwicklung zur Systemmykose erfolgt über cutane bzw. Schleimhautinfektion mit entsprechenden Erregern. Eine Infektion des Neugeborenen mit Candida albicans tritt im Geburtskanal recht regelmäßig auf.

Insbesondere bei Befall von Lunge, Nieren und ZNS mit systemischen Mykosen sind Pilze (z. B. Aspergillus, Candida, Cryptococcus) häufig Komplikationen einer konsumierenden Grundkrankheit (Staib, 1981). Fehlernährung und besonders Proteinmangel vermindern die Abwehrmechanismen, zu denen sich eine gestörte Blutversorgung in der Peripherie hinzugesellen kann.

Die Ortswahl der Entwicklung einer Pilzerkrankung hängt von Faktoren ab, die neben dem pH, der Feuchtigkeit, dem Amino- und Polypeptid- sowie Zuckergehalt der Gewebe die Wachstumsintensität vor Angehen einer Infektion bestimmen.

Die Pilzenzyme verwerten das Gewebe als Substrat, und F. Staib (1972) konnte darstellen, daß ein Befall der Haut mit Candidaerregern durch deren Proteasenaktivität eine Substratanreicherung schafft, die dann Staphylokokken ein besonders günstiges Nährmedium bietet. Diese gekoppelte Infektion mit Candida und Staphylokokken ist klinisch vielfältig belegt worden und kann zusätzlich auf Phagozytosedefekte zurückgeführt werden.

Pilze als Toxin- und Allergenbildner

Eine Untersuchung von Pilzkulturen auf biogene Amine und entzündungserregende Polypeptide ergab, daß deren Konzentration hoch genug sein kann, um am Ort der Entwicklung zu gewebsirritierenden Wirkungen zu führen. Dünnschichtchromatographische Analysen und massenspektrometrische Sicherung ließen dabei Histamin weniger in den Vordergrund treten als bei Bakterien. Das Problem der Aflatoxine (Mykotoxine), die vornehmlich von Aspergillus- und Penicilliumarten entwickelt werden, soll hier nicht berührt werden (siehe S. 156).

Bei den Pilzerkrankungen der Haut, die durch Dermatophyten und Candida-Arten in unserem Lebensraum hervorgerufen werden, stehen die Terrainfaktoren im Vordergrund. Dieser Faktor wird unter den zivilisatorischen Bedingun-

Tabelle 15. *Synopsis von menschenpathogenen Pilzen, die nicht weltweit verbreitet sind, sondern vornehmlich eine Begrenzung auf bestimmte geographische Regionen aufweisen* (aus Cottier, 1980)

Pilzspezies	Krankheitsbild(er)	Geographische Verbreitung	Bemerkungen
Trichophyton tonsurans	Oft Tinea capitis	In Zentralamerika und Mexiko, z. T. auch U.S.A., eher häufiger als in Zentraleuropa	Anthropophil
Trichophyton schoenleini	Sogenannte Tinea favosa, vor allem am behaarten Kopf, mit Bildung sogenannter „Scutulae" (Favus der Kopfhaut)	Europa, Naher Osten u.a., selten in U.S.A.	Anthropophil
Trichophyton concentricum	Tinea imbricata	Nur in tropischen Ländern	
Trichophyton violaceum Trichophyton ferrugineum	Sogenannte „Ringelflechte"	Vor allem in Osteuropa und Asien	
Sporothrix schencki	Sporotrichosis	Vor allem in U.S.A. (Tal des Mississippi u.a.), jedoch weltweit verbreitet	Der Pilz wächst mit Vorliebe auf Pflanzen, u.a. Flechten von der Gattung Sphagnum
Blastomyces dermatitidis (Zymonema dermatitidis)	Blastomycosis i.e.S. (nordamerikanische Blastomykose), die sich u.a. in einer pulmonalen und einer disseminierten Form manifestiert	U.S.A., vor allem Täler des Mississippi und Ohio River; besonders bei Landarbeitern bekannt. Infektion aerogen oder perkutan	Die meisten Individuen scheinen diesem Pilz gegenüber ziemlich resistent zu sein (große Zahl gesunder Blastomyzin-positiver Menschen in jenen Gegenden, obligat menschen-pathogener Saprophyt)

Coccidioides immitis	Coccidioidomycosis	Der Pilz wächst in wüstenähnlichen Gebieten, z.B. im Südwesten der U.S.A., in Mexiko und in Argentinien	Das in der freien Natur wachsende Myzel setzt zahlreiche Arthrosporen frei, die bei Wind über weite Strecken getragen werden. Infektion aerogen oder allenfalls perkutan. In vivo bilden sich Sphaerulae mit Endosporen
Monosporium apiospermum Madurella mycetomii	Echte Maduromycosis Echte Maduromycosis	u.a. U.S.A. Afrika	Manchmal werden beim „Eumyzeten-Myzetom" auch Aspergillus, Penicillium, Acremonium, Phialophora u.a. isoliert: Die pathogenetische Bedeutung dieser Pilze ist indessen noch unklar
Fonseca pedrosoi Fonseca compactum Phialophora verrucosa Cladosporium bantianum	Chromomycosis („Chromoblastomycosis")	Tropische und subtropische Gebiete, u.a. in Afrika	Nicht selten Lymphödem
Rhinosporidium seeberi	Rhinosporidiosis	Vor allem in Indien	Infektion hauptsächlich beim Baden bzw. Waschen in öffentlichen Gewässern
Histoplasma capsulatum, var. duboisii	Afrikanische Histoplasmose	Afrika	Hyperergische Reaktionen im Sinne eines Erythema nodosum seltener als bei der klassischen Histoplasmose

gen unserer Umwelt durch Notwendigkeiten und modischen Trend gefördert. Ein festes Schuhwerk ist eine stetige feuchte Kammer, durch die die Wachstumsbedingungen für entsprechende Pilze optimiert werden. Enganliegende Unterwäsche und deren Textilstruktur können ebenfalls durch Behinderung der Wasserabdunstung von der Oberfläche ein feuchtes Hautterrain provozieren. Entledigt man sich des zivilisatorischen Zwanges, wenn die klimatischen Gegebenheiten es zulassen, wird einem für die unterhaltende Pilzinfektion wichtigen Faktor der Boden entzogen. Luftige Kleidung und all die Möglichkeiten der erhöhten Wasserabdunstung direkt von der Haut und die Austrocknungsfaktoren aus der klimatischen Situation heraus sind Heilungsfaktoren für Pilzerkrankungen, da sich die Mehrzahl der Dermatophyten nur in den obersten Schichten der Haut, der avitalen Hornschicht, entwickelt. Es werden sich somit die Pilzerkrankungen, die sich in diesen oberflächlichsten Hautschichten eingenistet haben, unter den entsprechenden Urlaubsbedingungen zurückbilden. Schaut man sich eine Übersicht über die Erreger europäischer Mykosen an, so handelt es sich in unserem Lebensraum nicht nur um oberflächlich wachsende Pilze, sondern auch um Erreger, die in tiefere Hautschichten einwandern können und deren Ernährung nicht allein über Keratinprodukte vor sich geht und die auch lebendes Gewebe als Nährsubstrat einbeziehen. Zu dem Oberbegriff der anascosporogenen Sproßpilze sind die für die Haut wichtigsten Hefen, wie die Candida albicans mit ihren verschiedenen Variationen und die Kryptokokken, zu zählen. In Abhängigkeit von der immunologischen Abwehrsituation können sich diese Pilzformen systemisch ausbreiten, ein Faktor, der nunmehr nicht den Hautterrainfaktor in den Vordergrund rücken läßt, sondern die Hemmung des Pilzwachstums durch Immunfaktoren im Organismus, die durch humorale Hemmfaktoren im Serum dargestellt werden können, betont. Systemische Pilzinfektionen sind damit Sekundärerkrankungen, die sich in einem abwehrgeschwächten Organismus ausbreiten. Es gilt als Faustregel bei einer systemischen Mykose, in unserem Lebensraum nach Primärerkrankungen zu suchen, die eine Ausbreitung einer systemischen Pilzinfektion ermöglichen (F. Staib). Damit zeichnet sich ab, daß sich bei einer schweren Allgemeinerkrankung auch im Urlaubsland gegebenenfalls Bedingungen einschließlich Infektionskrankheiten entwickeln können, die bei vorgegebener ökologischer Situation zu einer systemischen Pilzerkrankung führen können. Die Notwendigkeit einer kulturellen Erfassung dieser Pilzinfektion steht im Vordergrund, da die heutigen Chemotherapeutika, die bei solchen systemischen Infektionen eingesetzt werden, im Hinblick auf die jeweiligen Pilzarten eine spezifische Wirkung haben. Bei Betrachtung der Mykosen unter dem Leitthema Urlaubsmykosen dürfte es zweckmäßig sein, Pilzerkrankungen nach dem Ort der Lokalisation zu benennen und dann zu differenzieren. Dies dürfte am Beispiel des Barfußlaufens bereits einleuchtend zu demonstrieren sein. Während das Jogging an europäischen Stränden lediglich zu Fußverschmutzungen führt, die der mehr oder weniger ausgeprägten Ölverseuchung der Küste zuzuschreiben sind, ist eine Infektion durch eine besondere Form von pathogenen Pilzen weniger zu befürchten. Entfernt man sich aber von außereuropäischen Stränden aus den Sanddünen und trabt in die angrenzenden Landstriche, so ist der Pilzgehalt des Bodens oder insbesondere das Vorliegen von besonderen Pilzformen, die nun die Tiefe der Haut suchen und sich gegebenenfalls dann weiter partiell systemisch entwickeln, eine Überlegung wert, ob sich der Urlauber einem solchen Risiko aussetzen soll. Es ist allerdings richtig, daß tiefe Mykosen im Bereich der Füße und Beine als Reiseerinnerung ein seltenes Erlebnis sind, doch häufen sich in den Pilzzentren unseres Raumes, wie bei Götz (Essen), Meinhof (Aachen), Staib (Berlin) und Rieth (Hamburg), die Hinweise, daß hie und da ein Pilz nunmehr gezüchtet wird, der primär in unseren geographischen Breiten noch nicht heimisch ist. Dies gilt im übrigen nicht allein für Pilze, die die Hauttiefen bevorzugen, sondern auch für Sonderformen der oberflächlichen Dermatomykosen.

I. Infektionen über Hautkontakt

1. Oberflächliche Dermatomykosen

Die Erfahrung hat gezeigt, daß Menschen in den Tropenländern häufiger an oberflächlichen mykotischen Erkrankungen leiden. Oberflächliche Mykosen, die nur in den Tropen oder Subtropen vorkommen, sind die Tinea imbricata und Tinea nigra.

Die ubiquitären Mykosen blühen unter den Besonderheiten des tropischen Klimas besonders auf.

Hautmykosen stellen etwa gut 20% aller Dermatosen in den tropischen Regionen dar, wenn man die Patienten einer dermatologischen Praxis in dieser Hinsicht differenziert. Ganz abgesehen davon, daß in diesen Ländern der Allgemeinarzt mit diesen weitverbreiteten Dermatosen ebenfalls konfrontiert wird. Vergleicht man die Tabellen der Erreger europäischer Dermatosen mit anderen Kontinenten, so ist im Prinzip eine Verteilung zu beachten, die mehr oder weniger der einen oder anderen Pilzform eine gewisse Priorität gibt (Vanbreuseghem).

Tabelle 16. *Laborbefunde oberflächlicher Mykosen aus Äthiopien, der westafrikanischen Region und Burma, 1968/73* (aus Schaller, 1975)

	Äthiopien	Westafrika	Burma
Zahl der Proben:	693	288	76
davon positiv:	234 (33,7%)	76 (26,4%)	21 (27,6%)
Trichophyton violaceum	188	15	–
Trichophyton schoenleini	4	–	2
Trichophyton quinckeanum	4	2	1
Trichophyton mentagrophytes	3	–	–
Trichophyton concentricum	4	–	3
Trichophyton rubrum	–	3	3
Trichophyton megninii	1	–	–
Trichophyton soudanense	–	22	–
Epidermophyton floccosum	–	3	–
Microsporon audouinii	3	18	3
Microsporon canis	3	3	–
Malassezia furfur	24	10	9

3   Umweltdermatosen

Tabelle 17a. *Verteilung der Dermatophyten, die von der Kopfhaut in 5 verschiedenen Kontinenten gewonnen wurden (in Prozent)* (aus Vanbreuseghem, 1970)

	Afrika	Lateinamerika	U.S.A.	Asien	Australien	Europa
T. violaceum	44,7	+	20	29,6	6,5	38,9
T. soudanense	29,9	–	–	–	–	+
T. schoenleini	11,3	+	1,7	60	0,3	6,8
M. langeroni	6	–	–	–	–	–
M. ferrugineum	3,3	–	–	2,8	–	–
M. canis	2,6	57,3	50	0,4	75,3	33,6
T. tonsurans	0,7	33,9	15,9	3,3	16,6	7
T. gourvili	0,6	–	–	–	–	–
T. mentagrophytes	0,2	3	2,8	3	0,4	2,4
T. yaoundei	0,18	–	–	–	–	–
M. rivalieri	0,15	–	–	–	–	–
T. kuryangei	0,1	–	–	–	–	–
T. rubrum	+	1,4	–	0,4	–	–
T. verrucosum	+	–	1	–	–	4,8
M. gypseum	–	3	0,9	0,4	0,1	–
M. audouini	–	+	28,8	–	–	5,9
E. floccosum	–	–	–	–	–	+

Tabelle 17b. *Nachgewiesene Dermatophyten, die vom Ekzema marginatum (Tinea corporis) in 5 Kontinenten gewonnen wurden (in Prozent)* (aus Vanbreuseghem, 1970)

	Afrika	Lateinamerika	Asien	Australien	Europa
T. soudanense	15,6	–	–	–	–
T. mentagrophytes	3	–	12,1	9,7	5,8
T. rubrum	50	50	73,3	25,8	34,1
E. floccosum	31,2	50	13,5	64,5	58,9
T. violaceum	–	–	0,3	–	+
M. canis	–	–	–	–	+
M. audouini	–	–	–	–	+
T. megninii	–	–	–	–	+
T. quinckeanum	–	–	–	–	+
T. tonsurans	–	–	1,17	–	–

Tabelle 17c. *Pilztypen bei der Interdigitalmykose in 5 Kontinenten (in Prozent)* (aus Vanbreuseghem, 1970)

	Afrika	Lateinamerika	Asien	Australien	Europa
T. mentagrophytes	45,8	87,4	43	59,8	91,3
T. rubrum	36,2	47,1	37,3	50	65,3
E. floccosum	21,7	61,9	34,4	48,8	14,9
T. verrucosum			11,1		1,2
T. megninii					3,8
M. canis			5,9		0,5

Der Schwerpunkt unserer Betrachtungen ist daher nicht auf die oberflächlichen Pilzinfektionen zu legen, die auch in den Tropen vorkommen, sondern wir möchten uns vornehmlich auf die Pilzerkrankungen beschränken, die in unserem Lebensraum fehlen.

Tinea imbricata

Erreger: Trichophyton concentricum. Wachstum in der Hornschicht mit nur mäßiger entzündlicher Reaktion im Corium. Nur in den Tropen vorkommend.
Klinik: Chronische Entwicklung sich überlappender ringförmiger Herde mit dünner ichthyosiformer Schuppung. Starker Juckreiz.
Therapie: Griseofulvin, Econazol.

Tinea nigra (Pityriasis nigra)

Erreger: Cladosporium werneckii.
Klinik: Scharf begrenzte, braune bis schwarze einzelne oder multiple Maculae. Keine Schuppung, keine Entzündung, nur in den Tropen vorkommend.
Therapie: Keratolyse.

Piedra (Trichomycosis nodularis): Im Gegensatz zu den bakteriellen Erkrankungen beim Erythrasma und Trichomycosis palmellina ist der Erreger ein Trichosporon, auch als Geotrichum bezeichnet.
Schwarze Piedra: Piedraia (Trichosporon) an Kopfhaaren, Südamerika.
Weiße Piedra: Weiße Knötchen, Trichosporon, Kopfhaare, Körperhaare, ubiquitär, selten.
Therapie der Piedra: Antimykotica.
Differentialdiagnose: Trichomycosis palmellina: Nocardien, Micrococcen, Achsel- und Schamhaare. – *Trichorrhexis nodosa:* Nur Knoten, keine Erreger. – *Monilethrix:* Dystrophie mit Alopecie.

2. Tiefe Mykosen (subcutan)

a) Mycetom

Diese knotigen, verrukösen Entwicklungen im Bereich der Füße und Unterschenkel beruhen auf einer Infektion mit verschiedenen Erregertypen, die einmal den *Aktinomyceten,* zum anderen den *Pilzen* zugerechnet werden können.
Das Mycetom ist Ausdruck eines klinischen Bildes und beruht keineswegs auf einem bestimmten Erreger, wie in früheren Zeiten (Madura-Fuß) angenommen wurde. In den tropischen Ländern, insbesondere von Mexiko bis Argentinien, Nordafrika und Indien, ist die Erkrankung nicht selten. Voraussetzung sind *Hautwunden,* durch die der Eintritt der Erreger erleichtert wird. Die Inkubationszeit kann Tage bis Monate betragen. Eine Übertragung von Mensch zu Mensch scheidet aus. Der Gesamtverlauf ist ein ausgesprochen chronischer, das Vollbild ist erst nach Jahren entwickelt. Anamnestische Hinweise sind wichtig, insbesondere die Erinnerung, mit unbekleideten Füßen Landstriche durchlaufen zu haben, wo das Mycetom zu den gängigen Infektionskrankhei-

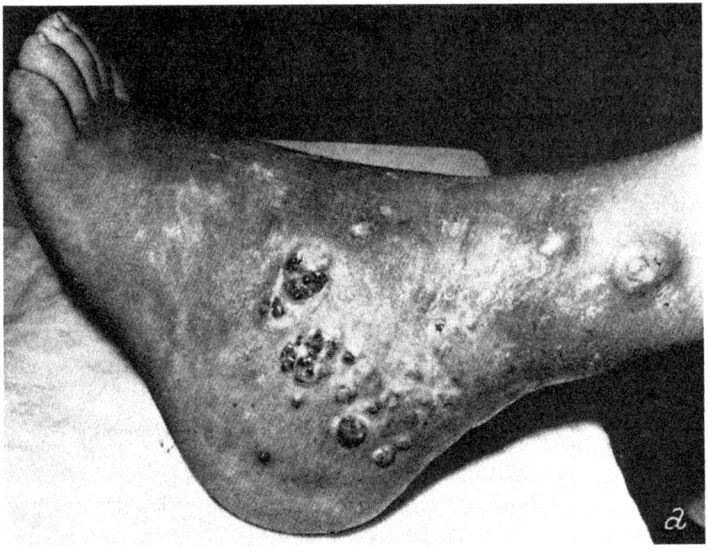

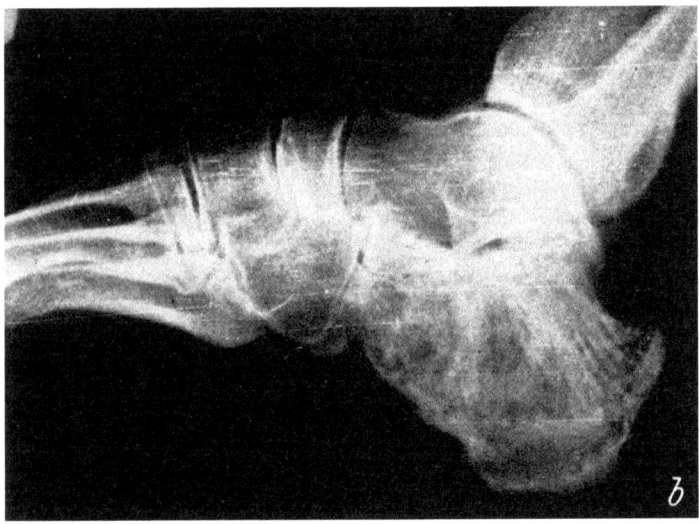

Abb. 8. Mycetom aus Nordbulgarien, Balabanoff, 1977; *a* linker Fuß eines 46jährigen Landarbeiters mit einer Vielzahl von Anschwellungen und Fisteln, *b* Röntgenbild des Fußes mit Osteoporose, osteolytischen Herden in Calcaneus und Talus sowie unregelmäßig Usurrändern mit Hyperostose in diesem Bereich

ten der Haut gehört. Wie schwierig und auch langwierig die Auflösung eines dermatologischen Quiz sein kann, zeigten Heyd, Lamprecht und Wilhelm aus München, die einen Afrikaner aus Freetown 1968 untersuchten, der sich 1966 beim Fußballspiel in Sierra Leone eine oberflächliche Verletzung der linken Fußsohle zugezogen hatte. Es entwickelte sich ein Mycetom mit einer

Tabelle 18. *Verteilung der Erreger, die ein Myzetom auslösen können* (nach Canizares, 1975)

Erreger	Verteilung
Actinomyceten	
Nocardia brasiliensis	weltweit
Nocardia caviae	weltweit
Nocardia asteroides	weltweit
Streptomyces madurae	Amerika, Afrika, Asien
Streptomyces pelletieri	Afrika, Indien, Amerika
Streptomyces somaliensis	Amerika, Afrika, Asien
Pilze	
Madurella mycetomi	Afrika, Indien, Amerika
Madurella grisea	Amerika
Cephalosporium spp.	weltweit
Allescheria boydii	weltweit
Pyrenchaeta romeroi	Mexiko, Südamerika, Afrika
Leptosphaeria senegalensis	Senegal, Tschad
Neotestudina rosatti	Somaliland, Senegal
Phialophora jeanselmei	Nordamerika, Martinique

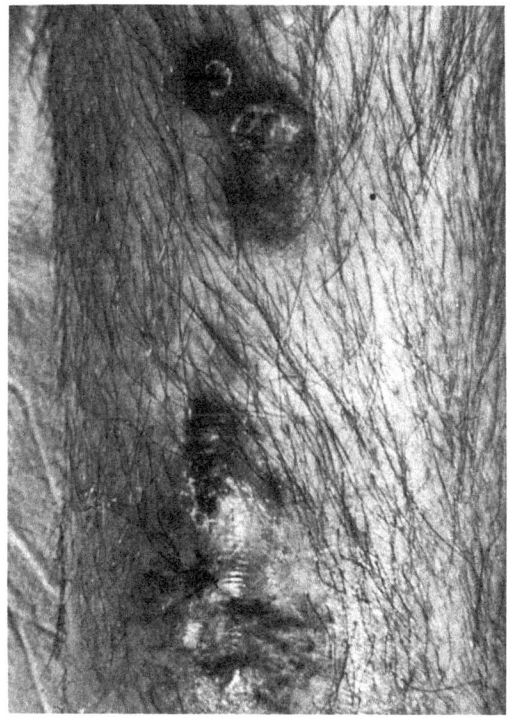

Abb. 9. Mycetom (aktinomykotisch), Infektion am Unterschenkel 6 Monate nach Rückkehr aus Vorderasien

derb-elastischen, tumorartigen Schwellung mit multiplen Fisteln. Kulturen und Nativpräparate zeigten die Infektion mit Madurella mycetomi, ein Pilz, auf den Klüken bereits als häufigste Ursache des Mycetoms in Westafrika hinweist. Die bisherige Kasuistik im deutschsprachigen Raum war spärlich (Reifferscheid und Seeliger, 1955).

Das Mycetom an Händen ist rar. Die Wahl der Chemotherapie, z. B. Diaminodiphenylsulfone, ist von Fall zu Fall verschieden. Mycetome, die durch Aktinomyceten hervorgerufen werden oder die sich durch Madurella mycetomi entwickeln, verlangen eine jeweils spezifische Behandlung aufgrund des Kulturergebnisses.

Morphologisch bestehen Schwierigkeiten, das Mycetom von Tuberculose, Aktinomykose und atypischen bakteriellen Granulomatosen abzugrenzen. Kulturverfahren und histologische Färbungen führen aber weiter und sind für die Therapieprogrammierung notwendig. In unserem Patientengut haben wir, allerdings sehr selten, noduläre Veränderungen an den Unterschenkeln gefunden, die schließlich dem Mycetom zugeordnet werden können und die sich nach einem intensiven Kontakt aufgrund einer landwirtschaftlichen Betätigung in Nahost, aber auch in Indien, entwickelten. Diese Herde sprachen auf Sulfonamide an (Abb. 9).

b) Chromomykosis

Erreger: Phialophora-Arten, parasitäre und saprophytäre Phasen.
Pilzerkrankung, die durch Erreger mit charakteristisch pigmentierter Kultur und bräunlich gefärbten Zellen im Gewebe charakterisiert ist. Die Hautveränderungen sind vornehmlich verrucös, flächig mit peripherer Progredienz. Sie kann in cutane und Schleimhaut-(Conjunctiva-)Formen unterschieden werden. Die Chromomykose zeigt eine weltweite geographische Verteilung mit Schwerpunkt in tropischen und subtropischen Regionen bei einem heiß-feuchten Klima. Die Erkrankung wird vornehmlich bei *landwirtschaftlicher Betätigung* akquiriert. Wie beim Mycetom sind *Verletzungen der Haut Vorbedingung.* Die Chromomykose (Chromoblastomykose) kann durch serologische Untersuchungen und Intradermalteste gesichert werden. Prognostisch ist die Erkrankung keineswegs bedrohlich. Dies gilt auch für die einheimische Bevölkerung. Die Infektion tritt sehr *selten* bei kurzfristigen Aufenthalten in den entsprechenden Regionen auf und sicherlich niemals unter den Gegebenheiten einer normalen Urlaubsreise, es sei denn, daß ein Trecking-Abenteuer langfristiger Natur mit entsprechenden Variationen der Möglichkeiten für das Einfangen einer solchen Pilzinfektion vorliegt. Infektionen in Finnland (9 Fälle) ließen Putkonen an das „Mikroklima" der Sauna denken.

Die *Behandlung* ist nicht besonders erfolgversprechend, aber mit dem 5-Fluorocytosin hat sich ein wirksames Medikament in den Vordergrund geschoben. Wenn die bis jetzt genannten Erkrankungen vornehmlich in tropischen Regionen beheimatet sind, so liegen auch in Urlaubsländern einheimischer und subtropischer Regionen Infektionsmöglichkeiten vor, die *tiefere Pilzinfektionen* betreffen.

An erster Stelle wäre die

c) Sporotrichose

zu nennen. Erreger ist das Sporothrix schenckii. Die Infektion beruht auf einem engen Kontakt mit der natürlichen Umgebung, wie Pflanzen, Blüten, Wälder, Erde. Auch hier sind vorangehende Verletzungen der Haut eine Vorbedingung für das Eindringen der Erreger. Einige Tage bis Wochen nach der Wundinfektion entwickeln sich Granulome, die sich auf dem Lymphweg knotenförmig rosenkranzartig weiterentwickeln. Prädilektionsstellen sind die Arme. Nur bei Darniederliegen der primären Resistenz ist die Erkrankung gefährlich. Im allgemeinen bleibt die Erkrankung in ihrer tuberkuloiden Form auf den Ort der Infektion beschränkt.

Therapeutisch ist Kaliumjodid bisher unübertroffen, und zwar 1–6 g, im Mittel etwa 2 g pro Tag, über 4–6 Wochen.

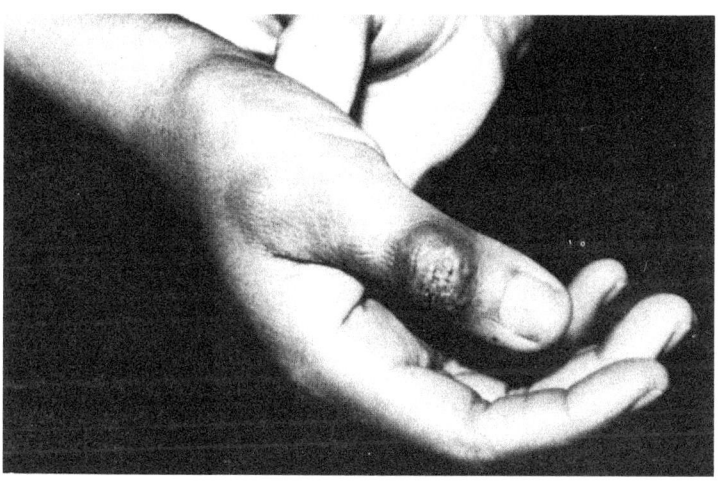

Abb. 10. Sporotrichose mit aufsteigendem Lymphknotenbefall (Brasilien)

II. Infektionen vornehmlich über Inhalation

3. Nocardiose

Die Nocardiose wird durch einen Aeroaktinomyceten hervorgerufen (Nocardia asteroides). Der Erreger gehört zu den opportunistischen Keimen; die primär vorliegenden Lungensymptome sind häufig Ausdruck einer Infektion aufgrund einer herabgesetzten Resistenz (Diabetes usw.). Symptome einer allgemeinen Infektion, vornehmlich mit neurologischen Ausfällen als Folge von Hirnabszessen, weisen auf diese Erkrankung hin, die differentialdiagnostische Schwierigkeiten zur Histoplasmose, Blastomykose und Coccidioidomykose bieten kann. Die Nocardiose darf den bakteriellen Erkrankungen zugeordnet werden (siehe Tab. 11a).

4. Cryptococcose

Bei der Cryptococcose (Busse und Buschke, 1895), als *europäische Blastomy-kose bezeichnet,* ist der Erreger der Cryptococcus neoformans, der häufig in Taubenfäkalien nachgewiesen werden kann. Die Affektion der Haut und Schleimhäute werden nur in etwa 10% der Fälle von einer hämatogenen Aussaat begleitet. Bei diesen handelt es sich um langsam sich entwickelnde subcutane Schwellungen mit infiltrierten Herden und Knötchen. Sie kommen häufiger im Bereich der Nase und des Mundes vor und verlangen eine histologische Untersuchung mit entsprechender pilzspezifischer Färbung. Die primären Symptome können im Bereich der Haut liegen, die bei einer unserer Patientinnen zunächst die Infiltration im Bereich der Ohrregion betraf und schließlich den Zungengrund einschloß. Die Meningitis trat erst im Spätstadium auf. Die wirksamste *Therapie* besteht aus der Kombination von Amphotericin B und Ancotil (5-Fluorcytosin) (5-FC). Inwieweit sich die übrigen nun neu auf dem Markt befindlichen fungiziden Mittel vom Typ des Ketoconazols und des Miconazols als hilfreich erweisen, wird die Zukunft zeigen.

5. Histoplasmose

Erreger: Histoplasma capsulatum, aerogene Infektion.
Unterteilung in die essentiellen, durch Histoplasma bedingten Granulationsgeschwülste und die in Kombination mit anderen primären Erkrankungen hervorgerufenen Histoplasmagranulome.
Cutane Veränderungen als Papeln, Ulcerationen. Knötchenabszesse, Fisteln, Narben und Pigmentveränderungen, vornehmlich im afrikanischen und amerikanischen Raum.
Histoplasmintest positiv.

Die afrikanische Histoplasmose wird durch das Histoplasma duboisii (Vanbreuseghem, 1952) übertragen und kommt eigentlich nur in Zentralwestafrika vor. Bei Eingeborenen wurde der Übergang von einer lokalen Histoplasmose, die den Trend hat, sich selbst zu begrenzen, in eine hämatogene Absiedelung beschrieben. Die Hautveränderungen sind oberflächliche subcutane Granulome mit Abszedierungen. Ein generalisierter Befall der Lymphknoten und auch nur der regionalen ist die Regel. Demgegenüber ist die amerikanische Histoplasmose, hervorgerufen durch das Histoplasma capsulatum, einen dimorphen Pilz, eine Erkrankung mit weltweiter Verteilung. Bei Betreten von Höhlen und Tempeln mit Fledermäusen wird besonders vor der möglichen Infektion gewarnt. Der übliche Infektionsweg ist die Inhalation der Sporen und Entwicklung einer systemischen Infektion (reticuloendotheliale Zytomycosis mit wenig Hautveränderungen).
Die *Therapie* der Wahl ist Amphotericin B.

6. Die nordamerikanische Blastomykose (Gilchrist-Erkrankung)

Die *nordamerikanische Blastomykose (Gilchrist-Erkrankung)* ist eine chronisch granulomatöse Affektion mit dem Trend zur Eiterung. Sie entwickelt sich vornehmlich in den Lungen und nur selten in der Haut. Die Behandlung mit Kaliumjodid oder auch mit Amphotericin reicht aus. Der Unterschied zwischen der nordamerikanischen Blastomykose und der südamerikanischen Blastomykose sei hier nur angeführt, um den allgemeinen Überblick zu wahren, nicht um diese Erkrankung als Gefahr für den Urlauber herauszustellen.

7. Die südamerikanische Blastomykose (paracoccidioidales Granulom)

Diese endemische granulomatöse Erkrankung durch Paracoccidioides brasiliensis ist in Südamerika mit Ausnahme von Chile heimisch. Der Erreger kann durch Abschaben der Läsionen im Eiter oder Nativpräparaten aufgefunden werden. Die Erkrankung ist endemisch, zeigt keine Bevorzugung des Alters, des Geschlechts, der Rasse oder der Beschäftigung. Immerhin ist der höhere Befall bei Landarbeitern oder bei *intensivem Kontakt mit der lebenden Umwelt,* in der der Pilz saprophytisch vorliegt, hervorzuheben. Die Pilzinfektion führt zu einem Granulom an der Haut oder Schleimhaut mit Lymphknotenbeteiligung. Im Vordergrund steht der Befall der Körperöffnungen und ihrer Umgebung. Die Hautveränderungen zeigen sich histologisch sehr polymorph und einer Hauttuberkulose ähnlich, wie die Entwicklung von Epitheloidzellen, Riesenzellen und die normalen Veränderungen einer Akanthose, Hyperkeratose, Papillomatose. Sulfonamide und Amphotericin B können die in der Haut vorliegenden, aber auch die Lungengranulome erfolgreich bekämpfen.
Therapie: Amphotericin B in Form intravenöser Infusionen, die alle 2 Tage gegeben werden, beginnt mit kleinen Tagesdosen, z. B. 2−3 mg in 5%iger Dextroselösung, die Dauer einer Infusion beträgt 4−8 Stunden.
Die sehr seltene *Blastomykose vom Typ Jorgo Lobo* ist im Gegensatz zu der südamerikanischen Blastomykose auf die Haut beschränkt und durch keloidale Herde charakterisiert.

8. Coccidioidomykose

Systemische Mykose.
Erreger: Coccidioides immitis.
Vornehmlich im südlichen Teil der Vereinigten Staaten von Amerika, Mittel- und Südamerika.
Aerogene Infektion, auch Laborinfektionen.
Im Vordergrund stehen die Erscheinungen der Lunge mit schweren Allgemeinsymptomen. In 3−10% tritt ein Erythema nodosum oder ein Erythema multiforme zusätzlich auf. Bei 0,2−0,5% der Fälle progressiver Verlauf unter Ausbildung sogenannter Coccidioidomykome in der Haut, den Knochen und Meningen. Meistens Ausheilung unter Narbenbildung.

Die Coccidioidomykose ist eine Erkrankung, die nicht wenige deutsche Soldaten in ihrem unfreiwilligen Urlaub als Kriegsgefangene in den Regionen südwestlicher Staaten der U.S.A. erlebt haben. Die Infektion durch Coccidioides immitis geht über Inhalation des trockenen Staubes der Wüstenregion vor sich. Hautveränderungen vom Typ des Erythema multiforme und des Erythema nodosum entwickeln sich 1−2 Wochen später als Hinweis dafür, daß sich der ge-

samte Körper immunologisch mit dem Erreger auseinandersetzt. Ein Lungen-
befall tritt für ein paar Wochen, gelegentlich für Monate unter entsprechenden
Allgemeinsymptomen auf. Die primäre, nur cutane Coccidioidomykose ist selten und heilt in einigen Wochen ab. Die disseminierte Coccidioidomykose ist
dagegen eine schwere Erkrankung und erfordert die sofortige Behandlung mit
Amphotericin B. Die Möglichkeit der Infektion ist bei längerem Aufenthalt in
dem Gebiet um Phoenix, Arizona, in den U.S.A. durchaus gegeben.

9. Rhinosporidiose

Die Rhinosporidiose mit ihrer granulomatösen Erkrankung der Schleimhäute
der Nase, des Nasopharynx und des weichen Gaumens sei hier nur der Vollständigkeit halber angeführt. Die entsprechenden Infektionsländer liegen in
den tropischen und subtropischen Regionen von Südafrika, Uruguay, Paraguay
und Argentinien. Die meisten Fälle wurden in Indien und Ceylon gesehen. In
drei Viertel der Fälle ist die Nase zunächst allein befallen. Die chirurgische
Ausräumung ist zur Zeit noch die beste Methode.

10. Entomophthoromykose

Auch die Entomophthoromykose wird durch Pilze hervorgerufen, die der
Gruppe der Entomophthorales zugehören. Schleimhautveränderungen sind
durch ein eosinophiles Granulom charakterisiert.
Therapeutisch sind das altbewährte Kaliumjodid und Amphotericin zu empfehlen.

11. Subcutane Phycomykose

Eine subcutane opportunistische eosinophile Granulomatose, die durch einen
Pilz hervorgerufen wird, der zur Klasse der wenig pathogenen Phycomyceten
gehört, ist die subcutane Phycomykose. Als Erreger gilt heute der Basidiobolus
haptosporus. Diese Erkrankung, die sich offenbar nach Traumata entwickelt,
wurde in Indonesien, Indien, Afrika, aber auch sogar in England (siehe Rook
und Wilkinson) beobachtet. Das sich entwickelnde eosinophile Granulom liegt
tief in der Subcutis und verdrängt das Fettgewebe.

Kommentar zu tiefen Mykosen

Es lag nicht in unserer Absicht, die beschriebenen Mykosen, insbesondere die
des granulomatösen Typs, als Gefahr für den Urlaubsreisenden in den Vordergrund zu stellen. Die eigene Erfahrung hat aber gezeigt, daß sich selten, aber
dann doch sehr eindrucksvoll, solche Infektionen entwickeln können, wobei
nicht alle die beschriebenen Typen, soweit sie weltweit verbreitet sind, in den
tropischen bzw. subtropischen Ländern erworben werden müssen. Aus der eigenen Erfahrung heraus wird jedes Hautgranulom, gleich welchen Typs, welches nicht einer charakteristischen Erkrankung sofort zuzuordnen ist, wohl mit
spezifischen histologischen Methoden auf das Vorliegen einer Pilzinfektion zu
untersuchen sein. Die Färbung mit Alcianblau bzw. Alciangrün und die PAS-
Reaktion haben sich bewährt, und wir haben schließlich in den letzten 10 Jahren fünfmal eine entsprechende Infektion beobachten können. Es ist nicht un-
wichtig, darauf hinzuweisen, daß sich systemische Pilzinfektionen auch in

Krankenhäusern entwickeln können, wenn die Abwehrkraft durch konsumie-
rende Erkrankung herabgesetzt ist. Es darf daran erinnert werden, daß
F. Staib Pflanzen in Topferde aus Krankenzimmern entfernen läßt, wo entsprechende Patienten liegen, die durch eine systemische Pilzinfektion, insbesondere Aspergillose, gefährdet werden können.

III. Verteilung geophiler Pilze (Soil Fungi)

Das Spektrum der möglichen Infektionen durch Kontakt mit dem Erdboden
hat zu einer weltweiten Analyse der geophilen Pilze geführt. Mit Hilfe der
Haarködermethode (als Keratinköder können auch Federn und Igelstacheln
verwendet werden, wobei die keratogenen Pilze in der Erde die Chance nut-

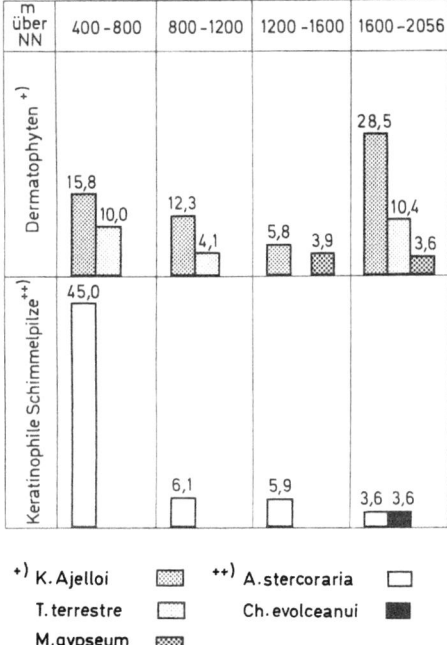

Abb. 11. Häufigkeit der Dermatophyten und keratinophilen Schimmelpilze (in % der 148 untersuchten Bodenproben aus unbewohntem Gebiet) in verschiedenen Höhenlagen einer Alpenregion
bei Lindau (Meinhof, W., und Grabowski, A., 1972)
1. In einer Alpenregion in der Nähe von Lindau am Bodensee wurden 320 Bodenproben auf
geophile Dermatophyten und andere keratinophile Bodenpilze untersucht.
2. Als Keratinköder wurden Haare, Federn und Igelstacheln verwendet.
3. 131 Proben (40,9%) enthielten Dermatophyten und 62 (19,4%) keratinophile Schimmelpilze:
Keratinomyces (Trichophyton) Ajelloi (111 isolierte Stämme), Trichophyton terrestre (22), Microsporum gypseum (14), Anixiopsis stercoraria (51), Chrysosporium eveleceanui (11).
4. Beim Vergleich kleinstädtischer, ländlicher, bewohnter und unbewohnter Regionen wurde stets
Keratinomyces (Trichophyton) Ajelloi am häufigsten gefunden. Microsporum gypseum trat selten
in den städtischen Bezirken (1,7%), häufiger in den bewohnten ländlichen Distrikten (9,0%) auf.
5. Auch in den größten Höhenlagen (bis 2056 m) waren die erwähnten keratinophilen Dermatophyten nachweisbar. Es ergab sich keine Verschiebung in der Relation zwischen Keratinomyces
(Trichophyton) Ajelloi und Microsporum gypseum.

zen, sich mit Hilfe dieser Köder optimal zu ernähren) wird gezeigt, daß auf der ganzen Welt im Prinzip das Spektrum der Dermatophyten gleichartig ist und lediglich eine *Schwerpunktverlagerung* zu verzeichnen ist. In dichtbesiedelten Regionen sind die positiven Befunde häufiger, weil als Quelle für die Ablage der Pilze in den Erdboden vornehmlich Nutz- und Haustiere mit ihrem Keratinmaterial für die Verbreitung der Infektion sorgen. Aus diesem Grund handelt es sich um eine Verschmutzung des Erdbodens mit an Haaren und Schuppen haftenden Pilzen, unabhängig davon, ob diese Untersuchungen auf den Bahamas (Volz) oder in Kolumbien (Rogers) und schließlich auch in einer Alpenregion (Meinhof und Mitarbeiter) durchgeführt wurden. Immer zeigt sich, daß Haare, Federn, Stacheln und Schuppen tragende Tiere für die Chance der Isolierung der Dermatophyten aus dem Erdreich verantwortlich sind. Auch in größten Höhenlagen, in Europa bis zu 2000 m, waren keratinophile Dermatophyten nachweisbar. Die geologische Beschaffenheit der entsprechenden Region muß dabei berücksichtigt werden, da die Höhe des Bodens und Zusatzstoffe in der Lage sein können, die Überlebenschance der Sporen und aussprossender Pilze zu verringern.

Ein besonderes Problem stellt heute das Vorkommen von Mikroben in den Böden dar, welche sich für den Kontakt mit der menschlichen Haut besonders anbieten, wie z. B.

der *Kinderspielplatz.*

Hier ist selbstverständlich auch die Verunreinigung durch Tiere zu beachten, und die Untersuchung des Bodens auf Pilze und Bakterien schließt meistens auch eine Untersuchung auf eine Verwurmung ein. Eine Studie, die vergleichend in Mannheim und Berlin von Mitarbeitern von Bojanovsky durchgeführt wurde, zeigt, daß die untersuchten Spielplätze zu 75 % mittels der Keratinködermethode als positiv bezeichnet werden konnten. Wurm-positiv zeigten sich dabei 63 % der Spielplätze. Die Mannheimer Arbeitsgruppe konnte darstellen, daß das ökologische Zusammenleben der durch Kot verursachten Nematodenverschmutzung mit den Pilzen zu gewissen Antibiosephänomenen führte, welche sehr komplex sind und auch Bakterien mit einschließen können. Im Rahmen der Abhandlung von Umweltdermatosen sind solche Bemerkungen beispielhaft für die Akzentuierung von Infektionsmöglichkeiten, da auch außerhalb unseres Landes die zivilisatorischen Errungenschaften von Kinderspielplätzen, die sich besonderer Beliebtheit auch bei Hunden und Katzen erfreuen, als positiver Aspekt für den Urlaub angeboten werden. Bei der Analyse der Epidemiologie von Microsporum-canis-Infektionen der Stadt Rom zeigte sich, daß hauptsächlich Katzen für die Übertragung der Infektion eine besondere Rolle spielen. Im Hinblick auf den saisonbedingten Verlauf der Infektionen in Rom ist bemerkenswert, daß von der Gesamtzahl der isolierten Dermatophyten der größte Prozentsatz im November (87,8 %) und der geringste im April (24,1 %) festgestellt wurde. Die Anzahl der Patienten mit Mykosen stieg im Dezember an und fiel im April deutlich ab.

Urlaubsplätze zeichnen sich im allgemeinen durch das Bestreben aus, dem Auge einen hygienisch einwandfreien Aspekt zu bieten. Demgegenüber wird bei dem Bestreben, naturnah mit Land und Leuten Kontakt aufzunehmen, dieser Aspekt in den Hintergrund treten, und es werden hygienische Mißstände

Tabelle 19. *Vergleich des Dermatophytengehalts von Proben aus dem Stadtgebiet Berlin mit denen von Mannheimer Spielplätzen* [aus Bojanovsky und Mitarbeiter, Mykosen *22* (1979)]

	Berlin					Mannheim				
	Proben-zahl	posi-tiv	%	nega-tiv	%	Proben-zahl	posi-tiv	%	nega-tiv	%
Straße	50	47	94	3	6	–	–	–	–	–
Hof	38	37	95	1	5	–	–	–	–	–
Spielplätze	51	40	78	11	22	170	57	34	113	66
Tiergehege	15	5	37	10	67	–	–	–	–	–

Tabelle 20. *Pilz-positive und Pilz-negative Spielplätze* [aus Bojanovsky und Mitarbeiter, Mykosen *22* (1979)]

	Pilz-positiv		Pilz-negativ		Gesamt	
	absolut	%	absolut	%	absolut	%
Spielplätze	43	75,44	14	24,56	57	100

Tabelle 21. *Nematodenbefall der Proben und Spielplätze* [aus Bojanovsky und Mitarbeiter, Mykosen *22* (1979)]

	Proben		Spielplätze	
	absolut	%	absolut	%
Wurm-positiv	66	39	36	63
Wurm-negativ	104	61	21	37
Insgesamt:	170		57	

unter romantischen Aspekten gesehen. Unter solchen Situationen können sich Schimmelpilzinfektionen entwickeln. Dabei werden nicht nur allein die lebenden Erreger, sondern auch deren Mykotoxine eingeatmet. Ungarische Autoren machten darauf aufmerksam, daß schimmeliges Streu nicht nur bei Tieren, sondern auch bei Menschen Erkrankungen verursachen kann, die eine systemische Auswirkung haben. Mit Entdeckung der *Aflatoxine* als kanzerogene Substanzen war die Aufmerksamkeit für Pilztoxine geweckt worden. Man muß sich darüber im klaren sein, daß verständliche Abenteuerlust und der Drang, der Zivilisation zumindest im Urlaub zu entfliehen, gelegentlich mit solchen Krankheitsepisoden bezahlt werden. Wir möchten dies nicht hochspielen. Aber einige der Autoren dieses Buches sind durchaus erfahrene „Trecker" und können retrospektiv kurzfristige Erkrankungen und länger andauernde Folgezustände auf die hier gezeigten Gesichtspunkte beziehen. Das Abenteuer braucht natürlich nicht so lebensgefährlich zu sein, daß z. B. mit an Mykosen erkrankten Krokodilen Kontakt gesucht wird. Schlangen können im Keratinmaterial Pilze tragen, dies nur als Demonstration für die Lebensmöglichkeit der keratinophilen Dermatophyten und deren Verbreitung auf von Tieren berührtem Boden. Nimmt man dann in entsprechenden Landschaften noch den Aspekt der Vogelarten hinzu, und weiß man, daß sich damit weitere Pilztypen in den Vordergrund spielen, wo Aspergillus und Kryptokokken besonders zu beachten sind (Papageien), so kann man rückblickend wohl den Schluß ziehen, daß die immunologische Resistenz und der gute Gesundheitszustand der Touristen es im allgemeinen verhindern, daß sich die genannten Erkrankungen häufig zeigen und somit im Rahmen der touristischen Erkrankungen Seltenheiten sind. Die Verwertung von Urlaubserlebnissen stellt heute häufig das Bewußtsein in den Vordergrund, eine körperliche Strapazierung überstanden zu haben und daß all die gesuchten Gefährdungen einem nichts anhaben konnten. Die Situation wird sich dann aber akut ändern, wenn diese Strapazierungen nicht toleriert werden und zusätzlich noch Allgemeininfektionen, insbesondere Darminfektionen, hinzukommen und mit Verminderung der Resistenz andere Erkrankungen sekundär einen besseren Boden finden.

Durch Wechsel des Lebensraumes können sich vielfältige Infektionen auch über die Haut entwickeln. Es sei z. B. darauf verwiesen, daß 3 Studenten, die ihre Freizeit auf dem Land verbrachten, von Trichophyton quinckeanum infiziert wurden und neben typischen nodulären Veränderungen herpetiforme Läsionen und untypische erythrosquamöse Herde an den Füßen zeigten. Die Rolle geringer Verletzungen für die Entstehung der Veränderungen an der Haut wird dabei betont. Demgegenüber weist eine Studie aus Kuwait darauf hin, daß der Befall mit Tinea versicolor, einer in unserem Lebensraum häufigen Pilzerkrankung der oberflächlichsten Hornschichten, unter einer Hitze- und Feuchteexposition und damit Stimulierung der Schweißsekretion zu unangenehmen Symptomen führen kann, die denen der Miliaria ähnlich sind. Wir möchten die Forderung aufstellen, daß *vor Beginn eines Urlaubs bestehende Dermatosen, gleich welcher Art, behandelt sein müssen,* um nicht unter gegebenen Umständen eine Verschlimmerung zu erfahren.

Literatur

Andrassy, K., Horvath, I., Lakos, T., Töke, Zs.: Massenhaftes Auftreten von Mykotoxikosen im Komitat Hajdu-Bihar. Mykosen 23, 130 (1980).

Azambuja, R., Matsunaga, T., Segura, J. C.: Parakokzidioidomykose (südamerikanische Blastomykose). Hautarzt 32, 249 (1981).

Balabanoff, V. A.: Madurafuß durch Nocardia asteroides. Castellania 5, 91 (1977).

Basler, R. S. W., Lagomarsino, S. L.: Coccidioidomycosis: Clinical review and treatment update. Int. J. Derm. 18, 104 (1979).

Caprilli, E., Mercantini, R., Marsella, R., Farotti, E., Belardi, M., Crescimbeni, E., Morganti, L., Battelli, G.: Survey on the epidemiology of microsporum canis infections in the city of Rome. Mykosen 22, 413 (1979).

Crozier, W. J.: The prevalence of geophilic dermatophytes in soils of Illawarra area of New South Wales. Aust. J. Derm. 21, 89 (1980).

Desai, S. C., Pardanani, D. S., Streedevi, N., Metha, R. S.: Studies on mycetoma. Ind. J. Surg. 32, 427 (1970).

Karaoui, R., Bou-Resli, M., Al-Zaid, N., Mousa, A., Selim, M.: Clinical and epidermiological studies of tinea versicolor in Kuwait. Mykosen 23, 351 (1980).

Klüken, N. R., Camain, R., Baylet, M.: Zur Epidemiologie, Klinik und Therapie der Mycetome in Westafrika. Hautarzt *16*, 1 (1965).

Kuttin, E. S., Müller, J., May, W.: Mykosen bei Krokodilen. Mykosen *21*, 39 (1978).

Marchionini, A., Götz, H.: Die Pilzkrankheiten der Haut durch Dermatophyten, in: Handbuch der Haut- und Geschlechtskrankheiten, Bd. IV/3. Berlin-Göttingen-Heidelberg: Springer. 1962.

Marchionini, A., Götz, H.: Die Pilzkrankheiten der Haut durch Hefen, Schimmel, Aktinomyceten und verwandte Erreger, in: Handbuch der Haut- und Geschlechtskrankheiten, Bd. IV/4. Berlin-Göttingen-Heidelberg: Springer. 1963.

Meinhof, W., Grabowski, A.: Geophile Dermatophyten und andere keratinophile Bodenpilze in Erdproben aus einer Alpenregion. Hautarzt *23*, 359 (1972).

Putkonen, T.: Die Chromomykose in Finnland. Hautarzt *17*, 507–509 (1966).

Reifferscheid, M., Seeliger, H. P. R.: Monosporiose und Maduromykose. Dtsch. med. Wschr. *80*, 1841–1844 (1955).

Rogers, A. L.: Die Isolierung keratinophiler Pilze aus Erdboden aus der Umgebung von Bogotá, Columbien. Colombia Mycopathol. Mycol. appl. *44*, 261 (1971).

Schaller, K. F.: Mykosen in den Tropen. Castellania *3*, 131 (1975).

Schirren, C.: Hefepilze als Krankheitserreger bei Mensch und Tier (Schirren, C., Rieth, H., Hrsg.), S. 28–29. Berlin-Göttingen-Heidelberg: Springer. 1963.

Staib, F., Altmann, G., Geier, R., Grosse, G., Senska, M.: New aspects of the biology of Candida albicans in man, in: Yeasts and yeast-like microorganisms in medical science (Iwata, K., Hrsg.), S. 269. University of Tokyo Press. 1972.

Staib, F.: Mykotische Meningoenzephalitiden. Vortrag beim Meningitis-Seminar für Ärzte des Öffentlichen Gesundheitsdienstes, Bundesgesundheitsamt, 5. und 6. November 1981, Berlin (West). Bundesgesundheitsblatt (in Druck).

Takahashi, S., Masahashi, T., Maie, O.: Lokale Thermotherapie bei Sporotrichose. Hautarzt *32*, 525 (1981).

Tomsíková, A., Stepková, I., Nováckova, D.: Gefahr sekundärer Mykosen bei gefährdeten Personen. Mykosen *22*, 432 (1979).

Vanbreuseghem, R., DeVroey, Ch.: Geographic distribution of dermatophytes. Int. J. Derm. *9*, 102 (1970).

Wegmann, T., Plempel, M.: Das Krankheitsbild der Coccidioidomykose, dargestellt an einer Laboratoriumsinfektion. Dtsch. med. Wschr. *99*, 1653 (1974).

Zubik-Pielka, E., Baran, E.: Infektionen durch den Pilz Trichophyton quinckeanum, erworben während der Arbeit auf dem Lande. Mykosen *23*, 496 (1980).

C. Bakterielle Infektionen

Die Exposition gegenüber bakteriellen Erregern, die weltweit auftreten, haben im Prinzip für das Angehen einer Infektion den gleichen Stellenwert wie zu Hause. Das Schema der Pyodermie, das nach Darier traditionell in den dermatologischen Lehrbüchern abgehandelt wird, wird durch Reisen und Urlaub insbesondere dann nicht in der Morbidität und im Erscheinungsbild geändert, wenn das Mikroklima der Hautoberfläche unbeeinflußt bleibt. Somit werden diese Infektionskrankheiten der Haut erst dann provoziert, wenn entsprechende Infektionsmöglichkeiten vorliegen, wenn Transpiration, außergewöhnliche hygienische Umstände, wie in tropischen und subtropischen Räumen, die Situation verändern. Eine besonders unangenehme Erkrankung sind die staphylogenen generalisierten Infektionen im Zuge der Miliaria (siehe dort). Diese erfordert den Einsatz von Breitbandantibiotika, da sich in Abhängigkeit vom Phagentyp der Staphylokokken über die Haut hinaus Infektionskrankheiten entwickeln können, die an diesen Erreger gebunden sind. Schüttelmixturen mit Vioform sind weiterhin zu empfehlen. Aber im entscheidenden Moment fehlt auf dem Schiff oder im Dschungel das entsprechende Medikament; darum der Hinweis auf die Apotheke, die ein Urlaubsreisender, wenn er sich einem solchen Klima aussetzen will oder ein solches Abenteuer ertragen will, mit sich führen sollte. Daß ein Diabetiker in tropischen Ländern und unter veränderten Ernährungsbedingungen seine Schwierigkeiten haben kann und sich diese Situation auf seine Haut mit dem möglichen Angehen von Bakterien- und Pilzkrankheiten äußert, sei hier als dermatologisches Grundwissen lediglich am Rande erwähnt.

I. Lokale Infektionen ohne systemische Auswirkung

1. Erythrasma

Infektion mit *Corynebakterien* unter den Achseln, Oberschenkeln, Genitaldreieck.

Die Skrotalhaut ist ausgespart, während sich die sonstigen Veränderungen auf der Haut durch recht scharfe Begrenzung, Rötung und Schuppung sowie Juckreiz auszeichnen.

Charakteristisch ist die ziegelrote Fluoreszenz im Wood-Licht.

Therapie: Erythromycin, Tetracycline oral. Lokal: Corticosteroid/Vioform.

Das Erythrasma, hervorgerufen durch Corynebakterien, ist eine Erkrankung, die sich bei Erhöhung der Luftfeuchtigkeit und der Transpiration akut verschlimmern kann. Deswegen sollte beachtet werden, daß vor Antreten einer entsprechenden Reise diese Hauterkrankung mit Hilfe von Antibiotika, wie Erythromycin und Doxycyclin bzw. Minocyclin, oral beseitigt wird. Die lokale Applikation von Erythromycin auf diesem Sektor hat sich bewährt.

2. Trichomycosis palmellina

Die Trichomycosis palmellina, die eine Infektion mit Corynebacterium tenuis ist und sich in der Achsel- und Schambehaarung entwickelt, sollte vor Beginn eines Urlaubs behandelt werden.

3. Pitted Keratolysis

Neben Blasen- und Hornhautschwielenbildung nach langfristigen Belastungen der Fußsohlen kommt auch eine Beeinflussung dieser Hautregion durch eine bakterielle Infektion des Stratum corneum mit keratinolytisch wirkenden Corynebakterien zum Tragen. Es entwickeln sich kleinste ausgestanzte Hornhautlöcher, die gruppenförmig zusammenstehen. Unter lokaler Chemotherapie (Erythromycin) tritt ein rascher Rückgang der Infektion mit Corynebacterium dermatophiles congolensis ein.

II. Lokale Infektionen mit systemischer Auswirkung

4a. Erysipeloid (Schweinerotlauf, Zoonose)

Erreger: Erysipelothrix.
Circumscripte ödematöse Rötung ohne hohen Fieberschub. Infektion nach Verletzung durch Gräten oder Fischschuppen bzw. bei Tierabdeckung. Vornehmlich an den Händen lokalisiert, Interdigitalraum.
Therapie: Penicilline oral bzw. i.m.

Nach neuesten Informationen scheint sich das Erysipeloid häufiger zu entwickeln, als man gemeinhin annimmt, insbesondere nach Verletzungen auf dem Campingplatz, z.B. durch scharfe Kanten an Konservenbüchsen. Komplikationen traten manchmal dann auf, wenn die übliche Penicillinbehandlung durch Schweinerotlaufserum unterstützt wurde und dann ein Serumkrankheitsbild eine unangenehme Episode in einem Urlaub darstellte.

4b. Erysipel

Flächige ödematöse Rötung nach *Streptokokkeninfektion,* die sich in den oberflächlichen Hautschichten (Grenzschicht zwischen Epidermis und Corium) entwickelt, verbunden mit Schüttelfrost und kurzfristigem Fieberschub.
Eintrittspforte des Erysipels häufig Rhagaden und Interdigitalräume, ohne daß das Erysipel diese Eintrittspforte in die klinische Erscheinungsform mit einbezieht. Sekundärinfektionen und Entwicklung zu Phlegmonen vornehmlich bei Diabetikern.
Therapie: Penicilline systemisch, bei Penicillinallergie andere Chemotherapeutika. Bei chronisch rezidivierendem Erysipel: Sanierung der Eintrittspforte. Langzeittherapie mit Penicillinen; gegebenenfalls Immunstimulation.

Während es sich hierbei um bekannte Erkrankungen aus unserem eigenen Lebensraum handelt, ist hier eine Dermatitis zu nennen, die sich über eine Infektion sekundär entwickelt und die häufig zu langdauernden Komplikationen
führt, und zwar
Hautverletzung von Schwimmern und Tauchern im Gebiet von Korallenriffen.
Wir haben die Erfahrung machen können, daß bei entsprechenden Hautverletzungen im Pazifik und Roten Meer die Verletzungen von einer Infektion begleitet werden, die äußerst langwierig ist, sich nach der Rückkehr aus dem Urlaub weiterentwickelt und in ihrem Erregertyp wenig charakterisiert werden
konnte. Die Kulturen auf Mykobakterien, gleich welchen Typs, waren negativ.

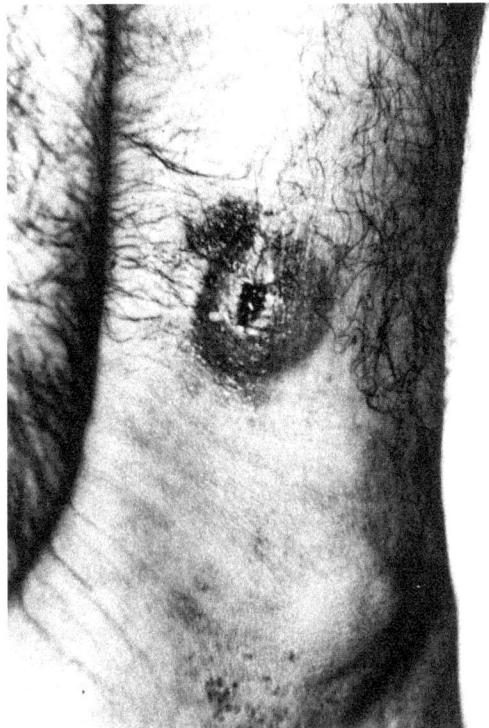 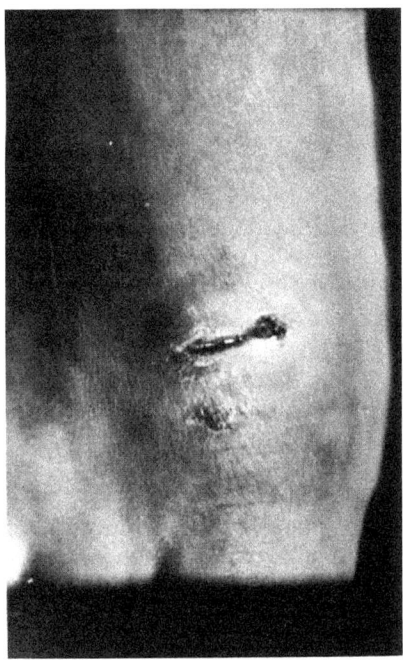

Abb. 12. Granulomatöse Tumoren mit zentraler Ulceration und Abszedierung nach erosiver Verletzung an Korallenstöcken (Südsee)

Wir haben bei derartigen Patienten, die sich nach dem Urlaub bei uns vorstell-
ten, auch die verschiedenartigsten Staphylokokkentypen erfassen lassen und
konnten einen entsprechenden, für die Chronizität der granulierenden Infektion verantwortlichen Erreger nicht finden.
Die lokale Behandlung mit antibiotischen Cremes, Salben, gegebenenfalls
Schüttelmixturen war nicht ausreichend. Die Entwicklung schwerster Phlegmonen aus solchen Ulcerationen haben wir beobachten können, und eine
chemotherapeutisch-chirurgische Behandlung war notwendig. Die Erkrankung
bessert sich schlagartig nach Einsatz von Breitbandantibiotika über 5 Tage

(Minocyclin, Doxycyclin). Da es sich vornehmlich um Traumata unter den Bedingungen des Tauch- und Angelsports im Bereich von Korallenbänken mit der anschließenden Entwicklung chronischer oberflächlicher Ulcerationen handelt, ist es durchaus möglich, daß es sich nicht allein um in der Kultur erfaßbare Erreger handelt, sondern andere Faktoren aus dem weiten Feld der ökologischen Situation der Korallenbänke hinzukommen.

5. Rhinosklerom

Die Nennung des Rhinoskleroms dient hier zur Auflistung der möglichen Infektionen. Diese Erkrankung ist rar und weltweit verbreitet. Der Erreger Klebsiella rhinoscleromatis führt zu einer Infektion von Mensch zu Mensch. Aus diesem Grund ist die Gefahr einer Urlaubsdermatose doch äußerst gering. Die klinischen Zeichen der Infektion sind deutlich im Nasenbereich sichtbar. Sie bestehen in einer Rhinitis und obstruktiven, progressiven Veränderungen im Bereich der Nasengegend. Die Erreger sind in der Nasenschleimhaut nachweisbar. Ein Komplementfixationstest ist angegeben.

6. Anthrax

Die bei uns auch als Pustula maligna bekannte Infektion wird im wesentlichen über Tierpelzkontakt übertragen und ist häufig eine Berufserkrankung im Schlachter- und Pelzverarbeitungssektor. Diese Erkrankung als Urlaubsdermatose zu akquirieren, kann gegebenenfalls bei Kontakt mit Nagetieren erfolgen. Entsprechende klinische Erfahrung hatten wir durch Infektionen bei Kaninchenfang mit Frettchen im Raum Frankfurt. Cutane Anthraxformen als Pustula maligna zeigen ab 2–3 Tagen eine Rötung, Papelbildung mit hämorrhagischem Einschlag und exsudativem Trend mit massivem Ödem um die Primäreffloreszenz. Die schwarze Kruste ist für die Diagnose charakteristisch. Im Abstrich sind sofort die grampositiven Erreger zu sehen.
Therapie: Hohe Dosen von Penicillin, täglich 6mal 1 Mill. Einheiten i. m. und zusätzlich oral Isocillin oder Baycillin verhindern die systemische Entwicklung und führen schließlich zur Abheilung. Penicillinempfindlichen Patienten sind Tetrazykline zu empfehlen. Bei „intensivem" Aufenthalt in den Tropen, insbesondere in Tierreservaten, sollte an solche Infektionen gedacht werden. Medikamente müssen in erreichbarer Nähe sein. Wir konnten in den letzten 2 Jahren 3 Fälle von Anthrax bei Trecking-Unternehmungen im Raum Nepal erfassen.

7. Bartonellosis

Noch zu den bakteriellen Dermatosen gehörig ist die Bartonellosis, die *Verruga peruana* oder das *Oroya-Fieber*. Die Erreger Bartonella bacilliformis werden durch Phlebotomen übertragen und treten endemisch im westlichen und zentralen Teil von Südamerika auf. Es entwickeln sich 2 Formen, einmal die Verruga peruana mit einer disseminierten verrucösen Eruption und zum anderen das Oroya-Fieber mit Anämie. Das gemeinsame Vorkommen der Bartonellosis und der cutanen Leishmaniose, die ebenfalls durch Phlebotomen übertragen wird, ist bekannt und von Canizares im südamerikanischen Raum hervorgehoben worden.

4*

Die *Behandlung* mit Antibiotika (Chloramphenicol, Tetrazyklin) ist zufrieden-stellend, soweit es sich um eine isolierte Bartonellosis handelt. Besser als eine Behandlung ist immer eine Prophylaxe. *Insect-Repellents* können helfen (siehe S. 320). Die Moskitonetze sind im allgemeinen zu weitmaschig. Die Sandflie-gen sind so schmal, daß sie durch das Moskitonetz schlüpfen, und häufig wird das Moskitonetz zu einer Moskitofalle, wo die entsprechenden Fliegen keine besondere Chance mehr haben, freiwillig oder unfreiwillig den Netzraum zu verlassen.

Wenn hier im Rahmen von „Umweltdermatosen" schließlich die Pest und die Tularämie genannt werden, so ist die Nennung dieser Erkrankungen eine ge-wisse Abrundung, da aufgrund der Erfahrung, daß bei dem Hang zum Aben-teuer in der freien Landschaft, im Zelt und Schlafsack in entsprechenden Re-gionen (wir denken dabei insbesondere an Nordindien, Nepal usw., also die klassischen Trecking-Gebiete) hie und da der Verdacht auf eine solche sehr seltene Erkrankung auftritt.

8. Pest

Infektion mit Pestbakterien.
Cutane Infektion mit Entwicklung von Pestkarbunkeln.
Infektion über den Respirationstrakt: Entwicklung einer Bronchopneumonie, verbunden mit purpurischen Exanthemen, Adenitis und Periadenitis.
Therapie: Streptomycin, Sulfonamide.

Die Übertragung erfolgt durch Yersinia pestis, ein aerobes gramnegatives Stäbchen. Die Infektion mit Pesterregern kann durch blutsaugende Ektopara-siten erfolgen. 1–6 Tage nach dem Kontakt treten schwere Krankheitssym-ptome auf, und im Falle einer primär cutanen Infektion durch den Insektenbiß ist die Entwicklung gelatinöser subcutaner Ödeme mit hämorrhagischen Biß-reaktionen im Zentrum erkennbar. Aus dieser klassischen Bubonenpest kann sich unter besonderen Situationen eine septische Pest entwickeln, während die Infektion über die Inhalation von Yersinia pestis unter den Charakteristika ei-ner akuten schweren Pneumonie verläuft. Bei der hier mehr interessierenden Bubonenform ist neben den akuten entzündlichen Veränderungen die schmerzhafte regionäre Lymphadenitis ein wichtiger Hinweis.
Die *Behandlung* erfolgt durch Streptomycin, 3 g täglich für 2 Tage, danach 1,5–2 g täglich für 5–10 Tage. Alternativ bieten sich Chloramphenicol oder Doxycyclin bzw. Minocyclin an, welche auch zusätzlich gegeben werden kön-nen, Chloramphenicol 4 g täglich für 2 Tage, danach 3 g täglich, Doxycyclin 200 mg täglich für eine Woche. Differentialdiagnostisch zu den Hautverände-rungen bei Pest muß die *Tularämie* in Betracht gezogen werden, die durch di-rekten Tierkontakt (Nagetiere oder Insektenstich) erfolgt.

9. Tularämie

Infektion durch Pasteurella tularensis (Insekten, Nagetiere) nach einer Inkuba-tionszeit von 3–4 Tagen.
Ulcusbildung an der Eintrittspforte mit regionärer Lymphknotenschwellung, schwere Allgemeinsymptome.

Exanthementwicklung.
Nachweis durch spezifische Serumagglutinine, auch durch Hauttest (Tularin).
Therapie: Streptomycin.

Die häufigste Form ist die ulcero-glanduläre Form, die sich nach der Infektion mit Francisella tularensis, einem gramnegativen Stäbchenbakterium, in 3–4 Tagen entwickelt. Die Infektion erfolgt häufig über kleine Hautverletzungen. Die Primärläsion an der Haut ist eine rote, schmerzhafte Papel mit zentraler Pustel und nekrotischer Entwicklungstendenz. Die regionalen Lymphknoten sind vergrößert und schmerzhaft. Nach Injektion von 1–2 g Streptomycin i. m. täglich tritt eine Ausheilung ein. Innerhalb von 24–48 Stunden tritt deutliche Besserung ein, Weiterführung der Therapie für 7–10 Tage. Die Diagnose wird durch den bakteriologischen Nachweis oder durch den Agglutinationstest gesichert, der nach 10 Tagen positiv ist.

10. Salmonellosen

Der Typhus abdominalis sei hier lediglich als Menetekel auf unkontrollierten Genuß von Fleischprodukten, Milchprodukten und vor allem Enteneiern genannt. Die Roseolen sind nicht immer besonders auffällig und treten zudem erst in der zweiten Krankheitswoche auf.

Typhus abdominalis
Erreger: Salmonella typhi.
Inkubationszeit: 3–30 Tage.
Exanthemtyp: Zarte, etwas erhabene, rosafarbene bis linsengroße Roseolen, vornehmlich am Bauch (etwa 5–20 Effloreszenzen), daneben Facies typhosa. Alopecia diffusa in der Rekonvaleszenz.
Therapie: Chloramphenicol.
Bei *Paratyphus* ausgeprägtere und zahlreichere Roseolen auch über die Bauchhautregion hinaus.

11. Venerische Infektionen

Der Hinweis auf Gonorrhoe und sogenannte unspezifische Urethritis ist als „Reisekrankheit" hier nicht ganz abwegig, weil sich im Raum Südostasien offenbar eine plasmidcodierte Penicillinresistenz gegenüber Gonokokken entwickelt hat und sich auch die unspezifische Urethritis häufig durch eine besondere Hartnäckigkeit gegenüber therapeutischen Bemühungen auszeichnet. Die weiteren venerologischen Erkrankungen, wie Syphilis, Ulcus molle, Lymphopathia venereum und das seltene Granuloma inguinale treten gegenüber den genannten Urethritiden in den Hintergrund. Es lohnt sich aber wohl, hier darauf hinzuweisen, daß die Therapie der Wahl des Ulcus molle – eine sicher zahlenmäßig unterschätzte Infektion – die Einnahme von 4 Tabletten Eusaprim (Septrim bzw. Bactrim) täglich über 7 Tage ist.

12. Nocardiose, Aktinomykose

siehe S. 35, 39.

Literatur

Maibach, H. I., Hildick-Smith, G.: Skin bacteria and their role in infection. New York-Sydney-Toronto-London: McGraw-Hill. 1965.

Meyer-Rohn, J.: Saprophytische und pathogene Bakterien der Haut, in: Handbuch der Haut- und Geschlechtskrankheiten, Bd. V/1 A. Berlin-Göttingen-Heidelberg-New York: Springer. 1962.

Stüttgen, G., und Mitarbeiter: Ulcus molle. Berlin: Grosse-Verlag. 1981.

III. Mykobakterien

13. Schwimmbadgranulom

Eine wichtige und nicht ganz seltene Hauterkrankung ist zweifelsohne das Schwimmbadgranulom bzw. die Infektion durch verschiedene *Mykobakterien,* die sich durch besondere Charakteristika vom Mycobacterium tuberculosum unterscheiden. Während sich Hautveränderungen beim Baden in Meerwasser auf granulomatöse Reaktionen durch abgebrochene Seeigelstachein, Kontakte mit Fischflossen und Krebsbisse beschränken (siehe dort), ist das Süßwasser in den warmen Ländern, aber auch bei uns in warmen Gewässern und Swimming-pools geeignet, entsprechende Erreger vom Typ der Mykobakterien zu beherbergen. Im Vordergrund steht im tropischen/subtropischen Raum dabei das Swimming-pool-Granulom, das durch das Mycobacterium marinum hervorgerufen wird. In Hawaii und den entsprechenden Regionen des Pazifiks ist nach Mitteilung der dortigen Dermatologen diese Erkrankung eine durchaus häufige Erkrankung, während bei uns in Deutschland die Akquirierung einer solchen Infektion durch Kontakt mit Wasser vom Swimming-pool, aber auch von Aquarien mehr im Vordergrund steht.

Charakteristisch ist das Granulom im Bereich der Kontaktstellen, wobei eine Traumatisierung der nachfolgend infizierten Stelle eine Bahnung für eine solche Infektion gibt. Die Granulome breiten sich perlschnurartig, wie bei der Sporotrichose, nach proximal hin aus; es handelt sich aber um eine pseudolymphangiomatöse Weiterverbreitung der Infektion, da sich die Mykobakterien im interstitiellen Raum weiterbewegen und nicht in die Lymphbahn, auch nicht in die Tiefe eindringen oder sich systemisch ausbreiten. Wir waren auf das Aquariengranulom durch die Publikation von Nürnberger aufmerksam gemacht worden und haben nunmehr im tierliebenden Raum Berlin mehrere dieser Infektionen feststellen können, die bakteriologisch charakterisiert werden konnten. Es ist darauf hinzuweisen, daß das Wachstum der Bakterien bei einer Temperatur von 20–32 °C erfolgt und offenbar die geringe Temperatur im Bereich der Hände in Abhängigkeit vom Typ des Patienten im Hinblick auf seine Wärmeregulation an den Akren eine besondere Bevorzugung erfährt.

Therapie: Die Behandlung der Infektion mit Mycobacterium marinum erfolgt mit Vibramycin. Kurzfristig Rifampicin und längerfristig Neoteben sind zusätzlich in der Lage, diese Infektion zu beeinflussen.

Im tropischen Raum, insbesondere in Afrika, sind Ulcerationen durch *Mykobakterien* bei den Eingeborenen durchaus bekannt und weit verbreitet, und es gibt eine größere Anzahl von bestimmten Typen der Mykobakterien, die je-

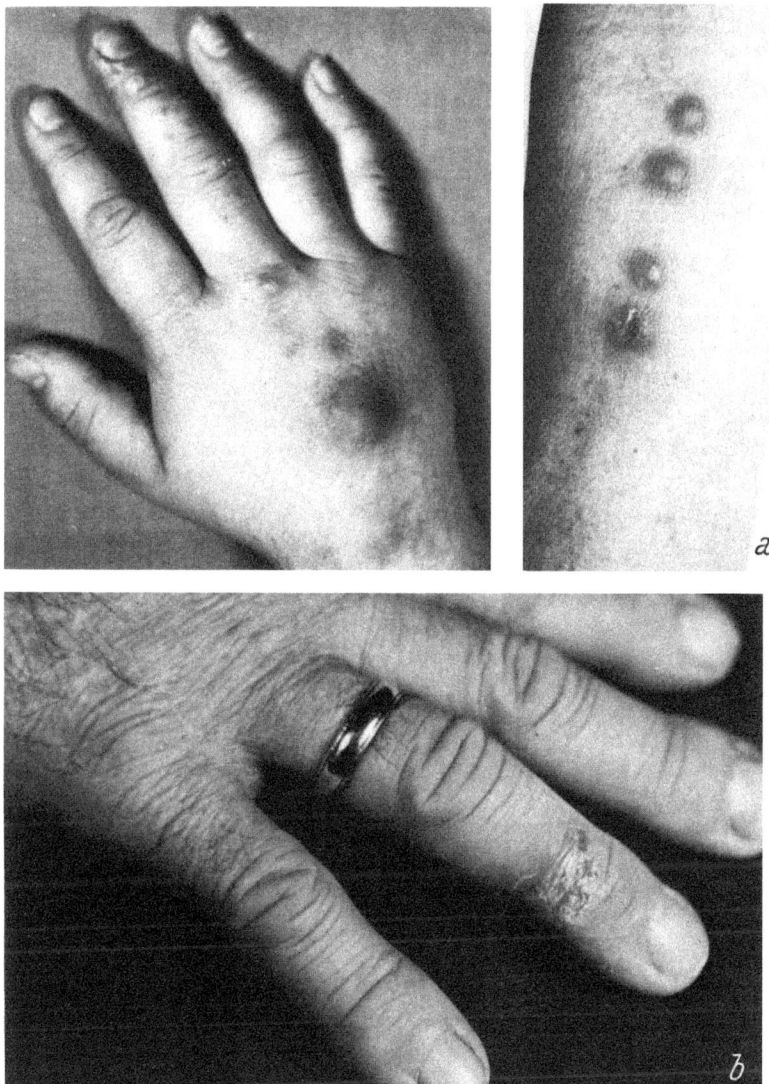

Abb. 13. Schwimmbadgranulom. *a* Infektion aus Mykobakterien enthaltendem warmem Aquariumwasser und Terrariumwasser mit Alligator. *b* Infektion aus Warmwasseraquarien, Mycobacterium marinum kulturell nachgewiesen

weils unter den besonderen ökologischen Bedingungen, Sumpfpflanzen, Bodenverhältnisse, dort vorkommen.

14. Buruli-Ulcus

Die Entwicklung eines Buruli-Geschwürs, das sich in der feucht-warmen Region der Schilfniederungen in Zentralafrika entwickelt, ist gebunden an die Infektion mit Mycobacterium ulcerans. Diese Situation ist in Uganda und der

Kongo-Region bevorzugt vorhanden. Im Berliner Einzugsbereich konnte in den letzten 5 Jahren 3mal ein Buruli-Ulcus beobachtet werden (Abb. 14). Alle lagen im Bereich der Unterschenkel vor und zeichneten sich durch einen unterminierten Rand einer chronischen Ulceration mit einem hyperpigmentierten Randsaum aus. Bakteriologisch waren die Mykobakterien zu züchten. Aus der Literatur sind entsprechende langwierigere Verlaufsformen durchaus bekannt. Die Folge ist dann schließlich eine hypopigmentierte feste Narbe.

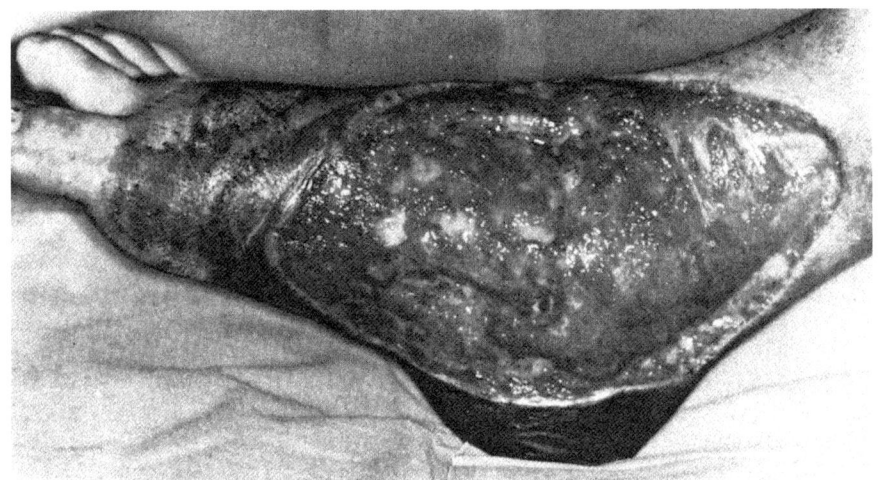

Abb. 14. Mycobacterium ulcerans, 6 Monate bestehende Infektion. Zustand nach wiederholten Excisionen nekrotischen Gewebes (Misgeld, Albrecht und Hussels, 1976)

15. Tropische Ulcerationen

Differentialdiagnostisch ist das *tropische Ulcus* abzugrenzen, welches ein Phänomen ist, das sich, wie bereits beim Mycetom dargestellt, sicherlich durch eine vielfältige Infektion entwickeln kann, wobei die klimatische Situation noch eine besondere Rolle spielt.

Im südamerikanischen Raum scheint die Infektion mit dem *Mycobacterium fortuitum,* einem Erreger, der ebenfalls über ein Trauma in die Haut gelangt und am Ort des tiefsten Eindringens Ulcerationen und Abszedierungen verursacht, zu beachten zu sein. Gegenüber dem Buruli-Ulcus und dem Schwimmbadgranulom tritt diese Erkrankung zahlenmäßig in den Hintergrund und wird nur der Vollständigkeit halber hier erwähnt.

16. Lepra

Erreger: Mycobacterium leprae. Inoculation von Leprabakterien in Mäusepfoten führt experimentell zu einem kurzfristigen Angehen der Infektion. Übertragung auf Gürteltiere (Armadillo), z. B. zur Lepromingewinnung!

Nachweis: Ohrläppchen-Smearpräparat. Nasensekret (Röntgenaufnahme, Befall der Spina nasalis ant. bei lepromatöser Form).

Inkubationszeit: Etwa 7–20 Jahre.

Infektionsweg: Langfristiger Kontakt im infizierten Milieu bei besonderer Infektionsbereitschaft.

Charakteristisches Frühstadium: Leukodermie und Anästhesie (siehe Tab. 22).

Bestimmende Faktoren des Krankheitsverlaufes: Ernährung, Resistenz, immunologische Situation.

Gewebereaktionen: Tuberkuloid (gute Abwehrlage bei cytergischer Reaktion); *lepromatös* (Leprabakterien in Haut, Leber, Niere u. ä.).

Lepra in reaction: Fieberhafte Allgemeinreaktion bei beiden Formen mit Exacerbation der Hautveränderungen und Beteiligung innerer Organe.

Therapie der Lepra in reaction = Thalidomid (keine Chemotherapie!).

Hautteste: Lepromin 0,15 ml i. c. Spätreaktion nach 4 Wochen. Relative Spezifität.

Therapie: Sulfone, DADPS, Sulfonamide (Sulfamethoxypyridazin).

Die Kombination aus Rifampicin (RMP) + Isoniazid (INH) + Prothionamid (PTH) + Diamino-Diphenylsulfon (DDS) erwies sich als besonders wirksam (Freerksen, 1977).

Aus den kurzen vorangehenden Daten ist zu entnehmen, daß die Lepra nicht Folge eines kurzfristigen Urlaubs sein kann. Die Infektionsrate nach Kontakt mit Lepromatösen, auch bei Intimkontakt unter Ehepartnern, beträgt im allgemeinen 4,4 bis höchstens 14,1% (Klingmüller, 1970). Welche Form der Lepra sich beim Infizierten entwickelt, hängt von der immunologischen Situation ab. Eine der kürzesten Kontaktzeiten, die in der Literatur angegeben wurde, hatte eine Krankenschwester, die nach 1½jähriger Tätigkeit in einem afrikanischen Leprosorium wahrscheinlich als latente Bakterienträgerin anzusehen war. Eine Schwedin, die mit ihrem Mann (Brasilien) in ein Leprosorium einzog, wies nach 8 Jahren einen maculo-anästhetischen Herd am Fußrücken auf (Eigenbeobachtung). Die Ansteckungsmöglichkeit mit Lepra bei Ärzten, Missionaren, Pflegepersonal, die beruflich in engem Kontakt mit Lepromatösen kommen, wird von Cochrane mit etwa 1% angenommen. Voraussetzung ist eine gewisse Sorglosigkeit im Umgang mit Lepromatösen, also Vernachlässigung der Hygiene und der Desinfektionsmöglichkeiten.

Eine Übertragung der Lepra durch Arthropodenstiche, wie Moskitos, Wanzen usw., die Mykobakterien in sich tragen können, ist bisher nicht genügend bewiesen worden. Auch in der neueren Literatur über Immunsuppression mit der Entwicklung einer Resistenzminderung läßt der Bericht über stattgefundene Leprainfektion noch auf sich warten. In Kathmandu (Anandaban, Leprosy Hospital) wurde uns 1980 ein Kleinkind vorgestellt, welches als Säugling mit Lepra auf die Welt kam, und zwar als Kind einer Mutter mit Immundefekt und lepromatöser Lepra. Der Säugling trug diesen Immundefekt auch zusätzlich in sich und konnte damit einen Hinweis für den immunologischen Weg der Leprainfektion geben.

Zunächst tritt eine Übergangsform auf, die indeterminierte Lepra, bei der es sich noch nicht entschieden hat, welche Wege der weiteren Lepraentwicklung das Immunsystem zuläßt. Die Entwicklung zur lepromatösen Form ohne zellu-

Tabelle 22. *Die Lepra unter besonderer Berücksichtigung der Hautveränderungen bei verschiedenen immunologischen Konstellationen* (aus Stüttgen und Schäfer, 1974)

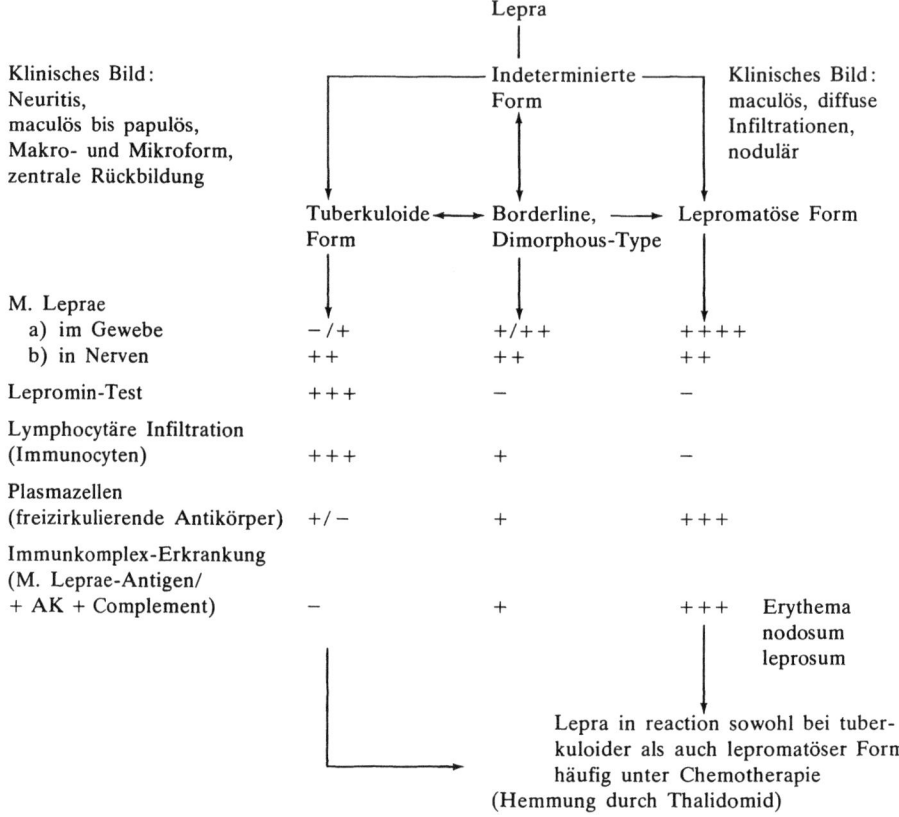

Lepra

	Tuberkuloide Form	Borderline, Dimorphous-Type	Lepromatöse Form
M. Leprae			
a) im Gewebe	− / +	+ / + +	+ + + +
b) in Nerven	+ +	+ +	+ +
Lepromin-Test	+ + +	−	−
Lymphocytäre Infiltration (Immunocyten)	+ + +	+	−
Plasmazellen (freizirkulierende Antikörper)	+ / −	+	+ + +
Immunkomplex-Erkrankung (M. Leprae-Antigen/ + AK + Complement)	−	+	+ + + Erythema nodosum leprosum

Klinisches Bild: Neuritis, maculös bis papulös, Makro- und Mikroform, zentrale Rückbildung

Indeterminierte Form

Klinisches Bild: maculös, diffuse Infiltrationen, nodulär

Lepra in reaction sowohl bei tuberkuloider als auch lepromatöser Form häufig unter Chemotherapie (Hemmung durch Thalidomid)

läre Immunität mit massiver Vermehrung von Leprabakterien im Gewebe oder die Entwicklung zur tuberkuloiden Form, bei der im Gewebe nur spärlich Leprabakterien nachgewiesen werden können, sowie das gleichzeitige Vorkommen sowohl der lepromatösen als auch der tuberkuloiden Form der Lepra beim gleichen Patienten, aber verschiedenen Hautarealen ist bekannt. *Bakteriennachweis* aus einem lepromatösen Hautbezirk (Ohrläppchen). Säuberung des Hautareals mit Äther, Flachschnitt mit einem Skalpell, Ausdrücken der Skarifikationswunde, Ausstreichen des Sekretionsmaterials von der Wundfläche auf einen Objektträger, Hitzefixierung, Färben nach Ziehl-Neelsen. Neben dem histologischen Nachweis der Erreger ist der Tierversuch eine gängige Me-

Abb. 15. Lepra. *a* maculoanästhetische Herde bei einem 8jährigen Mädchen, welches innerhalb einer Familie mit tuberkuloider Lepra aufwuchs. Beginn der maculösen Lepraläsion: seit 6 Monaten; *b* keloidale Narben im Bereich einer maculoanästhetischen Lepra. Verbrennungsursache: Zigaretten, *c* lepromatöse Lepra (Nepal), charakteristische Herde im Ohrbereich, *d* positive Leprominreaktion bei tuberkuloider Lepra 3 Wochen nach Injektion des Extrakts; Kveim-Reaktion auf Sarkoidose negativ, *e* tuberkuloide Lepra nach 6 Jahren Fernost, *f* tuberkuloide kleinnoduläre Lepra („xanthomatöser" Aspekt), Brasilien (Abb. 15 e und f siehe Farbtafel, S. 387)

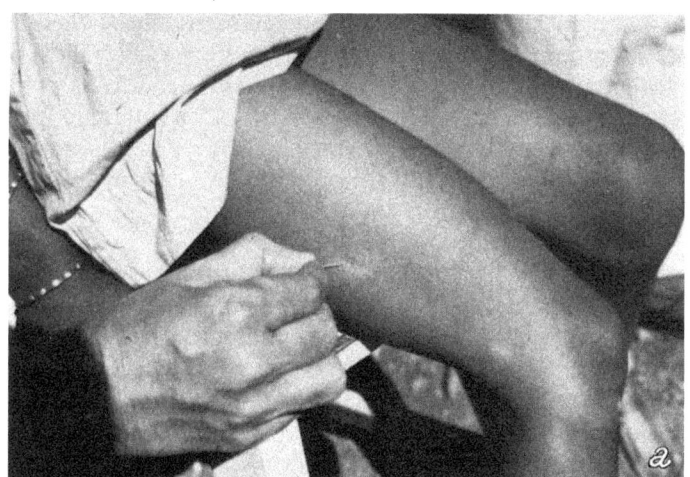

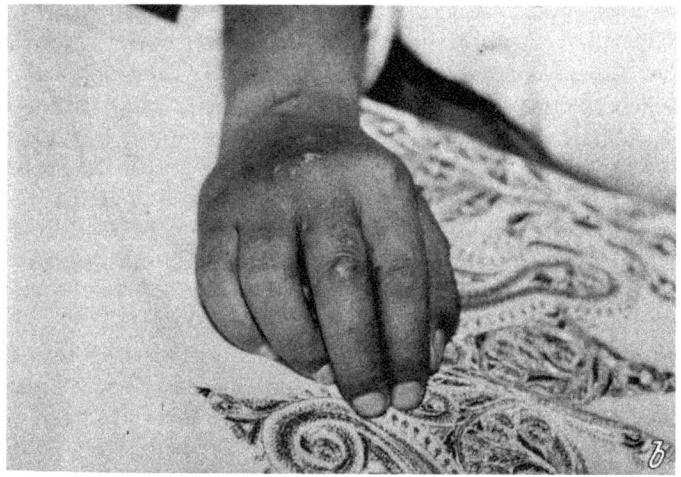

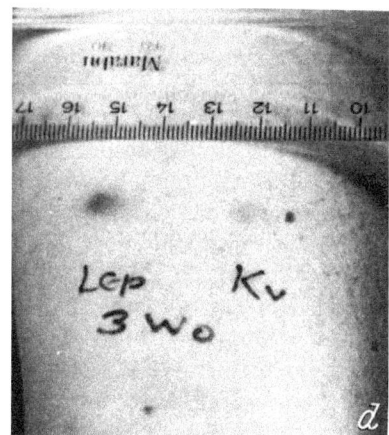

thode, um Leprabakterien nachzuweisen. Nach Homogenisierung des Gewebes und Injektion in die Mäusepfote, auch Igel und das amerikanische Gürteltier (Armadillo) sind geeignet, entwickelt sich eine Vermehrung der Bakterien vom Ort der Injektion aus. Auch die Wirksamkeit der Chemotherapie wird nach entsprechender Vorbehandlung durch einen solchen Infektionsmodus charakterisiert. Die Anschauung, daß eine primäre Tuberkulose mit entsprechender Stimulation einer Immunantwort vor Lepra schützt, wird als Faustregel in etwa bejaht, obwohl die BCG-Vaccination kein einheitliches Ergebnis in Südamerika, Afrika und Asien erbrachte.

Eine Ausbreitung der Lepra in Europa mit Gefahr gehäufter Leprainfektionen durch Einschleppung der Erkrankung aus den Lepraländern ist mit großer Wahrscheinlichkeit nicht gegeben. Diese Situation wurde auch nicht im nordamerikanischen Raum beobachtet, wo schon seit langem Einwanderer aus der Karibik (Costa Rica) mit Lepra bisher keinen Grund zu einer solchen Besorgnis gegeben haben.

Mitteleuropa war seit dem 18. Jahrhundert nahezu leprafrei. Aber in Randgebieten gab es zuweilen einzelne Erkrankungen. 1856 zählte Norwegen 2850 Leprafälle, nicht zuletzt als Seefahrernation und damit bevorzugter Akquisition einer Lepra außerhalb des Heimatlandes. Um die Jahrhundertmitte entstand im Memelgebiet eine Lepraendemie mit 94 registrierten Kranken. Dies führte 1892 zur Errichtung des preußischen Leprosoriums bei Memel (1942 noch 3 Insassen). Kleine-Natrop hat eine lesenswerte Schrift „Lepraakzente" zu diesem Problem 1977 vorgelegt. Zu der Zeit, als sich die Lepra in Europa zurückbildete, breitete sich in Übersee die Lepra aus. So sind Lepraerkrankungen in Mitteleuropa Importraritäten, die durch die Gastarbeitersituation (Türkei) in den Mittelpunkt gerückt sind. Nach WHO 1981 ist mit 15 Millionen weltweit erfaßten Leprakranken zu rechnen.

Die heutige *Chemotherapie* macht die altüberkommene Isolierung der Erkrankten in Leprosorien überflüssig. Vom epidemiologischen Gesichtspunkt aus ist in der heutigen Situation interessant, daß sich bei Untersuchungen von Kontaktpersonen mit Leprapatienten lepromatösen Typs in den Jahren 1963–1972 in Bombay unter 11.500 untersuchten Kontaktpersonen 3500 Leprainfektionen befanden. Diese Tabelle wurde mit der Fußnote versehen, daß durchschnittlich pro Patient 4 Kontaktpersonen unter den in diesem Land soziologischen Situationen angenommen werden können. Neben der Chemotherapie der Lepra ist der Einsatz plastisch-chirurgischer Maßnahmen ein wichtiger Weg, um die Rehabilitation der Patienten zu ermöglichen, die zu den 25% der Lepromatösen gehören, die Verstümmelungen aufweisen. Mit Hilfe verpflanzter Sehnen kann das Greifen wieder möglich werden, Spitzfuß und Krallenzehen sind auch Indikationen der chirurgischen Rehabilitation. Diese Zahlen sollen stimulieren, das Hilfswerk für die Leprakranken in der dritten Welt zu fördern. Der Leprakomplex, der vielfältig in den Tiefen der europäischen Seele noch schlummert, führt zu Fehlhaltungen in unserem Lebensraum. Die Länder der dritten Welt erwarten unser Verständnis, was das Kennen dieser Erkrankung voraussetzt. Für einen Arzt auf Reisen ist das Kennenlernen der Lepra ein Erlebnis, welches die Einsicht für die heutigen gesundheitlichen Weltprobleme öffnen sollte.

Mahatma Gandhis Ausspruch sollte auch heute noch die Richtschnur der Ärzte in der Welt sein: „Leprosy work is not merely medical relief; it is transforming the frustration in life into the joy of dedication, personal ambition into selfless service."

Literatur

Clancey, J. K.: Mycobacterial skin ulcers in Uganda. Description of a new mycobacterium (mycobacterium Buruli). J. Path. Bact. *88*, 175 (1964).

Farber, E., Tsang, R., Tsang, A.: Mycobacterial („Buruli") ulcer in a peace corps worker. Arch. Surg. *95*, 297 (1967).

Freerksen, E.: Forschung im Rahmen der Leprabekämpfung. Castellania *5*, 69 (1977).

Janssens, P. G.: In: Essays on tropical dermatology (Marshall, J., Hrsg.). Amsterdam: Excerpta Medica. 1972.

Kalkoff, K. W.: Chronische bakterielle Hautkrankheiten, in: Dermatologie in Praxis und Klinik, Bd. II (Korting, W., Hrsg.). Stuttgart-New York: G. Thieme. 1981.

Kieninger, G., Schubert, G. E., Ullmann, U., Höfler, W.: Die Infektion des Menschen mit Mycobacterium ulcerans (Buruli-Ulkus). Infektion *1*, 46 (1973).

Klingmüller, G.: Pathologie und Klinik der Lepra, in: Handbuch der Haut- und Geschlechtskrankheiten, Erg.-Werk, Bd. IV/1 B (Jadassohn, J., Hrsg.). Berlin-Heidelberg-New York: Springer. 1970.

Misgeld, V., Albrecht, G., Hussels, H.: Zur Kenntnis der Infektion mit Mycobacterium ulcerans. Castellania *4*, 1 (1976).

Nürnberger, F., Denk, R.: Schwimmbadgranulom. Med. Welt *19*, 1747 (1968).

Owens, D. W.: Atypical mycobacteria. Int. J. Dermat. *17*, 180 (1978).

Pradinaud, R., Basset, A., Grosshans, E.: Vingt cas de mycobactérioses cutanées en Guyane Française. Castellania *2*, 273 (1974).

IV. Treponematosen

Hinsichtlich der sexuell übertragenen Treponematosen sei auf Tab. 11a (S. 24) verwiesen.

17. Frambösie

Erreger: Treponema pertenue.

Infektionsweg: Meistens im Kindesalter durch direkten Kontakt, Übertragung auch durch Fliegen. Klassifizierung entsprechend der Syphilis.

Primäraffekt: Vornehmlich an Füßen und Unterschenkeln in Form ovaler Erosionen mit granuliertem Wundgrund.

Exophytisches Wachstum der Hautveränderungen im *Sekundärstadium* („himbeerartig").

Im *Tertiärstadium* tiefe Geschwüre mit narbiger Abheilung, Arthralgien, Osteoporose, juxtaartikuläre Knoten, ulcerative Verstümmelung im Gesicht. Kein Befall innerer Organe oder des Nervensystems, keine kongenitalen Formen.

Therapie: Wie bei der Syphilis I/II.

Seroreaktionen zeigen keine prinzipiellen Differenzen gegenüber der Syphilis. Inwieweit die klimatischen Charakteristika der tropischen Waldregionen Afrikas für die Entwicklung der Erkrankung verantwortlich sind, steht zur Diskussion.

Die Frambösie ist eine nicht venerische, nicht kongenital übertragbare Erkrankung, die durch das Treponema pertenue verursacht wird. Die Erkrankung ist insbesondere in den warmen, feuchten Regionen, zwischen den Wendekreisen des Krebses und des Widders, wie Karibik, tropisches Amerika, Äquatorialafrika, Indien, Ceylon, Malaysien, Indonesien, Thailand, Kambodscha, Laos und Vietnam, verbreitet. Hinzu kommt der Nordteil von Australien, die Philippinen und einige Inseln des Pazifiks. Der Erreger läßt sich nur von seiten der biologischen Erscheinungsform nach Kontakt mit dem Menschen von der Syphilis trennen. Es gibt eine Unzahl von Theorien, die mehr oder weniger eines naturwissenschaftlichen Unterbaus entbehren. Festzuhalten ist, daß die Frambösie eine Erkrankung vornehmlich in den warmen, feuchten Zonen ist. Die Treponemen können nicht die intakte Haut durchdringen. Es ist notwendig, daß eine Läsion innerhalb der Haut vorliegt. Die Übertragung von Mensch zu Mensch erfolgt vornehmlich in der Kindheit mit der Entwicklung papulöser Herde. Es besteht eine gewisse Kreuzimmunität zwischen Syphilis und Frambösie. Patienten mit Frambösie haben eine partielle Immunität gegen Syphilis, solange sie nicht behandelt worden sind. Es scheint schwierig zu sein, daß sich syphilitische Patienten mit dem Treponema pertenue infizieren.

Das Initialstadium ist eine gerötete Papel oder eine Gruppe von Papeln bzw. ein papulomatöses Ulcus, welches dazu geführt hat, den Begriff frambösiform in der Definition von Effloreszenzen in der Dermatologie einzuführen. Nach der Entwicklung der Primärläsion tritt eine generalisierte Eruption zwischen dem 3. und 12. Monat der Erkrankung ein. Der Effloreszenzentyp weist eine micropapulöse Entwicklung auf, aber auch größere Läsionen vom macropapulösen Typ und schließlich sind condylomatöse Eruptionen zu beobachten. Die Beteiligung der Schleimhäute ist gering. Es fehlen neurologische Komplikationen, die der Syphilis eigen sind. Es treten niemals cardiovasculäre Veränderungen auf. Die Frambösie beschränkt sich auf noduläre tuberkuloide Veränderungen, palmare und plantare Keratome, osteoartikuläre Läsionen. Differentialdiagnostisch bewegt man sich deshalb im Rahmen der Abgrenzung gegenüber vegetierenden Pyodermien und tropischen phagedänischen Ulcerationen. Penicillin ist das Mittel der Wahl. Die Infektionen zwischen der eingeborenen Bevölkerung und Besuchern sind sicher selten, obwohl eine unterschiedliche Empfänglichkeit der verschiedenen Rassen bei gleich günstigen Übertragungsmöglichkeiten nicht besteht (K. F. Schaller).

Die systematische *Behandlung* der Frambösie engt den Verbreitungsraum dieser endemischen Erkrankung zusehends ein. Penicillin ist das Mittel der Wahl. Benzathin-Penicillin wird in einer einmaligen Dosis von 2,4 Mega-Einheiten verabreicht. Auch der Depoteffekt des Procain-Penicillin G mit Zusatz von Aluminium-Monostearat reicht aus (einmalige Injektion von 1,2 bis 1,8 Mega).

18. Pinta

Inkubationszeit: 7–60 Tage nach Eindringen des Erregers: Treponema carateum, von Treponema pallidum nicht unterscheidbar, aber nicht auf Tiere überimpfbar. Erkrankung auf die Haut beschränkt. Verbreitung in tropischen Ländern, besonders Südamerika (siehe Abb. 16).

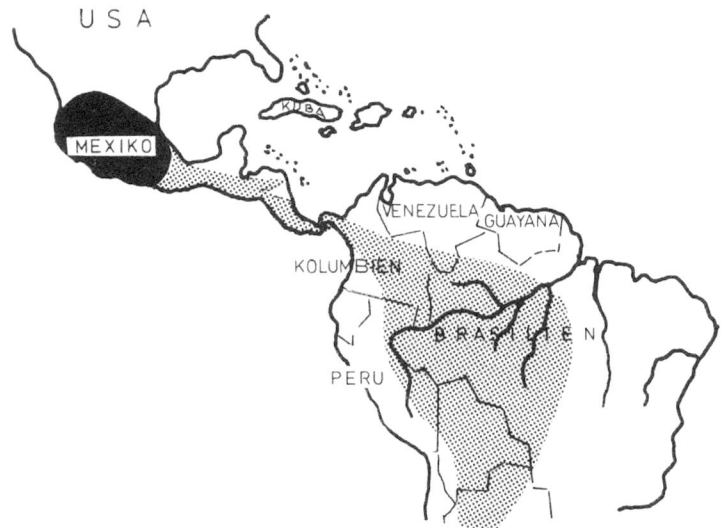

Abb. 16. Verteilung der Pinta in Mittel- und Südamerika

Frühsymptome: Erythematöse Papel, im Sekundärstadium Disseminierung.
Spätmanifestationen: Atrophie, Depigmentierung.
Dyschromie nach 2 Jahren, verbunden mit Alopecie und Xerosis.
Charakteristische *Seroreaktionen* wie bei Lues, aber keine sichere Immunität gegenüber Lues und Frambösie.
Therapie: Penicillin.

Die Pinta ist, wie die Frambösie, eine endemische, nicht venerologisch kontagiöse Treponematose, die Hautveränderungen hervorruft, die besonders durch Pigmentverschiebungen charakterisiert sind. Danach entwickeln sich Hyperkeratosen und Atrophien vornehmlich an den Extremitäten. Auch hier besteht eine Frühform, die 1–2 Monate nach dem Kontakt auftritt und sich in Form kleiner, linsenförmiger, schuppender Papeln äußern kann. Diese Läsion zeigt eine gewisse Tendenz zur Progressivität über Monate bis Jahre. Die späte Pinta ist durch hyperchrome und achrome Hautareale charakterisiert. Es liegt eine trockene Haut vor, die auf eine verminderte Schwitzrate und Verminderung der Talgdrüsensekretion zurückzuführen ist.

19. Tropische phagedänische Ulcerationen

Die tropischen phagedänischen Ulcerationen sind offenbar Mischinfektionen vom Erdboden aus. Über diese charakteristischen Erkrankungen in den Tropen hinaus gibt es eine Anzahl von Treponematosen, die in den Tropen besonders ausgeprägt vorkommen. Zu nennen ist das *Rattenbißfieber* mit dem primären Ulcus-Adenopathie-Komplex. In 50% der Fälle findet sich eine positive Wassermann-Reaktion. Das Spirillum minus, der Erreger, ist im nördlichen tropischen Afrika, in Indien, Südostasien und Japan offenbar mehr zu Hause als in den übrigen Regionen der Welt. Charakteristisch sind die wiederholten Fieberattacken, doch heilt die Krankheit selbst aus.

Rattenbißkrankheit (Sodoku). Infektion mit Spirillum minus (Spirochaeta morsus muris) 2 Wochen nach Biß.

Primäraffekt mit Lymphangitis, danach maculopapulöses Exanthem.

Therapie: Tetracycline.

Demgegenüber ist die *Leptospirose, die Weilsche Erkrankung,* mit einer Inkubationszeit von 8 Tagen nach Kontakt mit Leptospiren eine weltweite Erkrankung, die in 10–20% der Fälle von einer Gelbsucht gefolgt ist, zu der sich hämorrhagische Veränderungen, besonders an den Schleimhäuten, gesellen. Die Leptospira ist empfindlich auf Penicillin.

Noma soll hier nur kurz genannt werden; im Rahmen der Umweltsdermatosen würde diese Erweiterung zu weit führen.

Noma. Progressive Ulceration (Stomatitis ulcerosa) als schwerste Form einer Abwehrschwäche gegen Mischinfektionen im Mund-Wangen-Bereich. Häufig Gemisch von fusiformen Bakterien und Spirochäten.

Therapie: Massive Antibiotikagaben.

Literatur

Basset, A.: Tropical phagedenic ulcer, in: Essays on tropical dermatology (Simons, R. D. G., Marshall, J., Hrsg.). Amsterdam: Excerpta Medica. 1969.

Rajan, V. S., Thirumoorthy, T., Tan, N. J.: Epidemiology of penicillinase-producing Neisseria gonorrhoeae in Singapore. Br. J. Vener. Dis. *57*, 158 (1981).

Schaller, K. F.: Lymphogranuloma inguinale, Frambösie, Pinta und Donovanosis, in: Dermatologie in Praxis und Klinik, Bd. IV (Korting, W., Hrsg.). Stuttgart-New York: G. Thieme. 1981.

D. Viruserkrankungen

Mit Erlöschen der *Pocken* ist eine der entscheidenden Erkrankungen, die die Freiheit der Reiselust in Länder mit besonderem Pockenbefall, wie Indien und Pakistan, begrenzte, nun nicht mehr vorhanden. Eine der bedrohlichsten Infektionskrankheiten ist durch eine weltweite Kampagne der WHO ausgelöscht (Abb. 17, 18). Es bleiben immerhin einige virusbedingte Dermatosen übrig, die sich unter bestimmter Exposition auch im Urlaub entwickeln können. Im Vordergrund stehen die geographischen Regionen, in die man sich begibt. Es sei insbesondere auf die Tab. 11 bzw. 12 hingewiesen. Die Infektionsmöglichkeiten werden durch die ökologische Situation bestimmt und zeigen eine bemerkenswerte Konstanz, wie die verschiedenen fiebrigen Erkrankungen, die

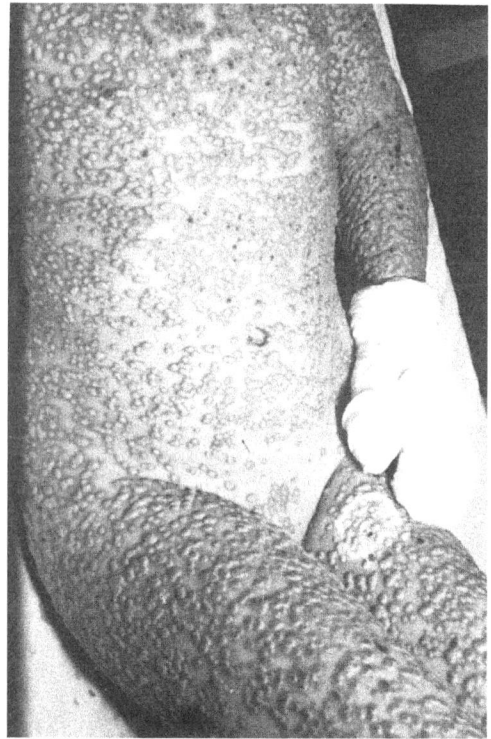

Abb. 17. Klassisches Pockenexanthem, Monschau, 1960

5 Umweltdermatosen

den Namen der landschaftlichen Regionen tragen (dies gilt für die trockenen Wüstenklimate bzw. Gebirgszüge in Amerika wie auch für tropische Waldgebiete am Amazonas); sie sind an eine Unzahl von schwer bestimmbaren Gegebenheiten gebunden, wie die Bodenqualität, den Pflanzenwuchs und auch Besonderheiten der Waldregion. So trat im Amazonasgebiet eine unbekannte Viruserkrankung auf, als Urwaldriesen gefällt wurden und das Lebensmilieu von Viren, das an die ökologische Umwelt von Baumwipfeln gebunden war, nun kurzfristig mehr zur Erde hin verlegt wurde.

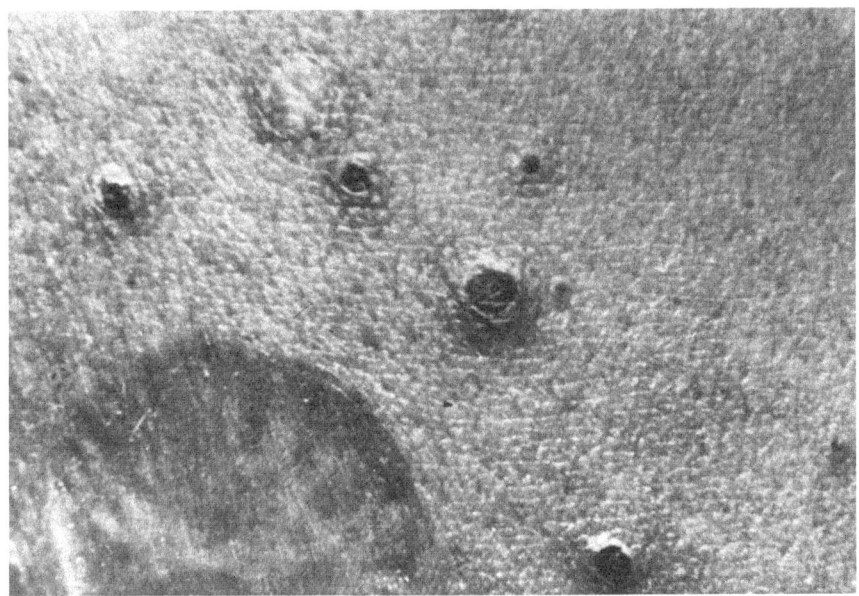

Abb. 18. Pockeninfektion (Indien), disseminierte Aussaat nunmehr eingetrockneter Pockenpusteln um alte Vaccinationsnarbe (Demonstration des relativen Vaccinationsschutzes)

Pox-Virus-bedingte Dermatosen sind bei uns in Europa nicht selten und sind vornehmlich an landwirtschaftliche Gegebenheiten gebunden. Sie gehören damit mehr zu den Berufsdermatosen, doch sind hie und da entsprechende Beobachtungen zu machen, daß sich die Liebe zum Tier nicht nur über eine Infektion von Mykosen, sondern auch durch Erkrankungen der Pox-Virus-Gruppe äußert. Kuhpocken, Melkerknoten, das Ekthyma contagiosum, die Orfsche Erkrankung, mit besonderer Bindung an Schafe und Ziegen, sind dafür ein gutes Beispiel, und seitdem Korting auf das häufigere Auftreten der Orfschen Erkrankung aufmerksam machen konnte, sind retrospektiv sicherlich manche ungeklärte Hautinfektionen als solche Infektionskrankheiten entlarvt worden.
Wir haben bei der Auflistung der möglichen Infektionskrankheiten durch Viren (Tab. 11, 19) im Rahmen des Tourismus bisher nicht die Berechtigung finden können, Viruserkrankungen derartig in den Vordergrund zu stellen, daß

außerhalb der üblichen dermatologischen Auflistung im Rahmen der allgemeinen Dermatologie diese Erkrankungen besondere Beachtung verdienen. Es ist aber durchaus möglich, daß nunmehr, nachdem die Pockenvaccination nicht mehr durchgeführt wird, Kuhpocken und Paravaccine und andere Pox-Virus-Krankheiten sich mehr in den Vordergrund spielen.

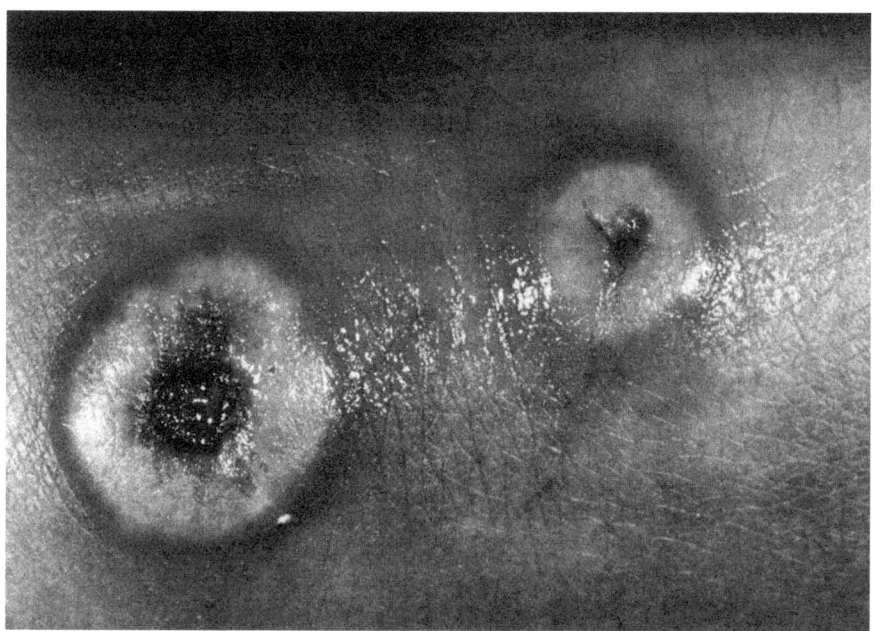

Abb. 19. Multiple granulomatöse, zentral ulcerierte Kuhpocken, 7. Krankheitstag: hohe Temperaturen, schweres Krankheitsgefühl, Infektion: Bauernhof, Bergisches Land, Raum Köln

1. Originäre Kuhpocken

Infektion durch direkten und indirekten Kontakt mit infizierten Tieren. Im Bereich der Kontaktregion Entwicklung von einzelstehenden, etwa 1-Pfennig-Stück großen Infiltrationen mit Neigung zur zentralen Ulceration und hämorrhagischen Komponente. Diese schmerzhaften Knoten entleeren ein häufig hämorrhagisches Exsudat. Eine Begleitlymphangitis und Krankheitsgefühl sowie Temperaturen bis über 39 °C sind die Regel. Die klinischen Symptome und auch der stark exsudative Charakter der Läsion läßt die Abgrenzung von den Melkerknoten zu.

2. Melkerknoten

Melkerknoten (Paravakzine) entwickeln sich nach Tierkontakt in etwa 1–2 Wochen. Die Infiltration bleibt kompakt und derb und zeigt eine kokardenförmige Struktur in der Anordnung der Farbe und des Oberflächenreliefs.

3. Ekthyma contagiosum

Beim Ekthyma contagiosum kommt es nach einer Inkubationszeit von 8 Tagen zu einer etwa 2 cm im Durchmesser betragenden Einzelläsion. Im akuten Stadium zeigt die kokardenartige Struktur der Eruption eine zentral nässende Erosion. Eine regionale Lymphadenopathie ist häufig, Fieber kann sich entwickeln. Die Erkrankung heilt in etwas über einem Monat ab. Eine Differentialdiagnose, z. B. gegenüber einem Granuloma pyogenicum, ist durch Nachweis des quaderförmigen Virus im Elektronenmikroskop möglich. Ein papulovesikulöses Begleitexanthem ist von Strunk und Orfanos als Id-Reaktion gedeutet worden.

Nur ohne entsprechende laboratoriumstechnische Hilfsmittel kann man differentialdiagnostisch Schwierigkeiten haben. Das Ausmaß der begleitenden systemischen Krankheitszeichen hilft häufig weiter und ist zweifelsohne bei den originären Kuhpocken am stärksten ausgeprägt.

Virusinfektionen vom Typ der *Maul- und Klauenseuche* sind recht selten auf den Menschen übertragbar und bedürfen offenbar eines engen Kontakts. Diese Erkrankung scheidet aus dem Kreis von Urlaubsdermatosen sicher aus.

4. Katzenkratzkrankheit

Auch die Katzenkratzkrankheit, eine Virusinfektion, die sich als Lymphoreticulosis benigna percutan nach Kratzen entwickelt und mit einer subakuten re-

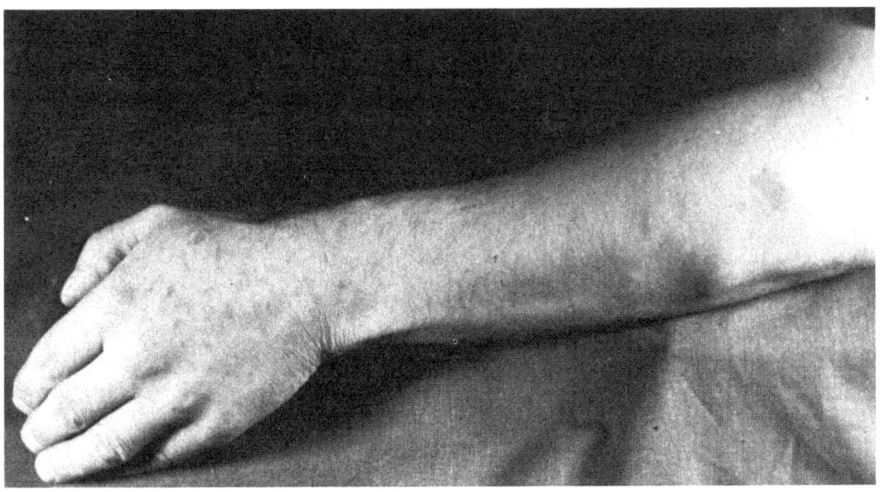

Abb. 20. Katzenkratzkrankheit, neben Kratzspuren auf der Hand geschwollene und verschiebbare Lymphknotenpakete am Unterarm bis zur Achselhöhle

gionären Lymphknotenschwellung (einseitig!) auftritt, ist als Umweltdermatose im Rahmen des Urlaubserlebnisses (trotz des so engagierten Bedürfnisses, mit Katzen in den verschiedensten Gegenden der Welt Kontakt aufzunehmen) selten. Immerhin sollte man an solche Situationen denken, insbesondere wenn die hygienischen Verhältnisse in den Urlaubsländern ganz allgemein die Möglichkeiten für die Übertragung von Infektionen über oberflächliche Verletzungen wahrscheinlich machen.

5. Marburg-Virus-Erkrankung

Als Menetekel steht uns die Marburg-Virus-Erkrankung vor Augen, bei der ein Virus (RNA-Virus von ungewöhnlicher Konfiguration) von grünen Meerkatzen aus Afrika, die zu Versuchszwecken in wissenschaftlichen Institutionen im Raum Hessen zur Verfügung standen, zu einer Infektionskette dieser Viruserkrankung, vornehmlich unter Tierpflegepersonal (31 Infektionen, 9 Todesfälle), führte. Immerhin wurde berichtet, daß 2 Touristen vor einigen Jahren an einer gleichartigen Erkrankung in Westafrika (tropische Waldregion) erkrankten. Die Infektion erfolgt cutan, conjunctival, nasal, oral und ist dermatologischerseits durch ein tiefrotes Enanthem mit Bläschenbildung und durch ein hämorrhagisches kleinfolliküläres Exanthem mit Neigung zur Konfluenz charakterisiert. Kein Organ bleibt von dieser Infektion verschont, und eine Ausscheidung des infektiösen Agens konnte auch im Sperma beobachtet werden. Ärzte und Pfleger, die diese Kranken behandelten, wurden nicht infiziert, allerdings wurde jede nur mögliche Vorsichtsmaßnahme der Übertragung beachtet (Pockenstationsbedingungen).

Ähnliche Symptome wie die Marburg-Virus-Erkrankung bietet auch das *Lassa-Fieber* in Westafrika; neben der Allgemeinsymptomatik mit Fieber, Muskel- und Kopfschmerzen, Pneumonie und Nierenversagen werden maculopapulöse Exantheme mit petechialen Hämorrhagien beobachtet. Trotz der gespannten Konzentration der Infektiologen auf diese Erkrankung scheint nach den Erstbeobachtungen dieser Viruserkrankung auch bei in Westafrika beschäftigten Europäern ein epidemieartiges Auftreten nicht vorzukommen.

Schließlich noch der Hinweis, daß sich der *Pemphigus brasiliensis* offenbar auch über einen Viruskontakt entwickelt (Azulay). Im Gebiet des Mato Grosso, wo der brasilianische Pemphigus besonders zu Hause ist, tritt unabhängig von Rasse, Geschlecht und Alter diese bullöse Dermatose auf und läßt die Viruskomponente als Umweltfaktor im Verein mit dem klimatogenen Faktor der genannten Region in den Vordergrund treten.

Wie schwierig die Situation der Erkennung von relativ unbekannten Erkrankungen im einzelnen ist, konnte zum Zeitpunkt des Schreibens dieses Buches erkannt werden, als eine Warnung vor einer Lungenerkrankung in Spanien die Reiselust dorthin minderte. Als sich eine Vergiftung mit technischem Öl als ursächlicher Faktor bei dieser Erkrankung herausstellte, konnte man Erinnerungen wachrufen, die sich auf Erkrankungswellen durch Nahrungsmittelvergiftungen bezogen und die Hautveränderungen zeigten, wie sie bei der Vergiftung mit technischem Öl in Marokko als auch beim Mahlen von Saatgetreide, welches mit Pestiziden vorbehandelt wurde (Türkei), beobachtet wurden.

Dies ist besonders in solchen Ländern der Fall, wo eine entsprechende gesundheitliche Kontrolle aus vielen Gründen nicht möglich ist.

Um auf das Thema Umwelterkrankungen und Infektionen zurückzukommen, ist noch hervorzuheben, daß auch bei Endemien und sogar Epidemien, wie der infektiösen Meningitis in Brasilien, gehäufte Infektionen von Touristen nicht in

der Literatur auftauchten und auch bei eigenen Nachforschungen nicht beobachtet wurden. Unabhängig von der soziologischen Schichtung, in der diese
Erkrankungen häufiger vorkommen, sind zusätzliche Infektionen, die die Resistenz mindern, eine der Voraussetzungen, daß sich eine Infektionskette entwickelt. Touristengruppen, die zu Erholungszwecken in diese Region gereist
waren, oder Kongreßteilnehmer usw. scheinen solche Vorbedingungen nicht zu
bieten. Erst wenn man sich von dem Gruppentourismus löst und über Monate
in intensiven längeren Kontakt mit der Bevölkerung kommt, scheint die
Chance solcher Infektionen zu steigen, doch liegen diese Erkrankungswellen
außerhalb der Infektionen mit Schwerpunkt Haut und sind hier lediglich aus
epidemiologischen Gründen heraus kurz gestreift worden.

Literatur

Gsell, O., Mohr, W. (Hrsg.): Krankheiten durch Viren, Bd. I, Teil 1. Berlin-Heidelberg-New
    York: Springer. 1967.
Nasemann, T.: Viruskrankheiten der Haut, der Schleimhäute und des Genitales. Stuttgart:
    G. Thieme. 1974.

E. Protozoeninfektionen

1. Amerikanische Trypanosomiasis (Chagas-Erkrankung)

Diese Erkrankung ist eine Infektion, deren Schwerpunkt in der chronischen Phase durch Befall des Nervensystems, des Herzens und des Intestinaltraktes charakterisiert ist. Die meistbetroffenen Länder sind Venezuela, Brasilien, Chile, Uruguay, Argentinien und schließlich Zentralamerika. Die Infektion er-

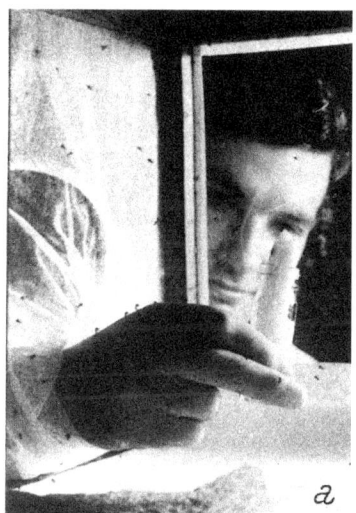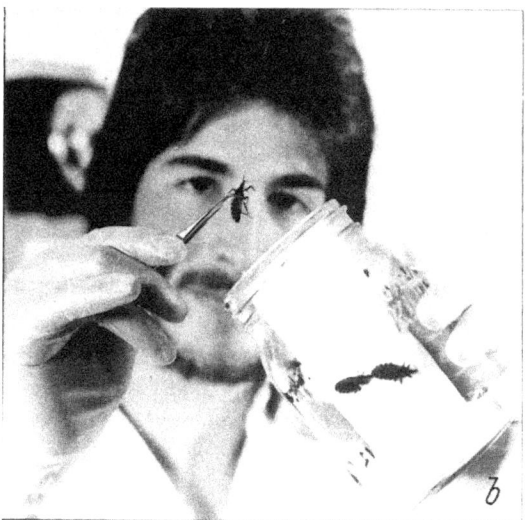

Abb. 21. *a* Anophelesmücken im Zuchtkäfig, *b* Raubwanzen (Triatominae), Wellcome, 1981

folgt durch blutsaugende Insekten der Familie Triatominae (Kissing bugs), die sich vornehmlich unter ländlichen Bedingungen in Holzhütten hinter Tapeten, Bildern und in Schränken versteckt aufhalten. Die tierischen Reservoire sind zahlreich und betreffen sowohl Haus- als auch wilde Nagetiere.

Vektoren sind etwa 3 cm lange, schwarze Wanzen, bei denen sowohl die Männchen als auch die Weibchen beißen und die das Trypanosoma cruzi, im Blut nachweisbare spindelförmige Flagellaten von $15-20\,\mu$m Länge übertragen. Die Trypanosomen werden nicht direkt durch den Stich, sondern nur mit dem Kot der Raubwanzen übertragen, der auch für die Infektion von Insekten im Vordergrund steht. Die Inkubationszeit liegt zwischen 4 und 21 Tagen. Die ersten Zeichen treten an Haut und Schleimhäuten auf. Gleichzeitig mit sichtbaren Stichreaktionen entwickeln sich systemische Krankheitszeichen. Die Bißstelle zeigt einen rötlichen Fleck, der sich in einen Purpurherd zentraler Nekrotisierung von 1–2 cm Durchmesser umwandelt. Die Primärreaktion beim Chagas wird als Chagom bezeichnet, dem eine Vermehrung der Parasiten unter Entwicklung einer histiozytären Hyperplasie zugrunde liegt. Die regionären Lymphknoten sind befallen. Unter Fieber entwickelt sich danach eine allgemeine Lymphadenitis. Auch durch Hautverletzungen und durch die normale Schleimhaut der Augen und der Lippen ist eine kotbedingte Infektion möglich. Die Erkrankung tritt vornehmlich im Frühjahr und Sommer auf. Besonders Kinder sind empfänglich.

Mit der Stichreaktion in die periorbitale Region bzw. durch transconjunctivale Aufnahme der Erreger entwickelt sich das oculoglanduläre Syndrom von Romaña, welches sich in einem einseitig rötlichen Ödem der Augenlider, Conjunctivitis und Adenopathien regionärer Form, einschließlich der Parotis, darstellt. Die sich entwickelnden Knoten sind nicht besonders schmerzhaft. Eine Dakryoadenitis begleitet diese Veränderungen häufig. Diese Frühveränderungen bestehen 1–2 Monate. Bei dem Übergang in das Spätstadium entwickelt sich eine Summe von cardialen und cerebralen sowie neurologischen Symptomen (Megacolon durch Tonusverlust der Darmmuskulatur), zu denen sich exanthematische roseoliforme, urticarielle, masernförmige und weitere exanthematische Variationen hinzugesellen können, die unter dem Namen Chagasid subsumiert werden.

Therapie: Nifurtimose (Lampit, Bayer).

2. Afrikanische Trypanosomiasis (Schlafkrankheit)

Die Erkrankung wird durch den Biß der Tsetsefliege übertragen, und zwar überträgt Glossina palpalis Trypanosoma gambiense und Glossina morsitans Trypanosoma rhodesiense. Die Infektion sowohl der Fliege als auch des Menschen durch die Fliege geschieht tagsüber. Das Hauptreservoir der Trypanosomen stellen Menschen, aber auch Rinder, Schweine, Wildtiere, wie Antilopen, dar. Die Inkubationszeit nach Übertragung der Trypanosomen ist etwa 2–3 Wochen.

In Westafrika steht die Infektion mit dem Trypanosoma gambiense im Vordergrund, während in Ostafrika die Infektion mit dem Trypanosoma rhodesiense die Erkrankung auslöst. Bei der Infektion mit Trypanosoma gambiense zeigen sich zunächst ödematöse bis handtellergroße Primärläsionen an den hämorrhagisch-papulösen Bißstellen. In der Ödemflüssigkeit sind massenhaft Trypanosomen nachzuweisen. Dieser Nachweis erfolgt durch Aufschürfen des Primäraffekts mit einem Skalpell und Gewinnen eines Tropfens Gewebssekrets aus der Skarifikation mit dem Objektträger-Tupfpräparat. Die Trypanosomen lassen sich zwischen dem 6. und 12. Tag nach der Infektion auch im Blutausstrich oder im dicken Tropfen während des Fieberanfalls nachweisen. Bei der Infektion mit dem *Trypanosoma rhodesiense* steht der Lymphknotenbefall gegenüber der Ödementwicklung eindeutig im Vordergrund. Nach den Frühzeichen entwickelt sich eine Generalisierung der Erreger mit meistens schweren toxischen Allgemeinerscheinungen. Europäer sind von einer stärkeren klinischen Symptomatik befallen.

Chemotherapeutika, die den Erreger in Blut und Gewebe angreifen, sind Suramin (Germanin), wobei die Nebenwirkung einer Dermatitis nicht selten ist. Pentamidin-Isothionat ist ebenfalls wirksam. Auch hier werden toxische Effekte beobachtet (Urticaria, Pruritus). Die Prophylaxe der Schlafkrankheit ist die Ausrottung der Tsetsefliege, die durch ein WHO-Programm durchgeführt wird.

3. Amöbiasis

Unter Amöbiasis versteht man die Infektion mit Entamoeba histolytica, ganz gleich, ob eine klinische Symptomatik vorliegt oder nicht (siehe Germer und Stickl, 1982). Der Erreger ist weltweit verbreitet und kommt im menschlichen Körper vor:

1. als vegetative Darmlumenform oder Minutaform (apathogen),
2. als Dauerform oder Cyste und
3. als vegetative Gewebsform oder Magnaform (pathogen).

Die Übertragung der Amöbiasis erfolgt über orale Aufnahme infektionsfähiger Cysten mit Trinkwasser, Obst, Salaten usw. Das Verschleppen der Cysten durch Fliegen auf Lebensmittel ist möglich. Die Inkubationszeit ist nicht bestimmbar. Eine asymptomatische Darmlumeninfektion mit der pathogenen Gewebsform ist nur während oder nach einem Aufenthalt in tropischen oder subtropischen Ländern möglich. Der Beginn der Amöbenruhr ist schleichend. Als besondere Komplikationen sind Darmperforationen, entzündliche Tumoren und Leberabszesse zu nennen. Eine seltene Komplikation der durch diese Darmprotozoen verursachten Amöbiasis ist die *cutane Amöbiasis*. Dabei

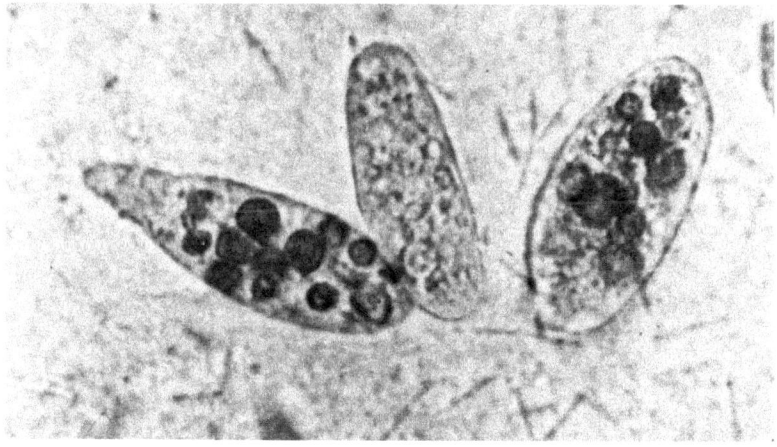

Abb. 22 a

Abb. 22. *a* Amöben im elektronenmikroskopischen Bild (Robert-Koch-Institut, Berlin); *b* Die verschiedenen Formen der Amöben (Entamöbia histolytica, entnommen aus Mikroskopische Diagnostik für die tropenärztliche Praxis, Bayer, Leverkusen, 1970)

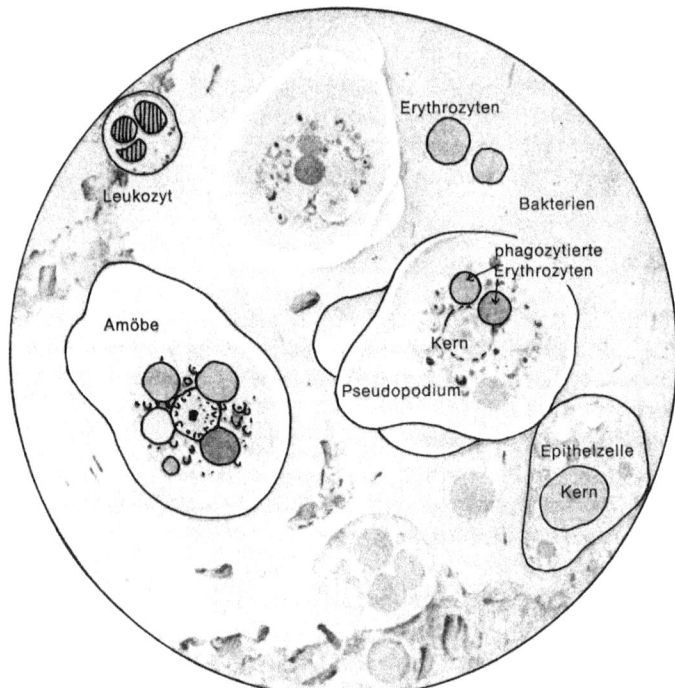

Nativpräparat, Stuhl

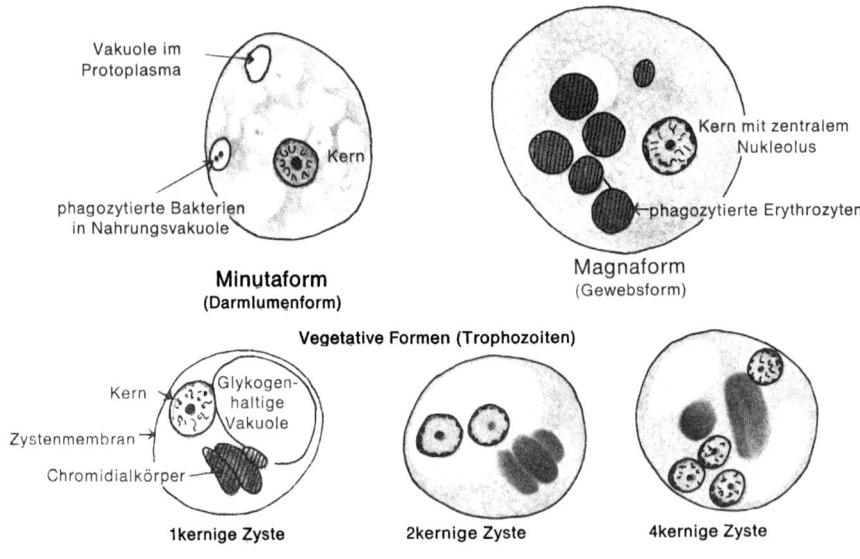

Entamoeba histolytica

Abb. 22 b

hat sich neben der Geschwürbildung im Darm als Zeichen der akuten Amöbenruhr ein Durchbruch vom Darm zur Haut entweder spontan im Bereich der Perianalregion oder aber nach chirurgischen Eingriffen (Appendectomie) im Bereich der Narbe entwickelt. Der Nachweis der cutanen Amöbiasis erfolgt durch Entnahme von frischem Gewebsmaterial der Ulceration und der Darstellung von Erregern. Von P. O. Fritsch wurde eine cutane Amöbiasis mit nekrotischen perianalen Ulcerationen als Begleitsymptom der intestinalen Amöbiasis 1979 eingehend beschrieben. Die *Behandlung* sowohl der enteralen als auch der cutanen Form erfolgt mit Metronidazol und einer Kombination von Chloquinat, Chloroquin und Dijodoquin-Metrodinazol (Clont, Flagyl), und es werden 7 Tage lang täglich 3mal 2–3 Tabletten zu 250 mg gegeben. Bei Leberbeteiligung empfiehlt sich Dihydroemetin (1 mg/kg täglich für zirka 10 Tage).

Bei asymptomatischer Darmlumeninfektion ist der Einsatz der Kontaktamöbizide, wie Entero-Vioform und Mexaform S, möglich.

4. Leishmaniasis

Die Erreger der Leishmaniosen sind Protozoen, die im Flagellatenstadium, der sogenannten Leptomonas-Form, im Inneren von Phlebotomen vorliegen und durch Stich in die menschliche Haut injiziert werden. Dort entwickelt sich der Erreger zur leishmanialen Flagellatenform weiter und gilt dann als Erreger der

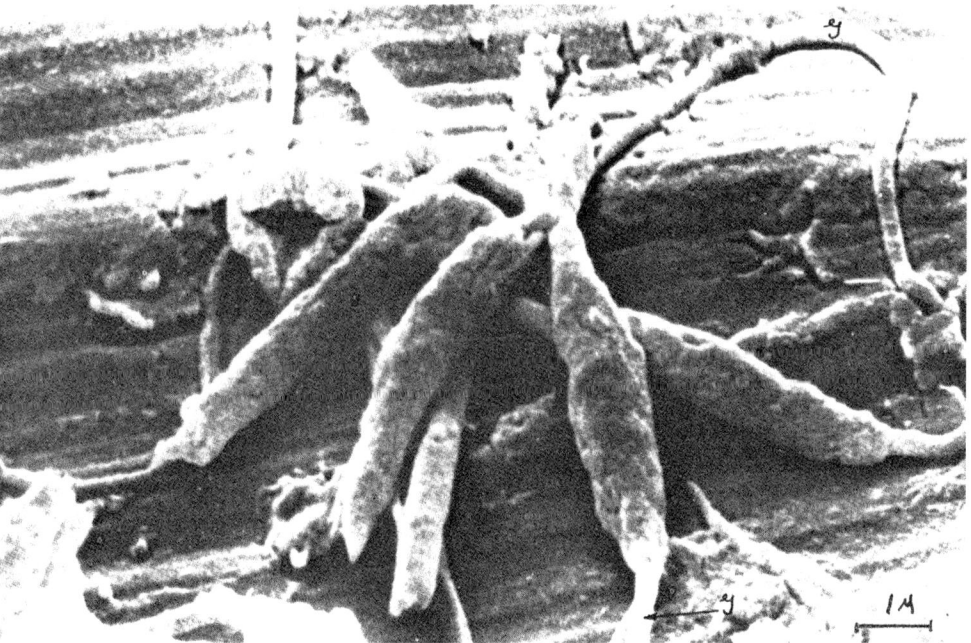

Abb. 23. Promastigot von Leishmania donovani, rasterelektronenmikroskopisches Bild. Die Erreger haben eine gestreckte Form, an einem Zellende ist die Geißel zu sehen *(G)* (aus Ovcinnikov und Mitarbeitern, 1977)

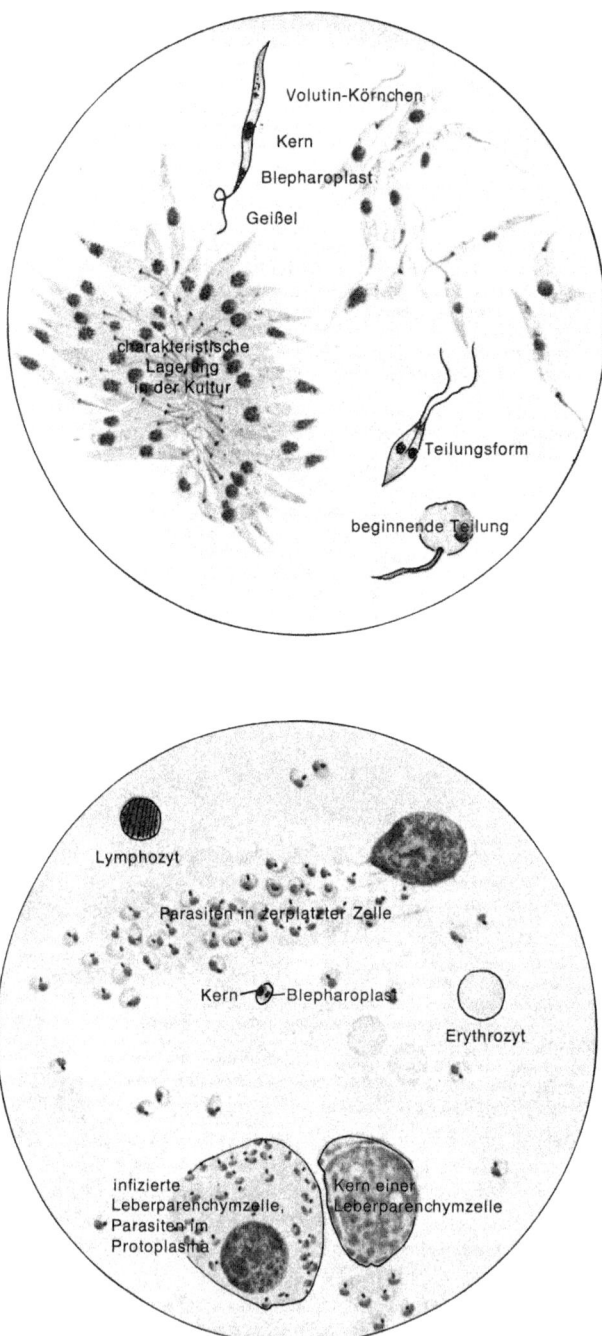

Abb. 24. Leishmania donovani, oben: Kulturform; unten: Leberausstrich (entnommen aus Mikroskopische Diagnostik für die tropenärztliche Praxis, Bayer, Leverkusen, 1970)

verschiedenen Typen der Leishmaniasis im mediterranen Raum, Nah- und Fernost, wie

a) der sogenannten Orientbeule durch *Leishmania tropica* sowie

b) Kala-Azar, einer Allgemeinerkrankung mit Schwerpunkt Leber, Milz, die unter besonderen Umständen in eine dermale Post-Kala-Azar-Form als dermales Leishmanoid übergehen kann, durch *Leishmania donovani*.

Kulturell und morphologisch ist eine Differenzierung zwischen diesen Leishmanien zur Zeit nicht möglich.

In Mittel- und Südamerika steht als Erreger einer besonderen Leishmaniasis die *Leishmania brasiliensis* (siehe S. 85) im Vordergrund, die einmal als Erreger der cutanen amerikanischen Leishmaniasis *(Uta)* und zum anderen der aggressiveren mucocutanen amerikanischen Leishmaniasis *(Espundia)* gilt. Die Gegebenheiten der Reaktivität des Organismus, einschließlich des Immunsystems, lassen zwischen amerikanischer Leishmaniasis und den übrigen Formen, wie der Leishmania tropica bzw. donovani, eine Differenzierung zu, da die amerikanische Leishmaniasis keineswegs eine permanente Immunität entwickkelt, während diese im großen und ganzen der Orientbeule und der Kala-Azar zukommt. Aus diesem Grund entwickelt sich die amerikanische mucocutane Leishmaniose bei diesen Patienten stetig fort und führt zu schwersten Gewebsdestruktionen.

Tabelle 23. *Formen der Leishmaniasis* (nach Niebauer und Bardach, 1980)

Form		Erreger	Vorkommen
Kutane Leishmaniasis	Rustikaler Typ Urbaner Typ Lupoider Typ (L. Recidivans) Dermales Leishmanoid	Leishmania tropica	Kleinasien Südwestasien Mittelmeer Persien Zentral- und Südamerika
Mukokutane Leishmaniasis: (L. americana)	Espundia Chiclero-Ulcus Uta Nicht ulcerierte Formen Disseminierte cutane Leishmaniasis	Leishmania brasiliensis	Zentral- und Südamerika (Brasilien!)
Viscerale Leishmaniasis (Kala-Azar)	Leishmaniom Generalisation (RES) Cancrum Oris, Noma Post-Kala-Azar- Leishmaniasis	Leishmania donovani	Indien Afrika
Post-Kala-Azar- Leishmanoid		Leishmania donovani	

```
                        Leishmania tropica  ──→ Haut ──→ Orient-Beule
                               ↑                  │
      Hunde, Ratten ──→ Phlebotomen             Mensch
                               ↓                  │
                        Leishmania donovani ──→ RES ──→ Kala-Azar
```

Die Insekten, welche die Erkrankung verbreiten, wie die weiblichen Sandfliegen, injizieren die Leishmanien in die Haut, können aber auch, falls es sich um gesunde Insekten handelt, durch das Aufsaugen von Leishmanien aus dem menschlichen oder tierischen Blut selbst infiziert werden. Somit ist auch der Mensch ein Reservoir für die Infektion von Phlebotomen, welche die Leishmanien übertragen. Daneben bestehen auch extrahumane Reservoire, die von infizierten Tieren ihren Ausgang nehmen. Der Mensch ist also in diesen Kreislauf der Unterhaltung der Leishmaniose mit eingeschaltet. Es ist möglich, daß die Reservoirwirte in den einzelnen Ländern, entsprechend den Lebensgewohnheiten der örtlich verschiedenen übertragenden Insektenspezies, ganz verschiedenen Gattungen angehören (A. Kochs, 1963). Es steht fest, daß der Hund als Erregerreservoir im urbanen Gebiet von besonderer Wichtigkeit ist, während auf dem Land Nagetiere, insbesondere Mäuse (Gerbil), hinzukommen, die den Leishmanien als Zwischenwirte dienen. Die kleinen Sandfliegen (Größe etwa halber Streichholzkopf) sind „müde" Flieger und sind weder zu längeren Flugstrecken noch zur Überwindung von größeren Wasserflächen fähig. Wenn es sich lohnt, ersetzen Flugsprünge an der Wand die fehlende direkte Flugleistung (Krampitz, 1981). Die Flugzeit ist vornehmlich zwischen 19.00 und 22.00 Uhr in Bodennähe. Es sind aber auch andere Insekten, wie die Rinderbremse, als Übertragungsinsekt belegt worden, und schließlich ist die Situation einer Schmierinfektion von Mensch zu Mensch, also bei der Orientbeule auf die gesunde Haut, vielfältig beobachtet worden. A. Kochs konnte über 40 Beispiele der Entwicklung einer Hautleishmaniose als Sekundärinfektion vorweisen.

Itani stellte eine solche Übertragungsform anhand eines Selbstversuches vor, und wir konnten in Frankfurt am Main eine Patientin beobachten, die nach Besuch von Infizierten (Marokko) eine Orientbeule an der Wange entwickelte. Wie beim Menschen, zeigt auch die Leishmaniosis von Tieren, wie z. B. die des Hundes, einen verschiedenartigen Verlauf, der einmal vom Allgemeinzustand des Tieres und zum anderen von Besonderheiten des Klimas und anderen ökologischen Faktoren und schließlich wohl auch von der Charakteristik des übertragenden Insekts abhängig ist. Diese Faktoren spielen nach wie vor in der Erforschung der verschiedenen Krankheitsverläufe eine besondere Rolle, da bis heute typologisch und serologisch nicht geklärt ist, ob die Leishmanien, die die Orientbeule, und die Leishmanien, die die Kala-Azar, also die viscerale Form der Leishmaniasis, übertragen, identisch sind. Die Orientbeule und die Kala-Azar zeigen regional unterschiedlichen Befall. Im Pyrenäenraum überwiegen in Abhängigkeit von den ökologischen Gegebenheiten die visceralen Fälle die cutanen Formen, dagegen sind z. B. in den Abruzzen, bei der dort nicht häufigen Hautleishmaniose, nur sehr wenige Fälle mit visceraler Leishmaniose beschrieben worden. Das gleiche gilt für Malta (Krampitz). In Gebieten mit starker Durchseuchung der Hautleishmaniose pflegt die viscerale Leishmaniose selten zu sein. Auch gemischte Formen von visceraler und cutaner Leishmaniose sind beschrieben worden, zu denen sich noch die Koexistenz mit der Hundeleishmaniose in diesen Lebensgemeinschaften hinzugesellt. Zur Zeit liegen gewisse Zweifel über die unitaristische ätiologische Auffassung der Leishmaniosen vor. Die Art der Übertragung einschließlich der Einstichform, epidermal, intracutan oder direkt in die Blutbahn, sind Faktoren für die unterschiedliche Entwicklung und variable Organotropie der Infektion. Das Mosaik der rassischen Gegebenheiten der infizierten Menschen, die Variabilität der übertragenden Insekten mit den Gegebenheiten des städtischen oder bäuerlichen Lebens und sicher eine weitere Zahl von unbekannten Faktoren entscheiden über die Verlaufsform der Leishmaniasis. Der artifizielle Eingriff des Menschen in die verschiedenen ökologischen Situationen (Waldanbau, Bewässerung usw., Krampitz, 1981), auch in subtropischen und tropischen Ländern, variiert stetig. So sind die dargestellten Gegebenheiten zeitgebunden und müssen immer vom Standpunkt des Datums der jeweiligen Betrachtungen gesehen werden.

5. Leishmaniosis cutanea, Orientbeule

Für die Urlaubsdermatosen stellen die Leishmaniainfektionen, die im Mittelmeerküsten- einschließlich Inselgebiet (Elba, Sardinien) auftraten, ferner im Irak, Persien, auf der arabischen Halbinsel, in Zentralasien, in Indien, im Sudan und in anderen Teilen Afrikas vorkommen, unter dem klinischen Bild der Orientbeule, also der Leishmania cutis, zahlenmäßig die häufigste Dermatose dar. A. K. Kurban führt 1973 aus, daß die geographisch bedingte Insektenverbreitung eine wesentliche Rolle für eine Infektionsausbreitung in den Ländern spielt, die weit entfernt von den eigentlichen endemischen Gebieten liegen. Infektionen am Genfer See und in Oberitalien belegen diese Situation beispielhaft.

Die Leishmania tropica zeigt eine ovale bis elliptiforme Konfiguration von $1-2\,\mu$m Breite und $4\,\mu$m Länge an Makrophagen, die durchschnittlich $20\,\mu$m lang und $10\,\mu$m breit sind. Die weitere Entwicklung zum Granulom mit Entwicklung von Hyperkeratose, Parakeratose und Akanthose findet im klinischen Bild ihr Analogon. A. Gartmann hat die differentialdiagnostischen histologischen Gesichtspunkte bei Hauterkrankungen mit ähnlichen Granulomen und mit von Erregern durchsetzten Histiocyten in Anlehnung an W. F. Lever dargestellt. Die Färbemethoden der Leishmania tropica (Impfpräparate, Schnittpräparate) mit der Azur-Eosin-Methylenblau-Färbung nach Giemsa zeigen eine blaßblaue Färbung der Leishmanien. Kulturelle Züchtung der Leishmania tropica wird auf Novy-Nicolle-MacNeal-Medien oder deren Modifikation durchgeführt. Die Kulturtemperatur liegt um $16-28\,°$C.

Die Latenzzeit bis zur Entwicklung der Orientbeule nach der Stichinfektion durch Phlebotomen beträgt durchschnittlich $20-40$ Tage. Die Schwankungsbreite hängt von der immunologischen Reaktivität des infizierten Patienten und von den Eigenheiten und der Menge der eindringenden Parasiten ab. Die kürzesten Inkubationszeiten sind bei der experimentellen Infektion gegeben (Dostrovsky), bei denen zwischen 2 und 6 Millionen Leishmanien subcutan injiziert wurden und bei denen bereits nach 24 Stunden ein Erythem mit späterem Übergang in eine Orientbeule deutlich wurde. Die Rückkehr vom heißen Klima in den kühlen Norden scheint mit einer Verzögerung der Inkubationszeit verbunden zu sein. Als Extremfälle wurden von Kochs 2 Jahre beschrieben.

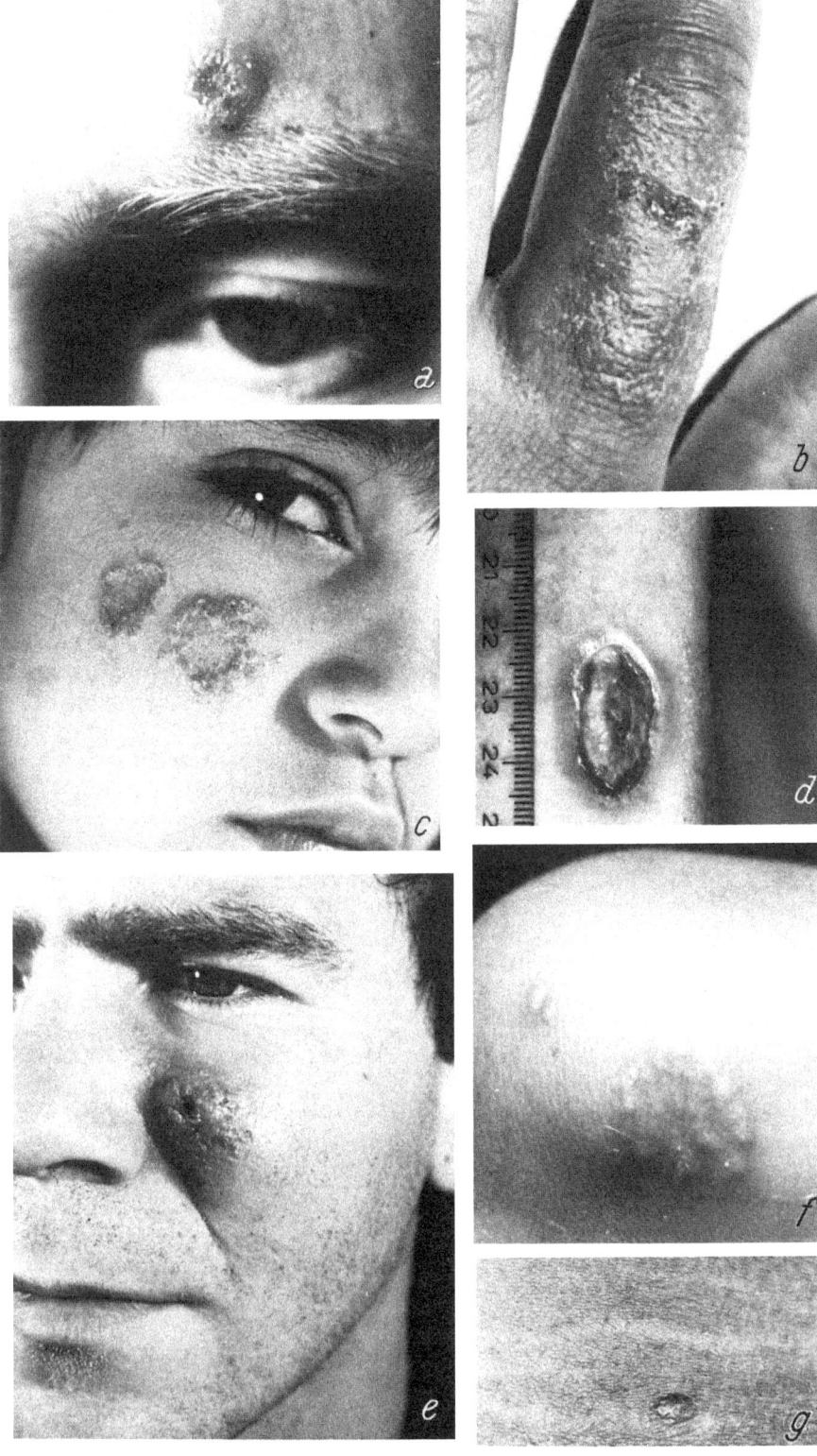

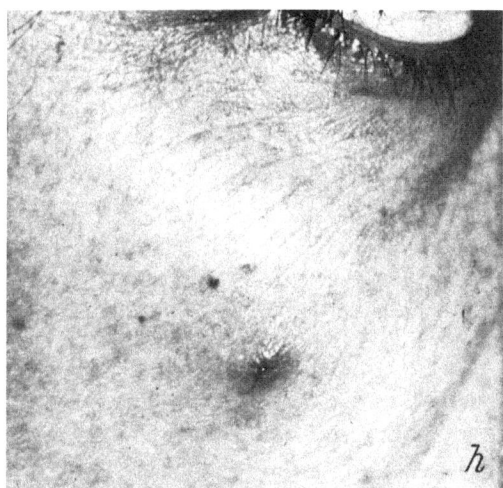
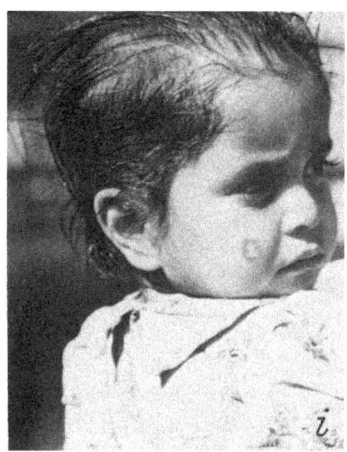

Abb. 25. Leishmaniasis (Orientbeule). *a* 2 Monate nach Rückkehr aus Tunesien (Urlaub), *b* stationärer Zustand seit einem Jahr, deutsches Mädchen, in Syrien lebend, Behandlung wegen Hauttuberkulose in Deutschland, eindeutige Leishmaniasis cutis, *c* persistierende Leishmaniasis aus Afghanistan (9jähriger Knabe), *d* tropisches Ulcus, Infektion Mombasa (Tourist); Zustand nach einem halben Jahr, granulomatöse tuberkuloide Reaktion, kein Leishmaniennachweis, *e* Leishmaniainfektion (Indien), 3 Monate alt, *f* Leishmaniainfektion (Türkei), Zustand nach einem Jahr, Beginn der Abheilung der ehemaligen Ulceration, *g* seit 4 Wochen sukkulente Papel, Leishmaniasisinfektion (Nordafrika), *h* Granulom mit kleiner Ulceration, Leishmaniasis nachgewiesen, Auftreten ein Monat nach Besuch aus Marokko (Beobachtungsort: Frankfurt/Main), *i* typische Leishmaniasis cutis (Pakistan)

Lokalisation: Zwei Drittel aller cutanen Leishmanioseherde haben ihren Sitz im Gesicht. Der solitäre Herd überwiegt in den europäischen Mittelmeerländern, während im Vorderen Orient die multiple Lokalisation an unterschiedlichen Regionen keine Seltenheit ist. Schmierinfektionen beim gleichen Patienten, vom Primärherd ausgehend, sind möglich. Kurz nach Stich des Phlebotoms und Inoculation des Erregers entwickelt sich eine punktförmige erythematöse Effloreszenz, die etwas erhaben ist. Nach wenigen Tagen entwickelt sich eine hellrote Papel, die in den nächsten Wochen in einen kleineren erbsgroßen Nodulus übergeht und dabei einen gelb-bräunlichen bis livid gemischten Farbton aufweist. Auf Glasspateldruck zeigt sich eine gelblich-braune Gewebseigenfarbe als typischer Hinweis für ein sich entwickelndes Granulom, welches später ulcerös zerfallen kann und häufig von epidermalen Wucherungsvorgängen begleitet ist. Ältere Orientbeulen zeigen nach etwa 2–3 Monaten einen Durchmesser von 2–4 cm. Mit Übergang in eine mehr fibröse Granulation in den nachfolgenden Monaten nimmt der Erregergehalt ab. Das Endbild stellen wallartige Herde mit eingesunkenem zentralen Krater dar, und schließlich wird nach einem Jahr die spontane Rückbildung einsetzen. Die Mehrzahl der Patienten, die bereits an einer Leishmaniasis cutis leiden, kommen mit einer ulcerös-krustösen Orientbeule mit umgebenden reiskorngroßen Effloreszenzen, dem sogenannten corymbiformen Bomben- oder Satellitenleishmanid, zur Beobachtung. Eine disseminierte cutane Leishmaniose ist

Folge einer Resistenzminderung und stellt einen immunologischen Sonderfall dar.

Die Diagnose der Orientbeule ist möglich
1. durch die Anamnese,
2. durch den Effloreszenzentyp und
3. durch die Histologie, die im Frühstadium die Leishmania-Körperchen überwiegend im Protoplasma phagozytierender Bindegewebszellen auffinden läßt.

Steigleder und Schulz haben ferner darauf aufmerksam gemacht, daß bei frühen Erscheinungen der cutanen Leishmaniasis histologisch eine gewisse Ähnlichkeit mit Arzneimittelexanthemen sowie mit der „lymphocytic infiltration" von Jessner und Kanof eintreten kann. In der Spätphase erlaubt die feingewebliche Struktur allein keine Abgrenzung von Krankheitszuständen wie Lepra, Lues, chronischen, mit Granulombildung einhergehenden Mycosen (Blastomycose, Sporotrichose), chronisch vegetierenden Pyodermien, Sarkoidose und Tuberkulose.

Bis heute gibt es noch keine spezifische bzw. sichere Form der Behandlung dieser Erkrankungen. Es werden zwar immer an Einzelfällen besonders überraschende Erfolge herausgestellt, z. B. Behandlung mit Rifampicin bzw. bestimmten Antibiotika, doch läßt sich nicht immer die Einzelerfahrung auf den nächsten Patienten übertragen. Von diesem Gesichtspunkt aus möchte ich die Empfehlung von Kurban, 1973, hier anführen, die nach wie vor Beachtung verdient und im Prinzip von Dowlati, 1979, bestätigt wurde.

1. Fünfwertiges Antimon: Glucantime, wird $0,06-0,19$ g/kg/Tag über $12-15$ Tage i. m. gegeben. Weitere Injektionen können nach $1-2$ Wochen nochmals verabreicht werden. Diese Form der Behandlung ist die sicherste in den Fällen, wo in den Hauteffloreszenzen zahlreiche Erreger vorkommen. Auch örtliche Injektion.
2. Resochin wird in den Herd gespritzt. Diese Behandlung bietet sich an, wenn nur wenige Läsionen vorliegen, die zahlreiche Erreger zeigen.
3. Kryotherapie: CO_2-Schnee und flüssiger Stickstoff sind wirksam, besonders nach vorheriger Beseitigung von Sekundärinfektionen.
4. Bei chronischen und rezidivierenden Fällen sollen innerlich gegebene Corticosteroide zusätzlich zu mechanischen Behandlungsmaßnahmen, wie Diathermie und Kryotherapie, wirksam sein. Auch die intraläsionale Injektion im Spätstadium, also in dem Stadium, wo die Erregerzahl vermindert ist und sich die immunologische Situation eingestellt hat, ist nützlich.
5. Amphotericin B ist bei der mucocutanen Leishmaniose unter den entsprechenden Vorsichtsmaßnahmen der Injektionstechnik mit gutem Ergebnis angewandt worden.
6. Camolar (Cycloguanilpamoat) braucht nur einmal injiziert zu werden, eine Zweitinjektion kann nach $2-3$ Monaten erforderlich sein. Dieses intramuskulär injizierbare Medikament als schlecht resorbierbares wasserlösliches Salz hat sich besonders bei der akuten Leishmaniose bewährt.

Der Gebrauch von Repellents (siehe S. 320) ist prophylaktisch empfehlenswert. Interessanterweise lockt Olivenöl intensiv die Sandfliegen an (Krampitz,

1981). Eine „kosmetische" Konsequenz ist aus dieser Beobachtung noch nicht gezogen worden (1981).

6. Leishmaniosis visceralis (Kala-Azar)

Die viscerale Leishmaniasis ist durch eine systemische Verteilung der Leishmania donovani in den reticulo-endothelialen Zellen der Milz, Leber, im Knochenmark und durch ein regelmäßiges, lang andauerndes Fieber mit periodischen Unterbrechungen charakterisiert. Die Mortalität der unbehandelten Erkrankung liegt um 80%. Splenomegalie, Hepatomegalie, progressive Anämie und Leukopenie stehen neben einer typischen Melaninpigmentierung der Haut im Vordergrund. Des weiteren sind uncharakteristische Erytheme während der Fieberschübe nicht selten. Kala-Azar muß in Deutschland mehr Aufmerksamkeit geschenkt werden, da diese Erkrankung öfters erst nach längerer Krankheitsdauer erkannt wurde.

Tabelle 24. *Kala-Azar-Fälle* (aus Mohr, 1972)

Alter der Patienten (Jahre)	Infektion erworben in	Erste Diagnose	Enddiagnose	gestellt aus	Bemerkungen
32	Spanien (Benidorm)	Retikulose, deshalb Entfernung der Milz	Kala-Azar	Sternalpunktat	Urlaubsreise
5	Süditalien	Systemerkrankung	Kala-Azar	Sternalpunktat	Urlaubsreise mit den Eltern
24	Spanien	unklarer Fieberzustand	Kala-Azar	Sternalpunktat	Gastarbeiter
19	Spanien (Benidorm)	Retikulose	Kala-Azar	Leberpunktat	Urlaubsreise
6	Sardinien	Sepsis	Kala-Azar	Sternalpunktat	Urlaubsreise mit den Eltern
4,5	Spanien	splenomegale Markhemmung	Kala-Azar	Sternalpunktat	Urlaubsreise mit den Eltern

Kala-Azar ist im wesentlichen eine Erkrankung, die auf dem Land, insbesondere bei schlechter hygienischer Situation, auftritt. Begünstigt wird die Erkrankung durch hohe Temperaturen, häufigen Regen und dementsprechende Feuchtigkeit; eine bevorzugte Bewaldung und schließlich eine Höhe über dem Meeresspiegel, die im allgemeinen (Windabhängigkeit) nicht über 600 m liegt, gelten als weitere begünstigende Faktoren. Erreger der Kala-Azar ist die Leishmania donovani. Die Inkubationszeit liegt zwischen 2–4 Monaten, im Extremfall bis zu einem Jahr. Die Primärläsionen bestehen in kleinen Knötchen, die sich nicht regelmäßig entwickeln. Bei den Eingeborenen in Indien ist die krankheitsbedingte Melaninpigmentierung ausgeprägter als bei den Europäern, die vornehmlich eine Pigmentierung an Händen, Füßen und Bauch aufweisen. Die gesamte Haut ist rauh und trocken. An den Unterschenkeln können Ödeme auftreten. Das Haar erscheint glanzlos. Die Entwicklung von hervortretenden Venenzeichnungen im Bereich der unteren Brustregion und des unteren Abdomens als Hinweis auf venöse Abflußbehinderung im Bereich der Leber und Milz ist deutlich. Eine Purpura liegt häufiger in den Achselhöhlen vor und ist insbesondere bei der kindlichen Form bekannt. Nasenbluten ist nicht ungewöhnlich. Eine generalisierte Lymphadenopathie ist bei der in Asien und im Mittelmeerraum erworbenen Kala-Azar häufig.

Behandlung der Kala-Azar mit den 5wertigen Antimonpräparaten Pentostam, Solustibosan bzw. Neostibosan.

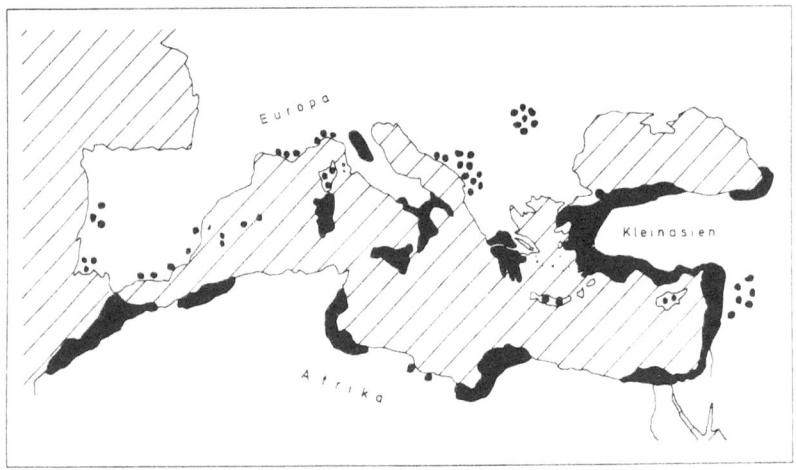

Abb. 26. Vorkommen der visceralen Leishmaniosis im Mittelmeerraum [Werner, G. T., Stickl, H., Fortschritte der Medizin *93*, (1975)]

7. Post-Kala-Azar-Leishmaniose

Etwa 2 Jahre nach der Erholung von einer visceralen Leishmaniasis kann sich die Post-Kala-Azar-Leishmaniose, das Leishmanoid, entwickeln, welches sich klinisch durch Knötchen, Erytheme, Pigmentierungsanomalien unter breiter Variation dieser Effloreszenzen (lepraähnlich) darstellen kann. Es liegt bei diesem Zustand kein reduzierter Allgemeinzustand vor. Die Patienten fühlen sich im allgemeinen wohl. Vom pathogenetischen Gesichtspunkt ist die Post-Kala-Azar-Dermatose eine immunologisch charakterisierte Erkrankung, die dem Erreger lediglich noch in der Haut die Möglichkeiten zur Existenz gibt, während sich die Erkrankung an den inneren Organen unter der entsprechenden Behandlung oder spontan erschöpft hat. Man kann dieses Leishmanoid nach Entwicklung einer visceralen Leishmaniasis als Parasiteninvasion der Haut von den inneren Organen aus sehen, wobei durch die Leishmanien eine Sensibilisierung des Hautterrains erfolgte. Die Übertragung von Leishmanien aus einer Post-Kala-Azar-Leishmaniose auf die Haut einer Kontaktperson mit Entwicklung einer charakteristischen Leishmaniasis cutis, also einer Orientbeule, ist beschrieben worden (Symmers, 1960).

Fassen wir die Situation auf dem Gebiet der Leishmanieninfektion unter dem Gesichtspunkt der Einheit des Erregers für die Entwicklung einer Orientbeule und der Kala-Azar zusammen, so dürfte die Weichenstellung einmal zur cutanen und zum anderen zur visceralen Form auf schwierig zu definierende Unterschiede des Erregers und immunologische Besonderheiten der jeweiligen Patienten zurückzuführen sein.

8. Mucocutane Leishmaniasis (Espundia)

Diese Erkrankung stellt eine granulomatöse Haut- und Schleimhautaffektion dar, die zunächst die Haut und später den oberen respiratorischen Schleimhauttrakt befällt. Die Erkrankung ist heimisch von Yukatan in Mexiko bis zum nördlichen Argentinien sowie Schwerpunkt Brasilien und Peru. Die bevorzugten

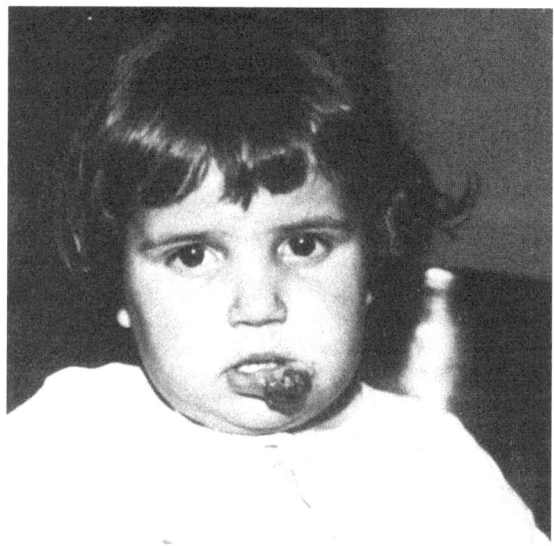

Abb. 27. Mucocutane Leishmaniose (Rio de Janeiro)

Regionen dieser Erkrankung sind die feuchten Waldzonen. Die endemischen Zonen in Peru reichen bis zu 2800 m über dem Meeresspiegel. Die Infektionszeit ist vornehmlich die Regenzeit und hängt von dem Lebensrhythmus der Phlebotomen ab. Die Leishmania brasiliensis zeigt mehrere Untergruppen und wird im Prinzip gleichartig übertragen wie die übrigen Leishmaniaformen. Eine rein cutane benigne Form kommt im südlichen Mexiko in den Anden bis zu einer Höhe von 1200–3000 m vor und wird als Uta bezeichnet, während die aggressivere mucocutane Variation, die Espundia, sich in den tiefergelegenen Landstrichen abspielt.

Die Inkubationszeit liegt zwischen 2 und 4 Wochen und kann gelegentlich länger als 2 Monate sein.

Die initiale Läsion ist eine gerötete Papel, die den Trend zeigt, sich peripher weiterzuentwickeln. Eine Begleitlymphangitis besteht häufig. Eine hämatogene Aussaat mit der Entwicklung cutaner Herde führt zu ulcerierenden und vegetierenden Formen, wobei das solitäre Ulcus die häufigste Form darstellt. Die Variation des klinischen Bildes ist erheblich und ähnlich den granulomatösen Infektionskrankheiten, die differentialdiagnostisch in Erwägung gezogen werden müssen (siehe Tab. 26). Demgegenüber zeigen die Schleimhautveränderungen vornehmlich Verdickungen im Bereich der Nase und der Lippe. Der Prozeß kann über den Respirationstrakt zum Pharynx und weiter zum Larynx und zur Trachea fortschreiten. Gelegentlich treten Knochenveränderungen auf. In Abhängigkeit von dem Immunstatus kann die Leishmaniasis disseminieren und sich mit allergischen Phänomenen vergesellschaften, wobei sich eine außergewöhnliche Fülle an Erregern bei der histologischen Untersuchung zeigt.

Die Diagnose ist durch *Nachweis der Leishmanien* im Gewebsausstrich und der Histologie möglich. Leishmanien sind leicht durch ihre doppelte Chromatin-

Tabelle 25. *Mononucleäre Granulome* (nach Pinkus, 1969)

Infektions-krankheiten	Histio-cyten	Lympho-cyten	Plasma-zellen	Ver-käsung	Lokalisation	Nachweisbare ursächliche Substanzen
Tuberkulose	(+) bis +++	+ bis +++	–	0 bis (+)	oberflächlich bis tief	säurefeste Stäbchen + bis 0
Lepra lepromatosa	++	+	(+)	0	verschieden, perineural	säurefeste Bazillen ++ bis ++++
Lepra, tuberkuloid	+++	+	(+)	0	verschieden, perineural	(+) bis 0
Syphilis	++	++	++	+ bis +++	tief	keine
Sarkoidose	++++	0 bis +	–	(+)	oberflächlich und tief	keine
Histoplasmose	+++	+	–	0	mittlere Dermis	intracelluläre Körper
Leishmaniasis, Frühstadium	+++	++	+	0	oberflächliche Dermis	intracelluläre Leish-manien
Leishmaniasis, Spätstadium	+++	+	–	0	oberflächliche bis mittlere Dermis	0
Fremdkörper-granulome (Kaktusstacheln, Dornen), Paraffinom	++++	(+)	–	0	tiefe Dermis	
Silicium-granulom (einschließlich Seeigel)	++++	+	–	0	verschieden	polarisierende Kristalle
Zirkonium-granulom	++	++	–	0 bis (+)	oberflächlich	keine
Beryllium-granulom	+++	+	–	+++	verschieden	keine

struktur intra- und extrazellulär zu erkennen. Der kulturelle Nachweis benötigt eine Woche. Hämagglutination und weitere serologische Teste, einschließlich des Fluoreszenz-Antikörper-Testes, stehen heute diagnostisch im Vordergrund. Zu erwähnen ist auch noch der Montenegro-Test intracutan. Die injizierten abgetöteten Leishmanien rufen nach einigen Tagen eine papulöse Reaktion hervor.

Die *Behandlung* ist einmal mit Amphotericin B, zum anderen mit 5wertigen Antimonverbindungen möglich.

Im deutschsprachigen Raum tritt bei Europäern, die längere Zeit z. B. in Südamerika tätig gewesen sind, sehr selten eine mucocutane Leishmaniasis auf. Wir sahen einen Patienten, der sich vor 20 Jahren im Amazonas als Goldgräber infiziert hatte und nun die Zeichen eines Nasen-Septumdefekts aufwies. Die Möglichkeit für eine Urlaubsdermatose ist wenig gegeben, sondern gefährdend sind zur Zeit langfristige Aufenthalte in den Infektionsgebieten.

Prophylaxe der Leishmaniosen

Eine Immunisierung mit Leishmaniavaccine ist nur bei der Hautleishmaniasis (Leishmania tropica) ein therapeutischer Weg. Es entwickelt sich danach eine anhaltende Immunität, ein Vorgang, der sich durch die natürliche Infektion ebenfalls einstellt (Sagher). Demgegenüber ist eine wirksame Vaccination bei der visceralen Leishmaniasis bisher nicht bekannt. Die Erklärung für ein solches unterschiedliches Verhalten bei der Erkrankungsform gegenüber einer Vaccination ist nicht geeignet, die unitaristische Auffassung beider Erreger zu

Tabelle 26. *Differentialdiagnostische Gesichtspunkte bei Hautkrankheiten mit ähnlichen Granulomen und erregerdurchsetzten Histiocyten (nach W. F. Lever) (aus Gartmann, 1970)*

Krankheit	Charakteristische fein-gewebliche Merkmale der Infiltrate	Größe der Mikroorganis-men in μ	Aussehen der Mikroorganismen im Gewebe
1. Rhinosklerom (Erreger: Klebsiella rhinoscleromatis)	Mikulicz-Zellen, im Durchschnitt größer als die erregerdurchsetzten Histiocyten bei 2.–4. Mehr Plasmazellen als bei 2.–4.	2–5	Verkapselte runde oder ovaläre Körperchen
2. Histoplasmose (Erreger: Histoplasma capsulatum)	Gewöhnliche herdförmige Nekrosen	2–4	Verkapselte runde oder ovaläre Körperchen
3. Granuloma inguinale (Erreger: Donovania granulomatis)	Im Infiltrat verstreut kleine Abscesse aus polymorphkernigen Leukocyten	1–2 (kleiner als bei den 3 anderen Krankheiten)	Verkapselte runde oder ovaläre Körperchen
4. Cutane Leishmaniasis (Erreger: Leishmania tropica)	siehe Text	2–4	Nicht verkapselte runde oder ovaläre Körperchen mit Kern und Blepharoplast

unterbauen, es sei denn, daß zusätzliche Gegebenheiten bei den Infektionen, insbesondere der jeweilige Individualfaktor, von Bedeutung sind, doch scheint dieser Gesichtspunkt auch für den Überträger Gültigkeit zu haben.

Die Maßnahmen zur Bekämpfung dieser Überträger, wie Phlebotomen, sind in den Räumen, in denen sich der Tourismus besonders ausgeweitet hat, die Regel geworden. Bei Individualreisen, Trecking und Abenteuerlust außerhalb der Touristenpisten ist die Möglichkeit der Infektion größer.

Granulomatöse Dermatosen, die sich klinisch papulös-nodulär darstellen, verlangen eine histologische Differenzierung, die sich auf zytologische Besonderheiten einschließlich des histologischen Erregernachweises bezieht.

Die von Pinkus, 1969, und von Gartmann, 1968, in Tabellen dargestellten Kriterien müssen auch die granulomatösen Mykosen einschließen, da sonst die Gefahr besteht, diese nicht fühzeitig genug zu erkennen. Dies gilt nicht nur für die Haut, sondern auch für die Organgranulomatosen, die ohne eine spezifische Erregerfärbung besonders dann nicht erkannt werden, wenn an eine solche Pathogenese der granulomatösen Reaktion nicht gedacht wurde.

Literatur

Bayer Leverkusen: Mikroskopische Diagnostik für die Tropenärztliche Praxis. 1970.

Biagi, F., Martuschelli, Q. A.: Cutaneous amebiasis in Mexico. Dermat. Trop. *2*, 129 (1963).

Convit, J., Kerdel-Vegas, F.: Eine neue Krankheit der Leishmaniasisgruppe: Leishmaniasis cutis diffusa. Hautarzt *11*, 213 (1960).

Dowlati, Yahya: Cutaneous leishmaniasis. Int. J. Derm. *18*, 362 (1979).

Farah, F. S., Malak, A.: Cutaneous leishmaniasis. Arch. Derm. (Chicago) *103*, 467 (1970).

Furtado, T.: Immunology of american leishmaniasis. Int. J. Derm. *12*, 88 (1973).

Gartmann, H.: Histologische Gesichtspunkte bei der Differentialdiagnose der cutanen Leishmaniasis. Symposion. Arch. klin. Exp. Derm. *237*, 323 (1970).

Gottstein, U., Steiner, K., Hauk, K., Klimaschewski, G., Sedlmeyer, I.: Kala-Azar (viszerale Leishmaniose) – eine wichtige Krankheit nicht nur der Tropen. Dtsch. med. Wschr. *100*, 2002 (1975).

Halter, K., Ruckes, J.: Beobachtung einer südamerikanischen Hautleishmaniose in Deutschland. Ztschr. Haut- u. Geschl.-Krkh. *42*, 239 (1967).

Heilmann, K., Döhnert, G., Wohlenberg, H.: Tödlich verlaufende Leishmaniasis visceralis (Kala-Azar) bei Mittelmeerurlaubern. Dtsch. med. Wschr. *96*, 36 (1971).

Itani, Z. S., Moubayed, A. P., Huth, F.: Experimentelle Inoculation der Leishmaniasis tropicalis von Mensch zu Mensch. Arch. Derm. Res. *256*, 127 (1976).

Kerdel-Vegas, F.: American leishmaniasis, in: Clinical tropical dermatology (Canizares, O., Hrsg.), S. 191–197. Oxford-London-Edinburgh-Melbourne: Blackwell. 1975.

Kerdel-Vegas, F.: Filariasis, in: Clinical tropical dermatology (Canizares, O., Hrsg.), S. 213–225. Oxford-London-Edinburgh-Melbourne: Blackwell. 1975.

Kochs, A. G.: Leishmaniosen, in: Dermatologie und Venerologie (Gottron, H. A., Schönfeld, W., Hrsg.), Bd. V/1, S. 547. Stuttgart: G. Thieme. 1963.

Krampitz, H. E., Schopp, W., Killig, H.: Zur Diagnose und Epidemiologie der mediterranen Hautleishmaniase. Münch. med. Wschr. *115*, 13 (1973).

Krampitz, H. E.: Elba-Trias: Harara, Lichtdermatosen, Leishmaniasis. Hautarzt *32*, 221 (1981).

Kurban, A. K.: Behandlung der Haut-Leishmaniose. Hautarzt *24*, 369 (1973).

Ovcinnikow, N. M., Delektrorski, W. W., Berdshadse, B. G., Ereschow, M. E., Bragina, E. E.: Die Ultrastruktur der Erreger der Leishmaniasis cutanea und Leishmaniasis visceralis und ihre Veränderungen unter der Einwirkung von Monomyzin und Solusurmin im Experiment in vitro. Castellania *5*, 1 (1977).

Pierini, L. E.: South American leishmaniasis, in: Essays on tropical dermatology (Simons, R. D. G., Marshall, J., Hrsg.), S. 175–185. Amsterdam: Excerpta Medica. 1969.

Schawalder, P.: Leishmaniose bei Hund und Katze. Kleintier-Praxis *22*, 221 (1972).

Steigleder, G. K., Schulz, J.: Cutane Leishmaniose in Deutschland. Med. Welt *1964*, 1889.

Symmers, W.: Leishmaniasis acquired by contagion. Lancet *1*, 127 (1960).

World Health Organization: Comparative studies of American and African trypanosomiasis. WHO Tech. Rep. Ser. *411*, 1 (1969).

Zuckermann, A., Sagher, F.: Experimental cutaneous leishmaniasis. The development of multiple cutaneous lesions (leishmanid) following the prophylactic inoculation of living leishmania tropica into a single site. J. Invest. Derm. *40*, 193 (1963).

F. Wurmerkrankungen mit fakultativer Hautbeteiligung

Unter den Bedingungen eines warmen Klimas, hoher Luftfeuchtigkeit, wenig entwickelter Hygiene und besonderen soziologischen Bedingungen nehmen Wurmerkrankungen einen großen Raum ein (siehe Parasitoses of man and animals in Africa 1972). Für die dermatologischen Belange ist die Gruppe der Rundwürmer (Nematoden) und Flachwürmer (Plathelminthen) insbesondere der Saugwürmer (Trematoden) von Interesse.

I. Nematoden

Zu diesen gehören intestinale Parasiten, die in der Lage sind, indirekt die Haut zu beteiligen (Ascaris lumbricoides) und durch direkten Befall Hautveränderungen zu verursachen. Die Auswirkungen von *Ascariden* brauchen hier wohl nicht näher abgehandelt zu werden. Ihre Wertigkeit in der Entwicklung einer Urticaria und Pruritus sind Allgemeingut.

1. Ancylostoma duodenale, Necator americanus

Bei den anthropophilen Hakenwürmern, dem Ancylostoma duodenale und dem Necator americanus wird einmal die Hautveränderung beim recht optimalen Wirt Mensch durch das Eindringen der Larve hervorgerufen, und zum anderen ist neben der direkten Penetrationsfolge die Entwicklung einer Überempfindlichkeit möglich; schließlich gibt es unabhängig von diesen beiden Möglichkeiten allgemeine Auswirkungen bei ausgedehntem Wurmbefall auf das Wohlbefinden über eine Anämie und weitere Allgemeinsymptome. Der Eintrittsort der Larve in die Haut befindet sich vornehmlich an Händen und Füßen. Es entwickelt sich ein gerötetes Bläschen mit Juckreiz. Larven bevorzugen den Weg durch die Haarfollikel und Schweißdrüsen sowie verletzte Hautstellen und können vielleicht auch die normale Haut durchdringen. Um die Schranke Haut zu überwinden, benötigen die Larven nur einige Minuten. Sekundäre bakterielle Infektionen aufgrund des Kratzens bei Juckreiz sind ein bekanntes Bild.

Schon während des Invasionsstadiums durch die Haut oder bei Durchwanderung der Lunge und schließlich während der weiteren Entwicklung im Darm kann sich eine Urticaria ausbilden. In Abhängigkeit von allgemeinen Auswirkungen der Darmbesiedelung mit Darmblutungen, Anämie sowie diffuser Alopecie und Störungen des Nagelwachstums ist ein Hinweis für den Wurmbefall gegeben.

Tabelle 27. *Wurmerkrankungen von dermatologischem Interesse* (nach Canizares, 1975)

Name	Morphologie und Lebenszyklus	Hauptsymptome	Cutane Symptome	Diagnose
Ascaris lumbricoides (Ascariasis)	15–35 cm × 2–4 mm kein Zwischenwirt	intestinale Kolik Appendicitis	Urticaria Angioedema Pruritus ani et nasi	Eier im Stuhl
Enterobius vermicularis (Enterobiasis)	„Pin-worm" 8–13 mm × 0,3 mm kein Zwischenwirt	nervöse Symptome Appendicitis	Pruritus-ani, Abscesse Intertrigo	Analabstriche
Ancylostoma duodenale Necator americanus	Hakenwurm 7–9 mm × 0,3 mm Eier – Fäces – Erdboden die Larven dringen in die Haut ein	Anämie Pneumonie	Juckreiz Urticaria	Eier im Stuhl, Anämie, Eosinophilie, occultes Blut im Stuhl
Ancylostoma brasiliense	Larven des Hakenwurms von Hunden und Katzen	intensiver Juckreiz	„Creeping eruption"	klinisches Bild
Strongyloides stercoralis	1 mm × 50 mm kein Zwischenwirt	Allgemein-Symptome Pneumonie	Petechien am Eintrittsort Urticaria „Creeping eruption"	Larven im Stuhl, Eosinophilie
Trichinella spiralis	1,4 mm × 50 mm Ratte – Schwein – Mensch	Allgemein-Symptome Erschöpfungszustand Fieber Muskelschmerzen	Ödeme (Augenlider bzw. generalisiert) subunguale Petechien, Erythema	Hautteste, Eosinophilie, Serologie, Muskelbiopsie
Gnathostoma spinigerum (Gnathostomiasis)	50 mm Katzen – Hunde, Cyclops Fisch, Krabben, Mensch	verschiedene innere Symptome	„Creeping eruption" und wandernde Ödeme	Hautteste, Eosinophilie

2. Strongyloidiasis cutis

Bei der Strongyloidiasis (Strongyloides stercoralis) kann der Lebenszyklus des Wurmes dem des Hakenwurmes ähneln, und im sogenannten indirekten Zyklus kann sich die Larve zu einer adulten Form im Boden entwickeln. Dies ist unter tropischen Bedingungen erleichtert. Es können sich auch die mit den Faeces im Ausscheidungsstadium befindlichen Larven im Bereich der perianalen Region wieder in die Haut einbohren, so daß eine Autoinfektion vorliegt. Die Hautveränderungen beruhen einmal auf der Penetration der Larven (Marschgeschwindigkeit 10–15 mm/Std.), zum anderen bewirkt die Entwicklung von toxisch-allergischen Symptomen eine Erweiterung der klinischen Phänomenologie in Form von urticariellen Bändern und Erythemen.

3. Trichinella spiralis

Eine Infektion mit Trichinella spiralis ist dadurch charakterisiert, daß die Larven über die Mikrozirkulation die quergestreifte Muskulatur erreichen und sich dort einkapseln. Die klinischen Symptome beginnen nach Verdauung des befallenen Fleisches; etwa nach einer Woche und mehr entwickelt sich unter Fieber, Muskelschmerzen, Ödemen das Vollbild, welches durch die Muskelinvasion der Larven provoziert wird. Nach weiteren Wochen haben sich die Larven eingekapselt und führen nunmehr zu Symptomen, die aus dem Muskelbefall abzuleiten sind, wie Myocarditis, neurologischen Veränderungen und Lungenerkrankung.

Unter den Hautveränderungen ist das Ödem der Augenlider hervorzuheben, ein Zeichen, daß die periorbitale Muskulatur beteiligt ist. Subunguale Petechien sind mit Ausbreitung der Larven über die Microzirkulation in Zusammenhang zu bringen. Später tritt ein generalisiertes Ödem, eine variable Entwicklung von Exanthemen neben Juckreiz und sogar Gefühllosigkeit der Finger und Zehen auf. Eine hohe Eosinophilie bei Leucozytose begleitet etwa ab der 2. Woche den gesamten Krankheitsverlauf.

4. Gnathostoma spinigerum

In mitteleuropäischen Breiten unbekannt ist die Infektion mit dem Gnathostoma spinigerum. Dieser Rundwurm ist in Israel, Asien, besonders Thailand, beheimatet. Der Lebenszyklus dieses Wurmes benötigt 2 Zwischenwirte. Der erste ist ein sehr kleiner Krebs, Cyclops, welcher von Fischen, Krabben und Fröschen als Zweitwirt verspeist wird. Werden diese infizierten Tiere ungekocht oder in mäßig gekochtem Zustand verzehrt, tritt eine Infektion auf. Der Mensch ist aber ein ungeeigneter Zwischenwirt, und die unreifen Würmer wandern durch die inneren Organe und das *subcutane Gewebe* und verursachen mit ihren Haken jahrelang Gewebsläsionen.

Eine Anzahl von *zoophilen Nematoden* führt dadurch zu charakteristischen Hautläsionen, daß sich die Larve vornehmlich aus dem Erdbereich unter Bevorzugung des Sandbodens in die menschliche Haut als Fehlwirt verirrt und dann zu dem Bild der *Larva migrans cutis,* der *creeping eruption,* führt.

5. Larva migrans cutanea

Es handelt sich dabei um intracutanes Einwandern von Wurmlarven von Nematoden in den Fehlwirt Mensch. Die eingedrungenen Larven können nicht ihr vorgegebenes Stadium in dem Lebenszyklus dieser Würmer entwickeln und wandern für Wochen oder Monate in der Epidermis umher und verursachen einen Pruritus mit charakteristischen Wanderwegen, die gut innerhalb der Haut sichtbar sind. Generalisierte Reaktionen auf immunologischer Grundlage, wie eosinophile papulöse Follikulitis (Czarnetzki und Mitarbeiter, 1982), erfordern eine symptomatische antiphlogistische Therapie. Während die menschlichen Hakenwürmer, wie Necator americanus, Ancylostoma duodenale und Strongyloides stercoralis, planmäßig über die Haut in den Menschen eindringen und am Eintrittsort nur eine kurzfristige Hautreaktion verursachen, die mit Juckreiz einhergeht, zeigen die Larven der *zoophilen* Nematoden ein vielfältiges charakteristisches Symptomenbild in der Haut. Als Erreger dieser Larva migrans cutanea kommen in Frage der Katzen- und Hundehakenwurm (Ancylostoma brasiliensis), beim Hundehakenwurm sowohl der Ancylostoma caninum als auch beim seltenen Krankheitsbild durch Uncinaria stenocephala (Europäischer Hundehakenwurm), Gnathostoma spinigerum und Bunostomum phlebotomum.

Die häufigsten Erreger der Larva migrans, wie Ancylostoma brasiliense und Ancylostoma caninum, unterscheiden sich klinisch durch das morphologisch sichtbare Bild der Hautdurchfurchung. Die klassischen serpiginösen, kontinuierlichen Gänge zeigt der Ancylostoma brasiliensis, während der Ancylostoma caninum mehr eine unterbrochene Konfiguration seines langen Weges durch die Haut aufweist und zudem nur für 2 Wochen aktiv ist.

Die Eier dieser Nematoden werden mit den Faeces in den Sand abgelegt, und unter feucht-warmen Bedingungen entwickeln sich dort die Larven, die durch Infrarotstrahlung der Säugetierhaut einschließlich der des Menschen angelockt werden. Die Larven penetrieren die Haut und irren beim Fehlwirt Mensch im oberen bis mittleren Teil des Coriums umher und entwickeln dabei eine Geschwindigkeit um 0,5−1 cm pro Stunde. Bei dieser Durchfurchung der Haut werden die Zellen und Gefäße geschädigt. Es entwickelt sich eine entzündlich-granulomatöse Reaktion mit Eosinophilen und weiteren Zeichen einer toxisch allergischen Reizung. Diese entzündliche Reaktion entwickelt sich einige Stunden nach dem Larvenkontakt, so daß zum Zeitpunkt der dermatologischen Untersuchung die Larve nicht am Ort der Reaktion ist, sondern sich im Umfeld befindet. Die Marschrichtung der Larve ist nicht voraussehbar. Die bizarren Muster sind instruktiv, und innerhalb von 24 Stunden kann sich die Projektion des Marsches der Larve durch die Haut weiterentwickeln (siehe Abb. 28). Zur Nachtzeit ist die Marschgeschwindigkeit höher. Orte des Eindringens sind vornehmlich die Haarfollikel, die Schweißdrüsenausführungsgänge oder verletzte Hautstellen. Das früher übliche Unterschieben einer Schilfmatte vor dem Niederlassen auf dem Sandboden war wohl auch als Prophylaxe für eine Infektion gedacht.

Die *Larva migrans nematosa* wird abgegrenzt von der *Larva migrans oestrosa* (Myiasis migrans), die in unseren Breitengraden häufiger gesehen wird und

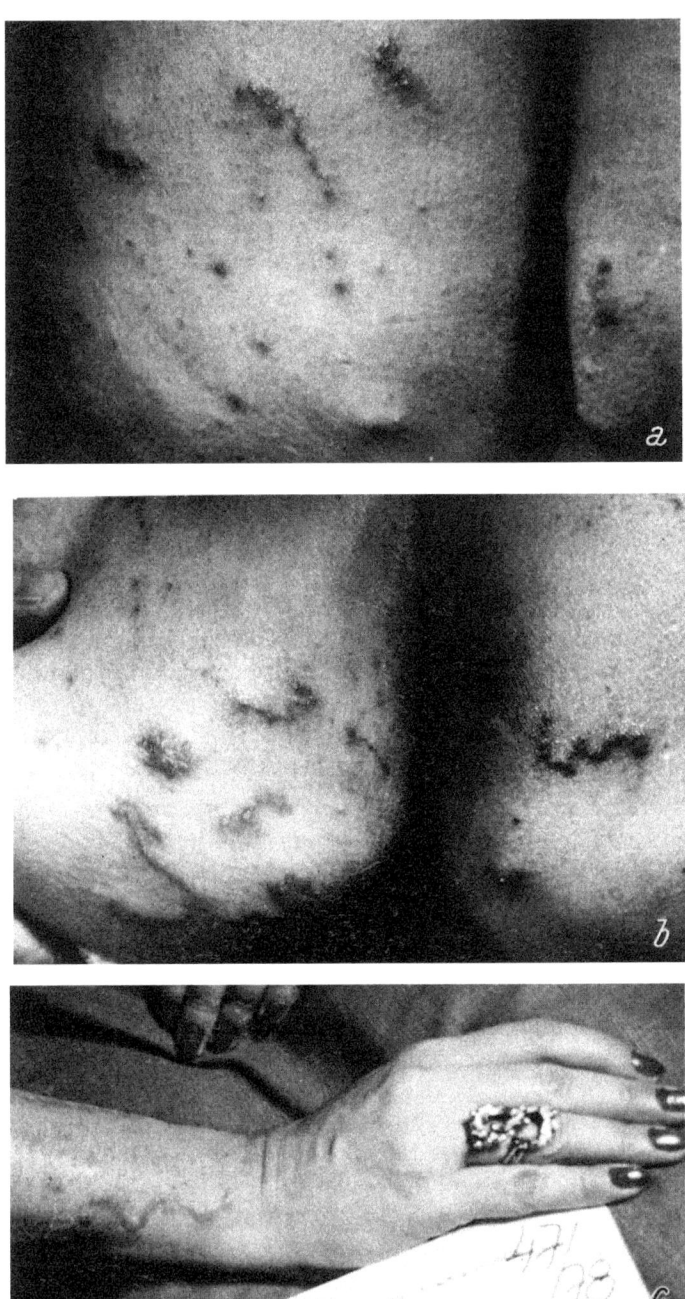

Abb. 28. Larva migrans, Infektion Rio de Janeiro, *a* 2 Tage nach Sandbodenkontakt Entwicklung erster klinischer Erscheinungen, *b* 24 Stunden später (kurzfristige Abheilung unter Tiabendazol), *c* Larva migrans, Infektion am Strand von Kenia, *d* bizarre Konfiguration einer Larva migrans, Infektion Westafrika (siehe Farbtafel S. 387)

durch Eindringen von Larven der Pferdebremse und Dasselfliege verursacht wird.

An anderer Stelle dieses Buches wird auf die Entwicklung der Myiasis

a) durch Kontamination mit Eiern der Tumbu-Fliegen an afrikanischen Sandstränden,

b) durch das Eindringen von Larven der Dasselfliege in die tieferen Hautschichten mit Entwicklung furunkelartiger Eruptionen und schließlich

c) durch die raffinierte Technik einer südamerikanischen Dasselfliege eingegangen werden, die ihre Eier über von ihr ergriffene Moskitos auf die menschliche Haut ablädt, worauf augenblicklich aus diesen Eiern Larven ausschlüpfen und sich in die Haut eingraben. Charakteristisch für die Myiasis sind die zentimetergroßen Larven, die nach Verlassen der Haut keine weiteren Folgeerscheinungen mehr hinterlassen.

Therapie: Die orale Behandlung mit Tiabendazol (Minzolum) ist unangenehm und führt häufig zu Brechreiz. Die lokale Behandlung mit einer 5%igen Salbe, der DMSO zugesetzt ist, tötet die Larve ab. Damit ist die allergische Reaktion noch nicht beendet, und eine weitere Lokalbehandlung mit Corticosteroiden ist zu empfehlen. Die Larva migrans kann auch mit Hilfe des Chloräthylsprays behandelt werden, doch je häufiger man diese Patienten sieht, um so mehr ist die Einsicht vorhanden, daß die Lokalbehandlung mit Tiabendazol das Mittel der Wahl ist. Man sollte nicht vergessen, eine größere Fläche als die sichtbare fadenförmige papulöse Reaktion zu behandeln, da die Larve zum Zeitpunkt der charakteristischen Hautveränderung schon in der noch nicht reagierenden Haut, also etwa 2–5 cm von dort aus hockt. Ein Eindringen von Larven direkt in die Darmschleimhaut nach oraler Aufnahme von embryonierten Toxoca-

Tabelle 28. *Präparate bei Nematodenbefall. Einteilung nach Struktur und Wirkungsspektrum* (nach Volkheimer, 1981)

	Ascaris	Trichuris	Ankylo-stoma	Stron-gyloides	Enterobius = Oxyuren
Tiabendazol (Minzolum®)	+	+	+	+	+
Mebendazol (Vermox®)	+	+	+	+	+
Pyrantelpamoat (Helmex®)	+	(+)	+		+
Bepheniumhydroxynaphteat (Alcopar®)	+		+		
Papain/Gentianaviolett (Vermedical®)	+	+			+
Piperazinadipat (Vermicompren®)	+	+			+
Papain (Vermizym®)	+	+			+
Piperazin (Eraverm®)	+				+
Diaethylcarbamazin (Hetrazan®)	+				
Piperazin (Tasnon®)	+				+
Pyrvinium-pamoat (Molevac®)					+

ra-Eiern wird als Larva visceralis (Larva migrans interna) bezeichnet. Die Haut kann dabei indirekt über allergische Mechanismen beteiligt werden (Tab. 29).

Tabelle 29. *Der Nachweis von Toxocara-Eiern (Larva migrans visceralis) in Sand- und Erdproben* (aus Stoye, 1981)

Geographische Region	Herkunft der Proben	positive Proben (in %)	Quelle
Deutschland			
West-Berlin	Sandkästen	10,0	Köhler und Mitarbeiter, 1980
Italien			
Milano	öffentliche Parks	21,0	Genchi und Locatelli, 1974
Vereinigtes Königreich			
Liverpool	öffentliche Parks	1,9	Jalayer, 1969
London, Birmingham, Norwich, Cardiff, Glasgow, Brighton	öffentliche Plätze	24,4	Borg und Woodruff, 1973
London	öffentliche Flächen	5,2	Pegg, 1975
Schottland	private Gärten	5,2	Pegg, 1975
Edinburgh	öffentliche Flächen	4,0	Sewell, 1976
Glasgow	öffentliche Flächen	6,0	Sewell, 1970
Leeds	Parks und öffentliche Plätze	7,0	Read und Thompson, 1976
Vereinigte Staaten			
Philadelphia	Stadtparks	10,2	Dubin und Mitarbeiter, 1975
Essex County, N. J.	öffentliche Gehwege, Spielplätze	0,4 0,3	Surgan und Mitarbeiter, 1980

Auch die zu den Plathelminthen (siehe S. 106) gehörenden *Cestoden* können gelegentlich cutane Symptome zeigen, insbesondere dann, wenn aus den aufgenommenen Eiern sich Larven entwickeln, die durch die Wände des Magen-Darm-Traktes penetrieren und die übrigen Organe einschließlich der tiefen Hautschichten erreichen. Es entwickeln sich dann subcutan Cystenbildungen, die am besten chirurgisch entfernt werden. Diese Entwicklung ist sowohl bei der Taenia solium als auch beim Echinococcus granulosus bekannt. Im letzteren Fall werden die Eier aus dem Fell infizierter Tiere aufgenommen, erreichen den Darmtrakt, und die Larven können in die Subcutis einwandern. Der Echinococcus granulosus wird global aufgefunden und vornehmlich in Landstrichen mit Schafzucht verbreitet. Eine hohe Eosinophilie und eine Urticaria kann wegweisend für die Diagnose sein. Dic Behandlung der Wurmerkrankung hat sich in den letzten Jahren entscheidend geändert und ist aus Tab. 30 (S. 110) abzulesen.

Filarien

Eine weitere Gruppe von Rundwürmern dringt in die Haut ein, setzt sich in den Geweben der inneren Organe einschließlich des Blutes fest und führt damit nicht zu einer intestinalen Infektion beim biologisch richtigen Zielwirt Mensch, sondern zu einer mehr oder weniger auf bestimmte innere Organe begrenzten Infektion mit entsprechender Auswirkung dieser Organschäden auf den Gesamtorganismus einschließlich Haut. Die dafür verantwortlichen Rundwürmer gehören zur Gruppe der Filarioideae. Diese Gewebsparasiten befallen Lymphgefäße, Bindegewebe, die serösen Häute von Fischen, Vögeln und Säugetieren. Die jüngeren Formen sind schnell bewegliche Larven (Mikrofilarien).

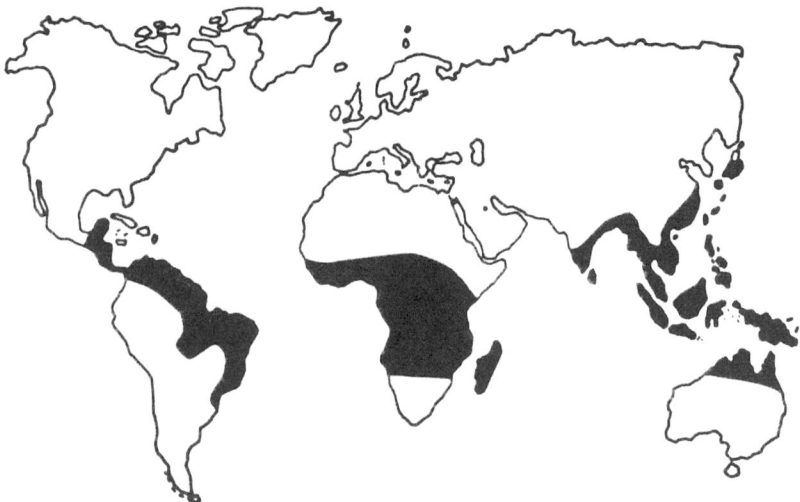

Abb. 29. Länder, in denen mit dem Vorkommen von Filariosen gerechnet werden muß

Lebenszyklus: Der erwachsene Wurm lebt in der Subcutis oder in den tieferen Geweben. Befruchtete Eier entwickeln sich zu Mikrofilarien, die sich im Blutstrom fortbewegen können oder in der Haut im subcutanen Gewebe verbleiben.

6. Filariasis bancrofti

Die Erreger sind die Wuchcria bancrofti und Brugia malayi. Die Entwicklung der Larven der Wucheria bancrofti erfolgt in Moskitos vom Typ der Anopheles, Culex, Aëdes und Mansonia. Um die Infektionsrate der Insekten zu gewährleisten, ist ein reiches menschliches Reservoir notwendig, dem sich die ökologischen Möglichkeiten für die Entwicklung der Moskitos hinzugesellen. Die Wucheria bancrofti sind Parasiten des menschlichen lymphatischen Systems und halten sich vornehmlich in den Extremitäten, im Scrotum und in den Inguinalregionen auf. Die Mikrofilarien sind in der Lymphe, im Blut und auch im Urin nachweisbar. Mikroskopisch sind sie zur Nachtzeit aufzufinden (um $250\,\mu$m lang und $7-10\,\mu$m breit), können aber auch zur Tageszeit durch Gabe des Therapeutikums Diäthylcarbamazin in das Blut gezwungen werden (Manson-Bahr und Mitarbeiter, 1972). Durch den Stich der Moskitos werden die

Larven von dem Insekt aufgenommen und entwickeln sich dann innerhalb von 10–12 Tagen zu den infektiösen Erregern. Die Larven, die dann eine Länge von 1–2 mm haben, vermehren sich nicht innerhalb des Moskitos, die an dem nun entwickelten „Gast" absterben können. Wenn die Moskitos nun wiederum einen Menschen stechen, so erreicht die entwickelte Larve die Hautoberfläche und penetriert durch den Stichkanal in die Haut. Auch andere Schädigungen der Hautoberfläche bahnen den Weg für das Eindringen der Mikrofilarien. 3–6 Monate später vermehren sich diese innerhalb des Menschen. Das Lymphgewebe reagiert auf die Filarien mit der Entwicklung einer akuten Lymphangitis = fibrösen Obliteration. Gelegentlich tritt auch eine begleitende Thrombose ein. Die Folge ist die Elephantiasis mit den in der Literatur hinreichend beschriebenen Veränderungen. Für die retrospektive Analyse des Patienten, der in solchen Regionen war, ist es wichtig zu wissen, daß es ein asymptomatisches Stadium für ein Jahr gibt. Wir haben Patienten beobachten können, bei denen es 3 Jahre dauerte, bis sich das klinische Bild entwickelte. Vorausgehen können akut entzündliche Herde in disseminierter oder lokaler Form.

Elephantiasis

Chronisches Lymphödem der Beine mit ausgeprägten Veränderungen einer chronischen Lymphstauung wie Papillomatose, Pigmentanomalien, Mastzellvermehrung im Corium.
Zu unterscheiden in:
Elephantiasis nostras
Chronisches Lymphödem, in unseren Breiten oft nach rezidivierendem Erysipel.
Elephantiasis bei *Filariasis bancrofti* (Tropen, seltener mediterraner Raum): Verlegung der abfließenden Lymphwege mit Filarien unter Entwicklung einer Lymphangitis und Lymphadenitis. Nachweis der Filarien aus dem strömenden Blut *nur* nachts.
Zwischenwirte sind Culex-, Anopheles- und Aëdesarten.
Im indisch-malayischen Raum *Brugia malayi*.
Zwischenwirte: Mansonia- und Anophelesarten. Die ersten auf Filariasis zu beziehenden Symptome treten durchschnittlich 3–16 Monate nach Kontakt auf.
Nebenerscheinungen: Sogenannte tropische Eosinophilie (polyätiologisch!).
Therapie: Bei Elephantiasis nostras gegebenenfalls operative Entfernung der Bindegewebsmassen. Elastische Verbände mit Kompressen von distal nach proximal.
Bei Elephantiasis bedingt durch Filarien: Diäthylcarbamazin, Antimonpräparate; auch chirurgische Eingriffe.

Die akute Lymphangitis ist der Beginn einer *Elephantiasis;* die Lymphadenitis, vornehmlich im Bereich der Leisten und Axillenregion, steht dem zur Seite. Bekannt ist die Genitalbeteiligung unter Entwicklung enormer scrotaler Schwellungen. Diese zeigen sich mehr bei der Filariasis bancrofti als bei der Filariasis malayi. Die Funikulitis und Orchitis ist von Fieber begleitet. Allergi-

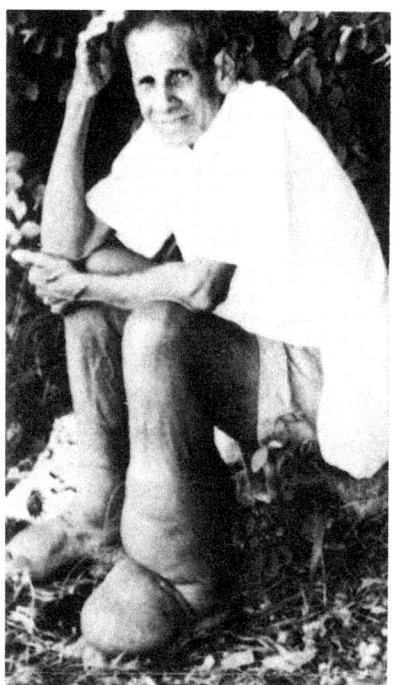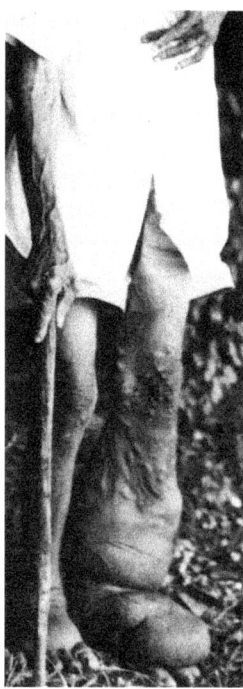

Abb. 30. Filariasis bancrofti auf den Seychellen (zur Verfügung gestellt von Herrn Winter, Berlin, 1980)

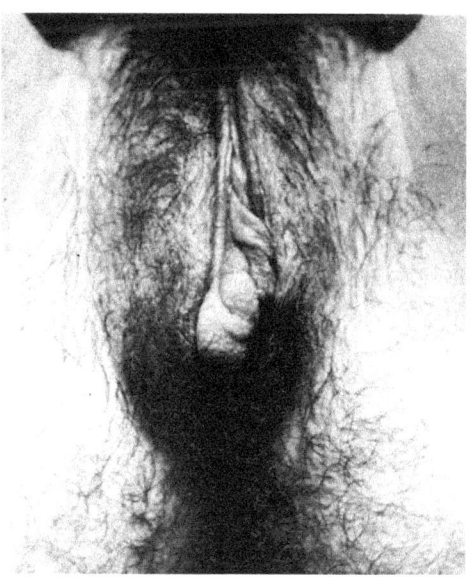

Abb. 31. Filariasis bancrofti, Infektion Kenia, isolierter Herd im Bereich der Labia majora

7*

sche Reaktionen, die sich auch auf der Haut ausprägen, sind wie bei allen anderen Wurmerkrankungen mehr oder weniger ausgeprägt. Das Spätstadium ist durch eine obstruktive lymphadenitische Varicosis mit massiver Schwellung und sogar Ruptur der tiefen lymphatischen Gefäße mit Entwicklung von Hydrozelen ausgezeichnet.

Die *Therapie* besteht in der Gabe von 2 mg/kg Hetrazan = Diäthylcarbamazin 3mal täglich für 2–4 Wochen. Darunter entwickelt sich gelegentlich eine Herxheimer-Reaktion aufgrund des Erregerzerfalls (Mazotti).

7. Loa-Loa (Loiasis)

Durch Insektenstich (Mangrovefliegen, Gattung Chrysops) übertragene Infektion mit Mikrofilarien (Afrika).

In hautnahen Regionen entwickelt sich eine Überempfindlichkeitsreaktion in Form eines entzündlichen Ödems. Diagnose durch Nachweis der Mikrofilarien im peripheren Blut.

Gegebenenfalls ist der Wurm in der oberflächlichen Haut oder in den Conjunctiven sichtbar (bis 7 cm lang).

Therapie: Diäthylcarbamazinhydrogencitrat 2 mg pro kg Körpergewicht 3mal täglich für 10–20 Tage.

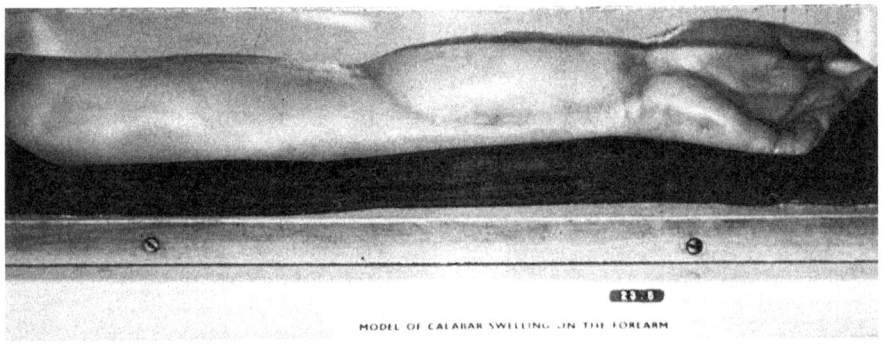

MODEL OF CALABAR SWELLING ON THE FOREARM

Abb. 32. Loa-Loa, sogenannte Kalabar-Schwellung im Bereich des Unterarms (Wellcome-Museum, London)

Leitsymptome sind subcutane Schwellungen (Kalabar). Die Loiasis kommt in Ost-Nigerien, in Kamerun und Kongo vor. Wiederum sind nur weibliche Insekten für die Übertragung der Erkrankung verantwortlich. Die Mikrofilarien werden durch den Stich vom Menschen aufgenommen und dann weiterübertragen, eine Situation, die sich vornehmlich zwischen 8.00 Uhr morgens und 5.00 Uhr nachmittags abspielt. Die Larve tritt durch die Bißwunde ein. Die Schwellungen entwickeln sich 3 Monate nach der Infektion und können einige Jahre bestehen bleiben. Zunächst sind isolierte, höchstens 2- bis 3herdige Regionen auffällig, in denen diese Symptome vorliegen. Der Nachweis der Mikrofilarien im Blut ist nicht regelmäßig durchführbar. Die *Behandlung* besteht in der Verabreichung von Diäthylcarbamazin, wie bei der Wucheria bancrofti.

Chemoprophylaxe: 200 mg Diäthylcarbamazin an 3 Tagen/Monat.

8. Onchozerkose

Infektion durch weibliche Kriebelmücken, die beim Stechen eines Kranken Mikrofilarien aufnehmen. In der Mücke innerhalb von 11 Tagen Entwicklungsstadien und Rückwanderung in das Stechorgan der Mücke. Von dort aus Infektion der menschlichen Haut und Augenbefall. In der menschlichen Haut Heranwachsen der Filarien zu geschlechtsreifen Würmern und Paarung. Danach Fremdkörperreaktion, gegebenenfalls unter bindegewebiger Einkapselung und Knotenbildung. Pruritus, Presbydermie, Pigmentierungsanomalien. Ausgewachsenes Weibchen bei 300−400 μ Durchmesser bis zu 50 cm Länge. Männlicher Parasit 2−4 cm lang, bei einem Durchmesser von 150 μ.
Therapie: mindestens 8tägige Kur mit Diäthylcarbamazinhydrogencitrat 6 mg pro kg Körpergewicht täglich.

Für Touristen ist die Wahrscheinlichkeit, sich eine Onchozerkose zu holen, gering. Schwere Folgen stellen sich nur dann ein, wenn jemand über Jahre hinaus ständig neuen Infektionen ausgesetzt ist. Somit ist die Onchozerkose eine kumulative Parasiteninfektion, die in Afrika, im Süden der arabischen Halbinsel, in Mittel- und Südamerika vorkommt und durch Onchocerca volvulus ausgelöst wird. Für die Übertragung ist die Kriebelmücke (Simulium) verantwortlich. Die Erkrankung befällt die Haut, die Subcutis und insbesondere die Augen, mit der bei Eingeborenen häufig völligen Erblindung. Die 300 μm langen und 7 μm breiten Mikrofilarien werden von der Mücke über den Einstich aufgenommen, gelangen in deren Darm und entwickeln sich in der Flugmuskulatur zu infektiösen metazyklischen Larven, die nun in den Kopf und in den Bereich der Mundwerkzeuge des Insektes eindringen und über den Stechrüssel in den neuen Wirt eingeimpft werden. Hier entwickeln sich die Larven im Verlauf von einigen Monaten zu geschlechtsreifen Würmern. Der Name Flußblindheit ist auf das Ansiedlungsgebiet der Kriebelmücke zurückzuführen, deren Larven sich ausschließlich in strömendem Wasser entwickelt. So ist die Onchozerkose in erster Linie eine Krankheit der Landbevölkerung entlang der Flüsse.

Nachweis: Hautstückchen werden in einem Tropfen physiologischer Kochsalzlösung auf einem Objektträger hin und her bewegt. Auflegen eines Deckblattes. Das Hautstückchen kann auch in physiologischer Kochsalzlösung eines Zentrifugenröhrchens gelegt werden, 20 Minuten bei Zimmertemperatur stehen lassen. Entnahme der Hautstückchen, Zentrifugieren des mit Haut beschickten Zentrifugenröhrchens 15 Minuten lang bei 3000 Umdrehungen, Bodensalz auf Objektträger bringen, Deckglasauflage. Möglichkeit der Differenzierung der Mikrofilarien mit Methylenblaulösung.

Die *Inkubationsperiode* der Onchozerkose beträgt nur ein Jahr. Zunächst entwickelt sich eine Prurigo, der urticarielle Schwellungen, häufig unter Fieber und Gelenkbeschwerden, beigeordnet sind. Unter wiederholten akuten Entzündungsschüben entwickeln sich eine Lichenifikation und cutane Papillome. Die *Onchozerkome* beginnen als cutane Knoten, die mäßig unter der Haut verschiebbar sind. Sie haben einen Durchmesser von 2−5 cm, sind von fester Konsistenz und schmerzlos. Histologisch zeigt sich im Zentrum eine Masse von eingerollten Würmern, Eiern und Mikrofilarien, die von einer granulomatösen

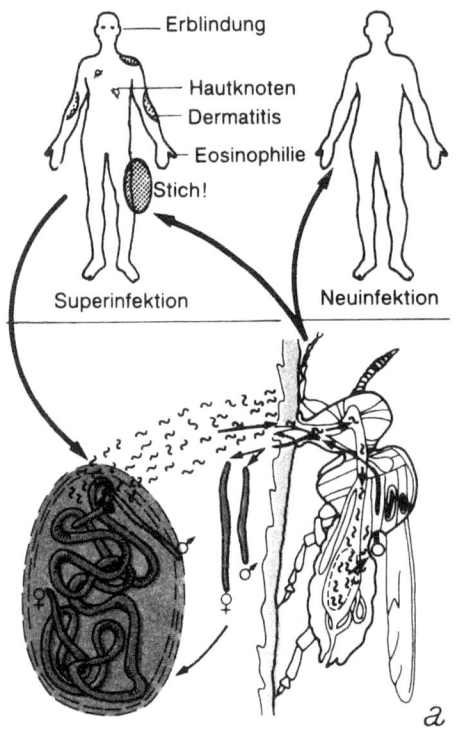

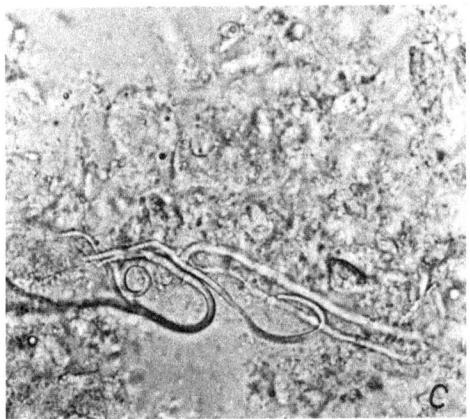

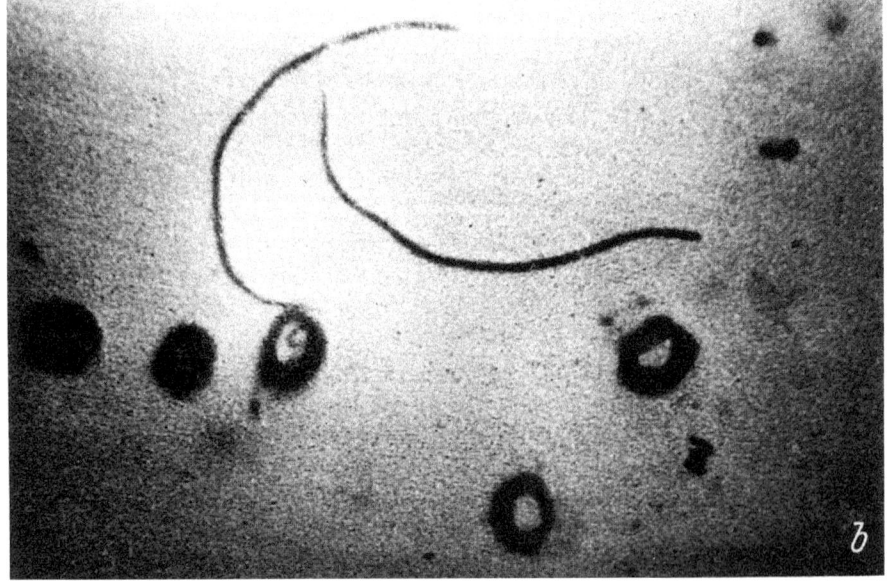

Reaktion umgeben sind, die schließlich zur Calcifikation führen kann. Die knotigen Formen sind in Afrika häufiger als in Amerika. Es gibt auch latente Formen, wie sie Basset im Senegal bei 20% der Patienten mit Onchozerkose beschrieben hat. Restzustände nach einer Onchozerkose bestehen in einer Eruption zahlreicher depigmentierter Flecken an Orten der ehemaligen pruriginösen Hautläsionen (Leopard skin). Hinzu kommen die herabhängenden Leistenschwellungen als Hanging groin. Die unterschiedlichen Krankheitsbilder in Afrika und Amerika können durch unterschiedliche Virulenz der Mikrofilarien hervorgerufen sein, sind aber auch an rassische Gegebenheiten geknüpft. Die unterschiedlichen klimatischen Zonen, von der Regenwaldzone bis zur Wüsten-Savannen-Region, finden ihren Ausdruck in der unterschiedlichen Entwicklung der Onchozerkome.

Onchozerkose des Auges

Lebende Mikrofilarien können mit dem Spaltlampenmikroskop in Hornhaut, Vorderkammer und Glaskörper nachgewiesen werden. Zunächst entwickeln sich im oberflächlichen Drittel des Hornhautstromas Infiltrate um abgestorbene Mikrofilarien. Dieser Zustand ist rückbildungsfähig. Bei langjähriger Invasion von vielen Mikrofilarien entwickeln sich sclerosierende Keratitis, Iridocyclitis, Retinitis, Opticusatrophie, sekundäres Glaukom. Die Bedeutung der Erkrankung wird dadurch hervorgerufen, daß z. B. in Westafrika 1 Million Menschen an Onchozerkose leiden und 100.000 von ihnen völlig oder teilweise erblindet sind. Insgesamt gibt es in der Welt 20 Millionen Patienten mit Onchocerciasis.
Die *Therapie* erfolgt mit Diäthylcarbamazin und Germanin (Mohr, 1975). Eine Chemoprophylaxe ist bisher nicht bekannt. Man sollte sich durch Kleidung, Moskitonetze und Repellentpräparate vor den Simulienstichen schützen (Grüntzig, 1980).

9. Filarieninfektionen in Europa

Während die Infektionen mit den genannten Filarien auf die tropischen Räume beschränkt sind, mehren sich die Hinweise, daß auch zusätzlich in un-

---

Abb. 33 a. Übertragungs- und Entwicklungsschema von Onchocerca volvulus durch Simulium damnosum [aus Wirtz, P., Biol. i. u. Zeit *8*, 1 (1978)]

Der Kreislauf der Onchocerca. Der Erreger der Flußblindheit, *Onchocerca volvulus*, gehört zur Familie der Filariidae (Klasse Nematodes). Die Adultwürmer leben aufgeknäuelt in subcutanen Bindegewebsknoten der betroffenen Menschen. Die Weibchen erreichen eine Länge von 60 cm, die Männchen dagegen werden nur 4 cm lang. Die viviparen Weibchen produzieren im Laufe ihres etwa 15 Jahre dauernden Lebens Millionen von Larven, die *Mikrofilarien.* Diese sind höchstens 300 μm lang und 7 μm dick. Mit der Blutmahlzeit der Mücke gelangen die Mikrofilarien in deren Darm. Sie durchbohren die Darmwand und dringen über das Hämocöl (offenes Blutgefäßsystem) in die Flugmuskulatur des Thorax ein. Innerhalb des Zeitraums von etwa 2 Wochen entwickeln sie sich hier zu infektiösen metazyklischen Larven, die nun in den Kopf und den Bereich der Mundwerkzeuge des Insekts eindringen, um über den Stechrüssel in den neuen Wirt eingeimpft zu werden. Hier entwickeln sich die Larven im Laufe von einigen Monaten zu geschlechtsreifen Würmern

Abb. 33 b. Onchocerciasis: gefärbte Schnitte von Microfilaria volvulus von einem Hautschnittpräparat (Scherenschlag) (Wellcome-Museum, London)

Abb. 33 c. Onchozerkom, Infektion Nigeria, Nachweis Mikrofilaria volvulus im Excisionspräparat (Berlin)

serem Lebensraum eine Implantation von *Dirofilarien* subcutan erfolgen kann, die zu einer subcutanen Dirofilariainfektion granulomatöser Natur führt. Bardach und Mitarbeiter konnten 1981 darauf aufmerksam machen, daß eine subcutane Dirofilaria-(Nochtiella-)repens-Infektion zum ersten Mal in Österreich beschrieben wurde. Es lagen bisher 130 Fälle dieser Erkrankung in allen Weltteilen vor. Die Erreger parasitieren in Herz und Subcutis von verschiedenen Säugetieren. Die Infektion der Stechmücken erfolgt beim Saugakt. Die Entwicklung des Parasiten im Menschen geht langsam vor sich und betrug bei dem von Bardach beschriebenen Fall 4 Monate nach einer Griechenlandreise. Die ausgedehnte parasitäre Migration mit etwa 17 Knoten erfolgt offenbar während des Larvenstadiums. Zur Erregerspezifizierung ist die Cuticulastruktur von Wert. Die Diagnose ist durch die Erkennung der fadenförmigen, etwa 0,5 mm dicken, bis 7 cm langen aufgewundenen Parasiten im Knoten nach Excision möglich. Der Ferne Osten steht in der Zahl der Fallbeschreibungen im Vordergrund. Die infizierten Säugetiere sind vornehmlich Katzen und Hunde. Es ist bemerkenswert, daß auch gelegentlich eine Onchozerkose in unserem Lebensraum bemerkt wird. Die Infektion erfolgt durch Blutsauger, die sich vom Rind, Pferd und auch Hirsch infizieren. Die Mikrofilarien entwickeln sich in der Simulium-ornatum-Fliege. Die Infektion der Mikrofilarien in die menschliche Haut bedarf sicherlich besonderer Vorbedingungen, die von Siegenthaler hervorgehoben wurden. Insgesamt ist die Erkrankung sicherlich sehr selten, und die Vorbedingungen für das Angehen des Wachstums der Filarien bedürfen noch weiterer Abklärung. Wie bei der Infektion mit Dirofilarien ist auch bei der Onchozerkose in unserem Lebensraum ein Absterben der Erreger notwendig, um eine granulomatöse Reaktion auf immunologischer Basis über Antigenentwicklung zu provozieren.

10. Dracunculose

Tropische Dermatose (Afrika). Infektion mit Medinawurm, der sich aus Cyclops-Crustaceen entwickelt. Länge bis 1,20 m möglich. Mikrofilarienentwicklung im Körper.
Therapie: Geduldiges Aufspulen von der Hautoberfläche her.

Die Dracunculose, Synonyma Medinawurm- oder Guineawurminfektion, wird durch den Rundwurm Dracunculus medinensis, der das Bindegewebe und das subcutane Gewebe des Menschen befällt, hervorgerufen.
Diese Erkrankung ist über West-, Zentral- und Ostafrika verbreitet, findet sich aber auch in Arabien, im Iran, in der Türkei, in Afghanistan, Indien und Burma, zusätzlich in Rußland, Südrußland, den Karibischen Inseln und dem nördlichen Teil von Südamerika. Einmal in die Haut hineingebracht, entwickelt sich dort der Wurm bis zu einer Länge von 1 m und mehr. Das Männchen erreicht höchstens 3–4 cm. Im Stadium der Larvenabgabe durch das Weibchen nach außen verlagert das Weibchen sein Kopfende zur Hautoberfläche hin, und die Larven werden durch ein schmales Ulcus, vornehmlich an Beinen oder Füßen, nach außen abgesondert. Wirt ist der Ruderfußkrebs Cyclops, der die schwimmende Larve frißt. Damit wird das Krebschen Cyclops wieder zu einer Infektionsquelle für den Menschen über das Trinken von nicht abgekochtem

Wasser. Die Larven breiten sich im Magen aus, durchdringen die Magenwand und erreichen innerhalb eines Jahres das Bindegewebe, wo sie zu erwachsenen Formen heranreifen. Um die Larven ins Freie zu befördern, bildet der Wurm ein toxisches Sekret, welches eine Entzündung und gegebenenfalls ein Bläschen provoziert. Die Abgabe der Larven im entsprechenden Stadium wird über die lokale Applikation von Wasser auf das sich anbahnende Ulcus erleichtert.

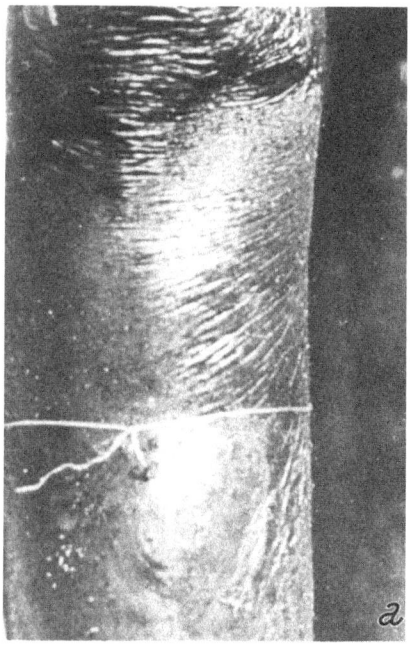

Abb. 34. Medinawurm Westafrika; a Austrittsöffnung, b Aufspulen des Wurmes in Berlin, 1982

Die Behandlung besteht in der Extraktion des Wurmes mit der bekannten Wickelmethode. Dieser Vorgang ist in 2–3 Wochen beendet. Wir haben bisher in Berlin nur Patienten behandelt, die sich die Erkrankung in ihrem Heimatland (Ghana) zugezogen haben.
Ergänzend ist noch die Bemerkung notwendig, daß die *Acanthocheilonemiasis* in Südamerika, im tropischen Afrika, in Algerien und Neuguinea aufzufinden ist. Der Wurm findet sich in serösen Höhlen, im Mesenterium, in der Pleura und im Pericard; Mikrofilarien sind im Blut nachweisbar. Des weiteren ist die *Mansonella ozzardi* zu erwähnen, die lediglich in Zentral- und Südamerika und in der Karibik aufzufinden ist. Das Bild ist recht uncharakteristisch. Die Behandlung mit Piperazin soll erfolgreich sein. Schließlich ist noch die *Streptocerciasis* zu erwähnen, die durch Dipetalonema streptocerca im tropischen Afrika übertragen werden kann. Mikrofilarien finden sich dabei zahlreich in der Haut und können in der für diese Zwecke abgeschnipselten Haut (aus Hautfalten) nachgewiesen werden.

II. Plathelminthen

11. Schistosomiasis, Bilharziosis cutanea tarda

Bei diesen durch Flachwürmer hervorgerufenen Erkrankungen stehen die verschiedenen Formen der *Schistosomiasis einschließlich Bilharziose* im Vordergrund, die durch *Trematoden* (Saugwürmer) hervorgerufen werden, die vornehmlich in bestimmten Venenbezirken des menschlichen Organismus leben. Die abgelegten Eier führen zu fibrös-zirrhotischen Gewebsreaktionen. Zur Zeit wird die Zahl der mit Schistosomen infizierten Menschen zwischen 200–300 Millionen geschätzt.

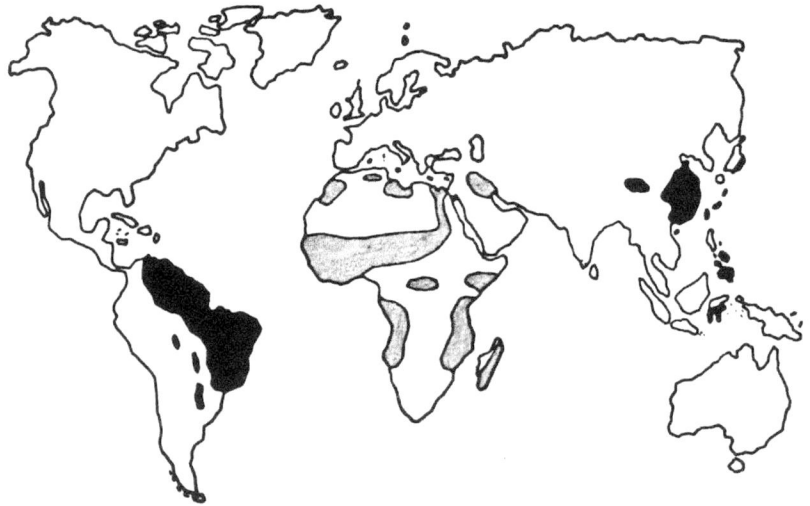

Abb. 35. Geographische Verbreitung der Schistosomiasis

■ in Südamerika: Schistosoma mansoni, in Ostasien: Schistosoma japonicum;
▨ in Afrika: Schistosoma haematobium und Schistosoma mansoni (das Verbreitungsgebiet beider Arten deckt sich etwa)

Der Lebenszyklus der Schistosomen ist in der Abb. 36 wiedergegeben. Die erwachsenen Schistosomen sind Würmer von 5–20 mm Länge, leben in Vögeln oder Säugetieren einschließlich dem Menschen, aber immer nur in warmblütigen Wesen. Die Faeces enthalten die Schistosomeneier, die eine Wimperlarve, Miracidium, bei Wasserkontakt freisetzen. Diese müssen innerhalb von 24 Stunden den Zwischenwirt Schnecke befallen. Die Miracidien dringen über die weichen Teile der Schnecke ein und entwickeln innerhalb von 6 Wochen Cercarien. Die Cercarie ist 0,2–1 mm lang und bleibt 3 Tage im Wasser infektionsfähig und hat in dieser Zeit die Möglichkeit, in den endgültigen Wirt einzudringen. In diesem Fall durchdringt die Cercarie die Haut, erreicht den Blut- und Lymphstrom und entwickelt sich zur adulten Form, vornehmlich im Bereich des Verzweigungsgebietes der Pfortader. Kurz vor Erreichung der Geschlechtsreife vereinigen sich Männchen und Weibchen zu Paaren, die in die Darm- und/oder Harnblasenvenen migrieren. Hier erfolgt nach der Kopulation die Eiablage. Dieser Vorgang ist mit fieberhaften Allgemeinerscheinungen, Bluteosinophilie unter dem Begriff der akuten Phase zusammengefaßt. Die chronische Phase der Erkrankung mit Entwicklung granulomatöser Reaktionen geht vornehmlich auf die zugrundegehenden Eier zurück. Aus der granulomatösen Reaktion entwickelt sich die Fibrosierung wechselnden Grades. Die *Bilharziosis cutanea tarda* wird durch die anthropophilen Schistosomen, wie Schistosoma haematobium, Schistosoma mansoni und Schistosoma japonicum, hervorgerufen. Der Mensch ist ein wichtiges Reservoir dieser Parasiten, und Faeces und Urin kontaminieren das Wasser. Schistosoma haematobium ist vornehmlich in Afrika, Südwestasien und Indien aufzufinden, während Schistosoma mansoni in Afrika, Südwestasien, dem Nordteil von Südamerika und der Karibik vorliegt. Das Schistosoma japonicum ist der Erreger der vornehmlich in Südostasien, Japan, den Philippinen, Korea, China, Thailand, Laos, Kambodscha und im indonesischen Raum siedelnden Bilharziosis. Im Prinzip unterscheiden sich die verschiedenen Bilharzioseformen an der Haut nicht wesentlich. Doch ist hervorzuheben, daß das Schistosoma haematobium am häufigsten bereits bei der Eiablage Hauterscheinungen hervorruft. Die Unterschiede leiten sich aus dem Standort der verschiedenen Schistosomen ab. Schistosoma haematobium hat die mesenchymalen Zweige der Pfortader, den venösen Gefäßplexus der Blase, der Prostata und des Rectums als Aufenthaltsort. Das Schistosoma mansoni hat ebenfalls solche Absiedlungsorte, doch steht neben der Blase der Hämorrhoidalplexus im Vordergrund. Bei Schistosoma japonicum sind der obere mesenteriale Venenplexus und die schmalen Venen des Intestinaltrakts der Ablageort. Die *cutane Bilharziose* kann in 3 Formen unterteilt werden:

1. die Dermatitis schistosomica, die durch die Penetration der Cercarien durch die Haut erfolgt, wo sich in Abhängigkeit von der individualen Aktivität eine papulöse Reaktion entwickeln kann;
2. die Bilharziosis cutanea tarda, die sich durch die später mögliche Eiabsiedlung in der gefäßführenden Hautschicht entwickelt, und
3. die Bilharzide oder Schistosomide, die sich aufgrund der Allergennatur der jungen Cercarien und der weiteren Allergenentwicklung im Verlauf der Schistosomenreifung einschließlich Eiablage in den Geweben entwickeln. Die Primärläsionen an der Haut können knötchenförmig, polyploid vegetierend sein und auch in ulceröser Form vorliegen. Die häufigsten Lokalisationen dieser Veränderungen sind bei den Frauen die Vulva und bei den Männern das Scrotum und der Penis. Die spätere Granulomentwicklung kann sich unter Bildung fibromatöser Tumoren mit einer Calcifikation vergesellschaften. Die Hyperplasie mit einem malignen Aspekt der epithelialen Proliferation entspricht den gut differenzierten Typen des papillomatösen Carcinoms. Die frühe Bilharziose wird durch Fieberschübe mit urticariellen Eruptionen nach einem anamnestisch zu eruierenden Süßwasserkontakt gestellt. Canizares empfiehlt, die Haut sofort nach dem Heraustreten aus dem Süßwasser mit einem rauhen Handtuch zu frottieren. Die vorhergehende

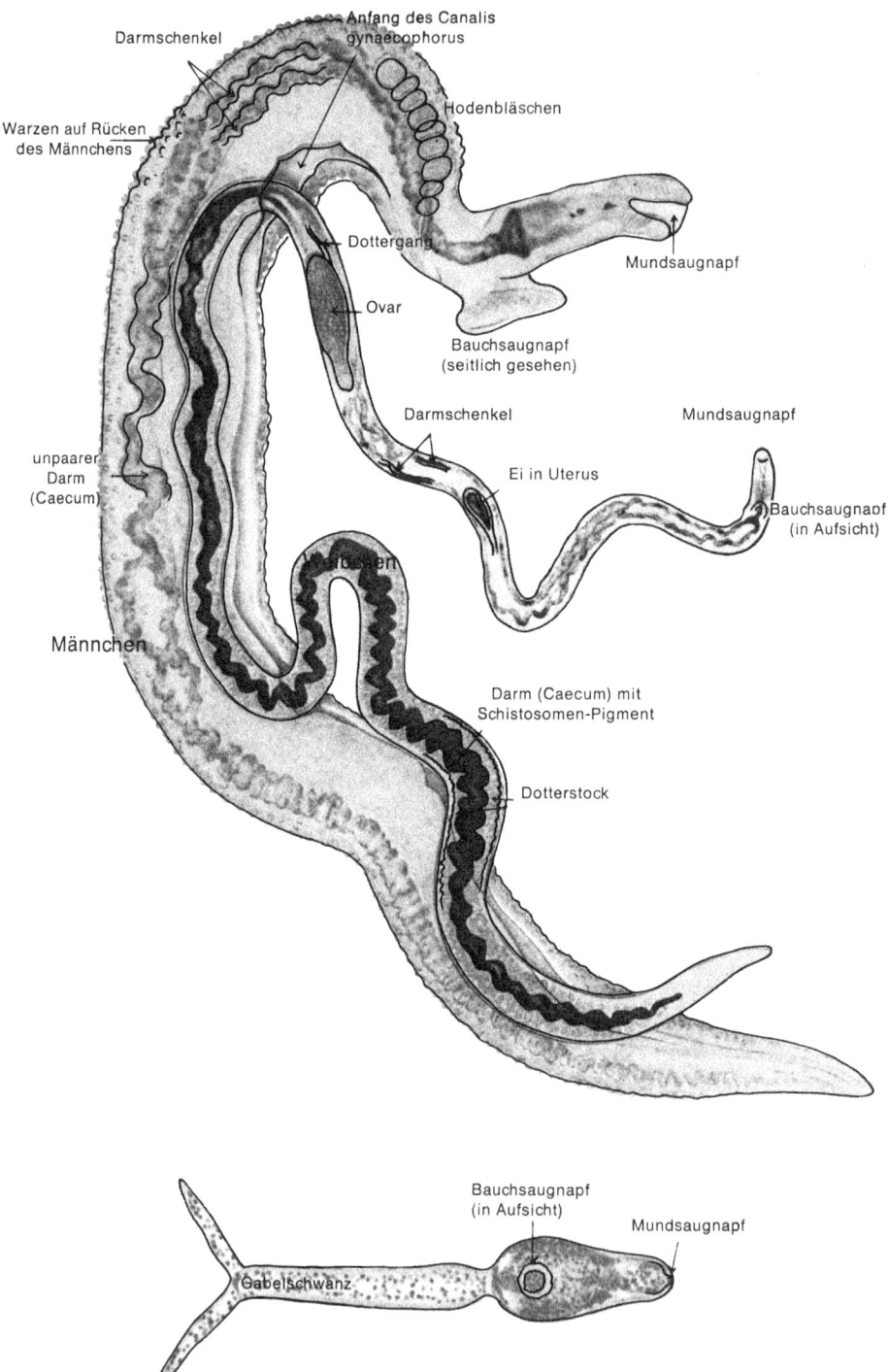

Abb. 36. Schistosoma mansoni; *a* Wurmpärchen und Cercarie, Bayer Leverkusen, 1970; *b* Schistosomapärchen. *1* Weibchen, *2* Männchen (aus Hantler, J.: Buch der Gesundheit. Monte Carlo: A. Sauret. 1968)

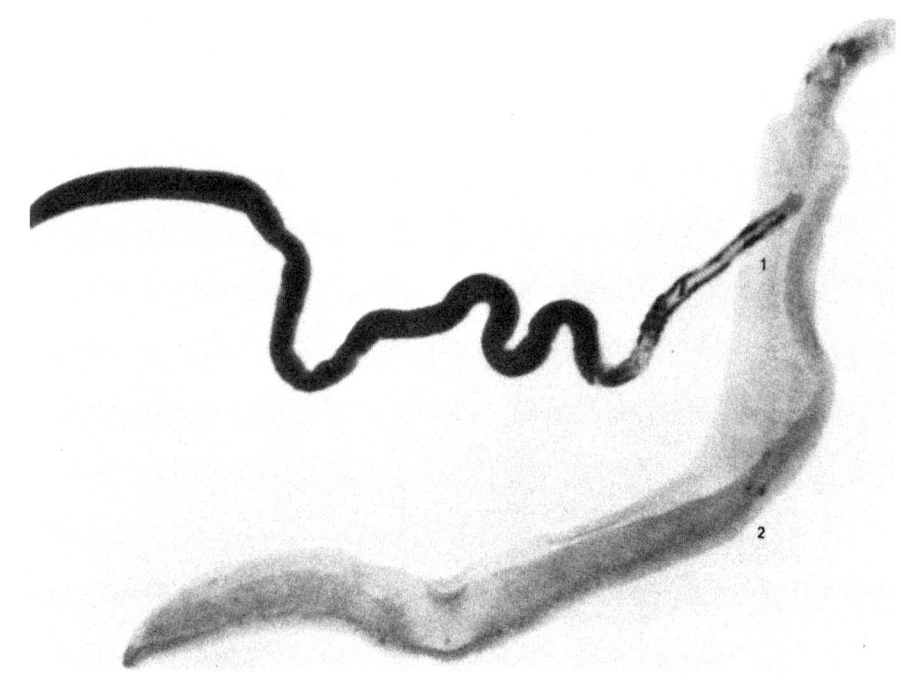

Abb. 36*b*

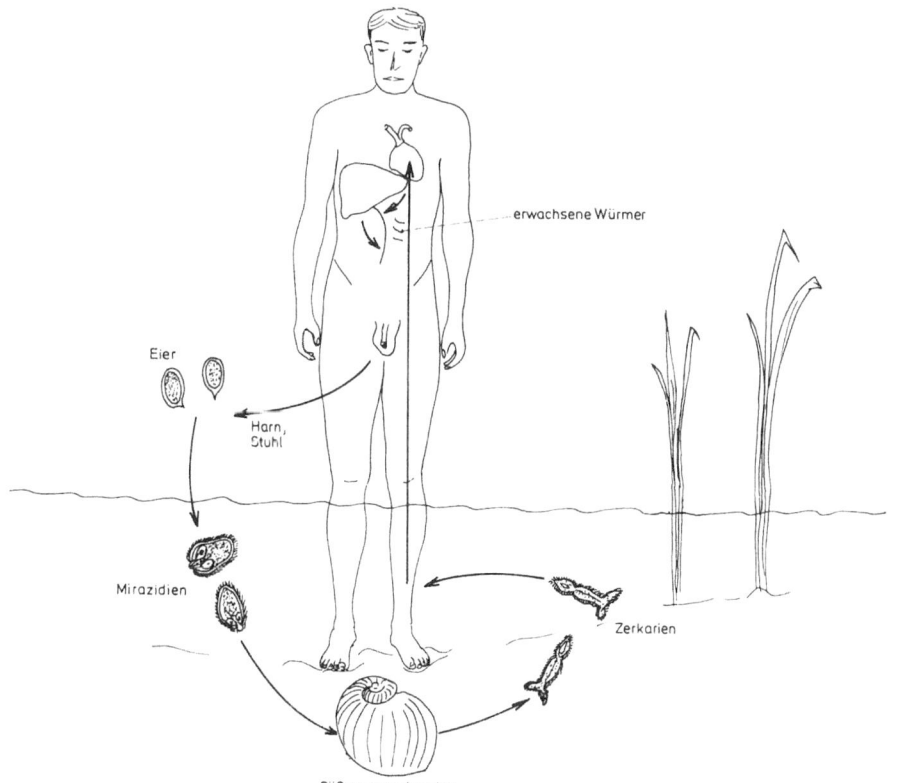

Abb. 37. Lebenszyklus der Schistosomen (aus Fleischer, K.: Fortschr. Med. 1980)

Imprägnierung der Kleidung mit Dimethylphthalat scheint die Cercarien auch dann abzuhalten, wenn diese bereits mehrfach gewaschen wurde.

Für die späteren Formen der Bilharziose ist der Einachweis in Urin und Stuhl beweisend. Immunologische Reaktionen sind ohne besondere Bedeutung für die Diagnose. Die Biopsie ist zusätzlich für die Diagnose aufgrund des Nachweises der cutanen Bilharziose mit entsprechender Eiablage und der granulomatösen Reaktion aufschlußreich.

Tabelle 30. *Präparate bei Cestoden und bei Trematoden*
(nach Volkheimer, 1981)

Cestoden (Bandwürmer)		
Hymenolepis nana	Praziquantel (Cesol®)	1 pro Tag
Diphyllobothrium	Niclosamid (Yomesan®)	1 pro Tag
Taenia saginata	Niclosamid (Yomesan®)	1 pro Tag
Trematoden (Saugwürmer)		
Schistosoma mansoni	Praziquantel (Biltricide®)	1 pro Tag
Clonorchis und andere	Praziquantel (Biltricide®)	1 pro Tag

Tabelle 31. *Praziquanteldosierung zur Individualtherapie einer Infektion durch*

a) *Schistosoma haematobium:* Heilungsquote 83–100%	1×40 mg/kg bei 70 kg = $1 \times 4^3/4$ Tabletten als 1-Tag-Behandlung
b) *Schistosoma mansoni:* *Schistosoma intercalatum:* Heilungsquote 50–100%	2×20 mg/kg bei 70 kg = $2 \times$ täglich $2^1/4$ Tabletten als 1-Tag-Behandlung
c) *Schistosoma japonicum:* Heilungsquote 55–76%	2×30 mg/kg bei 70 kg = $2 \times$ täglich $3^1/2$ Tabletten als 1-Tag-Behandlung
d) *Clonorchis sinensis:* Heilungsquote 98%	3×25 mg/kg bei 70 kg = $3 \times$ täglich 3 Tabletten als 1-Tag-Behandlung

Offenbar kurzfristig Herxheimer-Reaktion der Organe einschließlich Haut auf Fremdeiweiß der zugrundegehenden Parasiten.

Die *Therapie* der Wahl ist das Praziquantel. Mit der Entwicklung dieser Chemotherapie (Bayer und Merck), die allerdings für die Länder der dritten Welt einen außerordentlichen Kostenfaktor bedeutet, ist mit einer rapiden Abnahme zu rechnen, wenn sich die Therapie global durchführen läßt.

Eine einmalige orale Verabreichung einer massiven Dosis (bis 75 mg/kg oral) genügt. Nebenwirkungen sind nach mehrjähriger Erfahrung nur selten beschrieben worden. Alle 3 Hauptarten der Schistosomen sprechen an.

Durch diese Therapie wurde eine wesentlich größere Bewegungsfreiheit in Süßwassergebieten erzielt. Hinzu kommen die Bemühungen, eine Kontamination von Gewässern durch menschliche Faeces oder Urin zu verhindern.

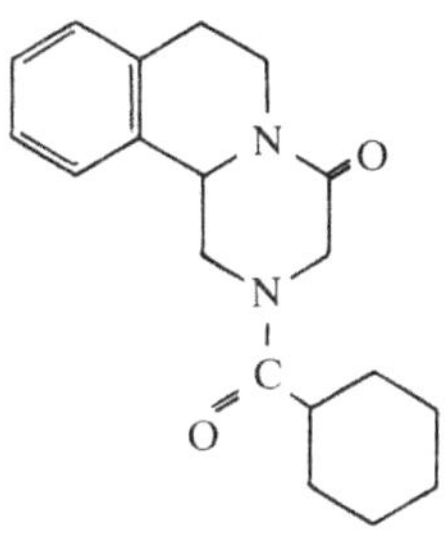

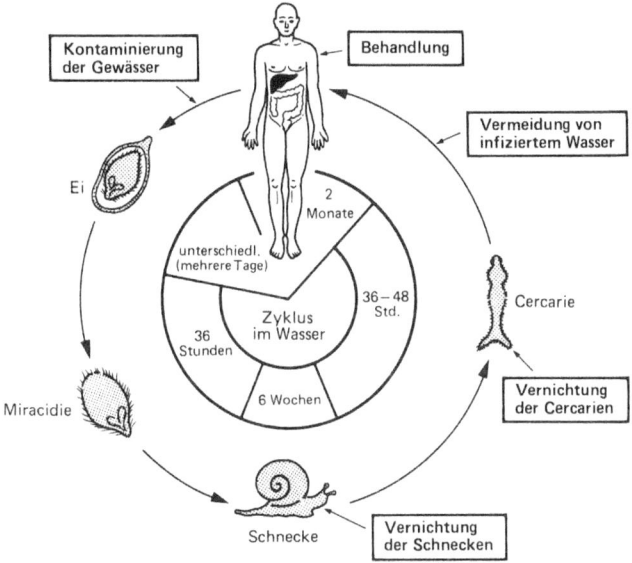

Abb. 38. Chemische Struktur des Praziquantel [2-(cyclohexylcarbonyl-)1,2,3,6,7,11β-hexahydro-4H-pyrazino(2,1-α-)isochinolin-4-on]

Ferner versucht man, die als Zwischenwirte wirkenden Wasserschnecken durch Molluscizide zu vernichten, was allerdings von erheblichen ökologischen Auswirkungen begleitet ist.

Abb. 39. Der Zyklus der Bilharziose und die Möglichkeiten, ihn zu unterbrechen (Wellcome-Museum, London)

12. Cercariendermatitis

Zum Schluß sei noch auf die Schistosomiasis eingegangen, die als Cercariendermatitis in europäischen Gewässern, wie im Zürich-See, z.B. aber auch in der Havel in Berlin auftreten kann. Cercarien, welche im Wasser die Haut durchbohren, kommen aus dem Zwischenwirt Schnecke, die von Miracidien, die sich aus den Schistosomeneiern entwickelt haben, infiziert worden waren. Die sich nun entwickelnden Schistosomen sind etwa 5–20 mm lange Würmer. Der Mensch ist aber sicher ein Fehlwirt. Die weitere Entwicklung in der Haut ist nicht möglich, es wird lediglich eine toxisch-allergische Reaktion durch die in die Haut eingedrungenen Cercarien provoziert, die sich als Erytheme mit urticariellen Eruptionen und nach einigen Tagen als Papeln mit zentralen Hämorrhagien darbieten. Eine spezifische Behandlung ist nicht notwendig. Die übliche kurzfristige Behandlung mit Corticosteroidexterna mindert die Hauterscheinung.

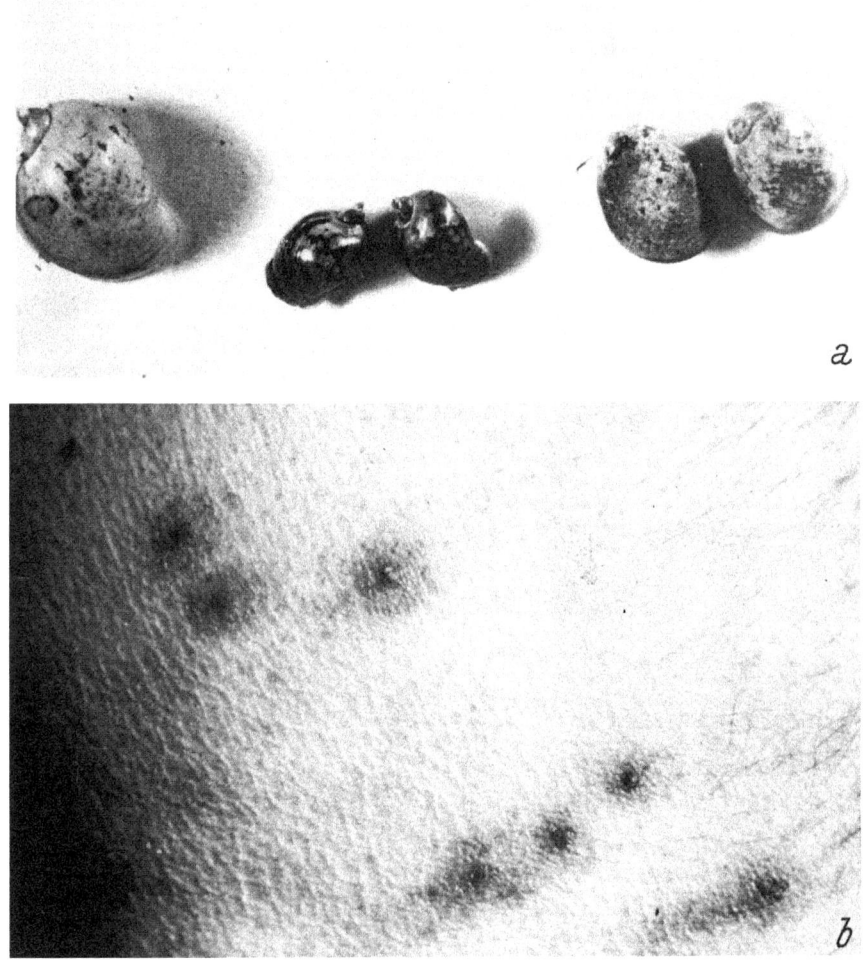

Abb. 40. Cercariendermatitis Berlin – Havel; *a* Zwischenwirt Schnecke, *b* Hautreaktionen in Form entzündlicher Papeln mit umgebendem Erythem als Folge des Eindringens der Larven (Lipp, Klaschka, Spier, 1965)

Literatur

Albertazzi, F., Strani, G. F., Lavarino, A., Ottino, R., Mastroianni, A.: Due casi di dermatosi da larva migrans (creeping eruption). Chron. Derm. *1,* 50 (1981).

Bardach, H., Heimbucher, J., Raff, M.: Subkutane Dirofilaria-(Nochtiella-)repens-Infektion beim Menschen – Erste Fallbeschreibung in Österreich und Übersicht der Literatur. Wien. klin. Wschr. *93,* 123 (1981).

Beaver, P. C.: Larva migrans. A review. Expl. Parasit. *5*, 587 (1956).

Czarnetzki, B. M., Springorum, M.: Larva migrans with eosinophilic papular folliculitis. Dermatologica *164*, 36 (1982).

Harman, R. R. M.: Parasitic worms and protozoa, in: Textbook of dermatology, Vol. 1 (Rook, A., Wilkinson, D. S., Ebling, F. J. G., Hrsg.). Oxford-London-Edinburgh-Melbourne: Blackwell. 1979.

Hartmann, G., Jänner, M., Rohde, B.: Zur Diagnostik und Therapie der Creeping eruption (Lee, R., 1874). Castellania *1*, 155 (1973).

Katz, R., Hood, R. W.: Topical thiabendazole for creeping eruption. Arch. Derm. *94*, 643 (1966).

Lipp, R., Klaschka, F., Spier, W.: Cercariendermatitis in einem Berliner Freibad. Ztschr. Haut- und Geschl.-Krkh. *39*, 421 (1965).

McMahen, J. E.: Chemotherapy with Diethylcarbamazin and Levamisole in Bancroftian filariasis. Tropenmed. Parasit. *32*, 250 (1981).

Quadripur, S. A., Bosse, K.: Cercarien-Dermatitis. Ztschr. Hautkrh. *55*, 1390 (1980).

Schulz-Key, H., Alliez, E. J., Büttner, D. W.: Isolation of adult Onchocera volvolus from nodules. Tropenmed. Parasit. *28*, 428 (1977).

Sebai, Z. A., Morsy, T. A., El-Zawahry, M.: A preliminary study on filariasis in the eastern part of Saudi Arabia. Castellania *2*, 263 (1974).

Siegenthaler, R., Gubler, R.: Paraarticuläres Nematodengranulom (einheimische Onchocerca). Schweiz. med. Wschr. *95*, 1102 (1965).

Volkheimer, G.: Wurmbefall bei Gastarbeitern. Dtsch. Ärzteblatt *12*, 549 (1981).

World Health Organization: Expert Committee on Onchocerciasis. Second report. WHO Tech. Rep. Ser. *335*, 1 (1966).

G. Reisen und Phlebitis

Das Thema ist als Reisedermatose keineswegs so abwegig, wie man es sich heute vorstellt. Denken wir zurück an Flugzeugreisen mit viermotorigen Propellermaschinen nach Amerika, wo man über 24 Stunden eng gedrängt saß, keine Bewegungsmöglichkeit hatte und die Schwellung der Füße aufgrund der Stase keine Besonderheit im krankhaften Sinn war. Denkt man weiters daran, daß auf Schiffsreisen mit nicht orthopädisch angepaßten Liegestühlen an Deck längeres Liegen zu Stauungsphänomenen führt, die bei entsprechend disponierten Reisenden zu einer lokalen Thrombose und sogar zu einer tiefen Thrombose einschließlich Embolie führen können, so hat dieser Hinweis seine Berechtigung.

Es muß allerdings zugegeben werden, daß der genannte Gesichtspunkt vor 10–20 Jahren im Vordergrund stand, als der Erholungsfaktor Ruhe mehr im Mittelpunkt stand als heute, wo der Trend zur körperlichen Bewegung während des Urlaubs zu einer entscheidenden Wandlung des Urlaubsverhaltens geführt hat. Der Urlaub ist heute nicht Ruhe, Liegen und Sonnengrillen allein, sondern körperliche Betätigung, wie Schwimmen, Jogging usw., d. h. man überträgt Gedankengänge, die man zu Hause durch Informationen zur Gesunderhaltung durch entsprechende Medien, aber auch von seinen Ärzten erhalten hat, auf die Urlaubssituation. Patienten mit Neigung zur Thrombose sollte erklärt werden, daß langes Sitzen und langes Liegen unter den geschilderten Umständen eine Gefährdung darstellen. Logische Konsequenz wäre, daß Stützstrümpfe auf Urlaubsreisen von jenen mitgenommen werden sollten, bei denen ein verhinderter Lymphabfluß und die Neigung zur Thrombose bekannt ist. Durch entsprechende Urlaubsbekleidung wird diese prophylaktische Behandlung von Beinleiden dem Mitreisenden unsichtbar gemacht. Wir wollen damit nicht dem Gebrauch von Medikamenten, die bei Lymphödem und Stasen im gegebenen Fall verordnet werden können, den Weg ebnen, doch wir werden bei Empfehlungen für eine Reiseapotheke aus dermatologischer Sicht nochmals darauf zurückkommen.

H. Klima

Das Klima, welches für die Entwicklung von Hauterkrankungen von Bedeutung ist, wurde insbesondere von Daubert und Aichinger analysiert und von Hartung im Rahmen der Programmierung einer Klimatherapie behandelt. Weltweit kann das Klima in 2 Typen nach Paul (1958) und Orlando Canizares (1972) unterschieden werden:

a) in das Makroklima, welches die geographischen und meteorologischen Gegebenheiten wie Temperatur, Regen und Luftfeuchtigkeit betrifft, und

b) in das Mikroklima, welches die mehr intimen Zusammenhänge wie Lebensgewohnheit, Kleidung und sozioökonomische Daten zusammenfaßt.

Vom klimatologischen Aspekt her werden Adaptationen an Hitze und erhöhte Luftfeuchtigkeit bzw. Abkühlung und Trockenheit der Umgebung unter dem Gesichtspunkt des *hygrothermischen Komplexes* analysiert (Tab. 32).

Tabelle 32. *Der hygrothermische Komplex*

Faktoren	Wirkung auf die Haut	Allgemein
Lufttemperatur Windstärke Wasserdampfgehalt der Luft	Wärmeabgabe ←→ Hauttemperatur ←→ Kerntemperatur Veränderung des Gleichgewichts zwischen Wärmeabgabe und Wärmebildung durch variable Verdunstung	Wasserhaushalt Elektrolytbilanz Schleimhäute
	Insensible Hautwasserabgabe ΔG ist eine Funktion der Wasserdampfdruckdifferenz zwischen Haut und Luft: $\Delta G = f\,(P_{H_2O}\text{ Haut} - P_{H_2O}\text{ Umgebung})$	

Klimakuren unter dem Gesichtspunkt der Erhöhung der Wasserabgabe von der Hautoberfläche. Besserung des Schweißretentionssyndroms nach Herrmann und Sulzberger.

Ohne Transpiration ist eine Anpassung an hohe Außentemperaturen unmöglich. Entsprechend der heutigen Vorstellungen über die Rolle der Schweißdrüsen ist darauf zu verweisen, daß das Kühlsystem im Bereich der Schweißdrüsenausführungsgänge als „Heat pipe"-System auch dann wirksam ist, wenn kein sichtbarer Schweiß die Hautoberfläche erreicht. Das „Heat pipe"-System der Schweißdrüsen funktioniert dadurch, daß Wasserdampf im Bereich der kühleren Regionen der Schweißdrüsenausführungsgänge kondensiert, zur Schweißdrüse zurückfließt und erst bei einer höheren Außentemperatur mit entsprechender Hautoberflächentemperatur sich der Wasserdampf auf der Hautoberfläche kondensiert und als Schweißtropfen erkennbar ist. Es besteht

eine kontinuierliche Drüsenaktivität, auch wenn sich der sichtbare Schweißtropfen auf der Haut nicht entwickelt hat. Die Gegebenheiten der Rezirkula-
tion und Reabsorption des Wassers in den Schweißdrüsen ist mit verschiedenen Methoden einschließlich der galvanischen Hautreaktion belegt worden
(F. A. J. Thiele, 1981).
Mit der Entwicklung von Schweißtropfen auf der Hautoberfläche ist eine Aufnahme des Wassers in der Hornschicht gegeben und zudem eine verstärkte
Entwicklung der Wasser-Fett-Emulsion, die für die ökologischen Verhältnisse
auf der Haut von besonderer Bedeutung ist.
Die Wärmebildung im Körperkern und angepaßte Wärmeabgabe über die
Haut und deren terminale Strombahn lassen dabei andere Faktoren der Tem-
peraturregulation in den Hintergrund treten. Ein wichtiger Faktor ist die Luft-
bewegung, die für den konvektiven Wärmeabtransport von der Hautoberfläche
verantwortlich ist. Durch Verdunstung wird auch dann ein Abkühlungsef-
fekt erzielt, wenn die Umgebung eine höhere Temperatur aufweist, doch wird
dann über diesen konvektiven Wärmeabtransport von der Hautoberfläche
auch eine Austrocknung der Haut erzielt.

1. Thermoregulation

Die Thermoregulation zeigt die Charakteristika eines Regelkreises. Die Information zu den Regelzentren erfolgt über humorale und endokrine sowie ner-
vöse Impulse. Die Wärmebildung und Wärmeabgabe sind Stellglieder oder
auch Steuerkörper im Verlauf einer Regelstrecke. Einige Daten der Thermoregulation mögen dies veranschaulichen und ihre allgemeinen Auswirkungen
auf den Organismus hervorheben. Eine Erhöhung der Kerntemperatur um
1 °C ist mit einer Erhöhung des Sauerstoffverbrauchs um 20% verbunden.
Diese Erhöhung des O_2-Verbrauches bezieht sich auf eine aktive Regulation
des Organismus. Die spezifische Verdunstungswärme von Wasser bei einer
Temperatur von 30 °C entspricht 579 cal/g*. Durch Verdunstung von 100 ml
Schweiß wird die Grundumsatzwärme von einer Stunde gebunden.
Die *Schweißproduktion* kann 4 l pro Stunde und unter extremer Belastung
maximal etwa 14 l innerhalb von 24 Stunden betragen. Der Ausgleich des
Wasserverlustes durch entsprechende Aufnahme von Wasser ist bei hohen
Temperaturen notwendig, um das physiologische Gleichgewicht zu erhalten.
Die Überlebenszeit ohne Wasserzufuhr bei 40 °C (nackter Körper) beträgt
48 Stunden. Im tropisch heißen Klima tritt in Abhängigkeit von der Aufent-
haltsdauer eine Anpassung der Kreislaufverhältnisse und der Transpiration
ein. Das Gefühl des Unbehagens, verbunden mit Schlaflosigkeit und Erschöp-
fung unter akuter Hitzeexposition, weicht unter Akklimatisation dem des relativen Wohlbefindens. Anpassung kann als Gewöhnung, weiterhin als vegetative
Gesamtumschaltung und schließlich als Adaptation an eine bestimmte Streßsi-
tuation gewertet werden. Die *Wärmeabgabe* ist mit der Differenz der Kern-
und Hauttemperatur korrelativ verbunden. Es tritt damit folgende Eskalation
der Intensität der peripheren Durchblutung und einer Hitzebelastung ein:

---

* In SI-Einheiten: 2424 $\frac{kJ}{kg}$.

1. mäßige Erhöhung der konvektiven Wärmeabgabe durch mäßige Durchblutungssteigerung der Haut, die mit einer erhöhten Wärmeabgabe verbunden ist;
2. starke Erhöhung der konvektiven Wärmeabgabe durch maximale Durchblutung der Haut, die infolge der erzwungenen Blutumverteilung mit einer Entwicklung eines Volumenmangelkollapses verbunden sein kann.
3. Eine weitere Steigerung der konvektiven Wärmeabgabe bei maximaler Durchblutung der Haut ist nur bei zusätzlicher Erhöhung des Herzminutenvolumens möglich.

Die Regulation der Hitzeadaptation durch Strahlung und durch konvektiven Wärmeabtransport von der Hautoberfläche wird mit steigender Umgebungstemperatur immer kleiner. Schließlich ist die Schweißbildung der einzige Weg zu einer zusätzlichen Wärmeabgabe, und damit tritt der Faktor Luftfeuchtigkeit in den Vordergrund. Die Bildung von Schweißtropfen tritt bei einer Hauttemperatur von 34 °C regelmäßig ein, ist aber keinesfalls ein koordiniertes Phänomen aller Schweißdrüsen (2 Millionen auf der Körperoberfläche) zur gleichen Zeit.

Folgen einer akuten Störung der Wärmeabgabe sind:

2. Hitzekollaps, Hitzschlag

a) *Hitzekollaps:* Das maximal erweiterte Gefäßsystem wird von der zirkulierenden Blutmenge nicht mehr ausreichend gefüllt, d. h. die druckregelnden Reflexe setzen sich gegen die temperaturregelnden Reflexe nicht mehr durch, zumal bei Hyperventilation als zusätzlichen Faktor der Wärmeabgabe der Vasomotorentonus nachläßt. Bei 40 °C Kerntemperatur genügt die geringste zusätzliche Belastung, um die Trias: Koma–heiße Haut–Temperaturen über 41,3 °C herbeizuführen.

b) *Hitzschlag:* Dieser stellt eine direkte Folge unzureichender Wärmeabgabe des Körpers aufgrund zentraler Störungen dar, die den Kollapszeichen vorausgehen. Hitzekrämpfe treten aufgrund der mit großen Schweißmengen abgegebenen Kochsalzmengen auf, dies allerdings nur bei nichtakklimatisierten Menschen.

Reaktionen: Die Reaktionen auf eine akute Hitzebelastung sind somit Steigerung der Hauttemperatur, Erhöhung der peripheren Durchblutung und des Herzminutenvolumens und Steigerung der Pulsfrequenz. Bei nicht genügender Wärmeabgabe erfolgt ein Anstieg der Kerntemperatur, der bei Erreichen einer Hauttemperatur von 34 °C mit Transpiration verbunden ist. Die Urinproduktion nimmt wahrscheinlich auch infolge einer verminderten Nierendurchblutung ab. Die Ausscheidung von kochsalzreichem Schweiß ist mit einer Verminderung des intercellulären Flüssigkeitsvolumens verbunden.

Eine wesentliche Adaptationsgröße ist die Verstärkung der Transpiration unter Einschluß einer Vergrößerung der transpirierenden Oberfläche (Höfler). Insbesondere erfolgt dann eine Transpiration an Armen und Beinen, die aufgrund des Verhältnisses der Oberfläche zum radialen Durchmesser eine hohe Wärmeabgabe gestatten. Mit dieser vermehrten Transpiration ist eine Rückkehr zur Norm der in Anspruch genommenen Faktoren der Thermoregulation verbunden. Bei langfristiger Akklimatisation kommt es sogar zu einer absoluten Abnahme der Schweißproduktion, da infolge der herabgesetzten Hauttemperatur die Verdunstung des Haut-Schweißfilms durch die konvektive Wärmeabgabe ersetzt wird. Die somit verringerte Hauttemperatur trägt auch zur Ökonomisierung der Wasserabgabe bei. Die praktischen Konsequenzen aus Klima- und Feldversuchen von Höfler zum Erreichen einer optimalen Adaptation an feuchte Hitze sind Expositionen in einer Klimakammer von 36 °C und 70% Feuchtigkeit für täglich mindestens 2 Stunden über 10 Tage. Eine Unterbrechung einer solchen Hitzeexposition über 2 Tage hinaus verhindert bereits die sich anbahnende Akklimatisation. Eine erworbene Akklimatisation in den Tropen schwächt sich nach 3wöchiger Pause in einem normalen Klima ab. Hauterkrankungen und Hautanomalien sind Störfaktoren, die zur Pathophysiologie der Thermoregulation überleiten.

Therapeutische Maßnahmen sind: Abkühlung, Schockbehandlung, Wasser- und Kochsalzzufuhr, Bekämpfung der Acidose sowie Behandlung der Koagulationsstörungen (Schreiber, 1981).

Hauterkrankungen mit verminderter Schweißdrüsensekretion sind insbesondere die atopische Dermatitis, das endogene Ekzem, allerdings mit Ausnahme der Gelenkbeugen. Auch bei einer akuten Psoriasis, einem hypertrophen Lichen ruber planus und bei verschiedenen Erythrodermieformen ist die Schweißsekretion durch verringerte Leistung der Schweißdrüsen, aber auch durch Verlegung der Schweißdrüsenausführungsgänge verringert. Liegt eine normale Schweißsekretion bei entsprechenden Gegebenheiten vor und kann dieser Schweiß auf die Hautoberfläche nicht abgegeben werden, z. B. bei einem Verschluß der oberflächlichen Schweißdrüsenausführungsgänge im Bereich der Hornschicht, ist die Miliaria die bekannte Folge.

3. Miliaria (Schweißretentionssyndrom)

ist eine Hautveränderung, die an den oberen Teil des Schweißdrüsenganges gebunden ist. Wesentlicher Faktor ist die Verlegung des Ausführungsganges mit erschwertem Schweißabfluß bzw. völliger Okklusion des Schweißdrüsenausführungsganges. Provozierend wirken Entfettung der Haut wie auch Austrocknung der Haut. Unterscheidung in:

a) *Miliaria cristallina*: Oberflächliches kristallklares Bläschen, Blasendach: Hornschicht;

b) *Miliaria rubra* (Prickle heat): Intraepidermal gelegene Bläschenbildung mit umgebender Entzündung. Blasendach: oberer Anteil der Epidermis;

c) *Miliaria profunda*: Vornehmlich subepidermal liegende Destruktion des Schweißdrüsenganges mit starker entzündlicher Reaktion.

Behandlung: Kühle Umgebung, Schüttelmixturen, Antibiotika bei im Vordergrund stehender bakterieller Infektion der Miliaria.

Als Komplikation ist die Infektion mit Staphylokokken bekannt; sie führt zu äußerst unangenehmen und sogar lebensbedrohlichen Situationen („roter Hund"). Die Miliaria ist als Schweißverhaltungssyndrom mit substantiellem Verschluß der Schweißdrüsen und damit Störungen der Thermoregulation in schweren Fällen ausgezeichnet. Das Symptom Dyshidrose, vornehmlich nur an palmaren und plantaren Regionen, kann mit einer funktionellen oder anatomischen Störung der emotionellen Schweißsekretion unter Vorbehalt in Zusammenhang gebracht werden und ist nicht in den Formenkreis der Miliaria einzuordnen.

4. Kältefolgen an der Haut

Erkrankungen, die durch Kälte verursacht oder verschlimmert werden. Es handelt sich bei Kälteeinwirkungen um komplexe Reaktionen, bei denen folgende Mechanismen beteiligt sind:
1. Reduzierung des myogenen Tonus durch Kälte;
2. eine durch Kälte reduzierte Reaktion der Gefäße auf die vasoconstrictorischen Impulse;
3. Bildung dilatatorischer Stoffe mit beginnender Gewebsschädigung unter Strömungsverlangsamung.

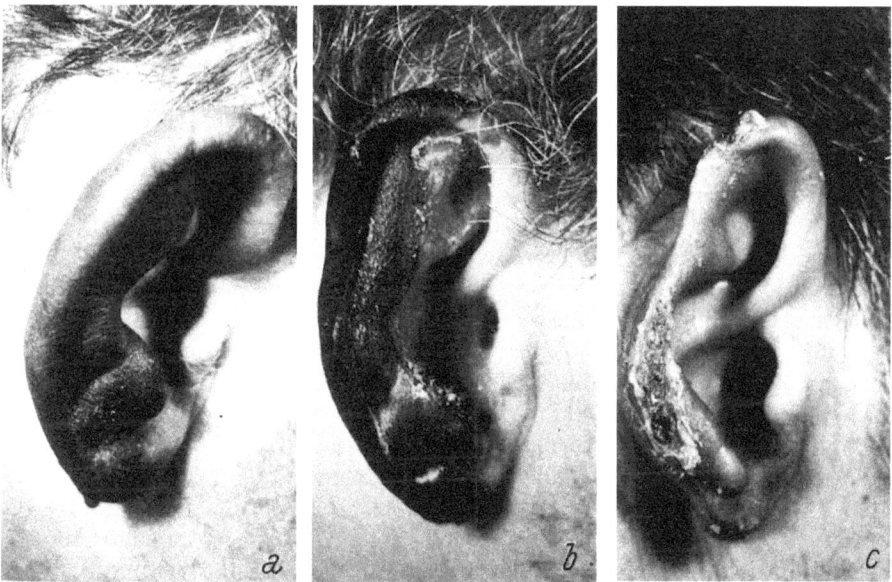

Abb. 41. Erfrierung nach Kälteexposition; *a* 4. Tag, *b* 12. Tag, *c* Zustand nach 6 Wochen

Reaktion auf abnormale Kälte: Erfrierung mit gradmäßiger Abstufung in Schweregrade I–III.
Abnormale Reaktionen auf Kälte: Akrocyanose: Häufig bei Kryoglobulinämie (Kryoglobulin = abnormales Globulin im Serum, bei 4 °C Präcipitation, reversibel bei Wiedererwärmung). Perniones, Erythrocyanose, Kälteerythem, Livedo reticularis, Raynaudsches Phänomen, Kälteurticaria, Kältepanniculitis, Adiponekrosis (neonatale Kälteschädigung), Prurigo hiemalis.
Die Verhinderung von Kälteschäden auf der Haut wird im allgemeinen durch Auftragen von Fettsalben gemindert. Der beste Kälteschutz ist aber die dünne Luftschicht, die zwischen den Lanugohärchen der Haut aufliegt (Knierer, 1982), die aber bei verstärktem konvektivem Wärmeabtransport (Wind) nicht

mehr besonders schützen kann. Leichte Erfrierungen können sich bereits während langer Skifahrten entwickeln, wenn nicht eine entsprechende Vorsorge getroffen wird. Profis im alpinen Sport haben ihre besonderen Rezepte, und der Bartwuchs bei hochalpinen Touren stellt die notwendige Luftisolation dar, um gegen Kälteschäden gewappnet zu sein. Ist trotz allem eine Hauterfrierung eingetreten, so ist der Schutz vor Hautinfektionen vorrangig, um eine sekundäre Komplikation zu verhindern. Die orale bzw. intravenöse Applikation von Pentoxifyllin erscheint für die Durchströmung der Mikrozirkulation von Wert. Ein bekanntes Phänomen ist die Entwicklung einer *Kälteurticaria,* auch bei heißen Sommertemperaturen, wenn der Kühlung Suchende, an Kälteurticaria Leidende, seine Hand in den Fahrtwind aus dem Auto streckt und sich in Abhängigkeit von der Geschwindigkeit und dem damit erzielten Abkühlungsgrad die notwendige Temperatur auf der Haut entwickelt. Wenn auch im statistischen Mittel 17 °C der häufigste Temperaturpunkt ist, der als Marker für die Entwicklung einer Kälteurticaria angesehen werden kann, so sind auch Kontakttemperaturen im Wasser um 23 °C – nach eigener Beobachtung bis 26 °C – in der Lage, noch eine „Kälteurticaria" auszulösen (Kältekontakt-Urticaria, Baden, siehe S. 141).

5. Kälte und Hautpflege

Urlaub im Winter erfreut sich zunehmender Beliebtheit. Dabei zieht es die Menschen sowohl in Länder, die zu dieser unwirtlichen Jahreszeit mit Bademöglichkeiten aufwarten können, als auch in Gebiete, in denen man Wintersport betreiben kann. Letztere Möglichkeit beinhaltet meist längerdauernde Aufenthalte in kalter und/oder windiger Umgebung.

Die Einwirkung von Kälte auf die Haut führt zu Kälteschäden, die durch kosmetische Maßnahmen nicht zu beeinflussen sind. Es ist festzuhalten, daß nicht nur Temperaturen um den Nullpunkt herum und darunter, sondern auch Temperaturen ab 6 °C abwärts regelmäßig, Temperaturen ab 12 °C abwärts in bestimmten Fällen, zu Kälteschäden führen können.

Der Versuch, freiliegende Körperteile (Gesicht, Hände) durch das Auftragen einer fettigen Creme oder Salbe (Vaseline) vor Kälteeinwirkung zu schützen, ist nur unter sportlichen Aspekten zu empfehlen (Baden, Skilauf usw.).

Die zarte Flaumbehaarung reduziert die konvektive Wärmeabgabe an die Umgebung. Luft isoliert besser als Salben oder Cremes.

Kälteschäden im Sinne von Pernionen (Frostbeulen), die einen Kombinationsschaden durch geringgradige Kälte und Feuchtigkeit darstellen, sind ebenfalls durch kosmetische Mittel allein nicht beeinflußbar.

Der eigentliche Wert einer kosmetischen Prophylaxe gegenüber Kälteschäden liegt darin, daß die Symptome der aufgesprungenen Lippen und Hände sowie das Eczéma craquelé der Unterschenkel günstig beeinflußt werden kann. Diese Schäden betreffen vornehmlich einen Personenkreis, der durch den Begriff der Atopie gekennzeichnet ist und der Besonderheiten im neurovasculären und immunologischen Bereich aufweist und durch das Auftreten von 3 Krankheitsbildern geprägt ist: allergisches Asthma bronchiale, Rhinitis allergica (Heuschnupfen) und Neurodermitis disseminata (endogenes Ekzem). Diese Personen weisen einen sebostatischen Hauttyp auf (fettarm, wasserarm), der bei entsprechender Belastung Austrocknungsphänomene von rauher Haut bis hin zum Exsikkationsekzematid ausbildet. Dieses Austrocknen der Haut wird bei Kälte dadurch begünstigt, daß die Luftfeuchtigkeit gegenüber wärmeren Temperaturen herabgesetzt ist und so der Hydratationszustand der Hornschicht vermindert wird (Dermatitis hiemalis). Folglich ist es in diesen Fällen von großer Bedeutung, eine konsequente Hautpflege zu betreiben, mit dem Ziel, den Hydratationszustand der Hornschicht zu erhalten oder zu verbessern. Dies kann einmal dadurch geschehen, daß Wasch- und Badeprozeduren eingeschränkt werden, oder besser, daß man geeignete Hautcremes und Emulsionen anwendet, die in der Lage sind, der Hornschicht die Feuchtigkeit zu erhalten. In diesem Zusammenhang sei auf kosmetische Präparate verwiesen, die natürliche, durch Hautextraktion gewonnene, wasserbindende Faktoren enthalten (Natural Moisturizing Factor, NMF).

Eine solche konsequente Hautpflege ist auch empfehlenswert bei „normalem" Hautsekretionstyp, wenn besondere Belastungen der Haut durch Kälte und/oder Wind erfolgen.

Literatur

Daubert, K., Aichinger, F.: Wetter, Klima, Haut, in: Dermatologie und Venerologie, Bd. I/1. Stuttgart: G. Thieme. 1962.

Gohlenhofen, K., in: Bauereisen, E.: Physiologie des Kreislaufs, Bd. 1. Berlin-Heidelberg-New York: Springer. 1971.

Hamann, R. R. M.: Tropical skin diseases in temperate climates, in: Recent advances in dermatology (Rook, A., Hrsg.), Vol. 4. Edinburgh-London-New York: Churchill-Livingstone. 1977.

Harnack, K.: Klimatisch bedingte Dermatosen, in: Biotropie der gesunden und kranken Haut. Leipzig: J. A. Barth. 1975.

Hartung, J.: Klimatherapie, in: Dermatologie und Venerologie, Bd. II/1. Stuttgart: G. Thieme. 1958.

Höfler, W.: Verlauf der Hitzeakklimatisation in einem natürlichen tropischen Klima. Ztschr. Tropenmed. Parasit. 17, 127 (1966). – Hitzeakklimatisation bei Ichthyosis simplex. Ärztliche Forschung 14, 82 (1970).

Knierer, W.: Eine Möglichkeit, an der Haut Energie zu sparen. Ärztliche Kosmetologie 11, 370 (1981).

Schreiber, H.: Überleben in der Hitze. Münch. med. Wschr. 123, 1113 (1981).

Stüttgen, G., Forssmann, W. G.: Pharmacology of the microvasculature of the skin. In: Handbuch der Haut- und Geschlechtskrankheiten, Erg.-Werk, Bd. I, S. 413. Berlin-Heidelberg-New York: Springer. 1981.

I. Photoaktinischer Komplex

Im großen und ganzen ist vor einer Reise in entsprechende Sonnenländer und bei der dortigen Sonnenexposition den meisten Touristen klar, welche Toleranz ihre Haut gegenüber der Sonne hat. Ärztlich steht mehr die therapeutische Empfehlung im Vordergrund, den Patienten mit Photodermatosen den Aufenthalt in entsprechenden Regionen zu ermöglichen. Dementsprechend ist bei der erythropoetischen Porphyrie die Gabe von β-Carotin bei Sonnenexposition und touristischen Exkursionen anzuraten. Ein wichtiger Faktor ist die Einleitung einer Phototherapie, gegebenenfalls Photochemotherapie, *vor* der zu erwartenden Sonnenexposition, um die Haut in einen Zustand zu bringen, der mit einer Erhöhung der Reizschwelle gegenüber Licht verbunden ist, wie es beispielhaft bei der polymorphen Lichtdermatose und weiteren Abarten dieser Hauterkrankung durch langfristig vorhergehende Lichtexposition in der genannten Form ermöglicht wird. Auf der anderen Seite ist bei der Photochemotherapie mit Meladinine darauf hinzuweisen, daß das Absetzen des Photosensibilisators Meladinine früh genug erfolgen muß, um nicht eine unliebsame Eskalation der Bestrahlungseinwirkung zu erzielen, die wir auch 4 Wochen nach Beendigung der Meladinine-Einnahme beobachten konnten. Bei der chronischen polymorphen Lichtdermatose ist es individuell möglich, durch zusätzliche Gabe von Vitamin-B-Komplex, insbesondere Nikotinsäureamid, eine höhere Toleranz gegen Licht zu erzielen, obwohl eine solche Empfehlung nicht verallgemeinert werden darf.

Wir stehen auf dem Standpunkt, daß eine maximale Sonnenexposition mit entsprechenden Anwendungen von Sonnenschutzmitteln verbunden sein muß,

Tabelle 33. *Photoaktinischer Komplex*

Faktoren	Wirkung auf die Haut	Allgemein
UV A, UV B	Keratoplastischer Effekt* durch UV B Induzierung direkter (UV A) und indirekter (UV B) Melaninpigmentierung Dermatitis in Abhängigkeit von der Dosis, Elasticaschädigung DNS-Defekte	Abhängig von Lichtschwiele Melaninabsorption, Beeinflussung der Gefäße und des Bindegewebes Freisetzung von Prostaglandinen ggf. Polypeptiden Dimerisation des Thymidin bei 254 mm

* Reizbeantwortung abhängig von der Dicke des Stratum corneum: Absorptionshalbwertschicht $16\,\mu$ für 300 nm, $11\,\mu$ für 250 nm.

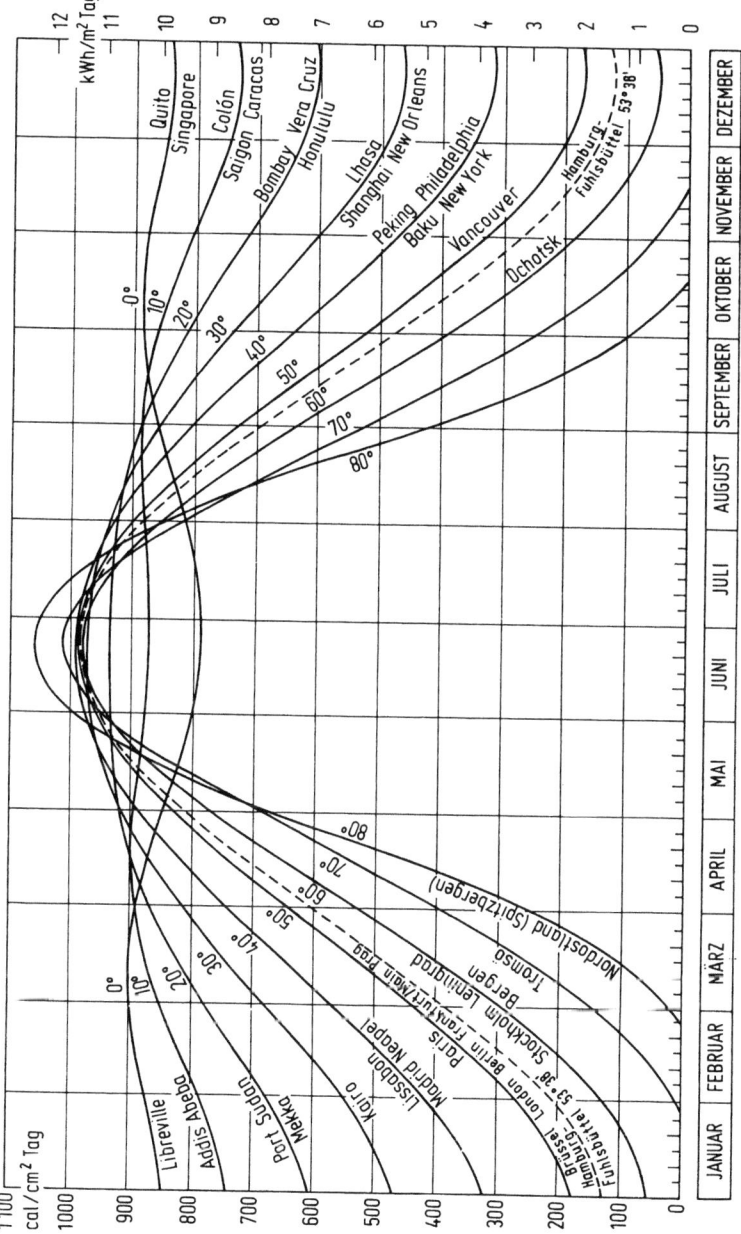

Abb. 42. Jahresgang der Tagessummen der extraterrestrischen Sonnenstrahlung nach Kollmann, 1958, in: Ultraviolette Strahlen (Kiefer, J., Hrsg.). Berlin-New York: Walter de Gruyter. 1977

insbesondere dann, wenn zu Hause mit Hilfe der Solarien ein Dauerzustand der Bräune provoziert wurde und durch zusätzliche natürliche Sonnenexposition nunmehr ein Summationseffekt auftritt, der zu einer präcoxen Entwicklung von aktinischen Schädigungen führt.

1. Intensität der UV-Strahlung in Abhängigkeit von jahreszeitlichen und geographischen Faktoren

Die Sonnenstrahlung wird an Molekülen und Schwebeteilchen der Erdatmosphäre gestreut, an Wolken reflektiert und von Wasserdampf, Ozon, Sauerstoff und Aerosolen absorbiert. Die Globalstrahlung, d. h. die Summe der direkten Sonnenstrahlung und der gestreuten Sonnenstrahlung (Himmelsstrahlung), berechnet auf die Erdoberfläche, ist abhängig vom Einfallswinkel der Sonnenstrahlen und der Sonnenhöhe, weiterhin vom Ausmaß der Wolkenbedeckung, die bei maximaler Entwicklung lediglich 20% der Globalstrahlung im Verhältnis zu wolkenlosen Tagen beträgt.

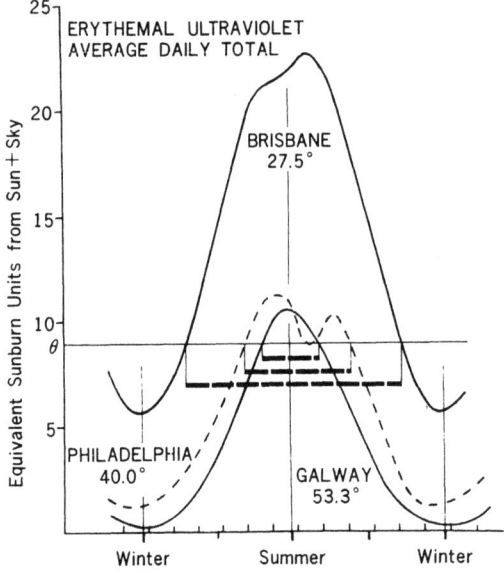

Abb. 43. Durchschnittliche tägliche cutane erythemprovozierende UV-Strahlung, die mit dem Robertsonschen Ultraviolettdetektor gemessen wurde. Die hier dargestellten Sonnenbrandeinheiten sind etwa mit der minimalen Erythemdosis der nichtgebräunten weißen Haut nach 24 Stunden vergleichbar (nach Urbach und Mitarbeitern, 1972, in: Sunlight and man. Tokyo Press. 1974)

Tabelle 34 a. *Höhenabhängigkeit der Tagessummen der UV-B-Strahlung*
[aus Kiefer, J. (Hrsg.): Ultraviolette Strahlen. de Gruyter. 1977]

Höhe	200	500	1000	1500	2000	3000 Meter
UV B	100	110	118	125	130	134

oder 12% pro 1000 Meter insgesamt (für Tagessummen − Wh/cm² Tag − werden höhere Prozentsätze gemessen).

Tabelle 34 b. *Höhenabhängigkeit der Tagessummen der UV-B-Strahlung*
[aus Kiefer, J. (Hrsg.): Ultraviolette Strahlen. de Gruyter. 1977]

	Januar (%)	März (%)	August (%)	September (%)
a) Schönwetterlagen				
Zugspitze (2964 m)	100	100	100	100
Wank (1780 m)	56	68	94	90
Garmisch (730 m)	28	54	65	53
b) In oder unter Wolken				
Zugspitze	100	100	100	100
Wank	54	65	68	95
Garmisch	26	39	53	55

Mit steigender Höhe des Meßortes über dem Meeresspiegel nimmt die Menge der Aerosolschwebeteilchen ab. Daraus ergibt sich, daß in mitteleuropäischen Breiten die Ultraviolett-B-Bestrahlungsstärke etwa um 15% pro 1000 m Höhe ansteigt. In den Tropen liegt dieser Faktor um 20–25% pro 1000 m Höhe. Diese Gegebenheiten sind sowohl auf Ultraviolett B als auch auf Ultraviolett A zu beziehen. Bei vergleichbaren Sonnenhöhen, z. B. einer Sonnenhöhe von 20 Grad in 1000 m Höhe, ist diese Steigerung +9%, in 3000 m +31%, bei einer Sonnenhöhe von 90 Grad in 1000 m Höhe +20% und bei 3000 m Höhe +49%. Die Zunahme der Ultraviolett-A-Strahlung ist bei der Globalstrahlung in 1000 m Höhe und einer Sonnenhöhe von 20 Grad +23%, bei 3000 m Höhe +57%, bei einer Sonnenhöhe von 90 Grad in 1000 m Höhe +17% und in 3000 m Höhe +34%. Die unterschiedliche Anstiegsrate der jeweiligen Sonnenhöhe ergibt sich durch den verlängerten Strahlungsweg durch die strahlenabsorbierende Atmosphäre. Die gleichzeitige Registrierung der spektralen UV-B-Strahlung (313 nm) auf der Zugspitze, dem Wankgipfel und Garmisch geben einen Überblick über die jahreszeitliche Höhenabhängigkeit von den Tagessummen der UV-B-Strahlung. Schließlich sind die Tagessummen (kWh/m² pro Tag bzw. Wh/cm² pro Tag) als Jahresverlauf der Tagessummen der extraterrestrischen Sonnenstrahlen wiedergegeben (Kollmann, 1958, in: Ultraviolette Strahlen. Berlin: de Gruyter. 1977).
Von der klimatologischen Situation her ist es noch wichtig, daß neben dem Aerosolgehalt auch die Partikelgröße des Schwebeteilchens innerhalb der Atmosphäre für die Streuung und Absorption der Strahlung eine besondere Rolle spielt. Diese Faktoren sind für die erythemproduzierenden Totaldosen pro Tag von Wichtigkeit und können geographische Unterschiede ausgleichen. Die Auslösung lichtbedingter Dermatosen von der erythropoetischen Porphyrie bis zur Lichturticaria hängt von der Dosis in Abhängigkeit von der Jahreszeit und auch der Wolkendichte ab. Eine erythropoetische Porphyrie bedarf der schützenden β-Carotin-Gabe zum Frühjahrsbeginn in unserem Klima (Berlin), während ein dazwischengeschobener Winterurlaub in höheren Lagen (Engadin) auch zu dieser Jahreszeit eine entsprechende Therapie bereits notwendig macht. Neben der strahlenabsorbierenden Wirkung von Aerosol ist die Reflexion der Strahlung durch Schnee ein wesentlicher Faktor, der insbesondere dann zum Tragen kommt, wenn aufgrund des Neigungswinkels der Schneeflä-

chen die Strahlung nun den Körper in senkrechter Position voll trifft und sich damit ein zusätzlicher Strahleneinfluß zu der meßbaren Ultravioletteinstrahlung pro m², bezogen auf die horizontale Fläche in Abhängigkeit vom Sonnenstand, hinzugesellt.

2. Hautreaktivität auf UV-Strahlung

Unter natürlicher Ultraviolettexposition wird die Ultraviolett-B-Strahlung zwischen 280 und 315 nm im Bereich des oberen Anteils der Epidermis absorbiert und führt zu einer verstärkten reaktiven Proliferationsrate der Keratinocyten mit dem Resultat einer Verdickung der Hornschicht. Diese „Horn-

Tabelle 35. *Ablauf der akuten Lichtreaktionen der Haut* (Ippen, H., in Stüttgen, G.: Die normale und pathologische Physiologie der Haut. Stuttgart: Fischer 1965)

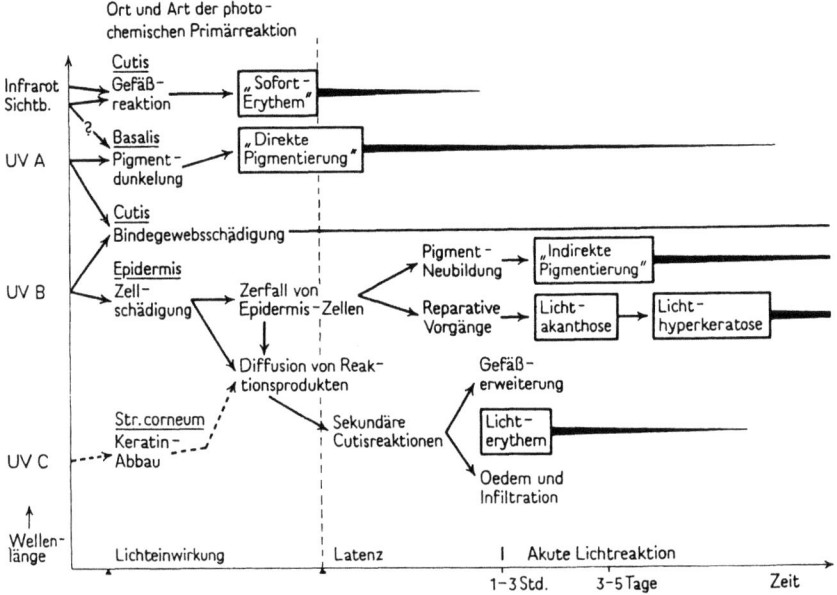

schwiele" nach Miescher ist das Resultat einer indirekten Auswirkung der Strahlung über Stoffwechselprodukte von strahlungsirritierten Keratinocyten, die den Mitoserhythmus beeinflussen. Damit verbunden ist in Abhängigkeit von den individuellen Charakteristika der indirekten Pigmentierung eine Stimulation der Melanosomen innerhalb der Melanocyten festzustellen, die schließlich von Keratinocyten phagozytiert werden und nur bei schwarzer Haut im Zuge der Keratinisierung sich in der Hornschicht ablagern. Bei der weißen Rasse werden Melanosomen innerhalb der Keratinocyten abgebaut.
Die direkte Sofortpigmentierung ist durch Ultraviolett A möglich, ohne daß sich ein Erythem entwickelt. Durch Ultraviolett A werden bereits vorliegende Vorstufen des Melanins in kurzer Zeit in Melanin umgewandelt. Die Dauer dieser Pigmentierung ist kurzfristig.

Tabelle 36. *Pathogenese der Photoreaktionen* (nach Ippen, 1965)

	Photo-Auto-Reaktion		Photo-Hetero-Reaktion (z.B. Photoallergie)	„Licht-Koebner"
	Lichterythem	Photodynamische Reaktion		
Photo-chemisches Substrat	Physiologische Hautbestandteile		Pathologische oder exogene Haut-bestandteile	
Lichtenergie	Verändert Hautbestandteile		Verändert den Fremdstoff photo-chemisch	Wirkt wie ein unspezifischer mechanischer Reiz
	durch direkte Absorption	durch Übertragung vom absorbierenden Hilfsstoff (Sensibili-sator)		
Art des wirk-samen Lichtes abhängig von der Absorption des Substrates)	Kurzwelliges Ultraviolett (B) (spezifisch)	Meist längerwellig (spezifisch)	Meist längerwellig (spezifisch)	Gleichgültig? (unspezifisch)
Klinische Haut-veränderung	Lichterythem	Ausprägung der Einzel-symptome wird vom Sitz des Sensibilisators und der Eindringtiefe des beteiligten Licht-bereiches bestimmt	Verschieden, hängt vom photochemi-schen Primärvorgang und den Wirkungen der Umwandlungs-produkte (Allergen, Gefäßgift usw.) ab	Der Grund-krankheit entsprechend

Die Ultraviolett-A-Strahlung penetriert tiefer in die Haut, während das Ultra-violett B in Abhängigkeit von der Dicke der Hornschicht und der Epidermis nur zu einem geringen Teil, aber immerhin doch deutlich biochemisch wirksam die gefäßführenden Schichten erreicht. Die Summe der Hautreaktionen auf eine Sonnenexposition hin sind somit das Ergebnis einer individuellen Disposi-tion im Hinblick auf die Entwicklung einer Lichtschwiele, der Pigmentierungs-intensität der Haut und schließlich weiterer Faktoren, wie DNS-Defekte, die sich vornehmlich nur im Bereich der pathologischen Entstehung von Licht-dermatosen darstellen lassen.

3. Pathogenese der Lichtdermatosen

Da Lichtdermatosen sicherlich dem Patienten bekannt sind, bevor er eine Ur-laubsreise antritt, wird er von seinem Hautarzt dementsprechend vorbereitet sein. Das unbekannte Moment ist der Kontakt mit der belebten und unbeleb-ten Umwelt, die die Lichtempfindlichkeit der Haut durch sogenannte Sensibili-satoren erhöhen kann, ein Faktor, der im Kapitel Pflanzen und Haut beson-ders zum Tragen kommt. Nach Berührung von Pflanzen, die entsprechende Lichtsensibilisatoren bilden, kommt es in Abhängigkeit von der Intensität des Kontakts und von den Gegebenheiten der Stoffaufnahme durch die Haut in

die lebenden Hautschichten zu einer lichtenergetischen Reaktion, die sich zunächst sonnenbrandähnlich darstellt. In Abhängigkeit von der chemischen
Struktur der aufgenommenen Substanz steht die auslösende Wellenlänge, die
diese photodynamische Wirkung auslöst. Der toxische Effekt auf die Haut als
Konsequenz der photoenergetischen Vorgänge ist recht monomorph und zeigt
enge Anlehnung an die phototoxische Reaktion des Sonnenbrandes. Auch bei
der Einnahme von Medikamenten, die über die *Blutbahn* die Haut erreichen,
hängt das Ausmaß der Photosensibilisierung von der Strahlendosis ab. Die
notwendigen Lichtquanten treten durch die Haut durch und erreichen den Ad-
sorptionsort des Medikaments. Beispielhaft sei an Tetracyclinen dargestellt,
daß sich in der Reihenfolge Dimethyloxytetracyclin, Tetracyclin, Oxytetracy-
clin und wesentlich weniger ausgeprägt Doxycyclin und Minocyclin eine erhöhte Lichtempfindlichkeit entwickelt. Diese Skala der Abstufung verschiedener Tetracycline hängt von der Diffusionsintensität in die Haut in Abhängigkeit von der jeweiligen Darreichungsform ab. Nach intracutaner Injektion, bei
der die Gegebenheiten der Diffusion zur Hauttiefe hin umgangen wird, ist die
Reihenfolge der Tetracycline im Hinblick auf die Sensibilisierung eine andere
(Kligman und Breit).
Nicht nur der Mensch reagiert auf den Kontakt mit bestimmten Pflanzen und
Licht im Rahmen einer Photodermatitis, sondern dieses Phänomen ist auch bei
Haustieren bekannt. Weidende Schafherden nach Kontakt mit entsprechenden
Pflanzen stellen ein besonderes veterinärmedizinisches Problem dar.

Tabelle 37. *Krankheiten, die durch Lichtexposition verursacht oder verschlimmert werden können*
(Parrish, White und Pathak, in: Dermatology in general medicine. McGraw-Hill. 1979)

Genetisch	*Chemikalien einschließlich Medikamente und Naturstoffe*
Xeroderma pigmentosum	
Oculocutaner Albinismus	Phototoxische Auswirkung
Phenylketonurie	Photoallergische Entwicklung
Cockayne-Syndrom	Persistierende Lichtreaktion
Bloom-Syndrom	
Rothmund-Thompson-Syndrom	*Degenerative und neoplastische Erkrankungen*
Hartnup-Syndrom	
Epheliden	Chronischer Lichtschaden
Disseminierte oberflächliche aktinische Para-	Aktinische Keratose
keratose	Stuccokeratose
Darier-White-Erkrankung	Granuloma solare
(Keratosis follicularis)	Bowensche Erkrankung
Hailey-Hailey-Erkrankung	Spinozelluläres Hautkarzinom
	Basaliom
	Melanome (?)
Metabolisch	
	Verschiedene
Porphyrien	
Störungen des Tryptophan-Stoffwechsels	Erythematodes
Pellagra	Transiente akantholytische Dermatose
Karzinoid-Syndrom	Pemphigus foliaceus (vulgaris)
(Serotoninfreisetzung)	Herpes simplex
Hydroxykynureninurie	Köbner-Phänomen nach Sonnenbrand bei
Hartnup-Syndrom	latenter Psoriasis
(Tryptophan-Resorptionsstörung)	Lichen planus

Jedes Ding hat 2 Seiten, und es ist ja seit 10 Jahren hinreichend bekannt, daß die Photochemotherapie die Ausnutzung des lichtsensibilisierenden Effekts von Furocumarin (8-Methoxypsoralen) und entsprechenden Derivaten unter Exposition mit 360 nm, also dem Blacklight, eine weite Anwendung bei den verschiedensten Hauterkrankungen gefunden hat.

4. Lichtdermatosen

Photoallergisches Ekzem

Photochemische Bildung eines epidermal wirksamen Allergens nach epicutaner Auftragung, aber auch Entwicklung des Allergens nach oraler Applikation entsprechender Substanzen, insbesondere Sulfonamide, Phenothiazine. Der Verlauf wird durch eine sich steigernde Lichtempfindlichkeit kompliziert, die sich nach Jahren offenbar von dem eigentlichen Photoallergen gelöst hat. Ein inverser Verlauf − erst Bestrahlung, dann Medikament − wurde von Schwarz erstmalig beschrieben (1971) und von Jung unter Betonung der kurzen dazwischenliegenden Zeitspanne bestätigt (siehe Tab. 41−43) (S. 135).

Photodermatitis acuta symptomatica

Bei endogenen Lichtdermatosen, auch bei Avitaminosen, wie Pellagra und Genodermatosen, Hartnup-Syndrom. Pathogenetisch kommen endogene Photosensibilisatoren in Betracht.

Lichturticaria

Photochemische Bildung eines cutan-vasculär wirksamen Allergens mit der Entwicklung einer Sofortreaktion. Im Gegensatz zum photoallergischen Ekzem keine besondere Neigung zur Generalisierung auf nicht dem Licht ausgesetzten Hautpartien (Tab. 38).

Tabelle 38. *Einteilung der Lichturticaria nach Ive und Mitarbeitern, 1965 (Wellenlängen in nm)*

Gruppe	Bereich	Aktionsspektrum	Maxima
I	UV B	290−310	300
II	UV ABC + s. L	250−425	300
III	UV AB + s. L	300−650	variabel
IV	UV ABC + s. L bis IR	250−700	300, 400 oder 500

Hidroa vacciniformia

Lichtdermatose, die nosologisch charakterisiert, aber stofflich nicht geklärt ist. Papeln und Bläschenbildung an den lichtexponierten Stellen, besonders Ohren und Wangen.

Chronisch-polymorphe Lichtdermatose

Provokation verschiedenartiger Hautreaktionen vom Ekzem bis zur lymphocytären Infiltration ohne epidermale Hautveränderungen unter Lichteinwirkung. Die *Akne aestivalis* (Mallorca-Akne, Hjorth, 1972) wird vornehmlich in sonnenexponierten Hautregionen während der Sommerzeit in Mittelmeergebieten beobachtet. Diese kleinpapulösen Eruptionen treten besonders bei Frauen „jenseits des typischen Aknealters" auf und können mit Insektenstichfolgen verwechselt werden. Tronnier diskutierte Auslösung über Emulgatoren von Sonnenschutzmitteln im Sinne einer Photodermatose. Es sei in diesem Zusammenhang auf die allergische Reaktion auf Speichelsekretion von Phlebotomen verwiesen (*Harara* als mehr urticarielle Reaktion, Krampitz, 1981, siehe S. 315).

Aktinische Elastose

Der chronische Lichtschaden der Haut (in der Definition nach Ippen) umfaßt alle Veränderungen der dauernd lichtexponierten Hautpartien (siehe oben), die gemeinhin als altersbedingt aufgefaßt werden, sich aber durch Paralleluntersuchung sicher nicht exponierter Hautpartien beim gleichen Patienten von den spontanen Altersveränderungen (Elastizitäts- und Pigmentverlust, trockene, eventuell leicht schuppende Epidermis) abtrennen lassen. Dementsprechend gehören hierher: die aktinische (fälschlich „senile") Elastose, d. h. die feinpapulöse gelbliche Infiltration der obersten Cutisschichten; die zunehmende Verdünnung der Epidermis mit leichter Schuppung, Pigmentverschiebungen und Teleangiektasien, auf der sich (häufig unter Kompensation der Elastose durch eine straffe Atrophie der Cutis) Präcancerosen („senile Keratosen"), Basaliome und Carcinome entwickeln (Unnas Land- oder Seemanshaut).

Xeroderma pigmentosum

Versagen des „dark-repair" nach Lichtschäden auf cellulärer Ebene, insbesondere an der DNS. Eskalationen der Veränderung und variablen Tumorbildung von der Kindheit bis zum Alter hin.
Folgekrankheiten der Photoallergien (Jung, 1979). Im Anschluß an eine Photoallergie und speziell nach mehreren Rückfällen können sich Folgekrankheiten entwickeln und unter Berücksichtigung der Häufigkeiten der Ausbildung in Beziehung zueinander gesetzt werden. Auffallend ist, daß es sich immer um Männer fortgeschrittenen Alters handelt.
Persistente Lichtreaktion (persistent light reaction). Monate bis Jahre nach einer durchgemachten Photoallergie treten bei 10−30% der Männer in fortgeschrittenem Alter nach alleiniger Lichtexposition Rückfälle auf. Klinisch handelt es sich um lichenoide, livid oder bläulichrote, papulöse oder flächige Infiltrate mit einer großen Schuppung, die stark jucken oder brennen. Spontane Abheilung ist möglich. Auslösend wirken UV B und UV A.
Die Lichtdermatosen stellen durchaus ein Problem für den damit behafteten Urlaubsuchenden dar, der sich nach sonnigen Ländern sehnt. Aber gerade mit der Photochemotherapie ist die Möglichkeit gegeben, den Körper in eine Si-

Tabelle 39. *Einteilung der Lichtdermatosen*
[nach Tronnier, H.: Z. Haut- und Geschl.-Kr. 46, 19 (1971)]

Art der Reaktion	Auslösender Wellenlängenbereich	Notwendige Dosis	Klinische Bilder
A. Photo-traumatisch			
1. akut	UV B	erhöht	Erythema solare
			Cheilitis actinica, vornehmlich an der Unterlippe als isolierte Lippenerkrankung oder in Zusammenhang mit Lichtdermatosen ggf. bei Anwendung von Photosensibilisatoren.
			Sonderform: „Anatolische" Sommercheilitis als klimagebundene Lippenerkrankung.
2. chronisch	UV B (UV A?)	erhöht	Cheilitis actinica, Leukomelanoderm (entzündliche Atrophie), Landmanns-, Seemannshaut, Praecancerose, Licht-Ca.
		normal	Xeroderma pigmentosum Pigmentiertes Xerodermoid, de Sanctis-Cacchione-Syndrom
B. Photodynamisch			
1. phototoxisch	vorwiegend UV A	normal	Wiesengräser-Dermatitis, Berloque-Dermatitis, Melanodermitis Hoffmann–Habermann sowie durch Teer, Furocumarine (Pflanzen), Farbstoffe, Phenothiazine, Tetracycline u. a. Porphyrien, Tryptophan-Malabsorption
2. photoallergisch	vorwiegend UV A	normal	durch Sulfonamide, Antidiabetica, Phenothiazin, Blankophore, Tuberkulostatica, Antibiotica u. a.
3. photoanaphylaktisch (-unbekannter Mechanismus)	UV B und A	normal	polymorphe LD, Hidroa vacciniformia, Licht-Urticaria, Licht-Ekzem (seborrh.) Summer-Prurigo, Erythematodes- bzw. Erythema exsudativum multiforme – ähnliche LD

tuation zu bringen, die ihn ab einer bestimmten Expositionszeit nunmehr tolerant gegen Licht macht, wie es bei der polymorphen Lichtdermatose bekannt ist. Wir hatten schon 1968/69 versucht, bei Kenntnis des Meladinineeffekts lichtempfindliche Patienten über eine orale Meladininegabe in das Stadium einer Toleranz gegenüber intensiver Sonnenstrahlung zu bringen. In der Tat waren diese Versuchsserien ermunternd. Der Einsatz von Meladinine als „Lichtschutz" im Vorfeld der eigentlichen Sonnenexposition gewann an Bedeutung. Lichtschwiele und Melaninpigmentierung können durch natürliche oder künstliche (Heimsonne bzw. Solarien) UV-Exposition unter dem Motto Bräunung ohne vorherige Rötung erworben werden. Im Spektrum der künstlichen Strahlungsquelle soll kein UVC, sehr wenig UVB, aber viel UVA und etwas Wärmestrahlung enthalten sein (Lischka und Jung, 1979).

Die Auswirkungen der Sonnenlichtexposition, insbesondere der Ultraviolettexposition, sind in Sofort- und Spätwirkungen zu unterscheiden. Bei Sofort-
auswirkungen verhindert der schmerzhafte Sonnenbrand die weitere Exposition und zwingt zum vernünftigen Verhalten gegenüber der Sonnenstrahlung,
während bei den Spätwirkungen ein solches Alarmsystem nicht besteht und
sich erst nach 10–20 Jahren dann an den häufig exponierten, dem Sonnenlicht
stetig ausgesetzten Hautstellen ein Hautkrebs entwickelt. Aktinische Keratosen als Präkanzerosen tun das übrige, um der Wirkung des Sonnenlichts als
Carcinogen ein besonderes Gewicht zu verleihen. Alles in allem ist der Lichtschutz eine nicht zu vernachlässigende Notwendigkeit bei häufiger Exposition
gegenüber intensiver Sonnenbestrahlung. Dies ist kein warnender, belehrender
Hinweis, sondern einfach die lapidare Tatsache, daß die meisten unserer
mitteleuropäischen Zeitgenossen nach entsprechender jahrzehntelanger Sonnenexposition, die sie mit Wonne ertragen haben, vor dem Ergebnis der Entwicklung von Hauttumoren stehen werden. Dies ist bei entsprechender dermatologischer Überwachung nicht dramatisch. Es gibt heute genug verschiedenartige Techniken, diese Tumoren, die zunächst keine große Neigung haben, sich
im Körper weiter auszubreiten, zu entfernen. Ein Problem stellt noch die Notwendigkeit von Sonnenschutzmaßnahmen gegen Ultraviolett A dar. Es wird
zwar der Sonnenbrand verhindert, da die Ultraviolett-B-Strahlung durch die
üblichen Sonnenschutzmittel absorbiert wird; das Warnsystem gegenüber Ultraviolett B tritt in den Hintergrund, und Ultraviolett A hat eine größere
Chance, auf normalem Weg maximal die Haut zu erreichen. Es ist heute
schwer zu entscheiden, welche Folgen man in 10–20 Jahren von dieser Situation hat. Die Auswirkung des Ultravioletts A auf verschiedenartige biochemi-
sche Hautprozesse, einschließlich Hautstrukturen, steht am Beginn der Erforschung.

5. Lichtschutz

a) Photophysikalischer Lichtschutz (Deckstoffe)

Das auftreffende Licht wird reflektiert. In diesem Sinn wirken alle weißen
Substanzen unabhängig von ihrer Struktur. Für einen effektiven Schutz muß
eine weitgehend lichtdichte Schicht auf die Haut aufgebracht werden
(Make up), der Effekt ist schwach, da derartige Schichten durch Schweiß infolge Wärmestaus weggeschwemmt werden. Günstigste Substanzen: Weißpig-
mente, wie Titandioxid, Zinkoxid u. ä. Eine chemische Bräunung mit Dihy-
droxyaceton wirkt dagegen nur schwach.

b) Photopharmakologischer Lichtschutz

Hierunter sind Mechanismen zu verstehen, die entweder die möglichen Folgen
der UV-Exposition präventiv mildern, oder solche, die in den Ablauf der Fol-
gereaktionen eingreifen. So ist der Lichtschutz durch Purine und Pyrimidine
(Ippen), da er weder auf eine Lichtreflexion noch eine Lichtabsorption zurückgeführt werden kann, möglicherweise als photopharmakologischer Effekt
zu verstehen. Die Lichtschutzwirkung von Basen der RNS, insbesondere Gu-
anin, kann auf einer Dimerisierung der Substanz selbst und damit einem

Schutz der DNS vor der Thymindimerisierung beruhen. Es besteht allerdings auch die Möglichkeit, daß diese Basen mit Substanzen der Hautoberfläche oder auch der Zellen des Stratum spinosum Verbindungen eingehen, die UV-B-Strahlen absorbieren.

Die Aufgabe des künstlichen Lichtschutzes ist es, die normalen Filtereigenschaften der Hornschicht selektiv für bestimmte Wellenlängen zu verstärken oder die Lichtempfindlichkeit der Haut biologisch über die sogenannte Lichtschwiele herabzusetzen bzw. nach gezielter Ultraviolettbestrahlung den Schwellenwert für UV-B-bedingte Entzündungen therapeutisch zu heben. Die PUVA-Bestrahlung kann die Entwicklung von bestimmten Lichtdermatosen, insbesondere des polymorphen Lichtexanthems, vor der natürlichen Sonnenexposition hemmen (Plewig).

c) Absorptiver Lichtschutz (Lichtfilter)

Praktisch für unsere Belange hat jedoch nur der absorptive Lichtschutz bisher an Bedeutung gewinnen können (Tronnier, 1977). Es werden dabei lokal Filtersubstanzen eingesetzt, die nach Anreicherung in der Hornschicht Ultraviolett B absorbieren und das direkt bräunende Ultraviolett A durchlassen. Da diese Hemmung der Ultraviolettdurchlässigkeit nur eine relative ist, kommt es in Abhängigkeit von dem Schutzfaktor zu einer abgeschwächten Hautreaktivität. Liegt die Erythemschwelle für ein Präparat z. B. bei 8 Minuten, für die unbehandelte Haut bei 2 Minuten, so beträgt der Faktor 4. Es liegen heute hochgradige, starke Schutzmittel vor, z. B. mit dem Schutzfaktor 12. Es hat sich auch gezeigt, daß es möglich ist, Ultraviolett A zu absorbieren (Contralum), so daß der künstliche Lichtschutz das gesamte Spektrum des Ultravioletts betrifft, soweit es die Haut auf der Hautoberfläche erreicht. Damit ist die Freiheit der Urlaubsexposition für entsprechende Patienten mit Lichtdermatosen erheblich erweitert worden.

Ein Angebot von Lichtfiltern als Sonnenschutzmittel unterschiedlicher Wirksamkeit erlaubt die Anpassung der Schutzwirkung an die jeweilige Strahlungsintensität und an die individuelle Strahlenempfindlichkeit. Der individuelle Schutzfaktor ist der Quotient aus der Erythemschwellenzeit von behandelter und unbehandelter Haut.

$$\text{Lichtschutzfaktor } O = \frac{\text{Erythemschwellendosis für die geschützte Haut}}{\text{Erythemschwellendosis für die ungeschützte Haut}},$$

Tabelle 40. *Hauttypenklassifikation bei Sonneneinwirkung und Lichtschutz*

	Sonnenbrand	Bräunung	Empfohlener Lichtschutzfaktor
Typ I	immer	nie	11
Typ II	immer	manchmal	6–8
Typ III	manchmal	immer	4–5
Typ IV	nie	immer	2–3
Typ V (mediterraner Typ)	stärkere Pigmentierung		2 (nur nach längerer Sonneneinwirkungskarenz)
Typ VI (Neger)	selten kurzfristiges Ödem nach langer Sonnenkarenz und anschließender massiver Exposition		

Ein Sonnenschutzmittel kann somit schädliche UV-Strahlenwirkungen auf die Haut verhüten. Eine Strahlengewöhnung durch Hautbräunung sowie biopositive Allgemeinwirkungen sollen jedoch noch möglich sein.

d) *Bräunung ohne Rötung* (siehe Lichtschwiele und Melaninpigmentierung durch UV-Exposition S. 126).

6. Lichtreaktionen auf Medikamente bzw. Nahrungsmittel und Zusatzstoffe

Unter Zugrundelegung der Einteilung von Helmut Ippen ist die Lichtwirkung auf die Haut mit der Entwicklung außergewöhnlicher Phänomene in Photoautoreaktion und Photoheteroreaktion zu trennen. Unter Photoautoreaktion ist die direkte Änderung hauteigener Strukturen und Substanzen unter Lichteinwirkung zu verstehen, während sich unter Photoheteroreaktion die lichtbedingte Energieaufnahme zunächst auf körperfremde Substanzen auswirkt, der dann sekundär eine Reaktion der Haut auf diese nun transformierten chemischen Substanzen hin folgt. Ein wichtiges Feld der Photoheteroreaktion ist die *Photoallergie,* die darauf beruht, daß sich ohne Koppelung an körpereigene Prozesse, allein durch die Strahlenabsorption, eine Substanz verändert und antigene Eigenschaften erhalten kann. Nach den Untersuchungen von Ippen sind solche Substanzen als Photoallergene bereits vor der Erfassung als Allergen zu erkennen, da sich diese Substanzen nach einer intensiven UV-Bestrahlung, ohne in den Kontakt mit der Haut oder dem Organismus gekommen zu sein, bereits in chemisch sogenannte blaue Körper verwandeln. Photoallergien können ausgelöst werden durch eine ganze Reihe von Stoffgruppen, die extern auf die Haut gebracht werden oder hämatogen in die Haut gelangen. Teilweise sind dabei auch Stoffe enthalten, denen zudem obligate phototoxische Wirkung zukommt.

Die sogenannte *phototoxische* Reaktion, eine andere Form der Photoheteroreaktion, verläuft ohne Einschaltung einer Antigen-Antikörper-Reaktion. Nur solche Stoffe sind *photodynamisch* wirksam, die ein Absorptionsmaximum in einem Lichtbereich aufweisen, das die vitalen Hautschichten erreicht. *Phototoxische* Substanzen, die wegen dieses Reaktionsmechanismus als Photosensibilisatoren im chemischen Sinn bezeichnet werden (und keine Allergene darstellen), sind Furocumarine, Anthracen und Porphyrine, die ein Extinktionsmaximum zwischen 300 und 400 nm besitzen. Phototoxische Substanzen führen in Abhängigkeit von dem Ort ihrer Ablagerung in der Haut zu unterschiedlichen Reaktionen. Einwirkung von Bergamotteöl (Furocumarin) auf die Oberfläche der Haut führt zur sogenannten Berloque-Dermatitis. Bei tieferer Hautresorption der gleichen Substanz entstehen Blasenbildungen. Als Beispiel sei auch die Wiesengräserdermatitis auf Heracleunsaft angeführt, wobei die schnellere Penetration der pflanzlichen Substanz im Verein mit der Lichteinwirkung eine Blasenbildung verursacht. Teer, Pech und ähnliche Produkte sind wirksame Photosensibilisatoren, die bei entsprechender Schichtdicke auf die Epidermis gebracht, zur phototoxischen Reaktion führen, wenn sie in die reaktiven Schichten der Epidermis diffundieren. Über die photoallergene Eigenschaft von Medikamenten, Kosmetika und Nahrungsmitteln sei auf die Tab. 41–43 verwiesen. Über den klinischen Typ der sich entwickelnden Photoallergie entscheidet das Spektrum der Immunfaktoren (Früh- oder Spätreaktion).

Die photodynamisch-phototoxische Reaktion ist immer an die direkte Einwirkung auf das Gewebe gebunden und stellt im wesentlichen eine Eskalation der bereits im Prinzip vorliegenden Reaktivität des Gewebes auf eine mehr oder weniger überdosierte Lichtdosis dar.

Die Tabellen und Empfehlungen sollen nur Hinweise zu den Darstellungen in den Handbucharticeln und Monographien geben. Es sind nur die Substanzen berücksichtigt worden, die häufiger als Photosensibilisatoren und Photoallergika beschrieben wurden, wie:

Tabelle 41. *Medikamente mit photoallergener Potenz* (nach Jung, 1972)

Sulfonamidgruppe	Paraaminosalicylsäure
Sulfonylharnstoffderivate	Isoniazid
Diuretika vom Thiazidtyp	
Süßstoffsubstanzen	Phenothiazinderivate (siehe Tab. 43)
Benzosulfimid	Antihistamine
Zyklamat	(Diacarbinoxamin, Cyroheptadin)
Antibiotika bzw. Antimykotika vom Typ	Wurmmittel
Nalidixinsäure	(Piperazin, Pyrvinium-pamoat)

Im Vordergrund stehen die beschriebenen Medikamente der Sulfonamidgruppe und Phenothiazinderivate.

Tabelle 42. *Wirkstoffe in Nahrungsmitteln, die phototoxisch wirksam sind (dosisabhängig)* (nach Jung, 1972)

Furocumarine sind enthalten in:

Pastinak	Sellerie
Feigen	Herculesstaude
Bergamotte	Meisterwurz
Knorbelmöhre	und Engelbrustwurz

Tabelle 43. *Phenothiazinderivate*

Alimemazin	Perphenazin
Chlorpromazin	Promazin
Dimetotiazin	Promethazin
Dixyrazin	Properazin
Fluphenazin	Prothipendyl
Homofenazin	Sulforidazin
Isethipendyl	Trifluoperazin
Levomepromazin	Triflupromazin
Oxomemazin	Thioridazin
Perazin	Thiethylperazin
Periciazin	

Inwieweit eine intensivere Sonnenexposition zu dem verstärkten Auftreten einer Photoallergie oder einer Photosensibilisierung führt, ist nicht sicher zu beantworten. Eine Beziehung zwischen der Bestrahlungsdosis, sei es UV B oder UV A, und der damit korrelierenden Wahrscheinlichkeit der Entwicklung einer Photoallergie besteht nicht sicher. Die in unseren Breiten zugeführte Photoenergie ist völlig ausreichend, eine photoallergische Reaktion auszulösen. Inwieweit die Verhältnisse hier im Heimatland für die Entwicklung einer Photoallergie in bezug auf die Bestrahlungsdosis unterschwellig sein können, ist eine offene Frage. Bei der Photosensibilisierung, also bei den photodynamischen Prozessen, ist die Beziehung zwischen Bestrahlungsdosis und Entwicklung einer photodynamischen Reaktion in engem Zusammenhang zu sehen.

Literatur

Harber, L. C., Baer, R. L., Bickers, D. R.: Technique of evaluation of phototoxicity and photo-allergy in biologic systems, including man, with particular emphasis on immunologic aspects, in: Sunlight and man. Normal and abnormal photobiologic responses (Fitzpatrick, T. B., Pathak, M. A., Harber, L. C., Seiji, M., Kukita, A., Hrsg.), S. 515. Tokyo: University of Tokyo Press. 1974.

Ippen, H., Goerz, G.: Photodermatosen und Porphyrien. 1974 (VI. Int. Photobiologie-Kongreß Bochum, 1972).

Jung, E. G.: Photoallergie. Ztschr. Haut- u. Geschl.-Krkh. *47,* 329 (1972).

Jung, E. G., Bohnert, E.: Lichtbiologie der Haut, in: Handbuch für Haut- und Geschlechtskrankheiten, Erg. I/4 A; Normale und pathologische Physiologie der Haut II. Berlin-Heidelberg-New York: Springer. 1979.

Kiefer, J.: Ultraviolette Strahlen. Berlin-New York: Walter de Gruyter. 1977.

Lischka, G., Jung, E. G.: Lichtkrankheiten der Haut. Erlangen: Perimed-Verlag. 1979.

K. Luftchemischer Komplex

Die Faktoren des luftchemischen Wirkungskomplexes sind mehr für die Erkrankung der Schleimhäute der Atmungswege von Bedeutung. Allerdings fehlt die Reaktion der Haut lediglich wegen der mangelnden Permeation von großmolekularen Gewebeteilchen, obwohl diese, wie z. B. Pollen oder Hausstaub, als Allergene in die Haut eingerieben werden können (Gronemeyerscher Reibtest).

Tabelle 44. *Der luftchemische Komplex* (aus Stüttgen und Schäfer, 1974)

Faktoren	Wirkungen
Gehalt an Verunreinigungen industrieller und biologischer Art. Größenbereich der Schwebeteilchen $0,1-2,0-10,0\,\mu$	unspezifischer Reiz auf Schleimhäute spezifischer Reiz durch Inhalation von Allergen (z. B. Pollen, Hausstaub usw.).
Klimakuren unter dem Gesichtspunkt der Luftreinheit (Amelung). (Niederschlag der Schwebeteilchen durch Regen innerhalb 2 Stunden zu 80–90%.)	

Liegt ein Sonnenbrand vor, so ist die Aufnahme von derartigen Fremdstoffen erleichtert, und eine Verschlimmerung unter den Gegebenheiten der gleichzeitigen Allergenexposition und Resorption ist dann die Folge. Der luftchemische Wirkungskomplex ist bereits im Rahmen der Heuschnupfen- und Asthmaprophylaxe beschrieben worden und bedarf sicherlich noch einer weiteren Analyse, insbesondere vom Standpunkt der Klimatherapie der atopischen Erkrankung und der konstitutionellen Neurodermitis.

Eine *Klimatherapie,* die zusätzlich den photochemischen Wirkungskomplex als auch den hygrothermischen Klimakomplex berücksichtigt, sollte nicht kürzer als 6 Wochen durchgeführt werden, da aus entsprechenden statistischen Analysen bekannt ist, daß erst dann ein gewisser Dauererfolg über 6 Monate nach der Klimakur eintritt. Im Bereich unserer industriellen Umwelt spielen die Gegebenheiten des luftchemischen Wirkungskomplexes eine immer größere Rolle. Sicherlich ist in unserer heutigen Situation der industriellen Umwelt eine Klimakur noch mehr berechtigt als zu den Zeiten, wo eine weite Flächen bedeckende Umweltverschmutzung durch Schwebeteilchen in der Luft nicht im Vordergrund stand.

L. Meteorotroper Komplex

Im atmosphärischen Massenaustausch bei Entwicklungen und Verschiebungen von Warm- und Kaltfronten kommt es zu Veränderungen der Reaktionsbereitschaft im autonomen Nervensystem. Damit wird die Haut in den meteorotropen Wirkungskomplex einbezogen. In Abhängigkeit von derartigen meteorologischen Gegebenheiten verändert sich die Reaktivität der normalen und kranken Haut. Die klinisch-experimentellen Objektivierungsmöglichkeiten für die Auswirkung derartiger meteorologischer Wirkungskomplexe sind allerdings schwierig zu sichern. Die Veränderung der Reaktion auf intracutane oder iontophoretische Applikation von pharmakodynamischen Substanzen unter Wetterfrontendurchzug sind mit Vorsicht zu bewerten. Gleichartig dürfen von diesem Gesichtspunkt aus die Veränderung der Capillarresistenz und die Bestimmung der Intensität der Permeation bewertet werden.

Juckreizkrisen scheinen in ihren Reizschwellenwerten verändert zu werden. Der meteorotrope Wirkungskomplex, wie er jetzt dargestellt wurde, hat in seiner Deutung immer noch gewisse Schwierigkeiten. Es ist eigenartig, daß trotz

Tabelle 45. *Meteorotroper (neurotroper) Wirkungskomplex (aus Stüttgen und Schäfer, 1974)*

Faktoren	Wirkungen
Strahlungsbedingte Luftionisation (Klein- und Großionen), Luftelektrisches Potential Atmosphärischer Massenaustausch	Schwankung der vegetativen Regulation (Sympath./Parasympath. in Abhängigkeit von der Wetterlage [?]). Warmfront und Tiefdruckwetterlagen verändern Hautreaktionen

Tabelle 46. *Beeinflussung von Dermatosen über Klimafaktoren (aus Stüttgen und Schäfer, 1974)*

Photoaktinischer Wirkungskomplex	Hygrothermischer Wirkungskomplex	Luftchemischer Wirkungskomplex	Meteorotroper Wirkungskomplex
		Therapeutische Faktoren	
Insolation	trockene Höhenluft, bewegte Seeluft	sogenannte reine Luft	
Psoriasis Parapsoriasis Mycosis fungoides Acne vulgaris	Neurodermitis Miliaria Ichthyosis Lichen ruber	Neurodermitis } Atopiker Pollinosis	Chronische Ekzematiker Pruritus Hauterkrankungen mit vegetativen Störungen

des „Faradayschen Käfigs" massiver größerer Betonbauten einschließlich entsprechender Kliniken z. B. die Thrombosegefährdung bei Entwicklung bestimmter Wetterlagen (Föhn) nicht beseitigt ist und damit andere Phänomene als das statische luftelektrische Potential für die Stimulation solcher Zwischenfälle verantwortlich sein könnten.

Die Beeinflussung von Dermatosen durch Klimafaktoren leitet sich aus den dargestellten klimatogenen Wirkungskomplexen ab, ohne daß eine naturwissenschaftliche Erklärung bei therapeutischen Erfolgen im Zuge einer Klimakur strapaziert werden sollte. Eine Ausnahme bildet der hygrothermische Wirkungskomplex, dessen Parameter sich vielfältig auf die Haut und den Gesamtorganismus auswirken und durch viele exakt erfaßte Daten gesichert sind. Vom Standpunkt einer Klimatherapie haben die empirisch ermittelten Erfolge eine Aussagekraft, die mit den zur Zeit gebräuchlichen naturwissenschaftlichen Methoden nicht erfaßt werden können, ohne daß damit die medizinische Empirie, die auf sorgfältigen klinischen Beobachtungen basiert, in Frage gestellt werden sollte.

Vom Gesichtspunkt des Internisten ist die Luftreinheit bei der Deutung einer Klimakur von wesentlicher Bedeutung (Amelung). Die Klimatherapie bei Erkrankungen des atopischen Formenkreises läßt Transpiration und Wasserdampfabgabe in den Vordergrund rücken. Der Versuch, die Beeinflussung von Dermatosen über Klimafaktoren tabellarisch aufzuschlüsseln, ist mehr aus dem Drang zur systematischen Gliederung heraus zu verstehen als eine Demonstration positiver Korrelationen klimatogener Faktoren im Hinblick auf den Erfolg einer Klimakur.

Eine *Seeklimakur* läßt folgende Faktoren therapeutisch nutzbar werden:

1. ausgeglichene Lufttemperaturen,
2. Wind (unter Berücksichtigung der Windrichtung von der See oder vom Land her),
3. Wasserdampfgehalt der Luft,
4. Luftreinheit,
5. salzhaltiges Aerosol im Brandungsbereich,
6. die Intensität der Ultraviolettbestrahlung als Folge des weiten Horizonts.

Die Ergebnisse von Kleinsorge über den Erfolg medizinischer Hochsee-Schiffsexpeditionen mit Atopikern unter wechselnden klimatischen Bedingungen auf dem Atlantik weisen darauf hin, daß für einen günstigen Klimaerfolg eine intakte Hypophysen-Nebennierenrinden-Achse eine Voraussetzung ist.

Die verschiedenartigen Klimafaktoren können auch unter Streßeinwirkung im Sinn einer Mobilisierung oder Stimulation von Hormonen der Nebennierenrinde gesehen werden. Die Haut ist unter der Einwirkung klimatogener Faktoren ein Überträger, ein Vermittlerorgan im weiten Sinn. Darunter darf auch verstanden werden, daß die Haut in der Lage ist, unter entsprechender physikalisch-chemischer Irritation Substanzen abzugeben, die eine allgemeine Wirkung auf den Organismus haben. Derartige Substanzen können vom Typ der biogenen Amine oder der Polypeptide sein.

M. Baden und Haut

Ein Urlauber weiß im allgemeinen, was er seiner Haut zumuten kann, sei es im Süßwasser oder im Salzwasser. Dieses Wissen beschränkt sich nicht allein auf die nachfolgende Hautpflege, die auch die höhere Empfindlichkeit der Haut mit hydratisierter Hornschicht gegenüber Ultraviolett einschließt, sondern es ist hier die Entfettung der Haut durch den Wasserkontakt gemeint, die durch entsprechende fetthaltige Hautpflegemittel kompensiert werden kann.

Leistungssportler (Ursula Wirth-Brunner) empfehlen folgende Verhaltensweisen: Nach dem Duschen, nach dem Schwimmen und nach jedem Wasserkontakt Auftragen eines fetthaltigen Externums. Dies alles sind Selbstverständlichkeiten, die von der überwiegenden Mehrzahl der Urlauber beachtet werden. Bei langen Schwimmstrecken im Salzwasser kommt es zu besonders intensiven Hautreizungen, die dazu zwingen, eine prophylaktische Hautpflege mit festhaftenden (Silikone) hautfettenden Salben durchzuführen. Unabhängig davon wird durch eine derartige Salbenvorbehandlung die Auskühlung der Haut vermindert (Haevecker). Die mechanische Aggression des Wassers mit einer nachfolgenden Abschilferung der Hornschicht, insbesondere bei intensiver Arm- und Beinbewegung, führte zu einer prophylaktischen Hautpflege, wie sie Haevecker als Kanalschwimmer und Kosmetikchemiker besonders hervorhebt.

Das Schwimmen im Swimming-pool hat seine Tücken. Nicht nur allein der Gehalt an Desinfizienzien, der gegebenenfalls zu conjunctivalen Reizungen

Tabelle 47. *Gleichzeitiger Nachweis verschiedener Mikroorganismen bei Untersuchung von 705 Wasserproben aus Schwimmbädern* (Exner und Thofern, Bundesgesundheitsblatt 1981)

Nachweis von	Entero-kokken n = 109	S. aureus n = 52	P. aerugi-nosa n = 49	E. coli n = 39	Hefen n = 7	Klebsiella n = 6	Citro-bacter n = 3	Proteus n = 2
mit								
Enterokokken	–	21	11	16	3	3	2	n.n.
S. aureus	21	–	5	5	1	1	n.n.	n.n.
P. aeruginosa	11	5	–	9	n.n.	1	2	1
E. coli	16	5	9	–	2	4	2	2
Hefen	3	1	n.n.	2	–	1	1	n.n.
Klebsiella	3	1	1	4	1	–	1	1
Citrobacter	2	n.n.	2	2	1	1	–	1
Proteus	n.n.	n.n.	1	2	n.n.	1	1	–

führen kann, sondern auch die mikrobielle Verunreinigung der Swimming-pools ist insbesondere in warmen Ländern ein gewisses Problem; auf den Befall besonders im pazifischen Raum mit dem Mycobacterium marinum, dem Erreger des Swimming-pool-Granuloms, haben wir auf S. 54 hingewiesen. Die weiteren Gefährdungen durch Mikroorganismen und Parasiten im natürlichen Süßwasser sind bereits unter den verschiedenen Dermatosen und Infektionskrankheiten genannt worden.

Durch die hygienische Qualitätskontrolle zur Abwendung von gesundheitlichen Gefahren wurde durch die Überwachung der Schwimm- und Badebecken die Kontamination mit Pseudomonas aeruginosa, insbesondere bei höheren Badetemperaturen, nachgewiesen. Die Folge sind Hautinfektionen, die sich besonders im äußeren Gehörkanal als Otitis externa entwickeln. Diese Infektion zeigt ihre Probleme bei Personengruppen mit erhöhter Disposition, wie Säuglingen, Kleinkindern, älteren Menschen und Diabetikern. Das dermatologische Bild zeigt maculöse, papulöse bis pustulöse Veränderungen einschließlich interdigitaler Entzündungen, die sich vornehmlich auf dem Boden einer Hyperhidrose entwickeln.

Ein besonderes Kapitel ist die *Kälteurticaria,* und zwar die *Kältekontakturticaria,* die im allgemeinen bei einer Wassertemperatur von 17 °C auftritt. Diese Hauttemperatur kann jedoch auch nach dem Baden in wesentlich wärmerem Wasser erreicht werden, wenn das Wasser von der Haut verdunstet. Die dazu notwendige Verdunstungswärme wird dabei der Haut entzogen und führt zu deren Abkühlung.

Die sich nach dem Baden einstellende Kälteurticaria, die teilweise auch die Charakteristika einer Kältereflexurticaria besitzt, wenn im Windzug die Hauttemperatur sinkt, ist sicherlich nicht direkt lebensgefährlich, wenn man aus dem Wasser heraus ist. Demgegenüber ist die Entwicklung einer Kältekontakturticaria im Wasser eine bedrohliche Situation, da die Histaminfreisetzung, die sich im Zuge der Entwicklung dieser Urticariaform einstellt, durch Verlagerung der Blutmenge zur Peripherie hin zu einem Kreislaufkollaps führen kann. Eine *Wasserurticaria* ohne sichere Zuordnung zur Pathogenese ist von Van Hecke, 1981, beschrieben worden. Die kurzfristigen Entwicklungen von vorher nicht bekannten Kälteurticarien sind uns nach grippeähnlichen Erkrankungen, z. B. auf den Inseln des Atlantiks und des Pazifiks, bekanntgeworden. Als Besonderheit wäre zu erwähnen, daß bei einer Reisegruppe, die an einer derartigen Infektion erkrankte, sich in einem Fall eine Kältekontakturticaria entwickelte und in einem anderen Fall eine Wärmeurticaria, die nicht die Charakteristika einer cholinergischen Urticaria aufwies. Diese Bemerkungen seien hier nur am Rande gemacht, um den gesamten Komplex der Wasserexposition von allen Seiten zu beleuchten und darauf aufmerksam zu machen, daß sich die Toleranz, besonders im Hinblick auf Auskühlung, kurzfristig ändern kann. Antihistamine als Prophylaxe haben bei einer derartigen Exposition, besonders im freien Wasser, keinen besonderen Wert, bzw. wir würden nicht wagen, eine Exposition im freien Wasser mit Antihistamin bei bekannter Kälteurticaria vorzunehmen. Doch werden Symptome wie die urticarielle Eruption, Juckreiz usw. durch Antihistamine gemindert und somit das relative Wohlbefinden gesichert, soweit es sich um eine Situation handelt, bei der eine Kälteurticaria auf dem Festland auftritt. Ich darf an dieser Stelle darauf hinweisen, daß Bernstein, 1926, zum ersten Mal auf den Badetod als Folge einer Kälteurticaria aufmerksam machte.

Der Juckreiz nach Wasserkontakt ohne sichtbare Hautveränderung, unabhängig von der Wasserqualität und der Wassertemperatur, den wir auch in unserem Patientenkollektiv mehrfach beobachten konnten, geht im wesentlichen auf Beobachtungen von Greaves (1981) zurück. Seine ätiologische Erklärung steht noch aus. Wir haben den Eindruck, daß durch den Wasserkontakt Substanzen aus der Haut freigesetzt werden, die sonst in der Lage sind, das chemische Gefüge im Bereich der Haut so zu stabilisieren, daß ein Pruritus nicht auftritt. Dies ist eine Hypothese, die zur Zeit nur im Ansatz belegt werden kann.

Diese Bemerkungen führen bei der Entwicklung von Pruritus von der Allergensuche weg. Der sich so entwickelnde Pruritus kann durch Fettsalben, wie z. B. Vaseline, vor Wasserkontakt gemindert werden.

Dermatitis durch Tauchausrüstung

Nachdem auf die Bedeutung des Taucheranzugs als Schutz vor der Nesselwirkung von Zölenteraten mehrfach hingewiesen wurde, soll nicht verschwiegen werden, daß in ansteigender Häufigkeit auch Kontaktreaktionen gegen Bestandteile eben dieser Ausrüstungsgegenstände beobachtet werden. Symptome der Dermatitis und Stomatitis werden an den Kontaktstellen von Schnorchel, Maske und Anzug beschrieben, wobei es sich in der Regel um Allergien auf Gummiinhaltsstoffe, vor allem Mercaptobenzothiazol, handelt. Wenn sich im Epicutantest eine entsprechende Kontaktallergie nachweisen läßt, muß die Tauchausrüstung gewechselt werden. Die Industrie hat sich auf diesen Umstand bereits eingestellt und bietet verschiedene Alternativmodelle von Taucheranzügen aus „hypoallergenem Material" an. Bei Badehosen steht die Kontaktreaktion gegen Farbstoffe im Vordergrund. Surfer's nodules sind Granulome an Hautdruckstellen auf der Oberfläche des Surfbrettes, an dem Sandkörner haften, welche durch den Druckkontakt (Knie usw.) in die Haut einmassiert werden. Im Prinzip handelt es sich also um Fremdkörpergranulome.

Literatur

Alteras, I., Cojocaru, I., Hontaru, M.: Occurrence of mycotic infections in swimming-pools and public baths (romanian). Dermatovener. (Bukarest) 5, 409 (1976).

Cordonnier, V., Parent, A., De Beer, F.: Enquête sur les champignons des piscines dans les régions du Nord. Bull. Soc. Franç. Derm. Syph. 77, 170 (1970).

Drouhet, E., Marcel, A., Labende, R.: Sur la flore des piscines. Bull. Soc. Franç. Mycol. Med. *11*, 16 (1966).

Feuermann, E. J., Alteras, M. D. I., Nuryt Lehrer, B.: On the occurrence of pathogenic dermatophytes in some swimming-pools from Tel Aviv area. Castellania 5, 121 (1977).

Greaves, M. W., und Mitarbeiter: Aquagenic pruritus. Brit. med. J. *282*, 2008 (1981). – Ed.: Bath-time itch. Brit. med. J. *282*, 1995 (1981).

Haevecker, U.: Körperpflege beim Schwimmen, in: Kosmetik-Tage Karlsruhe, Berlin, 1981. G. Braun. 1982.

Van Hecke, E.: Wasserurtikaria. Hautarzt *32*, 532 (1981).

Janitschke, K., Werner, H., Müller, G.: Das Vorkommen von freilebenden Amöben mit möglichen pathogenen Eigenschaften in Schwimmbädern. Zbl. Bakt. I. Abt. Orig. *B 170*, 108–122 (1980).

Schubert, R.: Badewasserinfektionen von Haut und Ohr durch Pseudomonas aeruginosa. Umweltmedizin *2*, 29 (1981).

Wirth-Brunner, Ursula: Körperpflege beim Schwimmen, in: Kosmetik-Tage Karlsruhe, Berlin, 1981. G. Braun. 1982.

N. Auswahlkriterien für die Reiseapotheke

Wenn hier Nebenwirkungen abgehandelt werden, die sich auf *Arzneimittel* beziehen, so sind wir uns darüber im klaren, daß die Reisewelle des internationalen Tourismus sich nicht in dem Maß hätte ermöglichen lassen, wenn nicht die gesundheitliche Sicherheit der Touristen durch Medikamente geschützt werden könnte. 2 % der mitteleuropäischen Bevölkerung sind aber Allergiker, so daß das Auftreten einer Überempfindlichkeit in Abhängigkeit von der Summe der Exposition gegenüber allergieauslösenden körperfremden Substanzen besondere Bedeutung besitzt.

Der Gebrauch von Medikamenten im Urlaub geschieht:

1. entweder zur Behandlung einer Erkrankung, die schon vor Reisebeginn bestand, z. B. Diabetes oder Hochdruck,
2. zur Prophylaxe bei entsprechender Exposition, z. B. Malaria, und
3. zur Behandlung einer Krankheit oder Unpäßlichkeit, die erst während oder im Zusammenhang mit einer Reise auftritt.

Gerade der letztere Fall ist nicht selten, und da bei einer teuren Urlaubsreise jede Stunde ihren Stellenwert hat und man aufnahmefähig bleiben möchte, ist es nicht ungewöhnlich, daß entsprechende Medikamente eingenommen werden. Aus diesen Gründen empfiehlt es sich, im voraus zu planen und Medikamente mitzunehmen, die nach den Gesichtspunkten der individuellen Bedürfnisse und der individuellen Verträglichkeit ausgewählt werden.

Treten *Hautexantheme nach Medikamenten ein,* so bereitet die schnelle Diagnostik im allgemeinen dann Schwierigkeiten, wenn nicht aufgrund früherer Ereignisse anamnestisch Hinweise auf eine bestimmte medikamentöse Allergie gegeben sind. Häufig gelingt die Diagnosestellung bei Medikamenten wegen des zu eruierenden zeitlichen Zusammenhanges. Ein Medikament kann verschiedene Hautveränderungen provozieren, wie z. B. eine Urticaria, ein fixes Arzneimittelexanthem oder schließlich eine thrombocytopenische Purpura. Die Entscheidung trifft der individuelle Typ des Immunsystems, der die Reaktionen gegen einen körperfremden Stoff reguliert. Bei einem Patienten können auch verschiedene Medikamente jeweils verschiedene charakteristische Exanthemtypen auslösen, d. h. verschiedene körperfremde Substanzen reagieren jeweils mit unterschiedlichen Faktoren der Immunantwort, die zu einer variablen Gewebereaktivität führen. Beispielhaft ist die Beobachtung von K. H. Schulz aus dem Jahr 1967 mit 3 verschiedenen Formen fixer Arzneimittelexantheme bei gleichen Patienten auf Luminal, Antipyrin und Phenolphthalein. Eine Hautreaktion kann sich auch über Medikamente oder andere Fremdstoffe in Kombination mit einer physikalischen Exposition (Bad, Sonne, Photoallergie, siehe S. 131) entwickeln (Wüthrich, 1981).

Im Hinblick auf die Hautnebenwirkungen interner Arzneimittel sei auf das hervorragende Buch von Zürcher und Krebs, 1981, verwiesen, wo im einzelnen alle verfügbaren Medikamente in prägnanter Form auf Nebenwirkungen hin aufgeschlüsselt sind. Wir haben allerdings Hemmungen, den Begriff sehr häufige, häufige und seltene Nebenwirkungen hier einzuführen, weil es nach eingehenden Analysen doch deutlich geworden ist, daß das Auftreten von Nebenwirkungen von den Auslieferungszahlen der Packungen der Medikamente abhängt und damit die Bewertung nach den genannten Kriterien keine exakte statistische Methode darstellt. Die Zahl der Nebenwirkungen muß durch die Zahl der im Handel befindlichen Packungen korrigiert werden.

Ist eine Überempfindlichkeit auf ein Medikament bekannt, so ist die Konsequenz das Ausweichen auf andere Stoffklassen bei Erhalt der gewünschten Arzneiwirkung (siehe Tab. 50–59). Diese Empfehlung ist zu vertreten, da die Überempfindlichkeit gegen mehrere Stoffklassen doch ein seltenes Ereignis ist. In der Programmierung eines Urlaubs sollte ein Allergiker, der in Länder ohne ein entwickeltes Apothekensystem geht, vor Beginn der Reise seine Medikamente in seinem Heimatland zusammenstellen.

Antirheumatika

Es muß hervorgehoben werden, daß alle sogenannten „Antirheumatika", die ihren Effekt über die Prostaglandinsynthetasehemmung mehr oder weniger erreichen, nicht nur allein allergische Exantheme, sondern auch sogenannte Intoleranzphänomene entwickeln, die über Anhäufung von Intermediärsubstanzen entstehen und Folge der genannten Enzymhemmung sind.

Tabelle 48. *Salicylsäurederivat*

Typ	Nebenwirkungen	
	häufig	selten
Acetylsalicylsäure	maculöse Exantheme	allergische Vaskulitiden
Benorilat	Urticaria	fixe Arzneimittelexantheme
Carbasalat	Quincke-Ödem	
Salicylamid		

Antiallergika, Antihistaminika, Corticosteroide

Der Indikationskreis für diese Medikamente betrifft Überempfindlichkeiten vom Soforttyp als auch vom Spättyp einschließlich allergischer Kontaktekzeme. Bei den Corticosteroiden steht darüber hinaus jede entzündliche Hautreaktion, soweit sie nicht durch Mikroorganismen verursacht wurde, im Vordergrund.

Indikationen

Zu den Antiallergika zählt man die Substanzen, die die Auswirkung oder Freisetzung von Mediatoren der allergischen Reaktion hemmen. Die Typen der

10   Umweltdermatosen

Tabelle 49. *Pyrazolonderivate*

	Nebenwirkungen
Aminophenazon	+ Urticaria
Azapropazon	
Benzydamin	
Clofezon	
Morazon	
Nifenazon	
Nor-amido-pyrin-methansulfonat	
= Dipyron	maculöse Exantheme / selten Vasculitis-Typ
= Methamizol	
= Novaminsulfon	
Oxyphenbutazon	
Phenazon	fixes Arzneimittelexanthem
Phenylbutazon	
Pyrazinobutazon	
Suxibuzon	

Mediatoren sind recht unterschiedlich. Histamin steht bei den immunologischen Reaktionen vom Soforttyp im Vordergrund, während bei der Spätreaktion die Freigabe von Lymphokinen aus T-Lymphocyten beachtenswert ist. In Abhängigkeit vom Typ der allergischen Reaktion werden somit verschiedenartige Antiallergika gegeben, die sich aus der Pathogenese der allergischen Reaktion ableiten lassen. Steht Histamin im Vordergrund, so sind selbstverständlich Antihistamine zu verordnen, während sich bei allergischen Reaktionen vom Spättyp Corticosteroide anbieten. Prinzipiell ist festzuhalten, daß gegen alle Antiallergika allergische Reaktionen, wenn auch selten, möglich sind. Der therapeutische Effekt auf eine allergische Erkrankung wird dann von einer Überempfindlichkeit gegen das Antiallergikum mehr oder weniger überspielt.

Chemotherapeutika, Antibiotika, Sulfonamide

Diese Gruppe hat auf Urlaubsreisen einen größeren Stellenwert, da die Entwicklung einer Infektionskrankheit im Urlaub ein häufiges Ereignis ist und durch solche Infektionen das Urlaubserlebnis erheblich gestört wird. Man wird daher versuchen, über entsprechende Chemotherapeutika die Erkrankung so in den Griff zu bekommen, daß zumindest der Urlaub in bescheidenem Rahmen noch seinen Zweck erfüllt. Bei den Substanzen, die eine Überempfindlichkeit auslösen, stehen nach wie vor die *Penicilline* an erster Stelle. Zwischen Penicillinen, Aminopenicillinen (Ampicillinen) und Cephalosporinen bestehen Kreuzallergien in der Größenordnung zwischen 3 und 10%. Dies ist eine relative Chance zum Einsatz bei zwingender Notwendigkeit, Penicillinkörper zu verordnen, wobei die Risikoabwägung bei bekannter Penicillinallergie zu beachten ist. Im Urlaub ist eine solche Überlegung häufig graue Theorie; man sollte kein Risiko eingehen und soweit wie möglich eine völlig andere Stoffklasse der Chemotherapeutika geben. Penicilline sind nur in allerseltensten

Fällen prophylaktisch zu verabreichen, um eine entsprechende Infektion zu verhindern. Im dermatologischen Bereich ist dabei das häufig rezidivierende Erysipel eine solche Indikation.

Tabelle 50. *Indolderivate*

	Nebenwirkungen
Clomethacin Indometacin Sulindac Tolmetin	selten

Tabelle 51. *Anthranilsäurederivate*

	Nebenwirkungen
Fluctafenin Flufenaminsäure Glafenin Mefenaminsäure Nifluminsäure	– selten maculöse Exantheme, Urticaria und dgl.

Tabelle 52. *Phenylessigsäurederivate*

	Nebenwirkungen
Diclofenac Fenoprofen Ibuprofen Ketoprofen Naproxen	über maculöse Exantheme, Urticaria wurde *gelegentlich* berichtet.

Tabelle 53. *Aminophenolderivate*

	Nebenwirkungen
Paracetamol Phenacetin	fixe Arzneimittelexantheme fixe Arzneimittelexantheme und urticarielle Eruption stehen im Vordergrund.

Tabelle 54. *Antihistamine*

1. Antazolin	4. Triprolidin
2. Cyproheptadin	5. Bamipin
3. Chlorphenamin	6. Clemastin

Tabelle 55. *Penicillin und Penicillinderivate*

Azidocillin	Flucloxacillin
Benzathin-benzyl- penicillin	Oxacillin Phenoxymethylpenicillin
Clemizol-penicillin	Propicillin
Dicloxacillin	

Tabelle 56. *Aminopenicilline*

Amoxicillin	Epicillin
Ampicillin	Mezlocillin
Azlocillin	Pivampicillin
Bacampicillin	Ticarcillin
Ciclacillin	

Tabelle 57. *Cephalosporine*

Cefamandol	Cephalexin
Cefoxitin	Cephaloridin
Cefradin	Cephalothin
Cefuroxim	Cephapirin
Cephacetril	Cephazolin

Nebenwirkungstyp vornehmlich maculöse Exantheme und Urticaria.

Es ist bekannt, daß Penicilline und Penicillinderivate vor allem maculöse Exantheme, Urticaria und Quincke-Ödem und weniger die anderen schon genannten Arzneimittelallergien auslösen. Die allergene Potenz von Penicillin ist besonders hoch nach topischer Applikation, also bei Anwendung von Penicillin in Salben, Cremes und Pudern. Diese Präparate sind außerhalb unserer westlichen Überwachungsorganisation in den Ländern der dritten Welt häufiger auf dem Markt und nicht ohne weiteres als solche zu erkennen. Darum nochmals der Hinweis, daß die Zusammenstellung der Urlaubsapotheke im Heimatland erfolgen sollte, nach den Gesichtspunkten der möglichen Gefährdung durch entsprechende Infektionen. Auch Streptomycin wird in den Ländern der dritten Welt häufiger gegeben als in unseren Breiten; die toxischen Auswirkungen stehen im Vordergrund, die allergischen Auswirkungen können in einer Urticaria und den übrigen üblichen Arzneimittelüberempfindlichkeitsreaktionen liegen.

Tetracycline (Tab. 58)

Die Tetracycline zeichnen sich durch eine gute Hautverträglichkeit aus, wenn man davon absieht, daß eine Erniedrigung der Schwellenreaktion auf Lichtreize, insbesondere beim Dimethyloxytetracyclin, vorliegen. Doch ist eine Spur dieser Reaktion auch den übrigen Tetracyclinen eigen (siehe S. 128). [Einsatz nicht allein nur als Chemotherapeutika, sondern auch als biochemisch wirksame Hemmer der Hydrolyse von Triglyceriden durch Hemmung der Aktivität von bakteriellen Lipasen (Acne vulgaris)]. Die sonstigen Empfindlichkeiten gegenüber Tetracyclinen sind gering. Vom dermatologischen Gesichtspunkt aus sollte man aber hervorheben, daß die Entwicklung von Mykosen durch Einnahme solcher Medikamente gefördert werden kann. Die Entwicklung einer Candidose als Sekundäreffekt ist allerdings nicht zu unterschätzen.

Tabelle 59. *Aminoglykoside*

	Nebenwirkungen
Amikacin	
Dibekacin	
Gentamycin – selten ⎱	Kontaktekzem
Neomycin – häufig ⎰	
Paromomycin	
Sisomicin	
Spectinomycin	
Tobramycin	

Tabelle 58. *Tetracycline*

Chlortetracyclin	Oxytetracyclin
Demeclocyclin	Rolitetracyclin
Doxycyclin	Tetracyclin
Minocyclin	

Chloramphenicol ist insbesondere bei bestimmten Infektionskrankheiten (Typhus) nicht ersetzbar. Die dosisabhängigen toxischen sowie allergischen Reaktionen sind im europäischen Schrifttum hinreichend gewürdigt worden. Im Prinzip kann man davon ausgehen, daß gegen alle Medikamentengruppen Exantheme beschrieben worden sind. Dies gilt auch für *Erythromycin, Clindamycin,* doch sind diese Nebenwirkungen so selten, daß wir im Hinblick auf die Zusammenstellung einer Urlaubsapotheke diese nicht in den Vordergrund stellen möchten. Erythromycin und Clindamycin werden auch lokal verordnet. Wir haben aber etwas dagegen, daß ohne weiteres systemisch verabreichbare Antibiotika lokal zur Bekämpfung von Infektionen eingesetzt werden, da die sich entwickelnde Resistenz aus dem Gesichtspunkt der „Arzneimittelphilosophie" wohl zur Restriktion des lokalen Einsatzes dieser Medikamentengruppe zwingt. Auch *Aminoglycoside* sind lokal nicht ohne weiteres zu empfehlen, da sich die Sensibilisierung zusätzlich zu den genannten Gesichtspunkten hinzugesellt (Neomycin siehe Tab. 59). Bei Sulfonamiden ist erwähnenswert, daß zwischen Sulfonamidantibiotika, oralen Antidiabetika aus der Sulfonamidreihe und Diuretika vom Thiazidtyp eine Kreuzallergie bestehen kann, die sowohl die normale Überempfindlichkeit als auch eine Photoallergie einschließt.

Die Chemotherapie von Trichomonaden ist durch Metronidazol ermöglicht worden. Es hat sich herausgestellt, daß Metronidazol auch wirksam gegen bestimmte Anaerobier und schließlich ein hervorragendes Amöbenmittel ist. Die Nebenwirkungsrate ist äußerst gering.

Medikamente, die für die Behandlung und Prophylaxe der Malaria dienen (Chloroquin, Primaquin, Pyrimethamin, Sulfonamide), führen gelegentlich zu Unverträglichkeiten mit und ohne Hautveränderungen, doch gibt es für den Einsatz dieser Medikamente keine Alternative, wenn man sich entschließt, in entsprechende Regionen zu gehen. Die Verträglichkeit von seiten der Haut ist sicherlich das geringste Übel bei den Nebenwirkungen, so daß eine weitere Diskussion hier überflüssig ist.

Antidiarrhoika

Bei der üblichen Urlaubs-(Insel-)Diarrhoe ist man gewöhnt, daß der Apotheker oder „Heilkundige" im Dorf entsprechende Ratschläge geben kann. Es ist bekannt, daß im wesentlichen toxinabsorbierende Präparate bzw. neutralisierende Medikamente vom Typ der Aluminiumhydroxidpräparate mit einer hohen Absorptionskapazität, ähnlich wie Aktivkohle, im Vordergrund stehen. Präparate mit Chinolinanteil sind aufgrund der Nebenwirkungen bei Überdosierung in den Hintergrund getreten. Alle diese Präparate zeichnen sich im Hinblick auf die Entwicklung von Dermatosen durch wenig Nebenwirkungen aus.

Die Gruppe der Antidiarrhoika weist damit eine erfreulich geringe Nebenwirkungsrate auf, zumal diese Präparate auf Urlaubsreisen von entscheidender Wichtigkeit für das Weiterbestehen der Erlebnisfreude sind. Wir möchten hier auch empfehlen, prophylaktisch, bei ungewohnten Nahrungsmitteln oder bei extremer Exposition in ungewohntem Klima, diese Stoffgruppen schon vor Entwicklung entsprechender Krankheitssymptome zu nehmen. Als Beispiel: bei einem Aufenthalt im indischen Raum täglich 3mal 1−2 Tabletten Gelusil-Lac oder entsprechende Präparate. Durch Verhinderung von Reizungen der Magen-Darm-Schleimhaut infolge der landesüblichen Würzung der Speisen wird auch das Angehen einer Infektion gemindert.

Laxantien

Laxantien sollten in keiner Reiseapotheke fehlen. Die Reiseumstellung und der Ernährungswechsel können zu unangenehmen Störungen der gewohnten täglichen Stuhlentleerung führen, die bei mehrtägiger Dauer häufig mehr zu psychischen Störungen führt als zu einer effektiven Veränderung des Gesundheitszustandes. Darum sollte jeder sein Laxans bei sich haben, welches er kennt. Die Zusätze zur natürlichen Ernährung, wie Quellstoffe und Füllungsmittel oder Feigen und Pflaumen, sollten dabei nicht vergessen werden, um den Lebensrhythmus in seiner natürlichen Regulation zu erhalten.

Reisekrankheitsmittel

Antivertiginosa

Im großen und ganzen sind diese Medikamente nicht von besonderen Hautunverträglichkeiten charakterisiert. Bei der Einnahme von Reisekrankheitsmitteln sollte man sich darüber im klaren sein, daß die sedierende Wirkung, die vornehmlich auf der Antihistaminwirkung beruht, die Fahrtüchtigkeit und die Reaktionsfähigkeit im allgemeinen häufig unangenehm herabsetzt (Tab. 60).

Tabelle 60. *Medikamente, deren spezifische Wirkung auch gegen Reisekrankheiten gerichtet ist* (*Auszug aus der Indikationskartei. Herausgegeben vom Arzneibüro der ABDA Frankfurt*) [aus Beikert, Therapiewoche H. 20 (1972)]

Bonamin	= Meclicin (1-p-chlor-benz-hydryl- 4-m-methyl-benzyl-piperacin) ..	1 Tabl. 25 mg	Supp, 50 mg
Peremesin	= Meclicin	1 Dragée	12,5 mg + 10 mg Coffein
		1 Supp. entspricht 50 mg ohne Coffein	
Dramamin	= Dimenhydrit		
Vomex A	= Dimenhydrit	1 Dragée	50 mg + 10 mg Coffein
		1 Supp.	150 mg ohne Coffein
		1 Depot-Dragée	200 mg ohne Coffein
Novomina	= Dimenhydrit	1 Dragée (C)	70 mg + 50 mg Coffein
		1 Dragée (B)	55 mg + 20 mg B 6
		1 Supp.	110 mg +100 mg Chlorbutanol
Nautisan	= Trichlorisobutylalkohol .... (verw. Chloreton) hier auch in Supp. Coffein. Extra stark 3 × Trichlor	1 Dragée	300 mg + 50 mg Coffein
Emesan	= 1 Kapsel forte	50 mg Diphenhydramin H-Cl 50 mg Chlorobutanol 10 mg Belladonna-Extr. 50 mg Coffein	
	1 Supp.	75 mg 100 mg	
	auch Kinder- und Säuglings- Dosen vorhanden	10 mg 50 mg	
		1 Dragée	1 Ampulle (2 ml)
Kinetosin	= Promethazin	10 mg	10 mg
(DDR)	Coffein	50 mg	25 mg
	Ephedrin	20 mg	10 mg

Grippemittel

Nur aus journalistischer Dialektik sei das Wort Grippemittel hier gebraucht. Es handelt sich um Mischpräparate, die die unangenehmen Folgen einer Grippe oder eines grippeähnlichen Infekts mindern können. Die Zusammensetzung ist manchmal abenteuerlich „reichhaltig". Wir möchten uns hier über diese Gruppe nicht äußern, sondern verweisen auf die Einzelbestandteile. Eine dringende Empfehlung ist, bei entsprechender Neigung zur Überempfindlichkeit sich auf das Medikament zu beschränken, welches erfahrungsgemäß vertragen wird.

Barbiturate, Hypnotika, Sedativa

Von den Barbituraten, von Hypnotika und Sedativa sollte bei Urlaubsreisen weniger Gebrauch gemacht werden. Eine Ausnahme wäre die Situation, daß Entspannungsmotive beim Urlaub so in den Vordergrund gestellt werden, daß die vom Hausarzt noch verordneten Sedativa weiterhin genommen werden müssen. Dabei muß man sich aber im klaren sein, daß die Barbiturate eine Summe von allergischen Veränderungen machen können; auf die entsprechenden Ersatzpräparate, wie Chloralhydrat, sei hingewiesen.
Carbromalverbindungen lieben die Dermatologen nicht so sehr, weil die progressive Pigmentpurpura dabei ein auffälliges Krankheitsbild ist, welches sich allerdings im wesentlichen nur auf die Haut beschränkt.

Anthelmintika

Medikamente gegen Würmer werden im Zusammenhang mit einem Urlaub meistens nach diesem Erholungserlebnis aufgrund der notwendigen Entwicklungszeit, in der die Krankheitssymptome sich entwickeln, eingenommen. Insgesamt führen die Anthelmintika selten zu Hautreaktionen.
Das Nennen der Wurmpräparate (siehe S. 110) soll das Ausweichen auf verschiedene Stoffklassen erleichtern.

Migränemittel

Migränemittel sind wiederum bei den jeweiligen Patienten bekannt, denn Migräne bekommt nur der, der dazu neigt. Es ist durchaus möglich, daß unter klimatischer Veränderung oder Strapazen einer Reise sich die Neigung zur Migräne in den Vordergrund schiebt und daher die entsprechenden Präparate eigentlich schon vor Beginn der Reise in die Reiseapotheke gehören. Wer zur Migräne neigt, muß diese Präparate bei sich haben, um den Urlaub ungestört zu erleben. Auf die möglichen Nebenwirkungen möchten wir hier nicht besonders eingehen. Die Einzelstoffe entscheiden über die Hautunverträglichkeit.
Psychopharmaka, zu denen im wesentlichen die Benzodiazepinderivate gehören, führen selten zu Hautveränderungen und brauchen hier nicht besprochen zu werden.
Bei den Phenothiazinderivaten möchten wir auf die Photoallergie hinweisen.

Spasmolytika

Die Frage nach der Verträglichkeit von Spasmolytika wird dann aufgeworfen, wenn entsprechende bestehende Leiden zum Einsatz von Spasmolytika führen oder bei einer starken Diarrhö der Einsatz der Präparate diskutiert wird. Es handelt sich ausschließlich um Mischpräparate, die Papaverinderivate, Atropin bzw. Atropinabkömmlinge enthalten. Hautnebenwirkungen sind selten. Patienten mit Nierensteinen, Gallensteinen usw. tun gut daran, sich die Präparate von zu Hause mitzunehmen. Die Nebenwirkungen sind bei Indikation für diese Präparate in den Hintergrund zu stellen.

Allgemeine Empfehlungen bei Auftreten von Nebenwirkungen
von Medikamenten, die im „Ausland" gekauft wurden

Verwahrung der Informationszettel, der Originalpackungen, um zu Hause die Ursache einer möglichen allergischen Nebenwirkung oder einer toxischen Wirkung abzuklären. Alles in allem sei diese Sammlung von möglichen Nebenwirkungen als Hinweis für den gezielten Verbrauch bzw. über die prophylaktische Bereitstellung von Medikamenten gedacht. Nochmals der Hinweis, daß wir dieses Kapitel nicht als Warnung vor dem Medikamentenverbrauch betrachten möchten. Diesen Satz machen wir nicht der pharmazeutischen Industrie zuliebe, sondern aus unseren Erfahrungen heraus, daß Ärzte mit entsprechendem Medikamentenvorrat über „Absatzschwierigkeit" aus ihrem Arzneimittelschatz in Urlaubsländern nie zu klagen hatten.

O. Intoleranzen gegenüber Nahrungsmitteln, Nahrungsmittelzusatzstoffen und Konservierungsmitteln

Der *Magen-Darm-Trakt* wird häufig bei den Urlaubsfreuden strapaziert, einmal über den Konsum von bekannt irritierenden Genußmitteln, zum anderen auch durch Besonderheiten, die den jeweiligen Nahrungsmitteln und Zusatz-

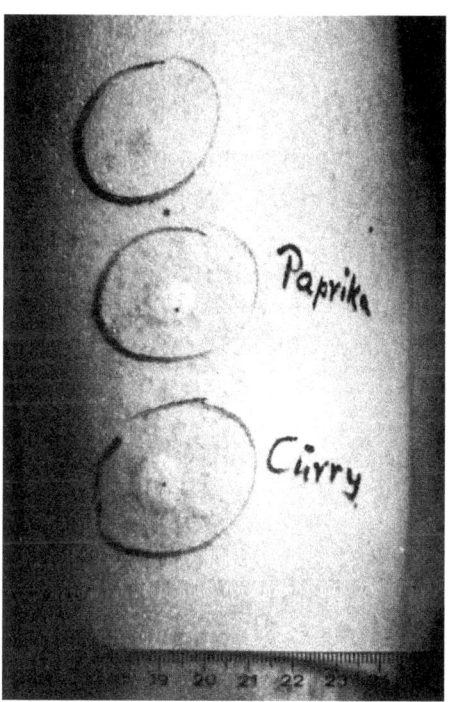

Abb. 44 a

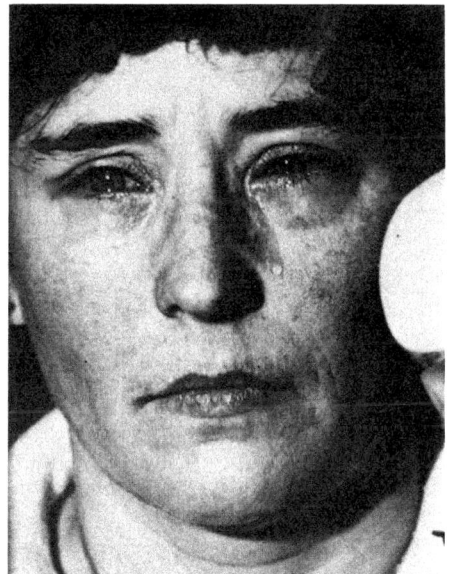

Abb. 44 b

Abb. 44. *a* Positive Hauttestreaktionen (intracutan) auf Gewürze, *b* Conjunctivitis und Ödem 20 Minuten nach Verzehr eines gewaschenen Apfels

stoffen zukommen und damit in den großen Kreis der ökologischen Faktoren einzubeziehen sind. Die Motivation, dieses Thema hier in groben Zügen anzureißen, war auch das Anliegen, den Allergikern eine Hilfe an die Hand zu geben.

Die Schleimhaut des Magen-Darm-Trakts stellt die erste Barriere bei der Resorption der aufgenommenen Nahrungsmittel dar. Diese Schranke kann durch verschiedene Faktoren im Sinn einer Permeabilitätserhöhung verändert werden. Hierzu zählen in erster Linie der Genuß von Alkohol, schleimhautreizenden Gewürzen und schließlich die entzündlichen Magen- und Darmerkrankungen. Nahrungsmittelunverträglichkeiten auf der Basis einer Allergie gegen den

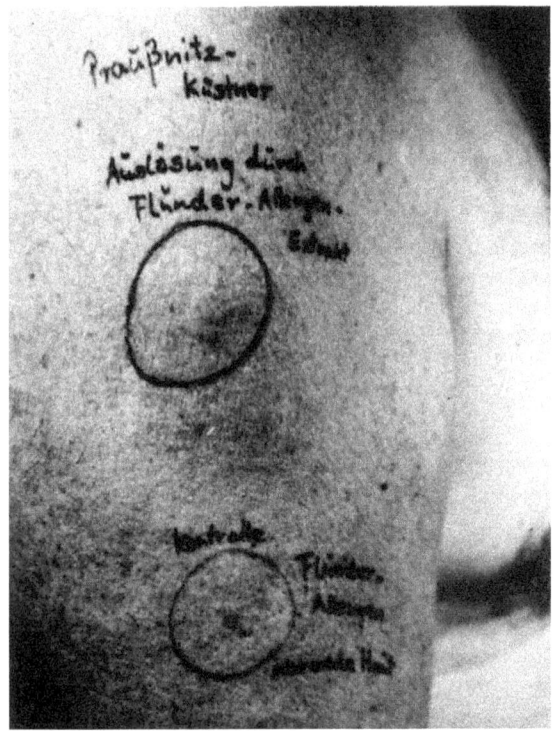

Abb. 45. Positive Praußnitz-Küstner-Reaktion (passive intracutane Injektion von antikörperhaltigem Serum des allergischen Patienten in normaler Haut und Auslösung in der normalen Haut nach der Injektion von Allergen nach 24 Stunden). Typ der Reaktion: Sofortreaktion. Allergen Flunderextrakt

Grundstoff sind relativ selten und in weitaus der Mehrzahl der Fälle den Patienten vor Antritt einer Urlaubsreise bekannt. Durch die Gegebenheiten einer Magen- und Darmreizung am Urlaubsort ist allerdings die gestörte Aufnahme von Nahrungsstoffen zu beachten, d. h. es werden z. B. Peptide resorbiert, die im normalen Zustand abgebaut worden wären.

Biogene Amine in Nahrungsmitteln sind dann ein unangenehmer Begleitstoff, wenn durch eine gleichzeitige Inhibierung der enzymatischen Histamininaktivierung, z. B. durch Monoaminooxydasehemmer, solche biogene Amine nicht desaminiert werden. Das kann nicht nur nach dem Genuß des Mahimahi-Fisches in Taiwan, der durch bakterielle Kontamination eine besondere Neigung zur Histidin-Decarboxylierung und Entwicklung von Histaminen hat, beobachtet werden, sondern auch nach Genuß von Käse und Wein, die sich durch einen primären Gehalt an solchen Aminen auszeichnen. Die Arbeiten von Peter Marquart haben interessante Aspekte in dieser Hinsicht gebracht. Es sei auf diese unangenehmen Begleitsymptome im Zuge der Aufnahme der genannten Nahrungsmittel nur aufmerksam gemacht, um deutlich werden zu lassen, daß nicht alle Unverträglichkeitssymptome direkt allergischer Natur sind. Wir wollen uns aber hier vornehmlich auf die Hautreaktionen bei der Einnahme von Nahrungsmitteln beschränken, und dabei steht die *Urticaria* im Vordergrund. In den letzten Jahren sind die Konservierungsmittel und Farbstoffe in Nahrungsmitteln in den Vordergrund getreten. Die Eruierung solcher Situationen ist ein offensichtliches Kreuz für jeden Allergologen bei der Analyse der auslösenden Ursache einer chronisch rezidivierenden Urticaria (Lennart Juhlin). Eine Urticaria kann auch über toxische Symptome ausgelöst werden, bzw. es läßt sich die allergische Komponente schwer darstellen, denn mit der Irritation im Bereich des Magen- und Darmtrakts ist eine Summe von Stoffwechselveränderungen gegeben, die auch die Histaminliberation auf der Schiene einer nichtallergischen Pathogenese in den Vordergrund treten lassen. Nahrungsmittel, die bestehende Dermatosen provozieren, wie z. B. glutenhaltige Speisen bei der Dermatitis herpetiformis, sind den Patienten vor Antritt der Reise bekannt. Auf die Schwierigkeit, glutenfreie Nahrungsmittel im Urlaub zu erhalten, braucht hier nicht weiter hingewiesen zu werden. Die Nebenwirkungen des Jodgehalts der Speisen, die sich nicht nur auf Fische, Muscheln und andere Meerestiere beschränken, sondern auch Tang betreffen, der im asiatischen Bereich öfters in Suppen oder als Gemüse angeboten wird, sind hinreichend bekannt. Es geht über den Rahmen dieser Darstellung hinaus, auf die Entwicklung einer hämolytischen Anämie und eines Ikterus nach Genuß der Vicia-Faba-Bohnen bei Patienten mit Glucose-6-Phosphat-Dehydrogenasemangel hinzuweisen (Favismus). Solche Erkrankungen, die sich als Enzymdefekt im Stoffwechsel auf die Haut auswirken können und durch eine Ernährungstherapie günstig beeinflußt werden, sind keineswegs unter dem Tenor dieses Buches abzuhandeln. Die Alcaptonurie und Ochronose, Phenylketonurie, Hartnup-Erkrankung, Tryptophanstoffwechselstörungen und schließlich Malabsorption und Hauterkrankungen liegen auf der gleichen Schiene. Ausgesprochene Fehlernährungen, die sich als Avitaminosen, wie z. B. vom Typ des Nikotinsäureamiddefizits mit Entwicklung einer Pellagra, entwickeln können, sind heute keineswegs als eine Urlaubsdermatose zu bezeichnen, es sei denn, daß sich im Zuge einer außergewöhnlich langfristigen Exposition unter extremen Verhältnissen solche Avitaminosen entwickeln können (Drogensucht in Nepal, Eigenbeobachtungen). Schließlich können sich Avitaminosen und Fehlernährung bzw. Malabsorption von Aminosäuren überschneiden (Linneweh, 1962). Unter einer extremen Aufnahme von Orangen (6, 7 Orangen täglich) kann sich das Bild einer *Aurantiasis cutis* entwickeln. Dies ist keine Katastrophe, sondern lediglich der Hinweis, daß der Farbstoff aufgenommen wurde, sich im Körper verteilt und eine besondere Ablagerung in der Epidermis stattgefunden hat. Im großen und ganzen sind also Nahrungsmittelunverträglichkeiten, die sich auf die Haut auswirken, relativ selten. Es kommt kaum zur Neuentwicklung von solchen Phänomenen während des Urlaubs, sondern in den meisten Fällen ist

Tabelle 61. *Einige Mykotoxine* (aus Cottier, 1980)

Toxin	Pilzspezies	Mögliche Substrate	LD_{50} (mg/kg) für Mäuse	Wirkungen im Tierversuch
Aflatoxine	Aspergillus flavus Aspergillus oryzae Aspergillus parasiticus andere Aspergillus-Spezies Penicillium sp. Rhizopus sp.	Organische Substrate, u.a. Erdnüsse, Getreide(-produkte)	2–50	Mitosehemmung; hepatotoxische Wirkung; kanzerogen
Diazetoxyskirpenol Fusarenon	Fusarium sp. Fusarium nivale	Korn Getreide	0,75 3,5	Schäden am blutbildenden System Störung der Proteinsynthese; Schäden am Knochenmark
Gliotoxin	Gliocladium fimbriatum Aspergillus fumigatus Aspergillus chevalieri Penicillium cinerascens Penicillium obscurum und andere Penicillium-Spezies	organische Substrate; Futtermittel	45–65	hepatotoxische Wirkung
Maltoryzin	Aspergillus oryzae	mikrobiologische Nährböden u.a.	3	neurotoxische Wirkung
Ochratoxin	Aspergillus ochraceus	Mais, Korn, Gewürze	25 µg/50 g Entenkücken	Leberverfettung
Patulin	Aspergillus sp. Penicillium sp.	Futtermittel, Reis	30	neurotoxische Wirkung; perkutan kanzerogen
Rubratoxin	Penicillium rubrum	Getreide	3,75	hepato-, nephro- und pneumotoxische Wirkung
Sterigmatozystin	Aspergillus versicolor Aspergillus nidulans andere Aspergillus-Spezies	Maismehl, Erdnüsse	65	hepato- und nephrotoxische Wirkung; kanzerogen
Trichothezin	Trichothecium roseum	Maismehl, Nüsse	300	Dermatitis; kanzerogen
Zitrinin	Penicillium citrinum andere Penicillium-Spezies Aspergillus candidus Aspergillus terreus andere Aspergillus-Spezies	Getreide(-produkte), besonders Reis	35	nephrotoxische Wirkung; Blutdrucksenkung; Schleimhautschäden
Zitreoviridin	Penicillium citreoviride	Reis	8–30	neurotoxische Wirkung

die Neigung zu solchen Reaktionen auf Nahrungsstoffe bzw. auf Zusatzstoffe
bekannt. Schwierigkeiten im Urlaub bereiten Konservierungsstoffe, die zugesetzt wurden und nicht einer Gesundheitskontrolle wie in den westlichen Ländern unterliegen. Für die Diagnostik von Magen- und Darmerkrankungen mit
Auswirkungen auf die Haut ist es von großer Bedeutung, daß ein Patient mit
bekannter Unverträglichkeit auf ein Nahrungsmittel bei einer Reise reagieren
kann, weil nicht bekannt war, daß sich der nicht verträgliche Stoff in versteck-
ter Form in seiner Speise befunden hat. Dies ist vor allem dann zu berücksichtigen, wenn nicht vertraute Speisen und exotische Früchte genossen werden.
Gewarnt werden muß vor Nahrungsmitteln, die von Pilzen befallen sind und
damit Pilztoxine und ihre Auswirkung auf den Gesamtorganismus beachtet
werden müssen. Die meisten bekannten Mycotoxine wurden im Zusammenhang mit möglichen Nahrungsmittelvergiftungen geprüft. Im Vordergrund stehen Aflatoxine von Aspergillus oder Penicillium, von verunreinigten Erdnüssen
und Getreideprodukten (Sterigmatozystin); Erdnüsse können auch von Tri-
chocethium roseum befallen sein und neben der Eigenschaft als Cancerogen
auch eine Dermatitis auslösen (siehe Tab. 61).
Es kann auch damit gerechnet werden, daß Toxine bei Pilzinfektionen eine
Rolle spielen. Auf die toxische Wirkung von mit Mycotoxinen verunreinigtem
Stallstaub wurde bereits hingewiesen (S. 46).

Tabelle 62. *Häufigste Lebens-*
mittelfarbstoffe

| Erythrosin |
| Coxyurat |
| Tartrazin |
| Goldknopfgelb |
| Naphtolgelb |
| Sonnengelb |
| Noisette-Braun |

Tabelle 63. *Konservierungsstoffe*

| Ameisensäure |
| Benzoesäure |
| Propionsäure |
| Sorbinsäure |
| PHB-Ester |

Tabelle 64. *Antioxydantien*

| Butylhydroxyanisol |
| Butylhydroxytoluol |
| Dodecylgallat |
| Octylgallat |

Künstlich gefärbte Nahrungsmittel, Farbstoffe, Konservierungsmittel und Anti-
oxydantien (diese Tabellen sind hier nur angeführt, damit nochmals vor Augen
geführt wird, was einem aus dem Angebot der Konserven widerfahren kann,
wenn man eine entsprechende Reaktion gegen den einen oder anderen Stoff
bietet, die wie bei Tartrazin nicht an klassische Antigen-Antikörper-Reaktio-
nen gebunden sind und eine Gruppenunverträglichkeit mit Aspirin zeigen)
(Juhlin, 1972).

Literatur

Breneman, J. C.: Basics of food allergy. Springfield, Ill.: Ch. C Thomas. 1978.

Fisher, A. A.: Sechs Gewürze aus dermatologischer Sicht. Hautarzt *21*, 295 (1970).

Food Allergy: Proceedings of a symposium dedicated to Dr. W. J. F. Van Der Bijl at his 70th Anniversary. Haarlem: HAL Allergy Service. 1980.

Forth, W., Henschler, D., Rummel, W.: Allgemeine und spezielle Pharmakologie und Toxikologie. Mannheim-Wien-Zürich: Bibliographisches Institut – Wissenschaftsverlag. 1980.

Juhlin, L., Michaelsson, G., Zetterstrom, O.: Urticaria and asthma induced by food and drug additives in patients with aspirin hypersensitivity. Clin. Immunol. *50*, 92–98 (1972).

Kim, R.: Flushing syndrome due to Mahimahi (scrombroid fish) poisoning. Arch. Derm. *115*, 963 (1979).

Marghescu, S.: Allergische Arzneiexantheme. Erlangen: Perimed-Verlag. 1978.

May, Ch. D., Block, S. A.: A modern clinical approach to food hypersensitivity. Allergy *33*, 166 (1978).

Miyaki, K., Yamazaki, M., Horie, Y., Udagawa, S. I.: Untersuchungen über die toxischen Pilze im Reis der Chiba-Präfektur. IV. Über die Mikroflora des Reises (3). Ann. Rept. Inst. Food Microbiol., Chiba Univ. *23*, 31 (1971).

Much, Th., Wüthrich, B., Töndury, T.: Zur Klinik, Diagnose und Therapie der Nahrungsmittelallergie. Ztschr. Hautkrkh. *53*, 141 (1978).

Ottolenghi, F.: Die alimentären Allergodermatosen, I. und II. Teil. Hautarzt *19*, 241, 299 (1968).

Röckl, H., Pevny, J.: Allergien durch Begleit- und Zusatzstoffe in Nahrungs- und Genußmitteln, in: Fortschritte der praktischen Dermatologie und Venerologie, Bd. 8. Berlin-Heidelberg-New York: Springer. 1978.

Wüthrich, B.: Nahrungsmittelallergie. Allergologie *4*, 320 (1981).

Zürcher, K., Krebs, A.: Hautnebenwirkungen interner Arzneimittel. Basel-München-Paris-London-New York-Sydney: S. Karger. 1980.

P. Hautpflegemittel (Kosmetika) auf Reisen*

In vielfacher Hinsicht ist es angeraten, vertraute kosmetische Mittel bei Reisen mitzunehmen. Das trifft besonders für Personen zu, die Unverträglichkeitsreaktionen (meist allergischer Natur) gegenüber einem oder mehreren kosmetischen Mitteln gezeigt haben und nun solche benützen, die sie erfahrungsgemäß gut vertragen. Diese Personen kommen meist von allein auf die Idee, ihre eigenen Mittel mitzunehmen, um nicht in einem fremden Land erst leidvolle Teste durchstehen zu müssen, bis sie ein verträgliches Mittel gefunden haben. Es ist jedoch auch für Menschen mit „robuster" Haut empfehlenswert, ihre gewohnten kosmetischen Mittel mitzunehmen, besonders dann, wenn die Reise in Länder führt, die nicht in Europa oder Nordamerika liegen. Diese Empfehlung gründet sich auf die Tatsache, daß in Europa, besonders in den EG-Ländern und Ländern, die sich dem Teilabkommen „Öffentlicher Wohlfahrtsausschuß" beim Europarat angeschlossen haben, sowie in Nordamerika strenge Maßstäbe an die Qualität und an die gesundheitlichen Aspekte gelegt werden. Nebenwirkungen durch kosmetische Mittel sind in diesen Ländern relativ selten zu beobachten und sind meist allergischer Natur. In der Bundesrepublik Deutschland werden Nebenwirkungen von kosmetischen Mitteln nicht systematisch erfaßt und können deshalb zahlenmäßig nur geschätzt werden. In Holland gibt es allerdings eine solche zentrale Erfassungsstelle am Lebensmitteluntersuchungsamt Enschede. Die dort jährlich etwa 200 erfaßten Fälle er-

Tabelle 65. *Anzahl der unerwünschten Wirkungen durch Kosmetika nach Applikationsgebieten, aufgeschlüsselt in den Jahren 1979 und 1978 in Holland (Gesamtbevölkerung 14 Mio.)*

	1979 Anzahl	1978 Anzahl
Haarkosmetika	36	38
Augenkosmetika	31	19
übrige Gesichtskosmetika	51	45
Parfüms	18	13
Hand- und Körperkosmetika	34	28
Deodorants, Antitranspirantien	16	30
Bräunungs- und Sonnenschutzmittel	15	9
	207	188

* Wir danken Herrn Dr. Klaus Vivell (Bundesgesundheitsamt Berlin) für die freundliche Hilfe bei der Abfassung dieses Kapitels.

scheinen bei einer Einwohnerzahl von 14 Millionen als *geringe* Nebenwirkungsrate. Die in der Tab. 65 angeführten Nebenwirkungsraten lassen sich wegen der gleichartigen Beschaffenheit der in beiden Ländern verwendeten kosmetischen Mittel auf die Bundesrepublik Deutschland übertragen.

Tabelle 66. *Beispiele aus der Liste der Stoffe, die, um die Sicherheit zu gewährleisten, auf der Verpackung in der Bundesrepublik Deutschland deklariert werden müssen, die aber zur Konservierung und Stabilisierung (Tropen!) unumgänglich sind*

Phenylendiamin Toluylendiamin Diaminophenol Rosochin	Bei diesen Stoffen wird zusätzlich ein Hinweis auf allergische Reaktionen verlangt.
Chlorbutanol Dichlorophen Formaldehyd Hexachlorophen	zusätzlicher Hinweis: nicht zur Babypflege verwenden
alpha-Naphtol Phenol Pikrinsäure Äthylquecksilberthiosalicylat Phenylquecksilberverbindungen Tribromsalicylanilid Monoglycerinester der p-Aminobenzolsäure	
Kalium- oder Natriumhydroxid	zusätzlicher Hinweis: Erblindungsgefahr bei Augenkontakt; für Kinder unzugänglich aufbewahren

Der Schutz des Verbrauchers vor unerwünschten Kosmetikawirkungen wird weiterhin dadurch gewährleistet, daß Inhaltsstoffe von kosmetischen Mitteln, die unter besonderen Bedingungen eine allergische Hautreaktion auslösen können (z. B. Formaldehyd, welches in der niedrigen Konzentration nicht zur aktiven Sensibilisierung führt), sowie Stoffe, die bei unsachgemäßem Gebrauch toxische Reaktionen hervorrufen können (z. B. Kalilauge), auf der Verpackung deklariert werden. Tab. 66 gibt einen Überblick über zu deklarierende Stoffe entsprechend den Vorschriften der Kosmetikverordnung.

Diese Maßnahmen im Hinblick auf die gesundheitliche Unbedenklichkeit von kosmetischen Mitteln sind nicht in allen Ländern anzutreffen, so daß bei der Verwendung eines anderswo vertriebenen Mittels eine höhere Nebenwirkungsrate möglich ist. Dazu seien einige Beispiele angeführt: Pflanzenöle, als Hautpflegemittel angewandt, können zu sterilen follikulären Pustelbildungen führen, ein Zustand, der bei den Einwohnern dieser Länder als Mudi-chood bekannt ist. Im indischen Raum sind diese Hautreizungen besonders dadurch provoziert, daß Öl für die Kopfhaut und für das Kopfhaar gebraucht wird und bei langer Haartracht ein Kontakt mit der Haut erfolgt, der die hautreizende Wirkung dieser Öle augenscheinlich werden läßt. Diese Reizwirkung ist von Haarölen, wie sie im europäischen und nordamerikanischen Bereich verwendet werden, nicht zu erwarten, da solche Produkte auf Reizungen der Haartalgdrüseneinheit untersucht wurden.

Kölnischwasser, Toilettenwasser, Parfüms und andere, meist stark duftende kosmetische Präparate können Bergamottöl enthalten, das photochemisch aktive Substanzen (Furocumarine, 5-Methoxypsoralen, 8-Methoxypsoralen) enthält. Diese Stoffe können ab einer bestimmten Konzentration bei gleichzeitiger UV-(A-)Bestrahlung (Sonnenlicht) eine phototoxische Reaktion an der Haut auslösen, der eine länger andauernde Pigmentierung folgt. Dies ist den Dermatologen unter dem Bild einer Berloque (Uhrgehänge-Dermatitis) seit langem bekannt. Die europäischen Hersteller verwenden deshalb vorbehandeltes Bergamottöl, bei dem zusätzlich die Konzentration dieser Stoffe herabgesetzt worden ist. Eine phototoxische Reaktion auf Kölnischwasser ist heute eine Seltenheit geworden.

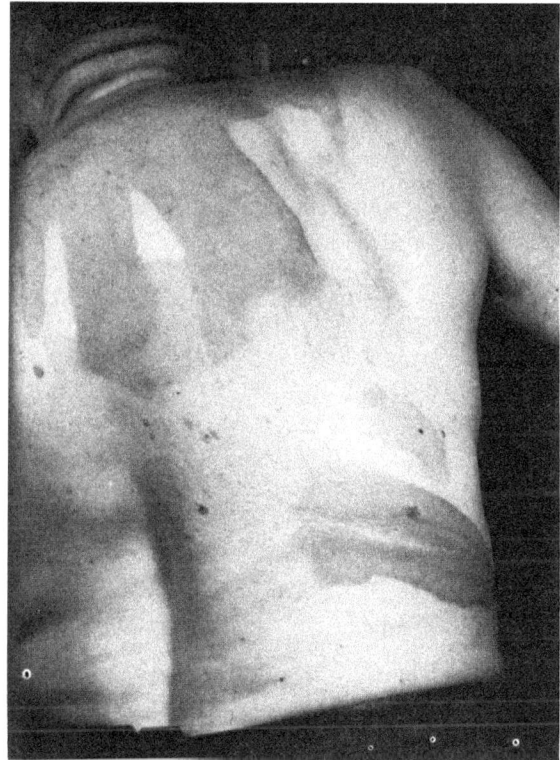

Abb. 46. Berloque-Dermatitis, phototoxische Reaktion durch herablaufendes Parfüm

Schäumende Badezusätze außerhalb der genannten Überwachungsbereiche können, insbesondere wenn sie hautreizende Tenside enthalten (z. B. Alkylarylsulfonate), zu Haut- und Schleimhautirritationen führen. Die Schleimhautreizung im Genitalbereich kann eine Urethritissymptomatik durch Reizung des Meatus urethrae hervorrufen. Im europäischen Bereich wird darauf geachtet, daß nur Alkylsulfonate eingesetzt werden, die keine irritierende Wirkung bei üblichen Badegewohnheiten zeigen. Die Situation in den U.S.A. scheint hier weniger günstig zu sein, da die dort vermehrt aufgetretenen Haut- und Schleimhautreizungen die Food and Drug Administration (FDA) veranlaßt haben, einen Warnhinweis für schäumende Badezusätze im Hinblick auf diese irritierende Wirkung vorzuschreiben. Diese Vorsichtsmaßnahme ist im Bereich der Länder der EWG nicht notwendig, da die entsprechenden Überwachungs-organe dieser Länder und der EWG gegenüber den vorgelegten Mitteln keine Veranlassung dazu sahen.

Aus dem Gesagten dürfte abzuleiten sein, daß Kosmetika als Körperpflegemit-tel mit Eigenschaften, die dem Gebiet der Prophylaxe von Hauterkrankungen zuzuordnen sind, ihren sicheren Stellenwert auf Reisen und im Urlaub haben. Die mückenabwehrenden Kosmetika (Repellents siehe S. 320) und Licht-schutzmittel (siehe S. 133) und schließlich die Hautpflegemittel nach Strapa-zierung der Haut durch Wasserkontakt und dergleichen sind heute unentbehr-liche Begleiter im Reisegepäck. Man tut aber gut daran, sich bei Reisen in ferne Länder die vertrauten Kosmetika aus den dargelegten Gründen bereits zu Hause zu besorgen.

Literatur

Tronnier, H.: Grundlagen des Hautschutzes, der Hautreinigung und -pflege. Umweltmedizin 2, 24–32 (1981).

Zeitgemäße Präventiv-Hautpflege (Fiedler, H., Hrsg.). IV. Symposium der Gesellschaft Deutscher Kosmetik-Chemiker e.V., Bad Kreuznach, 23. und 24. Januar 1976.

R. Anhang

I. Impfungen im internationalen Reiseverkehr

(entnommen aus Germer und Stickl, 1982)

Es gibt Impfungen, die für bestimmte Länder der Erde von der Weltgesundheitsorganisation (WHO) empfohlen werden. Die Bundesrepublik Deutschland ist den Gesundheitsempfehlungen der WHO mit Gesetzeskraft beigetreten, und aus diesem Grund sind diese Impfungen für Bürger der Bundesrepublik obligat. Es handelt sich um die Impfung gegen Pocken und Gelbfieber. Darüber hinaus können nationale Gesundheitsbehörden beim Betreten des Landes Impfungen gegen Pocken, Gelbfieber und Cholera verlangen. Außerdem kann es für den Reisenden – je nach seinen Plänen im Gastland (Badereise?, Abenteuerreise?, Safari? u. a.) – empfehlenswert sein, sich weiterer Impfungen zu unterziehen: Hierzu gehören die Impfungen gegen Typhus und Paratyphus (Typhus-Schluckimpfung) sowie die Prophylaxe gegen Hepatitis A und B mit Immunglobulinpräparaten (Gammaglobuline).

Das Impfprogramm sollte je nach dem Zielland und den erforderlichen Impfungen 3–5 Wochen vor der geplanten Reise begonnen werden. Bei Patienten mit gesundheitlichen Problemen ist es empfehlenswert, beim Buchen der Reise einen Tropenmediziner und Impfarzt aufzusuchen, der darüber Auskunft geben kann, ob diese Reise überhaupt gesundheitlich zuträglich ist und auf welche Art und Weise sich die Impfungen durchführen lassen.

Da nach der Gelbfieberimpfung 8–14 Tage Zeitabstand bis zur Pockenimpfung einzuhalten sind, umgekehrt aber der Zeitraum 3 Wochen beträgt, empfiehlt es sich, stets mit der Gelbfieberimpfung zu beginnen. Die Gelbfieber- und die Pockenimpfung als Lebendimpfungen können mit Totimpfstoffen (Tetanusimpfstoff, Choleraimpfstoff, Pestimpfstoff) kombiniert werden. Die folgenden Vorschläge für die zeitliche Planung von Impfungen für Auslandsreisen sollen Eindruck über das mögliche Vorgehen abgeben.

Impfungen gegen Gelbfieber, Cholera und Typhus–Paratyphus

1. Tag	Impfung gegen Gelbfieber (für die Impfung sind nur von der WHO autorisierte Ärzte oder Institute zugelassen; ein Verzeichnis dieser Impfstellen liegt bei den Gesundheitsämtern auf).
15. Tag	Erste Choleraimpfung (0,5 ml Impfstoff subcutan).

| 22. Tag | Zweite Choleraimpfung (1,0 ml Impfstoff tief subcutan); die Impfung kann auch 14 Tage später, also am 29. Tag, erfolgen. |
| 23., 24. und 25. Tag | Morgens nüchtern jeweils Einnahme von 3 Dragées des oralen Typhusimpfstoffes. Die Typhusschutzimpfung ist unterdosiert, bei Abenteuerreisen Wiederholung des gleichen Schemas nach 8–10 Tagen. |

Impfungen gegen Gelbfieber und Cholera

| 1. Tag | Impfung gegen Gelbfieber, zugleich erste Impfung gegen Cholera (0,5 ml subcutan). |
| 2., 3. | Morgens nüchtern jeweils 3 Dragées Typhoral (halbe Stunde vor dem Frühstück; bei Abenteuerreisen eventuell Wiederholung nach 8–10 Tagen). |

Wundstarrkrampf-Gefahr bei Bagatellverletzungen und *Poliomyelitis*-Risiko ist in den Subtropen größer als bei uns! Abenteuerreisende, Forschungsreisende, Entwicklungshelfer u. a. sollten sich daher vor Antritt ihrer Reise über die letzte Wundstarrkrampfimpfung, die nicht älter als 5 Jahre sein sollte, und über die letzte Polio-Schluckimpfung orientieren. Gegebenenfalls sind die Impfungen vor der Ausreise vorzunehmen. Die *Pestimpfung* ist nur in Extremsituationen (Forschungsexpeditionen in Madagaskar, Abessinien, Vietnam und Kambodscha, Korea u. a.) notwendig. 2 Injektionen im Abstand von 4 Wochen geben einen etwa 12 Monate lang anhaltenden Schutz.

II. Malariaprophylaxe

Bei Reisen in Malariagebiete ist eine Chemoprophylaxe unerläßlich: Es werden einmal wöchentlich 2 Tabletten Resochin eingenommen (am besten sonntags nach dem Mittagessen), beginnend eine Woche vor Antritt der Reise, während der Reise und bis 5 Sonntage nach Rückkehr. Bei sehr starker Exposition (zahlreiche Mückenstiche!) kann die Dosis verdoppelt werden, z. B. sonntags und mittwochs jeweils 2 Tabletten Resochin nach dem Mittagessen (niemals nüchterne Einnahme!). In Gebieten mit Resochin-resistenten Plasmodien zusätzliche Gabe von Daraprim (einige Gegenden Süd-/Ostasiens: Assam, Kambodscha, Vietnam, Papua-Neuguinea u. a.; Afrika: Fraglich Abessinien und Somalia). –

Ziel der Chemotherapie ist die Verhinderung des Ausbruches der Erkrankung durch Einwirkung auf den erythrocytären Zyklus des Parasiten (klinische Prophylaxe).

1. Resochin (Chloroquin): 14 Tage vor Antritt der Reise mit 2 Tabletten pro Woche nach den Mahlzeiten beginnen. – Während des Aufenthaltes im infektionsgefährdeten Gebiet wöchentlich einmal 2 Tabletten. Diese Dosis ist noch 4 Wochen nach Verlassen des malariaverseuchten Gebietes fortzuführen. Übergewichtige Personen sollten einmal 1 und einmal 2 Tabletten

(= 3) pro Woche nehmen; ebenso ist die Resochindosis zu erhöhen, wenn Durchfallerkrankungen die Resorption unsicher machen.

Mit der sogenannten kausalen Prophylaxe werden die Parasiten im Menschen auf der Stufe der präerythrocytären Gewebsformen berücksichtigt.

2. Daraprim (Pyrimethamin): Wöchentlich 1 Tablette während des Aufenthalts und noch 3–4 Wochen danach. – Da zunehmend Resistenzentwicklung von Plasmodium-falciparum-Stämmen gegenüber Chloroquin (Ferner Osten, Mittel- und Südamerika): zusätzliche Chemoprophylaxe mit Primaquin und Sulfadiazin bzw. Pyrimethamin und Sulfadoxin.

3. Fansidar (Pyrimethamin + Sulfadoxin): 1 Tablette pro Woche, Beginn: 1 Tag vor der Abreise, Ende: 6 Wochen nach Verlassen des Malariagebietes.

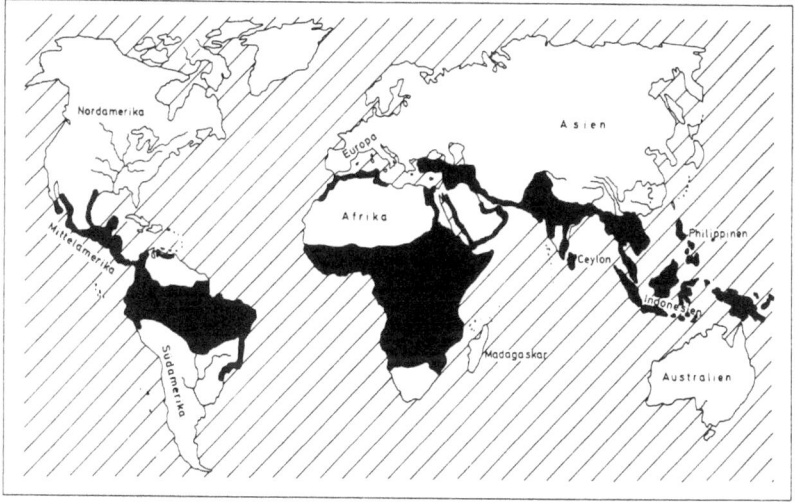

Abb. 47. Verbreitungsgebiete der Malaria [nach Werner, G. T., Stickl, H., Fortschr. Med. *93*, 561 (1975)]

Die Unverträglichkeiten betreffen einmal Resochin bzw. die Sulfonamidkomponente wie Sulfadiazin bzw. Sulfadoxin, wobei gastrointestinale Störungen und allergische Hautveränderungen im Vordergrund stehen. Auch bei Fansidar können allergische Reaktionen auftreten; es kann bei einer Überempfindlichkeit gegen den einen Wirkstoff dann auf einen anderen übergegangen werden. Dieser Hinweis ist wichtig, um die Kontinuität der Malariaprophylaxe nicht zu unterbrechen.

Literatur

Bericht über die gemeinsame Tagung der Royal Society of Tropical Medicine und der Schweizerischen Tropenmedizinischen Gesellschaft, 12. bis 15. März 1980. Richtlinien zur Malaria-Prophylaxe. Fortschr. Med. *98*, 1527 (1981).

Feldmann, H. U.: Reisezeit – Impfzeit. Notabene medici *10*, 220 (1980).

Germer, W. D., Stickl, H.: Infektions- und Tropenkrankheiten, Schutzimpfungen. Berlin-Heidelberg-New York: Springer. 1982.

Holzner, A., Stickl, H.: Infektionsprophylaxe in der Touristik-Medizin. Dtsch. Ärzteblatt *8*, 457 (1980).

Interdisziplinäres Forum der Bundesärztekammer, Köln (1981). II. Vor vielen Infektionen kann man sich passiv schützen. Selecta *22*, 1748 (1981).

Stickl, H.: Kombination von Wirkstoffen. Fortschr. Med. *98*, 26 (1980).

Zweiter Teil:
Unverträglichkeit von Pflanzen an Haut und Atemwegen

Mit zunehmender Entfernung des – von synthetischen Stoffen umgebenen – modernen Menschen von der Natur sind auch die durch Pflanzen hervorgerufenen Erkrankungen sowie die Pflanzen selbst an den Rand des Bewußtseins gerückt. Allergologisch tätige Ärzte wissen um die Schwierigkeit, einem Patienten Verständnis für die Bedeutung seiner Beifußpollenallergie nahezubringen, vor allem dem besonders betroffenen Großstädter, der häufig nicht die Bäume vor seinem Wohnungsfenster zu benennen weiß. In unmittelbare Berührung mit den Pflanzen kommt dieser moderne Mensch neben seinen Zimmerpflanzen und Blumengeschenken nur noch in Freizeit und Urlaub. Geschieht dies außerhalb von Europa, in den Tropen oder unter selbstgewählten Extrembedingungen, so kann es zu „bösen Überraschungen" kommen, wie sie von früheren Entdeckern und Reisenden beschrieben wurden.

Im Interesse der Ärzte hatte die therapeutische Verwendbarkeit der Heilpflanzen immer Priorität vor den hier dargestellten Unverträglichkeitsreaktionen, und ebenso war die pharmakologische Analyse der Wirkung von Pflanzenstoffen immer vorrangig gegenüber den allergisierenden oder die Haut anders schädigenden Eigenschaften.

Trotzdem ist das heute bestehende Wissen über Botanik und Dermatologie weitläufig; dazu erfaßt die Aerobiologie zunehmend mehr Daten über Pollenvorkommen. Die Darstellung beschreibt, bezogen auf Kontaktmöglichkeiten im Urlaub, die wichtigen zum Pflanzenbereich gehörenden Arten, welche allergische oder toxische Reaktionen des Integuments und der Schleimhäute der oberen Luftwege hervorrufen.

A. Allergene und Toxine im Pflanzenreich

Die erste Abteilung des nach der Evolution gegliederten Pflanzenreiches bilden die Bakterien. Sie stellen die wichtigsten Erreger von Infektionskrankheiten, welche in diesem Buch an anderer Stelle abgehandelt werden, dar. Ihnen schließen sich als zweite Abteilung die Algen an. Die zu ihnen gehörenden Tange, mit bis zu 100 m Länge die größten Pflanzen überhaupt, bilden den überwiegenden Anteil der das Süß- und Meerwasser bewohnenden Pflanzen. Von leichter Konsistenz, da ohne das Stützgerüst der Landpflanzen, sind sie dem Menschen ungewohnt und unheimlich. Er vermeidet als Schwimmer und Taucher ihre Berührung, obwohl sie keine objektiven Gefahren darstellen, sie haben, von Ausnahmen abgesehen, keine allergische oder toxische Potenz.

Die nächste Abteilung bilden die Pilze. Ihre Sporen sind Hauptbestandteil des Aeroplanktons und wichtige Allergene am Respirationstrakt. Die folgenden Moose und Farnpflanzen sind hier ebenfalls ohne Bedeutung. Alle Lebensräume des Festlandes wurden von denen auf sie folgenden Samenpflanzen besetzt.

Die Blütenpflanzen werden blütenmorphologisch unterteilt in Windblüher (Nadelbäume, Gräser) und Insektenblüher (Blumen, Bäume), welche in einer Koevolution mit den Insekten die bunte Blütenwelt geschaffen haben; ihre artspezifischen Pollen sind die Erreger der Pollinosis.

1. Historisches und heutiges Wissen

Das Wissen um die *Wirkungen von Pflanzenstoffen nach lokaler Applikation* ist alt und wurde schriftlich und mündlich bei vielen Völkern überliefert.

Lange bekannte Pflanzeninhaltsstoffe waren z. B. die früher üblicherweise als Irritans benutzten Säfte der Wolfsmilchgewächse. Das gegen Warzen verwendete Podophyllin wird noch heute aus dieser Pflanzenfamilie gewonnen. Von der photosensibilisierenden Wirkung der Pflanze Psoralea corylifolia (indisch: Babchi) wird bereits im ersten Jahrhundert vor Christus berichtet. Sowohl von Dermatosen durch Pflanzen als auch von der Anwendung bei bestehenden Hautkrankheiten liegen aus dem Altertum Beschreibungen vor (Plinius der Ältere), und in den späteren, teils künstlerisch bebilderten Pflanzenbüchlein fallen die durch Giftstoffe wirksamen Pflanzen durch ihre phantasievollen Namen auf, die ihnen Medizin und Aberglauben gegeben haben. Heute noch im Volkswissen auf dem Land verbreitete Kenntnisse über Pflanzenwirkungen haben jedoch häufig ihre Wertigkeit verloren: So wird z. B. dem Wolfsmilchsaft teils eine warzenfördernde, teils eine heilende Wirkung zugeschrieben.

Der Wissensstand über medizinisch erwähnenswerte pflanzliche *Toxine und Allergene* erweitert sich im Zuge der Umweltforschung.

Die aus heterogenen Substanzen zusammengesetzte Oleoresinfraktion enthält die bedeutsamen *Allergene:* aromatische Alkohole, ätherische Öle, Aldehyde, Balsame, Harze, Terpene und Phenole; die Sesquiterpenlaktone sind z. B. in den Mittelpunkt des Interesses gerückt.

Trotz über 1000 analysierter Verbindungen ist bisher nur ein kleiner Teil der *Toxinvielfalt* erfaßt. Pflanzen sind „Giftfabriken". Ohne daß ihre Bedeutung erklärbar wäre, werden von Pflanzen neben den weiterverwendeten Stoffwechselprodukten vielfältige, sogenannte sekundäre Pflanzenstoffe produziert, welche innerhalb der Zellen in Vakuolen und außerhalb in Kanälen gesammelt sind. Sie können sogar als systematische Kriterien herangezogen werden. Toxine sind im Pflanzenreich weit verbreitet und kommen in allen Pflanzenfamilien vor.

Das Wissen um die *Giftwirkung von Pflanzen nach oraler Aufnahme* ist allgemein verbreitet: man ißt keine unbekannten Früchte oder Samen. An Haut und Schleimhaut wirksame Toxine finden sich jedoch nur in einzelnen Familien, am auffälligsten bei den Wolfsmilchgewächsen, die an ihrem nach Verletzung schnell austretenden weißen oder gelben Saft erkennbar sind. Die Toxinstrukturen der Wolfsmilchgewächse sind noch weitgehend unbekannt.

Kontaktallergene, welche zu einem Ekzem führen, kommen nur in wenigen Pflanzenfamilien vor. Ihre Struktur ist bei einzelnen Korbblütlern, Liliengewächsen, Kreuzblütlern und Lippenblütlern aufgeklärt. Zwischen einzelnen Arten innerhalb dieser Familien bestehen im Epicutantest nachweisbare Kreuzallergien.

Die *Photosensibilisatoren* kommen in insgesamt 4 Familien vor. Da therapeutisch bedeutsam, ist ihre Struktur weitgehend aufgeklärt; sie gehören alle zu den Psoralenen.

Die *Allergenstrukturen in Pollen,* welche Typ-I-Reaktionen (Sofortreaktion, IgE-vermittelt) an den Schleimhäuten hervorrufen, haben Proteincharakter und zeichnen sich durch chemische Vielfalt aus. Ihre Struktur ist bisher noch in keinem Fall aufgeklärt. Auch bestehen hier Kreuzallergien zwischen Mitgliedern einzelner Familien, z. B. Birke und Erle oder auch zwischen verschiedenen Blumen aus der artenreichen Familie der Korbblütler.

2. Pflanzenmorphologie und Formen des Kontakts mit Pflanzen

Die Pflanzengeographie beschreibt die räumliche Verteilung der Pflanzenarten. Leider läßt auch sie nur bedingt eine systematische, das Verständnis erleichternde Verknüpfung von hautspezifischen Allergenen bzw. Toxinen und Pflanzenzonen erkennen. Die Erde wird in Florenreiche eingeteilt, mit der Untergliederung in Holarktis (Nordamerika, Eurasien), Neotropis (Mittel- und Südamerika) und Paläotropis (Afrika, Indien, Indonesien).

Innerhalb dieser Reiche wurden z. B. der Himalaja und die Alpen voneinander durch Klimaschwankungen und die Eiszeiten abgetrennt. In beiden Gebirgen findet sich jedoch noch eine überraschend gut vergleichbare und zusammengehörende Vegetation, allerdings im Himalaja ungleich artenreicher. Dagegen kommen Mitglieder der wichtigen Familien (Wolfsmilchgewächse, Sumachgewächse) in tropischen, subtropischen und gemäßigten Breiten über die Grenzen der Florenreiche hinweg vor. Sie haben sich dann den verschiedenen Klimabedingungen angepaßt und kommen in den verschiedenen Breiten, z. B. als unscheinbare Pflänzchen, als Kakteen oder Bäume, vor, ohne daß ihre bedeutsame Gemeinsamkeit (Milchsaftbildung, Allergenpotenz) bzw. systematische Verwandtschaft ohne weiteres erkennbar wäre.

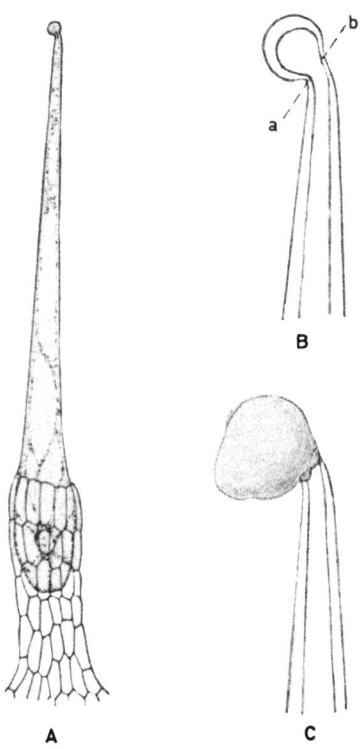

Abb. 48. *A* Brennhaar der Brennessel *(Urtica dioica)*; *B* verkieselte Spitze des Brennhaares mit präformierter Abbruchstelle des Köpfchens; *C* mit abgebrochenem Köpfchen und austretendem Zellinhalt (aus [87])

Aber auch die Menschen, insbesondere die Westeuropäer, haben seit ihrer Entdeckung der Welt die ursprünglich bestehende Pflanzengeographie schwerer überschaubar gemacht. Als erste haben die Engländer im 18. Jahrhundert leidenschaftlich Pflanzen aus allen Teilen der Welt gesammelt, in berühmten botanischen Gärten kultiviert und von dort aus weiterverbreitet. Die Vielfalt von Bäumen in den Parks der Großstädte zeugt noch davon. Monokulturen bedecken heute weite Flächen (Roggen); wichtige allergene Pflanzen tauchen in Ländern auf, in denen sie früher unbekannt waren (Traubenkraut, englisch Ragweed, aus Nordamerika in Europa und Indien). Umgekehrt erfolgt die Verbreitung einer lästigen und allergenen Gänsefußpflanze in Nordamerika (russische Distel). Die Verbreitung solcher künstlicher Kosmopoliten ist von Bedeutung, da der Tourist sich unerwartet mit dem heimatlichen Allergen konfrontiert sehen kann.

Die Lokalisation der Schadstoffe für den Menschen in den Pflanzen ist mitentscheidend für die Hautreaktionen. Toxine und Allergene finden sich z. B. in Wurzeln und Knollen (Dahlien, Tulpen), im Stengel (Primel), im Stamm (Mancanillenbaum, tropische Nutzhölzer) oder in den Blüten (Primel). Sie können auch in Brennhaaren enthalten sein. Die Brennessel besitzt solche spezialisierte Strukturen zur intradermalen Injektion von gefäßaktiven Substanzen (Acetylcholin, Histamin und 5-Hydroxytryptamin) (Abb. 48). Weniger kompliziert gebaute, kleinere Härchen mit Toxinwirkung besitzt z. B. die Zimmerlinde.

Häufig stellt die Pflanze nicht selbst das Allergen dar. In den Töpfen gewöhnlicher Zimmerpflanzen wurden sporolierende Schimmelpilze gefunden [61]. Bei tropischen Früchten und Nutzpflanzen kann es sich bei dem auf der Pflanzenoberfläche vermuteten Allergen um Insekten handeln.

Die Art des Kontakts mit den pflanzlichen Giftstoffen bestimmt unmittelbar die Lokalisation des klinischen Erscheinungsbildes. Bei einem akuten Ekzem an Gesicht und Händen kann man sich vorstellen, wie der Allergiker die Pflanze in die Hand genommen und daran gerochen hat (das trifft für starke Allergene, wie das Primulin der Primeln zu).

Die intensive und wiederholte Berührung von Pflanzenteilen, welche auch schwächere Allergene enthalten, führt zum Kontaktekzem an den Händen (Gärtner, Hobby, Zimmerpflanzen usw.). Bei Hautreaktionen an unbedeckten, lichtexponierten Körperstellen kommen Phototoxine in Betracht. Insgesamt muß die Bekleidung bei fraglichen Kontaktreaktionen immer bedacht werden. An bedeckten, feuchten Körperstellen, den Axillen und dem Genitalbereich haften leicht Pflanzen- und Holzstäube. Mit kleinen Widerhaken versehene Teile, wie Spelzen der Getreide, werden durch Bekleidung in die Haut, bevorzugt am Kragen, eingerieben. Mechanische Verletzungen sind den Händen und der unteren Extremität vorbehalten. Aber auch Kontaktekzeme an den Beinen entstehen, wenn der unwissende Tourist mit kurzen Hosen an ein Gebüsch der Gifteiche gerät. Beim Sensibilisierten kann solchermaßen flüchtiger Kontakt zu 14tägigem heftigen Brennen und Ekzementwicklung führen.

Aber nicht nur der leichtbekleidete Tourist, sondern auch der ihn begleitende Hund, der durch das Giftefeugebüsch streift, sensibilisiert sich. Er bekommt sein allergisches Ekzem, wo er am empfindlichsten ist: am ungeschützten Bauch, im Genitalbereich, am Auge und an der Schnauze.

Insgesamt sind Ekzeme und Dermatitiden durch Pflanzen in Europa relativ selten, in den Tropen häufiger und zeigen auch aufgrund fehlender hautfachärztlicher Betreuung einen schwereren Verlauf.

Der Anteil der durch Pflanzen und Insekten zusammen ausgelösten Ekzeme betrug bei einer in Österreich durchgeführten Studie 4,6% [71].

Literatur (S. 228 ff.)

[18], [56], [59], [62], [71], [76], [79], [87], [96], [100].

B. Botanische Gliederung der Pflanzen in Familien nach Schädigungsmechanismen

Das Pflanzenreich wird unterteilt in:

	Deutscher Name	Lateinische Bezeichnung
Abteilung	Blütenpflanzen	Anthophyta
Familie	Hahnenfußgewächse	Ranunculaceae
Gattung	Hahnenfuß	Ranunculus
Art	Brennender Hahnenfuß	Ranunculus flammula

Um für den botanisch nicht versierten Leser die Anschaulichkeit zu erhalten, wurde möglichst auf die lateinischen taxonomischen Bezeichnungen verzichtet und die deutschen Familien- und Trivialnamen der Arten angeführt.

In der Praxis muß man bei einer orientierenden Anamnese (mit der z. B. eingegrenzt werden soll, ob ein Handekzem durch häuslichen Pflanzenkontakt unterhalten wird) von den Trivialnamen ausgehen, die der Patient, soweit einheimische Blumen in Frage kommen, doch meistens benennen kann.

Wenn in der Gattung oder Familie Allergene vorkommen, sollte man die Pflanze durch ein botanisches Institut bestimmen lassen und mit Pflanzenteilen Epicutantests durchführen.

Für die botanisch bestimmten Pflanzen finden sich in Nachschlagewerken, z. B. Mitchell und Rook [59], Angaben über Allergenität, Toxizität, Vorkommen usw.; Richtlinien für die Epicutanteste sind bei Bandmann [5] angegeben; spezielle Daten über Hölzer bei Schulz und Hausen [36, 82].

Unsere Abhandlung bezieht sich vornehmlich auf den klinisch-dermatologischen Aspekt von Haut- und Schleimhautreaktionen nach Pflanzenkontakt.

Wir möchten aber nicht verfehlen, auf die umfassende Übersicht aus toxikologisch-pharmakologischer Sicht von Wirth und Gloxhuber, 1981, zu verweisen [97].

I. Pflanzen, die ein allergisches Kontaktekzem (Immunreaktion Typ IV) erzeugen

1. Die häufigste Sensibilisierung in *Europa* besteht gegen die Becherprimel. Die allergische Kontaktreaktion ist dabei in der Regel akut mit Bläschen und Blasen auf gerötetem und ödematösem Grund.

Tabelle 67. *Kontaktekzematogene Pflanzenfamilien*

Anacardiaceae	Sumachgewächse
Rhus toxicodendron	Giftefeu (poison ivy)
Rhus diversiloba	Gifteiche (poison oak)
Rhus vernix	Giftsumach (poison sumac)
Rhus vernicifera	Lackbaum
Mangifera indica	Mango
Anacardium occidentale	Cashewnußbaum
Schinus molle	Pfefferbaum
Asteraceae (Compositae)	**Korbblütler**
Chrysanthemum	Chrysantheme
Helianthus	Sonnenblume
Parthenium hysterophorus	
Ambrosia	Traubenkraut (Ragweed)
Xanthium	Klette
Liliaceae	**Liliengewächse**
Hyazinthus	Hyazinthe
Tulipa	Tulpe
Amaryllidaceae	**Narzisse**
Narcissus	Narzisse
Primulaceae	**Primelgewächse**
Primula obconica	Becherprimel
Araliaceae	**Efeugewächse**

(Links vertikal:) Familien mit Beispielen für Gattung bzw. Art

Aus Ostasien eingeführt, hat sich die Becherprimel über die ganze Welt verbreitet. Nicht alle Primeln enthalten das starke Allergen Primulin, welches in Stengel, Blättern und den kleinen Härchen nachweisbar ist. Sensibilisiert haben sich meist Gärtner, Floristen, Blumenfreunde, und sie müssen beachten, daß eine Kreuzallergie gegen exotische Hölzer besteht, und Mansoniaarten, Teak und andere Hölzer (z. B. in Messergriffen) meiden.

Nach Kontakt mit einem primulinhaltigen Pflanzenteil soll der Allergiker das Hautareal abseifen und abtrocknen. Danach eine corticostcroidhaltige Creme auftragen!

2. In *Nordamerika* sind 3 Arten der Gattung Rhus aus der Familie der Sumachgewächse gefürchtet. Es sind Rhus toxicodendron, Rhus diversiloba und Rhus vernix, die auch in einer eigenen Gattung Toxicodendron benannt werden können (deutsche und englische Namen siehe Tab. 77).

Von den 600 Arten der Familie der Sumachgewächse kommen die meisten in den Tropen, einige auch am Mittelmeer vor. Hochallergene Arten finden sich in Südamerika, Malaysia, Indien und Japan. Das Allergen ist die Verbindung Urushiol, welches aus feinen Gewebskanälchen nach Verletzung am Stamm oder den Blättern austritt und zu einem schmerzhaften, langdauernden Ekzem führt (Klinik siehe Abschnitt Nordamerika).

3. Die meisten Allergene der Blumen und Kräuter finden sich in der großen Familie der Korbblütler (20.000 Arten), die über die ganze Welt verbreitet ist. An ihren Blütenkörbchen sind sie erkennbar (Abb. 49), viele vertraute Blumen, wie Margeriten, Sonnenblumen, Astern, Gänseblümchen und andere, gehören zu ihnen. Allergen wirken Sesquiterpene mit unterschiedlicher Sensibilisierungspotenz. Nach Schulz und Hausen [35, 82] kann man in einer abstei-

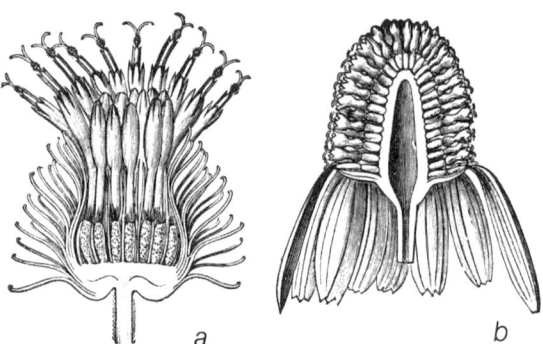

Abb. 49. Schnitt durch die Blüte von *a* Klette und *b* Kamille. Beispiele für das die Familie der Korbblütler kennzeichnende Blütenkörbchen (aus [87])

genden Reihe Chrysantheme, Arnika, Sonnenblume und Kamille, Gänseblümchen, Löwenzahn und Beifuß einordnen (Abb. 50).
Die klinischen Erscheinungen bei dem in Deutschland häufigeren Ekzem durch Chrysanthemen bestehen in Rötung, Schwellung, Schuppung und Lichenifikation (Verdickung) der von der Kleidung nicht bedeckten Hautareale. Insgesamt sind 180 Arten verdächtig, ein Kontaktekzem hervorrufen zu können. Auch eingetrocknete Härchen und Pflanzenteile sowie die Hülle des Pollens enthalten das Allergen. Während die meisten Korbblütler insektenblütig sind, wird der kleine Pollen des Traubenkrautes, englisch Ragweed (Ambrosia), leicht vom Wind übertragen. Dieses unscheinbare Wildkraut sieht dem bekannteren Beifuß ähnlich, besitzt gefiederte Blätter mit härchenbesetzter Oberfläche und liebt trockene, steinige Böden und Schuttflächen. Es hat größere Bedeutung als Pollinosiserreger, aber in Nordamerika löst es bei Personen, die sich viel im Freien aufhalten (Bauern, Golfspieler, Angler, Jäger) durch seine Pollen ein subakut-chronisches Ekzem an Gesicht und Hals aus. Über ähnliche Ekzematisierungen, die durch vom Wind übertragene Partikel der Kompositen ausgelöst wurden, erschienen Berichte aus Dänemark und Australien. In Indien kam es durch die eingeschleppte Pflanze Parthenium hysterforus zu einer Sensibilisierung bei mehreren tausend Personen mit ausgedehntem akuten Ekzem.
Zwischen den einzelnen Korbblütlerarten gibt es häufige Kreuzreaktionen, da Sesquiterpene strukturelle Ähnlichkeiten aufweisen. Sesquiterpene kommen in pflanzlichen Insektenmitteln vor, welche Pyrethrum (Goldgeist forte®) enthalten, denn dieses wird aus dem Korbblütler Chrysanthemum cinerariifolium

gewonnen. Kreuzallergene sind auch in Arnikatinktur oder kamillenhaltigen Kosmetika zu finden. Außerhalb der Korbblütlerfamilie wurden Sesquiterpene auch in Magnolien, Lorbeerbäumen (Lorbeeröl!) und überraschenderweise in der Flechte Frullania gefunden. Diese besiedelt auch Bäume wie Tamarisken und Platanen, und ein Kompositenallergiker sollte sich nicht unter ihnen aufhalten.

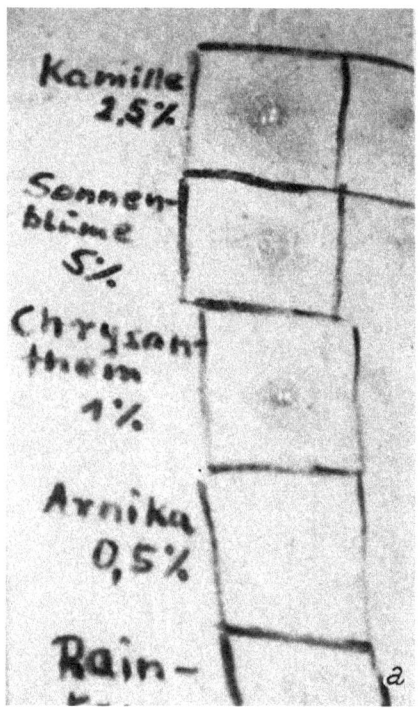

Abb. 50. *a* Positiver Epicutantest durch Korbblütlerarten, *b* positive allergische Reaktion auf Petersilie

4. Die Liliengewächse enthalten das Allergen Tuliposid in den Zwiebeln, aber auch in Staubgefäßen und Blüten. Die Zwiebeln können spitze, mechanisch irritierende Oxalatkristalle enthalten.
Bei regelmäßigem Kontakt entsteht ein langwieriges, hyperkeratotisches Ekzem der Fingerendglieder mit schmerzhaften Fissuren und Rhagaden unter dem freien Nagelrand. Die Erkrankung hat Bedeutung als Berufsdermatose. In Holland sind die sogenannten „Tulpenfinger" verbreitet. Zu den Liliengewächsen zählen auch Knoblauch und echte Zwiebel, die zu einem ähnlichen Ekzem führen können.
5. Über sporadische Sensibilisierung wurde berichtet von: Aronstab, Doldenblütlern (Karotte, Petersilie), Kreuzblütlern (Blumenkohl, Retticharten), Hopfen, Gräsern, einer beim Blumenbinden benutzten Farnart u. a.

II. Lokal wirksame Toxine

1. Zur Familie der Hahnenfußgewächse gehören bekannte heimische Vertreter mit zarten, vornehmen Blüten, wie Küchenschelle, Buschwindröschen, Rittersporn. Sie wachsen mit Vorliebe auf Wiesen sowie im Gebirge. Da sie wegen ihrer irritierenden und toxischen Wirkung seit jeher Medizinpflanzen waren, sind sie geheimnisumwoben, sie besitzen im Volksmund phantasievolle Namen, und die Künstler haben sie seit jeher mit Vorliebe gemalt. Ihre Toxine sind Anemonin und Ranunculin, verwandte Verbindungen der blasenbildenden Substanz Cantharidin, die zuerst bei Insekten gefunden wurde.

Tabelle 68. *Toxische Pflanzenfamilien*

Familien mit Beispielen für Gattung bzw. Art		
Ranunculaceae	Hahnenfußgewächse
Ranunculus	Hahnenfuß
Anemone	Buschwindröschen
Clematis	Klematis
Helleborus	Nieswurz
Araceae	Aronstabgewächse
Dieffenbachia	
Philodendron	
Euphorbiaceae	Wolfsmilchgewächse
Hippomane manchinella	Manzanillenbaum
Euphorbia spp.	Euphorbien
Cruciferae	Kreuzblütler
Capsella-bursa-pastoris	Hirtentäschel
Asteraceae	Korbblütler
Achillea	Schafgarbe
Anthemis	Kamille

Bei feuchter Haut und dünnem Stratum corneum (Kinder) dringen sie schnell ein und führen zur Bildung subepidermaler Blasen, die wie eine Verbrennung behandelt werden müssen (kühlend und austrocknend mit feuchten Umschlägen, Blasen absaugen, nicht eröffnen! Corticosteroidhaltige Lotionen auftragen!). Bei Erwachsenen finden sich die scharf begrenzten monomorphen Läsionen nach Kontakt in der Natur selten. Ausgedehnte Läsionen treten allerdings bei Okklusivbedingungen in Form therapeutischer Anwendungen auf. Stomatitis und Cheilitis wurden nach Kauen von Pflanzenteilen beobachtet, wiederum bei Kindern. Da es sich um eine direkte toxische Wirkung handelt, erscheint diese unmittelbar nach Erstkontakt. Die Wirkung tritt schneller als bei der phototoxischen Reaktion ein, bildet sich auch schneller wieder zurück und hinterläßt keine Pigmentierung. Von den heimischen Pflanzen sind nach Spielen im Gras bei begünstigendem heißfeuchtem Wetter meist Kinder unter 5 Jahren betroffen; je nach Konzentration des Toxins erscheint Juckreiz,

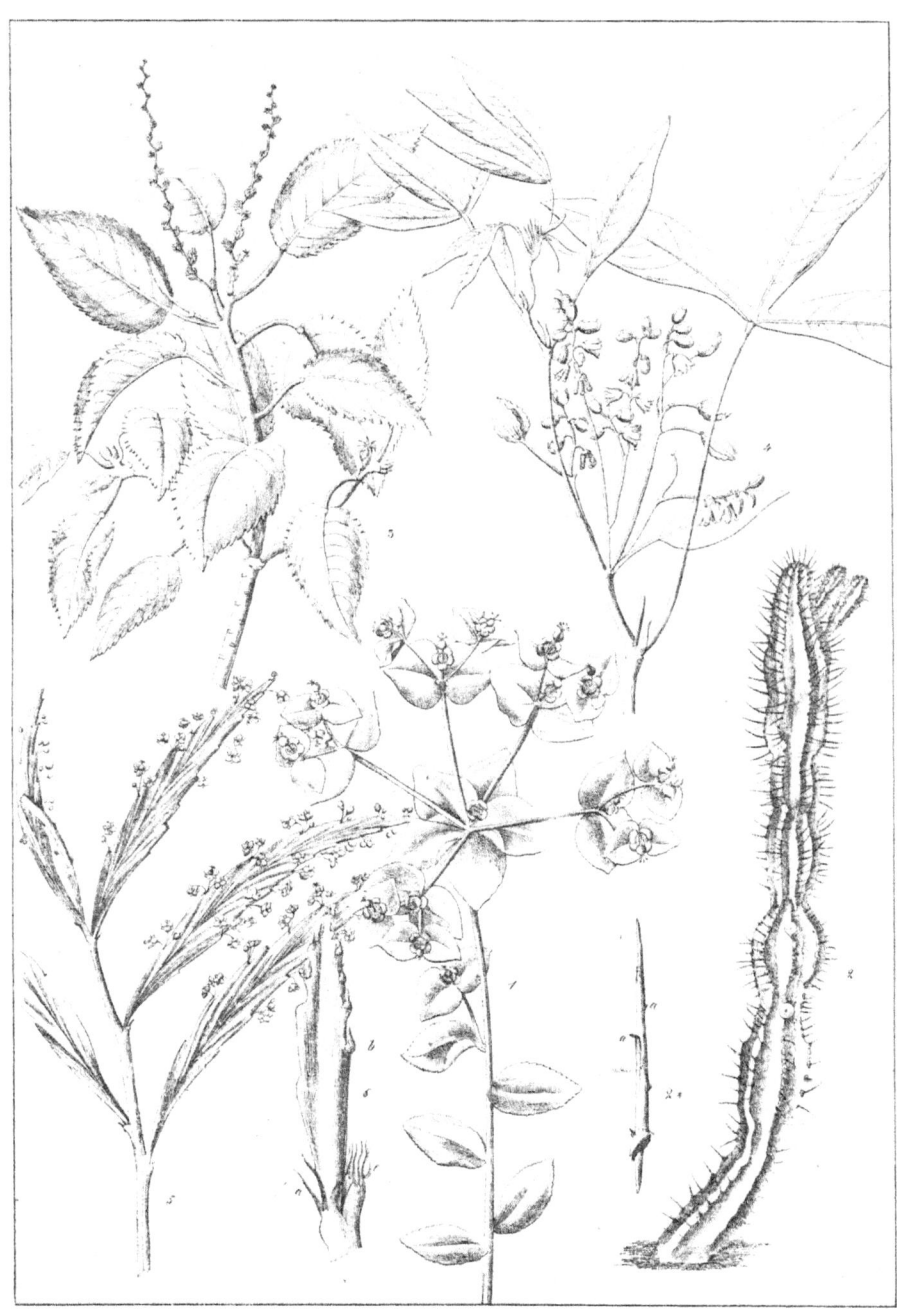

Abb. 51. Verschiedengestaltete Wolfsmilchgewächse. *1* Einheimisch, *2* kakteenförmig, *3—5* tropisch, *3* der an allen Teilen giftige Manzinillenbaum

Brennen, Schmerz, Erythem oder Blasenbildung. Bei den Toxinen tropischer Pflanzen kann es allerdings zu Ulcerationen und Nekrosen kommen.

2. Von den Wolfsmilchgewächsen sind 2000 Arten in den verschiedensten angepaßten Formen über die ganze Welt verbreitet (Abb. 51). 50 davon sollen toxisch sein. Die meisten Menschen haben vor dem giftig aussehenden, weißen oder gelben, schnell austretenden Gewebssaft eine Scheu, sie vermeiden, ihn anzufassen. Gummibaum und Weihnachtsstern sind vertraute Beispiele dieser Familie. Von der heimischen, kleinwüchsigen Garten- und Sonnenwolfsmilch (bis 30 cm hoch, randsymmetrische Blätteranordnung) sind nur vereinzelt Dermatitis oder Conjunctivitis berichtet. Die Toxine der tropischen Euphorbien sind stark wirksam. Aus dem Bericht eines spanischen Entdeckers: „An den Küsten der Insel Hispaniol wachsen unzählbar viele Manzanillenbäume, und häufig ist es geschehen, daß mit Kopfschmerz und Augenschwellung aufwacht, wer unter diesem Baum eingeschlafen ist; bei Berührung brennt die Haut wie Feuer, und das Augenlicht ist gefährdet" (Valdes, 1535). Die Spanier haben damals den Baum wohl auch zersägt und Feuer gemacht, denn auch sein Holzstaub und Rauch wirken toxisch. Manzanillenbäume kommen entlang der westindischen Küste vor; im malayischen und indonesischen Urwald sind toxische Euphorbien häufig. Weniger gefährliche Arten finden sich in allen Klimaten.

3. In der Literatur gibt es eine Vielzahl von Berichten über toxische Wirkungen von Pflanzen. Diese verteilen sich allein für Mitteleuropa auf mehr als 20 Pflanzenfamilien (siehe Tab. 68, 74, 75). Die toxische Phytodermatitis ist nicht selten; der Verdacht darauf ergibt sich weniger aus der Anamnese eines Kontakts mit bestimmten Pflanzen als aus Angaben über langdauernden und intensiven Umgang (Beruf) oder Berührung von verletzten Pflanzenteilen oder ausgetretenem Pflanzensaft mit nasser Haut. Dasselbe gilt für die Schleimhäute (Stomatitis bei Kindern mit möglicher systemischer Resorption).

III. Phototoxische Kontaktsubstanzen

Alle diese Pflanzen enthalten als Phototoxin ein Psoralen. Die phototoxischen Substanzen sind fettlöslich und werden bei feuchter Haut schnell percutan absorbiert. 12–14 bzw. 48 Stunden nach Kontakt und Sonnenbestrahlung kommt es zu einem scharf begrenzten Erythem mit linear konfigurierten, subepidermalen Blasen bei brennendem Schmerz. Die Läsionen sind an der oberen Extremität und am Stamm entsprechend der Kontaktfläche mit den Pflanzen, häufig kreuz und quer angeordnet. Schulz (1951) berichtet von 15 Knaben einer Schulklasse, bei denen periorale Blasen entstanden, nachdem sie Stiele von Heracleum mantegazzianum, einem aus Asien eingebürgerten Riesendoldengewächs, das in Wassernähe wächst, als Sprachrohr benutzt hatten [81] (Abb. 52). Nach oraler Aufnahme des Psoralens in Sellerie, Waldmeister, Ammi majus und Babchi (Gewürze) erfolgt eine allgemeine Photosensibilisierung.

1. In intensiven Kontakt mit den Kulturpflanzen unter den Doldenblütlern kommen Gartenarbeiter und Händler; aber es kommen auch Wildformen vor (Pastinak, wilde Möhre, Bibernelle, Hundspetersilie).

Tabelle 69. *Phototoxische Pflanzenfamilien*

Familien mit Beispielen für Gattung bzw. Art

Umbelliferae	Doldenblütler
Heracleum	Bärenklau
Anethum gravolens	Dill
Foeniculum	Fenchel
Petroselinum	Petersilie
Apium	Sellerie
Ammi majus (Gewürz)	Bishop's-weed
Rutaceae	Rautengewächse
Citrus spec.	Zitrusfrüchte
	Bergamotte-Orange
Moraceae	Maulbeergewächse
Ficus carica	Feige
Leguminosae	Hülsenfrüchtler
Psoralea corylifolia	indische Babchi-Pflanze
Rosaceae	Rosengewächse
Agrimonia eupatoria	Odermennig

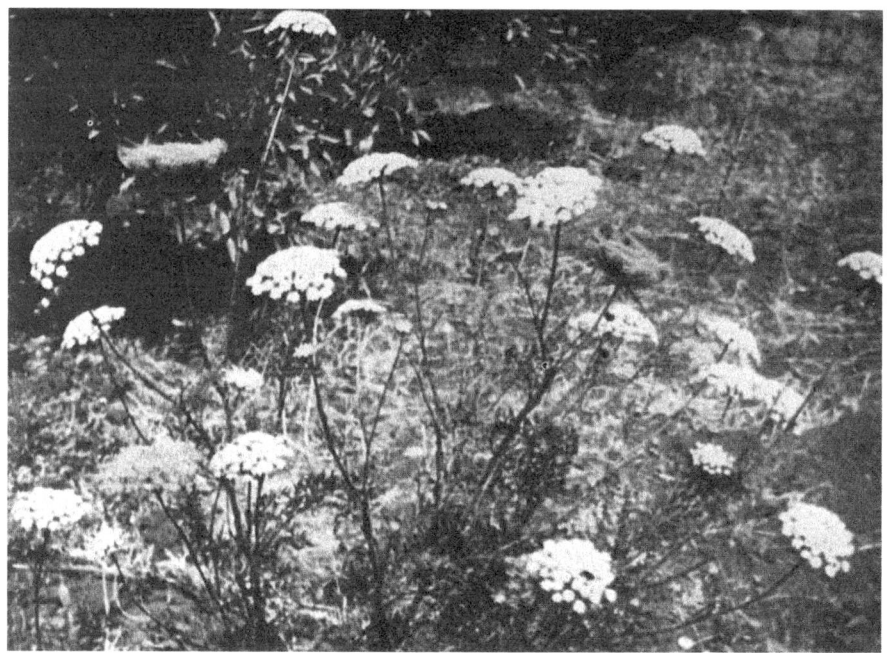

Abb. 52. Wiesenbärenklau (Heracleum sphondylium), ein Doldenblütler, Erreger der Wiesengräserdermatitis

2. Zu den Rautengewächsen gehört die Zitrone, deren Saft eine Cheilitis erzeugen kann. Wichtig ist das aus der Bergamotte-Orange gewonnene Berga-
motte-Öl, eine Substanz, die für den Parfümkompositeur unentbehrlich (Konzentration um 19% erlaubt) und für die Berloque-Dermatitis verantwortlich
ist. Die streifig an Hals, Brust und Rücken entsprechend dem heruntergelaufe-
nen Parfüm entstandenen Hyperpigmentierungen haben nur geringe Rückbil-
dungstendenz.

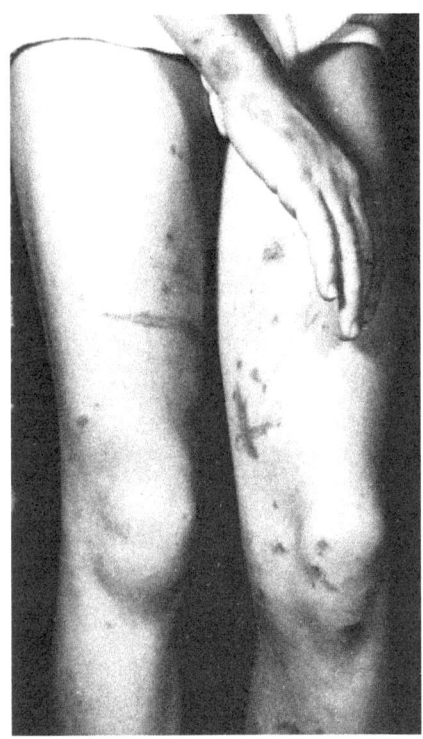

Abb. 53. Streifenförmige Wiesengräserdermatitis

3. Der Saft von Feigen (Maulbeergewächse) kann perioral zu Hyperpigmentierungen, ähnlich der Berloque-Dermatitis, führen.
4. Ein Erreger der Wiesengräserdermatitis ist Agrimonia eupatoria (Rosen-
gewächse), ein 20–80 cm hohes, gelb blühendes Kraut, das in Wäldern, Wiesen und Gärten wächst (Abb. 53, 54).

Psoralene wurden bei gleichzeitigem Vorkommen von toxischen und allergisierenden Substanzen auch in der echten Zwiebel (Liliengewächse), in Klette
und Schafgarbe (Korbblütler), im Hirtentäschel (Kreuzblütler) sowie in Farnen
und anderen Pflanzenarten gefunden.

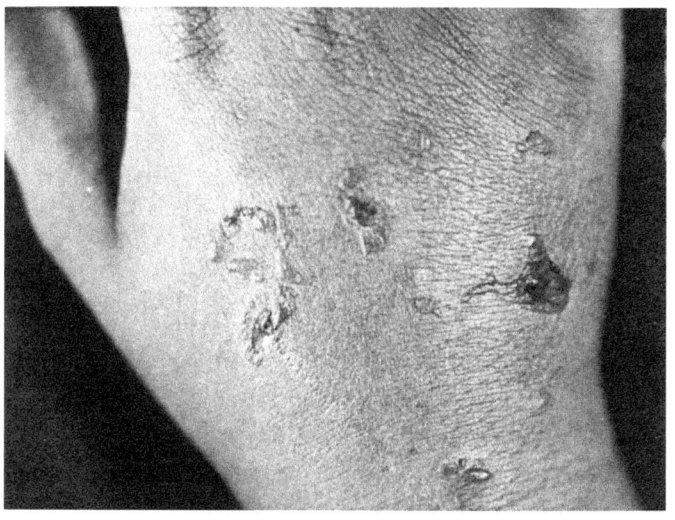

Abb. 54. Gruppierte Papulovesikel bei Wiesengräserdermatitis

Literatur (S. 228 ff.)

[9], [18], [25], [27], [34]–[36], [38], [47], [51], [59], [81], [82].

IV. Pflanzenstoffe, welche eine allergische Sofortreaktion (Typ I) auslösen

1. Schimmelpilzsporen

Die wichtigsten Allergene am Respirationstrakt sind Sporen von Alternaria, Aspergillus, Cladosporium und Penicillium. Die Pilze gehören zu den niederen

Pflanzen ohne Gewebsdifferenzierung (Thallophyten), haben jedoch kein Chlorophyll. Durch ihre reichliche Enzymbildung haben sie einen wichtigen Anteil am Recyclingprozeß in der Natur, indem sie organisches Material in einfache chemische Komponenten zerlegen (Destruenten). So zersetzt Alternaria Zellulose, Pectin und Stärke; Cladosporium zusätzlich noch Lignin und Lipide; Penicillium kann auch Proteine zerlegen. Optimale Wachstumsbedingungen finden sie bei hoher Luftfeuchtigkeit und Temperaturen von 20–40 °C. Die in die Luft abgegebenen Sporen bleiben lange Zeit im Schwebezustand und bilden den Hauptanteil des Aeroplanktons. Schimmelpilze wachsen hauptsächlich im Erdboden und auf Blättern von Bäumen und Pflanzen sowie im Hausstaub. Sowohl im Freiland als auch in geschlossenen Räumen finden sich die höchsten Sporenkonzentrationen im Sommer und Herbst.

Tabelle 70. *Schimmelpilze von klinischer Bedeutung*

Alternaria	Botrytis	Ustilago
Aspergillus	Chaetomium	Puccinia
Cladosporium	Epicoccum	
Penicillium	Fusarium	
	Mucor	
	Pullularia	

Charakteristika des Vorkommens einiger wichtiger Pilze:
Alternaria findet sich besonders an Pflanzen, Früchten, an Getreide, Gräsern, in schlecht gelüfteten Räumen oder an Fensterrahmen.
Aspergillus kommt in den Tropen vor, auch in gemäßigten Breiten an Pflanzen und Pflanzenteilen, häufig in der Stadtluft und in Textilien.
Cladosporium findet sich ubiquitär, die Sporen werden über weite Strecken, auch über Ozeane, transportiert, und hat den höchsten Sporenanteil in der Luft; kommt an Gräsern, Blättern (von Buchen), unsauberen Eisschränken, feuchten Fensterrahmen, in Strohdächern, feuchten Räumen usw. vor.
Penicillium findet sich in Räumen das ganze Jahr über, häufig an Lebensmitteln und Obst, in Katzen- und Rinderhaaren.
Ustilago gehört zu den Getreide-, Rost- und Brandpilzen. Zur Erntezeit *finden sich große Sporenmengen in der Luft.*
Schimmelpilzsporen sind meist ein Konsekutivallergen. Sie werden bedeutsam für Patienten, die bereits eine andere Typ-I-Allergie haben: Stauballergiker können zusätzlich eine Schimmelpilzallergie erwerben, oder auf eine bestehende Pollenallergie kann sich eine Pilzsporenallergie aufpfropfen.
Patienten, bei denen ein erhöhtes Risiko besteht, sollte man in Abhängigkeit von der Stärke der Sensibilisierung anraten, besonders im Herbst feuchte Gebiete zu meiden und die Unterkunft selbst nach möglichen Pilzquellen absuchen. Es kommen dafür so einfache Mittel in Betracht, wie in einer Ferienwohnung zu überprüfen, ob auch der Mülleimer geleert ist, ob sich vom vorherigen Benutzer zurückgelassene Obst- und Brotreste finden lassen, ob Wände oder Textilien Stockflecken zeigen oder ob sich an feuchten Fensterrahmen Pilzrasen bilden konnten.

Im Freiland ist die Pilzsporenkonzentration am höchsten bei feuchtem Wetter bzw. an trockenen Tagen, die auf Feuchtigkeitsperioden folgen. Die örtlichen Unterschiede sind beträchtlich. Aspergillus und Penicillium kommen eher in der Stadt als auf dem Land vor. In Großbritannien und den Niederlanden wird viel häufiger eine Schimmelpilzallergie beobachtet als in der Bundesrepublik, und auch im Hochgebirge wurden reichlich Schimmelsporen in der Luft nachgewiesen.

Über die Häufigkeit des Vorkommens von Sporen in verschiedenen Regionen der Welt liegen zahlreiche Untersuchungen vor. Einzelne Beispiele werden nachfolgend angeführt.

Insgesamt sind die Kenntnisse jedoch fragmentarisch: Die Kenntnis davon, welche Faktoren die Individualsphäre auch auf Reisen beeinflussen, hat für den Patienten ungleich größere Bedeutung, da er in den geschlossenen Räumen mit den symptomauslösenden Sporenkonzentrationen konfrontiert wird.

2. Pflanzenfamilien, deren Pollen an den Schleimhäuten der Atemwege eine immunologische Typ-I-Reaktion auslösen (Auswahl der wichtigsten Familien)

Auch in bezug auf die Sofortreaktion zeigen sich die botanischen Verwandtschaften in der Ähnlichkeit der (noch unbekannten) Allergene. So sind mehr als die Hälfte aller Birkenallergiker auch gegen Erlenpollen allergisch (Birke und Erle gehören zur Familie der Birkengewächse). Zwischen nahe verwandten Baumpollen, wie Buche, Erle, Hasel, kommen häufig Kreuzreaktionen (bei der durch Prick- und Intracutantest nachgewiesenen Sensibilisierung und bei den klinisch aktuellen Beschwerden) vor.

Neben der Tabelle werden nur Daten angeführt, die für die geographische Verbreitung von Bedeutung sind.

1. Neben der gewöhnlichen Birke (Betula pendula) sind auch die Moor-, Strauch- und Zwergbirke häufige Erreger und kommen vor allem im hohen Norden oder in Gebirgslagen vor (Abb. 55).
2. Die Haselgewächse sind durch eine lange Blühperiode, Januar bis April, ausgezeichnet und kommen überall in den gemäßigten und nördlichen Breiten vor.
3. Die Buchengewächse kommen weltweit vor; die Mittelmeereiche und die Edelkastanie sind südeuropäische Verwandte.
4. Die Weidengewächse (Schwarzpappel, Weide) wachsen vor allem in Niederungen und entlang von Flüssen; sie haben für Wassersportler Bedeutung.
5. Bei den Ölbaumgewächsen besteht zwischen unserer heimischen Esche und dem südländischen Ölbaum eine Kreuzreaktion!
   Weitere Verwandte mit möglichen Kreuzreaktionen sind: Flieder, Forsythia, Jasmin und Liguster.
6. Die Süßgräser sind weltweit in allen Biotopen und Klimaten, in Savanne, Steppe, Wüste, Tropen und Arktis verbreitet. Gegen ihre Pollen besteht die wichtigste und häufigste Sensibilisierung. Kreuzreaktion mit Roggen, der auf riesigen künstlichen Flächen in Mittel- und Osteuropa sehr große

Tabelle 71. *Pflanzenfamilien mit allergenen Pollen (Deutschland)*

	Familie	Gattung	Blütezeit	allergologische Besonderheiten
Bäume	Haselnußgewächse	Corylus	Hasel	Februar bis April	zweitwichtigstes Baumpollenallergen
	Birkengewächse	Betula Alnus	Birke Erle	April bis Mai März bis April	wichtigstes und aggressivstes Baumpollenallergen
	Buchengewächse	Fagus Quercus	Buche Eiche	April bis Mai April bis Mai	
	Weidengewächse	Salix	Weide	März bis Mai	
	Ölbaumgewächse	Fraxinus	Esche	April bis Mai	
	Platanengewächse	Platanus	Platane	Mai	schwaches Antigen
Gräser	Süßgräser	Poaceae Secale cereale	Gräser Roggen	Mai bis September Mai bis Juni	Kreuzreaktion mit Roggen – sehr wichtig aggressives Antigen – wichtig
Kräuter	Gänsefußgewächse	Chenopodium	Gänsefuß	Juli bis September	
	Wegerichgewächse	Plantago	Wegerich	Mai bis Oktober	wichtig
	Korbblütler	Artemisia Ambrosia	Beifuß Traubenkraut	Juli bis September August bis Oktober	aggressives Antigen – sehr wichtig bei uns nicht heimisch
	Brennesselgewächse	Urtica Parietaria	Brennessel Glaskraut	Mai bis Oktober	

Pollenmengen produziert. Die anderen Getreide – Gerste, Weizen, Hafer
– sensibilisieren selten.

7. Die Gänsefußgewächse (Chenopodiaceae) und die verwandten Amarant-
gewächse sind in Mitteleuropa von geringer, in trockenen Klimaten als
Heufiebererreger von größter Bedeutung.
Der weiße Gänsefuß wird bis 1,5 m hoch und hat blau-grüne, dünne Blätter. In jedem Garten anzutreffen, blüht er im August und September.
Seine wasserspeichernden unscheinbaren Verwandten am Meer und auf
Salzböden sind Queller und die Salzmelde. Das Salzkraut (Salsola kali,
russische Distel) und die Sode sind 10–20 cm hoch, weit verzweigt, mit
schmal-länglichen, fleischigen Blättern, und sie blühen ebenfalls im August und September. Sie wachsen in Städten an Orten von Streusalzabla-
gerungen.

Abb. 55. Verbreitung der Birke (Betula pendula) in der kalten und gemäßigten Zone Eurasiens
(aus [56])

8. Die Wegerichgewächse sind Kosmopoliten.
9. Beifuß und Traubenkraut sind die bedeutsamsten Compositen(un)kräuter.
Beide gehören zu den Ruderalpflanzen oder der sogenannten Schuttvege-
tation; sie besiedeln gern Brachland, Wegränder, unbebaute Flächen in
den Großstädten (in Berlin ist der Beifuß sehr häufig anzutreffen). Ambrosia wird auch als Vogelfutterbegleiter verkauft und so weiterverbreitet.
10. Die Pollen der Brennesselgewächse ergeben einen Anteil von mehreren
Prozenten an der Gesamtmenge der gemessenen Pollenkonzentrationen.
Ihnen verwandt ist Parietaria, das Glaskraut, in Frankreich, Südeuropa
und den Mittelmeerländern (Libanon, Israel), ein Allergen mit ebenfalls

langer Blütezeit und hohen Konzentrationen in der Luft bei geringer Allergenpotenz.

Literatur (S. 228 ff.)

[25], [31], [39], [44], [49]–[51], [86], [99].

V. Pestizide

Unter den Begriff der Pestizide fallen Verbindungen, die als Pflanzenbehandlungs- (früher: Pflanzenschutz-) und Schädlingsbekämpfungsmittel verwendet werden. Dazu gehören nicht nur Substanzen, die die Saaten, die wachsenden Pflanzen oder den Erntevorrat vor dem Befall mit Schädlingen bewahren, sondern auch Substanzen, die dazu eingesetzt werden, bewohnte Areale und Nutztiere von Schädlingen freizuhalten. Weiterhin zählt man die Mittel zur Unkrautbekämpfung (Herbizide) und Beeinflussung der Nutzpflanzenreifung sowie Holzschutzmittel zu den Pestiziden (Abb. 56).

Abb. 56. Vogelwelt als biologischer Indikator, aus Stern, H.: Rettet die Vögel. München: Herbig-Verlag. 1978.

Nach der Art der Wirkung ordnet man die Substanzen unter die Insektizide, Fungizide, Rodentizide (gegen Nager wirksam), Nematizide, Akarizide, Bakterizide, Viruzide oder Molluskizide ein, wobei eine Substanz mehrere Wirkungen haben kann.

Im Hinblick auf die Wirkung auf die menschliche Haut ist die Einteilung in chemische Stoffklassen sinnvoller.
Die wichtigsten Klassen sind in der folgenden Tabelle angeführt:

Tabelle 72. *Chemische Stoffklassen der als Pflanzenschutz-, Schädlingsbekämpfungs- und Unkrautvernichtungsmittel zur Verwendung kommenden Verbindungen*
(siehe Klimmer, 1971 [48], Wirth und Gloxhuber, 1981 [97])

Phosphorsäureester (Kontaktgifte, chemische Insektizide)	Uracilderivate
Chlorierte Kohlenwasserstoffe (DDT, Lindan)	Triazine
Carbamate	Cumarinderivate
Aromatische Nitro- und Aminoverbindungen	Indandionderivate
Sulfonylharnstoffe	Oxathine
Chlorierte Carbonsäuren	Chinoxalinderivate
Chlorierte Phenoxycarbonsäuren (Herbicide)	Thiocarbamate, Thiurame
Zyklische Carbonsäuren	Organische Zinnverbindungen
Anilinderivate	Organische Quecksilberverbindungen
Phtalate	Anorganische Verbindungen
Dipyridiniumverbindungen (Herbicide)	Stoffe pflanzlicher Herkunft
Morpholinderivate	Sonstige Stoffe
Pyridazone	

Da die gefährlich wirkenden Stoffe entsprechend gekennzeichnet sind und genaue Gebrauchsanweisungen enthalten, kommen massive Vergiftungen meist nur bei Kindern, Unachtsamkeiten (Flaschenverwechslung, Abfüllen in andere Behälter oder Flaschen) und Suizidversuchen vor. Subakute oder chronische Vergiftungen sind bei Personen zu erwarten, die mit der Fabrikation und der Anwendung von Pestiziden befaßt sind und die die entsprechenden Arbeitsvorschriften nicht beachten oder diese Vorschriften nur nachlässig oder unvollständig befolgen (siehe Merkblatt Nr. 18 der Biologischen Bundesanstalt für Land- und Forstwirtschaft, Braunschweig).
Eine mögliche Einwirkung auf die Haut von Menschen, die nicht berufsmäßig mit Pestiziden umgehen, ist schwer abzuschätzen. Es gibt keine Anzeichen für gehäufte Unverträglichkeitsreaktionen bei akzidentellem Kontakt der Haut mit noch in geringen Konzentrationen vorhandenen Pestiziden auf den behandelten Flächen und Pflanzen. Da viele Substanzen, die als Pestizide benützt werden, jedoch in konzentrierter Form durchaus Hautreizungen und Hautsensibilisierungen (Allergien) hervorrufen können, ist nicht auszuschließen, daß solche Hautunverträglichkeitsreaktionen hervorgerufen werden können.
Im folgenden sind einige Stoffklassen mit einigen typischen Vertretern, die unter Umständen zu einer Hautaffektion führen können, erwähnt, wobei die systemische Toxizität außer acht gelassen wird [3].

Phosphorsäureester

Keine direkte Wirkung auf die Haut – verstärkte Schweißsekretion bei massiver Exposition (Hemmung der Acetylcholinesterase).

Chlorierte Kohlenwasserstoffe

Gut fettlösliche und leicht über die Haut resorbierbare Verbindungen, deren Umweltpräsenz durch das Auftreten in der Muttermilch immer wieder offenbar wird und Anlaß zu immer neuen toxikologischen Risikoabschätzungen gibt. Von den Vertretern dieser Stoffklassen, zu denen Aldrin, Dieldrin, Chlordan, DDT, Endrin, HCH (Hexachlorcyclohexan, HCH = *Lindan* = Jacutin®), Chlorfenson und Hexachlorbenzol gehören, verursachen lediglich die beiden zuletzt genannten Verbindungen Hautreizungen. Hexachlorbenzol hat darüber hinaus bei versehentlicher oraler Aufnahme von mit Hexachlorbenzol gebeiztem Saatgut in der Türkei bei Hunderten von Menschen die Symptome einer Porphyria cutanea tarda hervorgerufen.

Carbamate

In dieser Stoffklasse zeigte Diallat hautreizende Wirkung in konzentrierter Zubereitung. Barban, ein Herbizid, zeigte hautsensibilisierende Wirkung.

Aromatische Nitro- und Aminoverbindungen

Dinitrophenolderivate können in konzentrierter Form Irritationen der Haut und Sensibilisierungen erzeugen (besonders Dinocap und Rhodandinitrobenzol). Hervorgehoben sei an dieser Stelle die chemische Verwandtschaft mit einem obligat sensibilisierenden Stoff: DNCB (Dinitrochlorbenzol).

Chlorierte Carbonsäuren

Unterschiedliche Wirkung auf die Haut, z. B. ist Dalpon mäßig hautreizend, während Natriumtrichloracetat stark hautreizend ist.

Chlorierte Phenoxycarbonsäuren

Hierunter fallen 2 Substanzen, die eine traurige Berühmtheit durch den Einsatz im Vietnamkrieg als Entlaubungsmittel erlangt haben: 2,4 D (Dichlorphenoxyessigsäure und 2,4,5 T (Trichlorphenoxyessigsäure) bildeten als Butylestergemisch das „Agent Orange". Dieses Präparat enthielt bis zu 30 ppm (part per million = mg/kg) TCDD (Tetrachlordibenzo-para-dioxin).
Nach dem Einsatz von „Agent Orange" wurde über kindliche Todesfälle, Durchfälle, Erbrechen, Exantheme, Fieber und Abdominalschmerzen berichtet [1]. Für die Hautausschläge ist wohl weniger 2,4 D oder 2,4,5 T, sondern wahrscheinlich TCDD verantwortlich zu machen. TCDD-Verbindungen werden nicht zur kommerziellen Verwendung synthetisiert, sondern kommen als Verunreinigungen in Herbiziden (u. a. Pestiziden) vor. TCDD ist wahrscheinlich die ursächliche Verbindung für die Entwicklung einer Chlorakne. Symptome der Porphyria cutanea tarda wurden bei 3 Arbeitern entdeckt, die mit der Fabrikation von 2,4 D und 2,4,5 T befaßt waren. Weiterhin sind Fälle bekanntgeworden, die Blasenbildung ohne erkennbare Störungen im Porphyrinstoffwechsel gezeigt haben. Ferner gibt es Berichte über Hirsutismus und Hyperpigmentierungen [2].

Eine weitere Verbindung, die ebenfalls durch die Verunreinigung mit TCDD und anderen polychlorierten Dibenzo-para-dioxinen und polychlorierten Dibenzofuranen gefährlich werden kann, ist das Pentachlorphenol, das als Holzschutzmittel, Herbizid und Schleimschutzstoff verwendet wird. Diese Substanz kann direkt Hautreizungen verursachen. Daneben kann durch die oben erwähnten Verunreinigungen eine Chlorakne entstehen.

Zyklische Carbonsäuren

2 Vertreter dieser Stoffklasse, die hautreizende Wirkung zeigen, sind Chlorphenprop-methyl und Picloram.

Anilinderivate

Sensibilisierungen konnten nicht nachgewiesen werden. Hautreizungen können durch Alachlor, Propachlor sowie Chlorphenamidin und Pentanochlor hervorgerufen werden.

Phtalsäurederivate

Captan und Folpel zeigen hautreizende Wirkung.

Dipyridiniumverbindungen

Auslösung einer toxischen Dermatitis, wobei es zur Verfärbung der Nägel und zu Nagelwachstumsstörungen kommen kann. Bei Paraquat ist die lange Latenzzeit zur maximalen Wirkung (bis zu 48 Stunden) zu beachten.

Uracilderivate

In konzentrierten Suspensionen reizt Lenacil die Haut.

Thiocarbamate, Thiurame

Zahlreiche Vertreter dieser Stoffklasse zeigen hautreizende Wirkung (z. B. Maneb, Ziram, Zineb).

Organische Quecksilberverbindungen

Phenylquecksilberchlorid und Phenylquecksilberacetat können zu intertriginösen Dermatitiden mit Abhebung der Epidermis führen. Sensibilisierungen sind beschrieben.

Sonstige Stoffe

Äthylenoxid besitzt stark hautreizende Wirkung bis zur Epidermolyse. Mäßig bis stark hautreizend erweisen sich Dodine, Benquinox, Dichlorpropan-Dichlorpropen, Dithianon, Karbolineum und Mineralöle. Die beiden zuletzt genannten Substanzen wirken über die hautreizende Eigenschaft hinaus spezifisch follikelreizend (Ölakne!).

Stoffe pflanzlichen Ursprungs

Als Beispiel für einen hautreizenden Stoff sei in dieser Gruppe *Pyrethrum* genannt.

Substanzen, die zu den Stoffklassen Oxathiine, Indandionderivate, Cumarinderivate, Pyridazone, Morpholinderivate und Harnstoffderivate gehören, zeigen im allgemeinen eine gute Hautverträglichkeit.

Literatur (S. 228 ff.)

[8], [48], [58].

C. Vorkommen der Pflanzenstoffe weltweit

Um einen Patienten zu beraten, mit welchen Allergenen und insbesondere häufigen Pollinosiserregern er zu rechnen hat, muß der Arzt den kommenden Aufenthaltsort seiner Vegetations- und Klimazone zuordnen (Tab. 73). In den gemäßigten und nördlichen Zonen hängt der Beginn der Vegetations- und Blühperiode in erster Linie von der geographischen Breitenlage ab.

Das uns vertraute gemäßigte Klima mit kühlen Sommern und milden Wintern herrscht auch im östlichen Nordamerika, in Korea, Japan und auf der südlichen Halbkugel in Teilen Chiles, Argentiniens, Südafrikas sowie den Antipoden Australien und Neuseeland.

In den trockenen und tropischen Zonen wird das Wachstum und damit die Blütezeit in erster Linie von der Regenperiode bestimmt. Als Regel kann dabei gelten, daß mit Nachlassen der Regenfälle die intensivste Wachs- und Blütezeit einsetzt und die höchsten Pollenkonzentrationen zu erwarten sind. Es ist deshalb sinnvoll, sich über den höchsten Monatsniederschlag zu orientieren (Abb. 57).

Zusätzlich bestimmen Lokalfaktoren die Allergenkonzentrationen.

I. Gemäßigte bis subtropische Klimate

1. Mitteleuropa

Die *toxischen und ekzematogenen Pflanzen* Mitteleuropas sind zusammen mit den an der Haut erscheinenden Symptomen in der Tab. 74 aufgelistet.

Die ökologische Verteilung zeigt Tab. 75.

Kontaktekzeme durch Kompositen (Chrysanthemen, Astern) treten gehäuft im Spätsommer zur Blütezeit auf. Sie verlaufen nicht so akut wie das Primelekzem. Die phototoxischen Reaktionen werden im Hochsommer beobachtet.

In der *Hobbypflanzenzucht* gibt es Verletzungen durch Kakteen, insbesondere Feigenkakteen, deren Dornen und Glochidien (Härchen) zu Irritationen oder Granulomen führen (Symptome siehe bei Sabradermatitis).

Unter den mehr als 30.000 Arten der Orchideen sind bei den tropischen wenige Allergene bekannt. Beim einheimischen Frauenschuh (Cypripedium) wurde das Allergen kürzlich gefunden [78] (Abb. 58).

Wer Primeln pflegt, sollte beim Abnehmen der welken Blätter vorsichtig sein, denn dabei erfolgt meistens der Kontakt mit den priminhaltigen Härchen. Das gleiche gilt für den Umgang mit Dieffenbachien; wenn absterbende Blätter mit

Tabelle 73. Klima- und Lebenszonen der Erde (aus Buch der Gesundheit)

Breite	Klima	Vegetation	Tiere	Anpassung des Menschen
85°	*Nordpol* 6 Monate Tag. 6 Monate Nacht. Januarmittel unter −40° C	keine (Eis)	Arktis: Eisbär	Der Mensch ernährt sich hier nur durch Jagd und Fischerei. Seine Anpassung an die Kälte erfolgt durch einen besonderen Fettstoffwechsel und vorwiegend fetthaltige Nahrung (Eskimos). Er lebt in nahezu sterilem Milieu (ein Bakterium pro Liter Eis
75°	*Nordkap* 9 von 12 Monaten Schnee. Wärmster Monat: +10° C. Mittlere Jahrestemperatur: −10° C	Tundra. Kalte Steppe, Moose, Flechten. Üppige Vegetation während des kurzen Polarsommers	Moschusochse, Zugvögel, Füchse, Wölfe, Zobel. Rentiere, die die Tundra am Winteranfang verlassen, um südwärts zu wandern	
70°	*Lappland* Temperatur von −20° C bis +20° C	Taiga Birken	Rentiere	
65°	*Kalte gemäßigte Zone* Langer Winter (8 bis 9 Monate), strenger Frost. Kurzer Sommer. Tägliche Abwechslung von Tag und Nacht	Nadelbäume: Kiefern, Tannen, Fichten. Kein Ackerbau	Bären Viehzucht	Das Hauptphänomen dieser Breiten ist die Verstädterung mit ihren Folgen: Zivilisationskrankheiten treten fortschreitend an die Stelle der Infektionen, die durch moderne Prophylaxe zurückgegangen sind.
50°	*Gemäßigte Zone* Vier ausgeprägte Jahreszeiten. Milder Winter, kühler Sommer. Regenfälle im Seeklima auf das ganze	Laubbäume: Eichen, Ulmen, Buchen, Linden. Wälder durch Ackerbau zerstört Felder von Baum-	Pflanzen- und Fleischfresser, Kaninchen, Hasen, Hirsche, Wildschweine, Vieh, insbesondere Rinder und Pferde	

35°	*Mittelmeerzone* Warmes gemäßigtes Klima. Warmer, trockener Sommer (das einzige trockener Jahreszeit im Sommer). Wenig Regen	Kleine, immergrüne Bäume, Stein- und Korkeichen, Dornengebüsch, Ölbäume	Zahlreiche Insekten, Reptilien, Schafe, Ziegen	Die Anpassung an die Hitze ist die Hauptbedingung der menschlichen Akklimatisierung. Der Wüstenbewohner besitzt eine sehr wirksame Wärmeregulierung, die auf einem besonderen Wasser- und Mineralstoffwechsel beruht.
20°	*Wüstenzone* Fast ständige Dürre. Große Temperaturunterschiede zwischen Tag und Nacht	Spärliche Flora. Pflanzen stachlig und trocken oder mit Wasserreserven (Sukkulenten). Oasen mit Dattelpalmen	Vorwiegend Nachttiere. Nager, Eidechsen, Trappen, Kamele, Fenneks, . Gazellen	
10°	*Tropische Zone* Lange trockene Jahreszeit. Temperatur 25 bis 35° C. Beträchtliche Temperaturunterschiede zwischen den Jahreszeiten	Savanne: Hochgrassteppe (2 bis 5 m) mit einigen xerophilen Bäumen. Im Süden Wälder mit Blattfall (Affenbrotbäume)	Pflanzenfresser: Antilopen, Büffel, Giraffen, Nashörner, Zebras, Elefanten. Fleischfresser: Löwen, Tiger, Leoparden	Große endemische Parasitosen und Infektionskrankheiten. Sanierungsfeldzüge, Massenimpfung und bessere Ernährung sind die Hauptbedingungen der menschlichen Anpassung an dieses Milieu.
0°	*Äquatorzone* Trockene Jahreszeit kürzer als 3 Monate. Über 3 m Regen pro Jahr. Mittlere Temperatur: 24 bis 30° C	Immergrüne Vegetation. Wälder mit mehreren Stockwerken. Zahlreiche Arten (über 8000). Luftwurzeln, Epiphyten auf den Ästen	Vorwiegend Baumbewohner: Schlangen, Affen, Nager, Leguane, Vögel, Faultiere. Keine großen Tiere	

der bloßen Hand entfernt werden, gelangen die Toxine (und fraglichen Allergene) auf die Haut.
Dem *Hobbygärtner* begegnen in den Kulturpflanzen die Verwandten aus den
toxischen und allergischen Pflanzenfamilien. So gehört z. B. der Salat zu den
Kompositen, die Karotte zu den Doldenblütlern, die Zwiebel zu den Liliengewächsen. Allergen wirken ätherische Öle und Pinene, aber die Gemüsearten

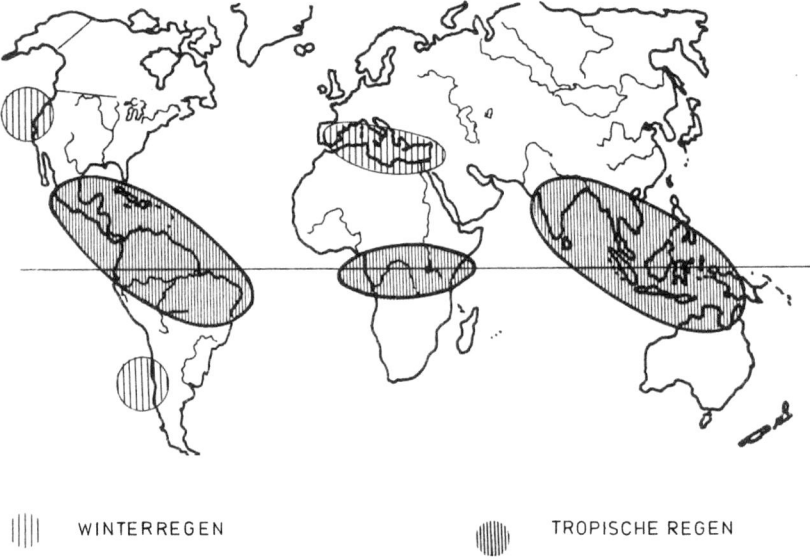

||||| WINTERREGEN   TROPISCHE REGEN

Abb. 57. Jahreszeitliche Verteilung der Niederschläge

lösen nur selten Hautsymptome aus. Ein Handödem, verursacht durch Toxine
des Gurkenkrautes oder Boretsch (Borago officinalis, Rauhblattgewächs),
zeigt Abb. 59. Beim Schneiden von Ligusterhecken kann eine Dermatitis an
Gesicht und Händen auftreten.
Aquarienpflanzen sind dagegen durchwegs harmlos.
Ekzeme durch Hölzer sind fast immer Berufsdermatosen und werden durch
exotische Holzarten ausgelöst (Tab. 80). Die massive Exposition mit feinem
Holzstaub löst, wenn Toxine im Holz oder in den Holzschutzstoffen vorliegen,
eine akute *Dermatitis und Irritation der Atemwege* aus. Für ein allergisches Ek-
zem durch Hölzer sind Terpene, Öle, Phenole und Harze verantwortlich.
Bei den

Erregern der Pollinosis

kommen die gleichen Familien und Arten, wie sie für Deutschland in der
Tab. 71 erscheinen, für ganz Mitteleuropa in Betracht. Unterschiede ergeben
sich in den Blühzeiten und den hauptsächlichen Allergenen.

Tabelle 74. *Die toxischen und ekzematogenen Pflanzen in Mitteleuropa*

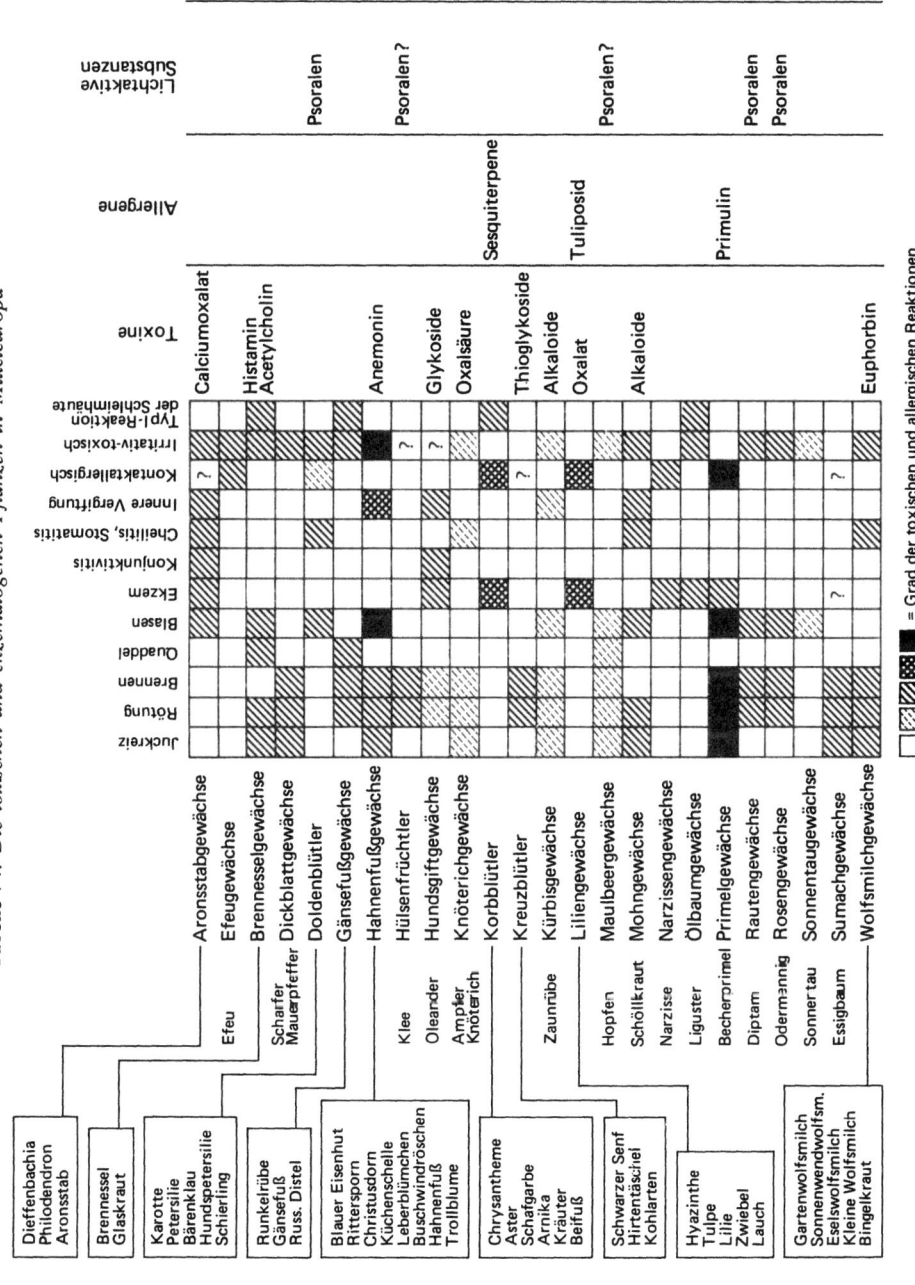

Deutschland: Die Blühzeiten der Heufiebererreger werden durch den von Südwest nach Südost fortschreitenden Frühlingseinzug (festgelegt als Beginn der Apfelblüte) variiert. Für die Wahl eines Urlaubsortes wichtige örtliche Unterschiede liegen in der zu erwartenden Konzentration wichtiger Pollen. Eine vorsichtige Interpretation neuerer Forschungsergebnisse erlaubt die Aussage, daß die mittleren Jahressummen der Pollen an der Nordsee niedrig sind. Ebenfalls noch niedrige Konzentrationen wurden in Meßstellen in höheren Lagen bewaldeter Mittelgebirge (Schwarzwald, Bayrischer Wald) gefunden. Speziell bei Graspollen wurde gezeigt, daß in landwirtschaftlich genutzten Gebieten, aber auch in der Ferienlandschaft Lüneburger Heide die kritische Grenze von 50 Pollen/m³ an vielen Tagen im Juni und Juli überschritten wird (Abb. 60). Eine übersichtliche Darstellung findet sich in E. Stix, Pollenkalender. Regionale und jahreszeitliche Verbreitung von Pollen (in Deutschland) [86].

Tabelle 75. *Ökologische Verteilung allergener und toxischer Pflanzen in Mitteleuropa*

	Ekzematogene		Hyazinthe
			Narzisse
			Iris
			Tulpe
			Primel
			Chrysantheme
			Dahlie
	A		Arnika
			Franzosenkraut
			Sonnenblume
			Kamille
			Rainfarn
			Schafgarbe
			Beifuß
			Knopfkraut
			Kreuzkraut
Garten, Park, Feld	Toxine und Phototoxine		Brennessel
			Sauerampfer
			Knöterich
			Schöllkraut
			Gartenraute
			Liguster
			Wilder Hopfen
			Berberitze
			Zaunrübe
	B		Senf
			Klematis
			Akelei
			Anemone
			Gartenwolfsmilch
			Zypressenwolfsmilch
			Eselswolfsmilch
			Kleine Wolfsmilch
			Bingelkraut
			Engelwurz

	Pollinosiserreger		
		Holunder	(Bäume)
		Robinie	
		Liguster	
		Linde	
		Ahorn	
		Chrysantheme	(Sommerblumen)
		Aster	
		Dahlie	
Garten, Park, Feld	C	Sonnenblume	
		Margerite	
		Kamille	
		Beifuß	(Wildkräuter)
		Wegerich	
		Löwenzahn	
		Gänsefuß	
		Melde	
		Ragweed	
		Brennessel	
		Sauerampfer	
		Goldrute	
	A	Frauenschuh	
		Nadelbäume (Harze)	
	B	Waldrebe	
		Bingelkraut	
		Birke	
Wald		Hasel	
		Buche	
	C	Eiche	
		Esche	
		Lupine	
		Goldrute	
		Heidewacholder	
	A	Korbblütler	
	B	Hahnenfußgewächse	
Heide und Moor		Gerbersumach	
		Sonnentau	
	C	Birke	
		Hcidckraut	
		Schafgarbe	
	A	Rainfarn	
		Gänseblümchen	
		Klee	
		Ampfer	
		Odermennig	
Wiese	B	Wiesenbärenklau	
		Sumpfdotterblume	
		Pastinak	
		Blauer Eisenhut	
		Eselswolfsmilch	
	C	Süßgräser	
		Korbblütler spp.	

Tabelle 75 (Fortsetzung)

Wasserläufe, Sumpf	B	Merk Hahnenfuß Ampfer Knöterich Riesen-Bärenklau Engelwurz
	C	Erle Weide Pappel Schilf
Kulturpflanzen (Landwirtschaft, Garten)	A B	Hopfen Runkelrübe Knoblauch Zwiebel Schnittlauch Lauch Spinat Spargel Tomaten Borretsch Karotte Pastinak Sellerie Kohlarten Rettich Endivie Artischocke Salat
	C	Gräser Roggen Mais
Hobbypflanzenzucht	A B C	Primel Korbblütler Philodendron Dieffenbachia Weihnachtsstern Christusdorn Kakteen Begonie Geranie Efeu Zimmerlinde

Im folgenden werden die Pollenkalender einzelner Städte und Regionen unter Auswahl der jeweils wichtigsten Allergene in Kurzform angeführt.

Allergologisch von Bedeutung ist, daß die Hauptanbaugebiete des Roggens, dessen Pollen vom Wind über weite Strecken getragen werden, in Deutschland, der ČSSR, Polen und der UdSSR liegen (Abb. 61 und 62).

UdSSR (Borovec): Frühblüher, Birke und Hainbuche: Mitte April bis Mai.
Gräser: Mitte Mai bis Ende August. Artemisia: Juni, Juli.
Gänsefußgewächse: Juli, August (jeweils Hauptpollenzeiten).
Polen: Gräser und Roggen von Ende Mai bis Anfang Juli.
Ungarn: Graspollen und Ragweed: Mitte Juni bis Ende August. Robinie:
Mitte Mai bis Mitte Juni. Die Robinie (Robinia pseudoacacia) stammt aus
Nordamerika und ist in Europa weit verbreitet; in Berlin der häufigste nicht-
einheimische Baum.

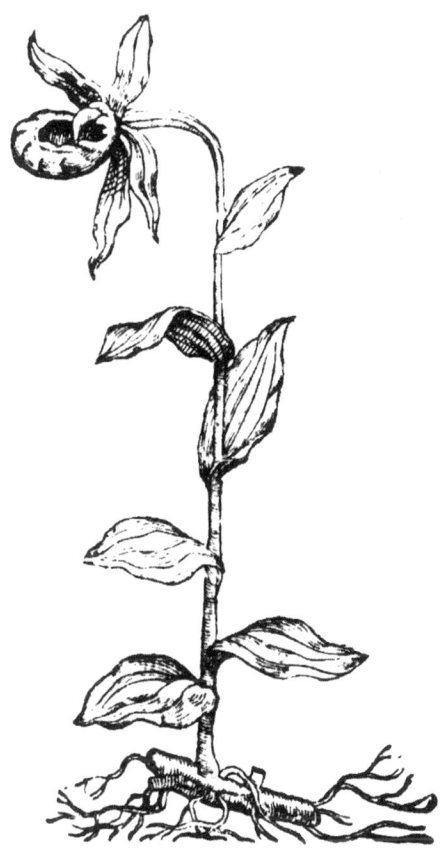

Abb. 58. Der Frauenschuh (Cypripedium calceolus) (aus [26])

Schweiz: Schweizer Pollenflugkalender von Basel: entspricht dem deutschen,
höchste Graspollenkonzentration: Anfang bis Mitte Juni.
Zürich: Esche, Zypresse: Ende März. Platane: Anfang Mai. Brennessel: Juni
bis August. Gräser, Sauerampfer, Wegerich: Juni. Gräser: Gipfel im Juni bis
Ende Juli. Wegerich, Sauerampfer, Brennessel: Juni bis August.
(Verhältnisse in Davos: siehe Gebirge!)
Belgien: Gräsersaisonbeginn in Brüssel: am 6. Juni bis Mitte Juli.
In Brüssel wurden die höchsten Konzentrationen von Cladosporium und Al-
ternaria im Vergleich mit anderen Großstädten der EG gemessen.

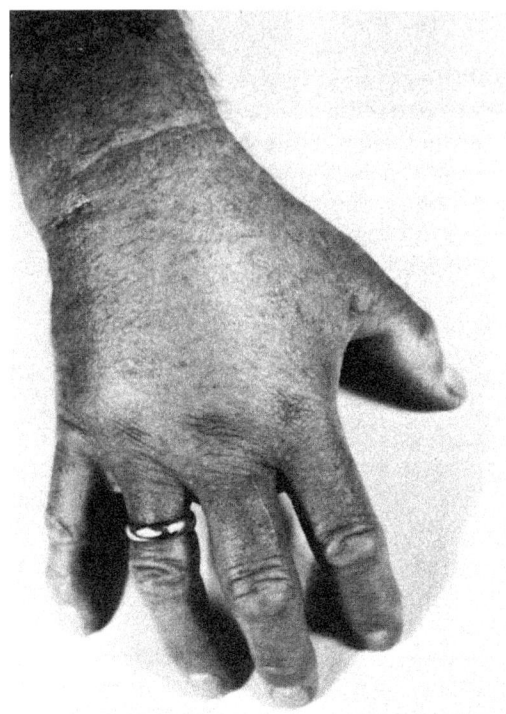

Abb. 59. Toxische Reaktion durch Gurkenkraut (Borago officinalis)

Pollen/m³

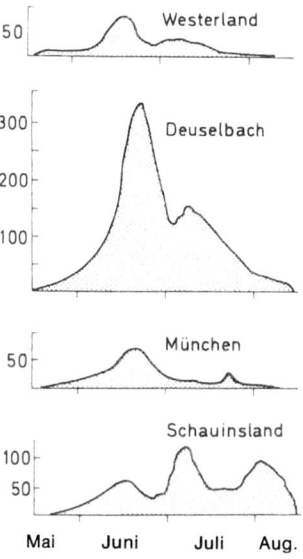

Abb. 60. Graspollengehalt der Luft in verschiedenen Biotopen und Höhenlagen. Heidelandschaft mit Roggenanbau (Langenbrügge in der Lüneburger Heide), Nordseeküste bei Westerland/Sylt, landwirtschaftlich genutztes Gebiet im Hunsrück bei Deuselbach, Stadtzentrum von München und Gebirge (Schauinsland im Schwarzwald). Dargestellt sind die Tagesmittelwerte aus langjährigen Messungen (aus [24])

Niederlande: Frühblüher: ab Mitte Januar. Weide, Birke, Esche: ab Mitte April. Gräser: Mitte Mai bis Mitte Juli.

Frankreich: Wichtige Bäume: Platane (Marseille: ab Ende März, Paris: ab Mitte April), Maulbeerbaum, Ölbaum, Robinie. Gräser: in Nordfrankreich: 15. Mai bis 15. Juni, im Süden von Ende April bis Ende Juni.

Traubenkraut (Ambrosia) kommt bei Lyon und im oberen Loiretal vor. Als weiteres allergenes Wildkraut das aufrechte Glaskraut (Parietaria officinalis),

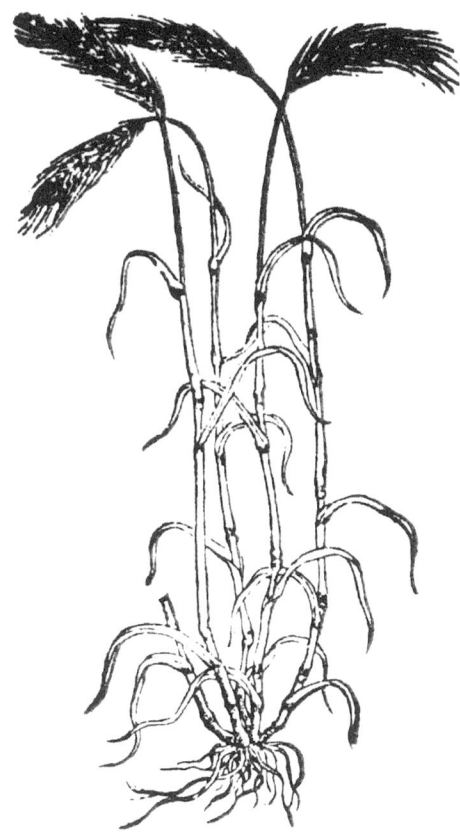

Abb. 61. Der Roggen (Secale cereale) (aus [69])

ein Brennesselgewächs. Es wächst 30–90 cm hoch, hat große, längliche, glänzende Blätter und blüht von Juli bis September bevorzugt an trockenen Mauern und Zäunen. In Frankreich ist es südlich der Loire verbreitet, hat aber sein Hauptgebiet am Mittelmeer. Es fehlt in den Gebirgslagen der Alpen, des Massiv Central und der Pyrenäen.

Straßburg: Birke: April. Esche: März, April. Platane: März, April. Kräuter: Juni. Gräser: Mitte Mai, Juni von geringer Bedeutung.

Westlicher Landesteil (Angers): Esche: Februar, März. Gräser: Juni, Juli. Wildkräuter: Juni bis August.

Nordfrankreich (Lille): Esche: Mitte März. Gräser: Mitte Juni bis Mitte August mit Maximum Ende Juni. Brennessel: Juli und August. Kompositen: August.

Südfrankreich (Montpellier): Esche, Zypresse: Februar. Platane: April. Gräser: Mai, Anfang Juni. Wegerich: Juni, Juli.

Am Atlantik: siehe Meeresküsten.

Zentralmassiv, Alpen: siehe Gebirge.

Pollenkalender von Paris: siehe Städte, von *Marseille:* siehe Mittelmeerraum.

Abb. 62. Verbreitung des Roggens und des Ölbaums in Europa

Britische Inseln: Ulme: März, April. Erle: März. Birke: Ende April. Esche: April, sind weit verbreitet. Gräser (von herausragender Bedeutung): in London: Beginn in der ersten Juniwoche, ebenfalls in Südwales und Mittelengland steiler Anstieg der Graspollenkonzentration ab der ersten Juniwoche mit Höhepunkt in der dritten Juniwoche, dann langsamer Abfall bis Mitte Juli. Geringe Pollenmengen bei kalt-feuchter Witterung, hohe bei strahlendem Sonnenschein.

Die allergologische Palynologie (Pollenkunde) hat aus Südengland entscheidende Impulse erhalten. Ebenso liegen über diese Regionen die meisten Daten vor. Wegerich: häufig Mai bis August. Gänsefuß und Beifuß: Juli, August. Weitere wichtige Wildkräuter: Brennessel und Sauerampfer.

2. Skandinavien

Es gehört der kalt-gemäßigten Zone der Nadelwälder an. Die Nacktsamer Kiefer, Fichte, Tanne produzieren Pollen in großen Mengen, die jedoch nicht allergen sind. Harze der Nadelbäume können eine Dermatitis erzeugen. Der hohe Norden ist durch Artenarmut und Trockenheit charakterisiert. Die arktische Tundra produziert trotz sommerlicher Blütenpracht wenig Pollen. Zwergbirken und Gräser überwiegen. Es gibt vereinzelt Berichte über durch Flechten (= Symbiose zwischen Alge und Pilz) ausgelöste Dermatitiden.

Norwegen: Wichtige Frühblüher: Hasel, Erle, Birke. Spätblühendes Wildkraut: Beifuß (Artemisia).
Schweden (Umgebung von Stockholm): Hasel: ab Mitte März. Erle: April. Birke: Anfang Mai. Gräser: mit verschiedener Blühzeit ab Anfang Juni bis Ende August.
Finnland (südlicher Landesteil): Erle, Hasel: ab Mitte April. Weide, Ulme, Birke, Pappel: ab Anfang Mai. Gräser: ab Juni mit höchsten Konzentrationen im Juli. Beifuß: August, kommt auch in der Tundra vor (Artemisia campestris). Wegerich (Plantago maritima) findet sich bis zum Nordkap.

Insgesamt zeigt sich aus den Angaben von Pollinosispatienten, daß Beschwerden während der Urlaubszeit überwiegend im deutschen Binnenland, in Österreich, der Schweiz und England auftreten. Auch an den Küsten von Nord- und Ostsee sind viele nicht ganz symptomfrei (siehe Tab. 87).

Literatur (S. 228 ff.)
[14], [15], [24], [25], [40], [49], [50], [56], [59], [60], [63], [66], [68], [90], [92], [94].

3. Mittelmeerklima

Warme Temperaturen mit Winterregen und trockenen Sommern haben in dieser bevorzugten Region eine charakteristische Flora entstehen lassen. Vergleichbare Bedingungen finden sich in Kalifornien, Teilen von Chile und Südostaustralien.

Ein allergisches Ekzem kann der Gerber-Sumach (Rhus coriaria, Anacardiaceae), ein 1–3 m hoher Strauch mit gefiederten Blättern, verursachen. Er wächst gern auf steinigem Boden und enthält einen milchigen Saft, der früher zum Gerben benutzt wurde. Weitere Sumachgewächse sind die Pistazie sowie der Mastixstrauch, deren Früchte nach Kauen eine Cheilitis und Stomatitis auslösen können.

Die ätherischen Öle von Rosmarin und Thymian (häufig wild wachsend) können allergische Kontaktekzeme auslösen.

Das Öl des Lorbeerbaums findet wegen seiner antibakteriellen und antiparasitären Eigenschaften sowie als Antioxidans Anwendung. Sensibilisierungen dagegen sind seit über 50 Jahren bekannt. Der direkte Kontakt mit der Pflanze führt nicht zu Symptomen; Ekzeme treten nach Kontakt mit Lorbeeröl in Medikamenten, Kosmetika und Textilien auf.

Kompositenallergiker sind durch eine Kreuzreaktion gegen Lorbeeröl sensibilisiert. Eine weitere Kreuzreaktion besteht bei Primelallergikern gegen das Wildkraut Steinimmortelle (Phagnalon saxatile), ein kleiner Halbstrauch bis 30 cm Höhe, mit schmalen Blättern, der bräunlich-gelb von April bis Juni auf steinigen Plätzen blüht (Korbblütler).

Die Wolfsmilchgewächse kommen an trockenen Standorten, vor allem an der Küste auf steinigen Felstriften, sehr häufig vor, teils als Kugelbüsche. Euphorbia myrsinites ist ein 30 cm hoher, grau-grüner, vielstengeliger Busch mit lanzettartig zulaufenden Blättern. Ein ähnliches Aussehen hat Euphorbia biglandulosa mit merkwürdigen gelben Scheinblüten. Euphorbia dendroides wird bis 2 m hoch. Aus all diesen Wolfsmilchgewächsen tritt nach Verletzung ein ätzender weißer Milchsaft aus, welcher die toxische Dermatitis mit Rötung, Brennen, Blasenbildung bis hin zur Nekrose auslöst.

Der Oleander (Hundsgiftgewächse) enthält in allen Pflanzenteilen Oleandrin. Es ist gefährlich, Oleander zum Feuermachen zu verwenden, da der Rauch eine Conjunctivitis und Dermatitis verursachen kann.

Wer Blätter der Platane anfaßt, kann durch feine Härchen an der Oberfläche, welche als Irritans wirken, eine Conjunctivitis oder eine Irritation der Atemwege bekommen. Ebenfalls am Stamm von Platanen, aber auch von Eichen, Buchen und Kastanien, kann sich die Flechte Frullania angesiedelt haben. Bei längerem Aufenthalt unter befallenen Bäumen (Camping) setzen sich toxisch wirkende, in Form eines feinen Staubes heruntergerieselte Flechtenteile an feuchten Körperstellen ab und verursachen eine Dermatitis.

Mechanische Verletzungen kommen durch Dornen oder spitz zulaufende Blätter von Palmen oder von Büschen der Macchie, des immergrünen Mittelmeergebüsches, zustande.

Ein aus Indien eingeführter Kaktus, Opuntia ficus indica, der sich auch in ganz Amerika zu verbreiten beginnt, weist feine Stachelhaare auf, die das Stratum corneum durchdringen und Bläschen, Papeln, Pusteln, Brennen und Juckreiz verursachen. In Israel wird der Kaktus häufig angebaut, dort hat die Krankheit den Namen Sabradermatitis. Nach Kontakt mit den Früchten entstehen die Läsionen zunächst an den Fingern und Armen, dann auch an Gesäß und Genitale, da die feinen Härchen in den Kleidern steckenbleiben und so verbreitet werden. Die Differentialdiagnose ist eine Skabies. Der Kaktus wird nicht nur landwirtschaftlich angebaut, sondern wegen seiner anderen, langen Stacheln leider auch als Hecke benutzt. Die Therapie besteht darin, die kleinen Stacheln herauszuziehen, da sie andernfalls eine Granulombildung verursachen. Wenn man versucht, die Glochidien mit der Zunge herauszusaugen, dann bleiben sie schmerzhaft in der Schleimhaut stecken. Man kann ein Pflaster aufkleben und dieses schnell wieder abziehen. Wenn größere Dornen in der Haut abbrechen, gibt es meist eine Sekundärinfektion. Glochidien verursachen auch eine Keratoconjunctivitis.

Was für den Umgang mit dieser Opuntiaart gilt, kann für alle Kakteen verallgemeinert werden.

Die Früchte des Feigenbaumes (Maulbeergewächse) enthalten in ihrem klebrigen Saft Psoralen. Es entsteht nach dem Genuß eine durch Hyperpigmentierung charakterisierte Photodermatitis (aus Israel häufig berichtet). Auch der Typ einer perioralen Dermatitis kann auftreten, wahrscheinlich durch weitere enthaltene Toxine und Proteinasen. Dieselben Hautveränderungen können nach Genuß von Zitronen durch die Inhaltsstoffe Geraniol und Terpene auftreten.

Azofarbstoffe und künstliche Wachse, mit denen die Schalen von Apfelsinen, Zitronen und anderen Zitrusfrüchten gefärbt und glänzend gemacht werden, sind mögliche weitere Kontaktallergene.

An Pollinosiserregern findet sich im Mittelmeergebiet der Ölbaum (Olea sativa) (siehe Abb. 62, S. 204). Er blüht von Mai bis Juni. Der Tourist braucht die Sensibilisierung nicht im Urlaub zu erwerben, da eine Kreuzallergie mit der bei uns heimischen Esche besteht. Die Edelkastanie (Castanea sativa) ist ein Buchengewächs; auch hier besteht Kreuzallergie.

Auch im Mittelmeergebiet stellen die Gräser das wichtigste Allergen dar. Sie blühen von März bis September; das zweitwichtigste Allergen bildet der Ölbaum. Von den Compositenkräutern ist der Beifuß (Artemisia) vor allem in den ans Mittelmeer angrenzenden Steppenlandschaften weit verbreitet. In Israel sind weite Landesteile (Negev) Beifußwüsten. Das Traubenkraut kommt nur vereinzelt vor. Der Wegerich (Plantago indica, Plantago lagopus) blüht als Kosmopolit auch hier von März bis September.

Am Ende der Hauptblühzeit (Juni) fällt wegen der Trockenperiode die Allergenmenge aller Pflanzen stark ab.

Südfrankreich (Marseille): Esche: Februar und April. Zypresse: März (der in großen Mengen anfallende Pollen ist nicht allergen). Ölbaum: Mai bis Juni. Platane: April. Gräser: Ende April bis Mitte Juni. Wegerich: Juni, Juli. Beifuß: Ende September. Gänsefußgewächse: Mitte August, September.

Italien (exakte Pollenkalender liegen nicht vor): Gräser: April bis Juni mit Gipfel im April. Verhältnisse in *Bologna* siehe unter Städte. Das Glaskraut (Parietaria) spielt als Wildkraut eine Rolle.

Spanien: Der Ölbaum ist in den zentralen und südlichen Teilen ein wichtiges Allergen und blüht Ende Mai und Juni. Eiche (besonders in Andalusien): Mai, Juni. Platane: Mitte bis Ende März. Gräser: April bis Juni. Das Glaskraut (Parietaria) löst vor allem an den Küsten und auf den Inseln Rhinitis, Laryngitis, Pharyngitis aus. Plantago: Frühling bis Herbst (selten). Gänsefußgewächse selten. Traubenkraut (Ambrosia) kommt nicht vor.

Valencia: Gräser: ab Ende März, April (!) bis September. Parietaria: ab März bis Oktober. Gänsefußgewächse: September, Oktober. Platane: Mitte März, April. Ölbaum: Mai.

Geringere Bedeutung haben: Plantago: ab April. Akazie: Mai. Eiche: Mai. Kompositen: Juli bis September.

Barcelona: siehe Städte.

Griechenland: Ölbaum: Mai, Juni. Mittelmeereiche: Mitte April bis Mai. Der verbreitete Eucalyptusbaum ist fraglich allergen. Seltener Glaskraut (Parietaria): April bis Juni. Wegerich: März bis Juni. Gänsefußgewächse: August, September.

Algerien: *Oran:* Zypresse: Februar, März. Gräser: Ende April bis Mitte Mai. Ölbaum: Mitte April, Mai.

Türkei: *Hochebene:* Gräser: April, Mai. *Feuchte Niederungen:* Weide und Pappel: März bis Mai. Selten Platane und Eiche. *In sumpfigen Gegenden:* Schilf: Mai, Juni. Steppe: Gräser: April, Mai. Chenopodien: Juni, Juli. *Ankara:* Bäume: Pappel, Eiche, Ulme. Wildkräuter: Beifuß: Juni bis September. Salzkraut: Juni, Juli. Traubenkraut kommt nicht vor.

Israel: *Kulturland:* Ölbaum ist das zweithäufigste Allergen: Mai. Gräser: April und Anfang Mai. *Jerusalem:* Zypressen, Pinien: Februar bis April. Ölbaum: April, Mai. Gräser: April, Mai.

Portugal: Ölbaum: ab April bis Mitte Juni. Gräser: ab April bis August, Maximum Mitte Mai. Chenopodien: September. Wegerich: Juli und August.

Von deutschen Touristen, die in den Sommermonaten die Küsten Südeuropas bzw. die Mittelmeerländer besucht haben, werden nur vereinzelt Pollinosissymptome angegeben (siehe Tab. 87).

Literatur (S. 228 ff.)

[6], [15], [17], [18], [43], [49], [52], [70], [72], [73], [80].

II. Tropen

Die Tropen umfassen das Gebiet zwischen den Wendekreisen, wo die Sonne zweimal im Jahr im Zenit steht. Nur ein Teil der Tropen ist vom immergrünen Regenwald, dem Dschungel, bedeckt, einer „grünen Hölle" mit ständigen Temperaturen zwischen 30 und 40 °C und einer Luftfeuchtigkeit zwischen 80 und 90%, dem Reich der Insekten und Schlangen. Dschungel kommt vor am Amazonas, am Kongo, in Südwestindien, Malaysia und Indonesien. In höhergelegenen Regionen bildet sich das tropische Savannenklima mit kurzer Trockenheit und tropischen Regenzeiten aus: einer doppelten über dem Äquator und einer einfachen innerhalb der Wendekreise. Es existieren keine 4 Jahreszeiten mit definierter Pollensaison im Frühjahr und Sommer, sondern 2 Zeiten: eine feuchte und eine trockene. 1—2 Monate nach Beginn der Regenzeit steigt die Pollenproduktion und erreicht ihr Maximum, wenn der Regen nachläßt. Insgesamt werden in den Tropen weniger Pollen als in den gemäßigten Breiten gebildet. Viele Blütenpflanzen gehören hier zu den Leguminosen mit prächtigen Schaublüten (insektenbestäubt) ohne allergologische Bedeutung.

1. Indien, Südostasien, Australien

Der indische Subkontinent weist neben Urwäldern auch trockene Steppen und das Hochgebirge auf. Hautreaktionen durch Pflanzen sind hier häufig.

Von den Sumachgewächsen wächst hier der Cashewnußbaum (Anacardium occidentale), ein schmaler, bis zu 10 m hoher Baum. Wenn von der Umhüllung

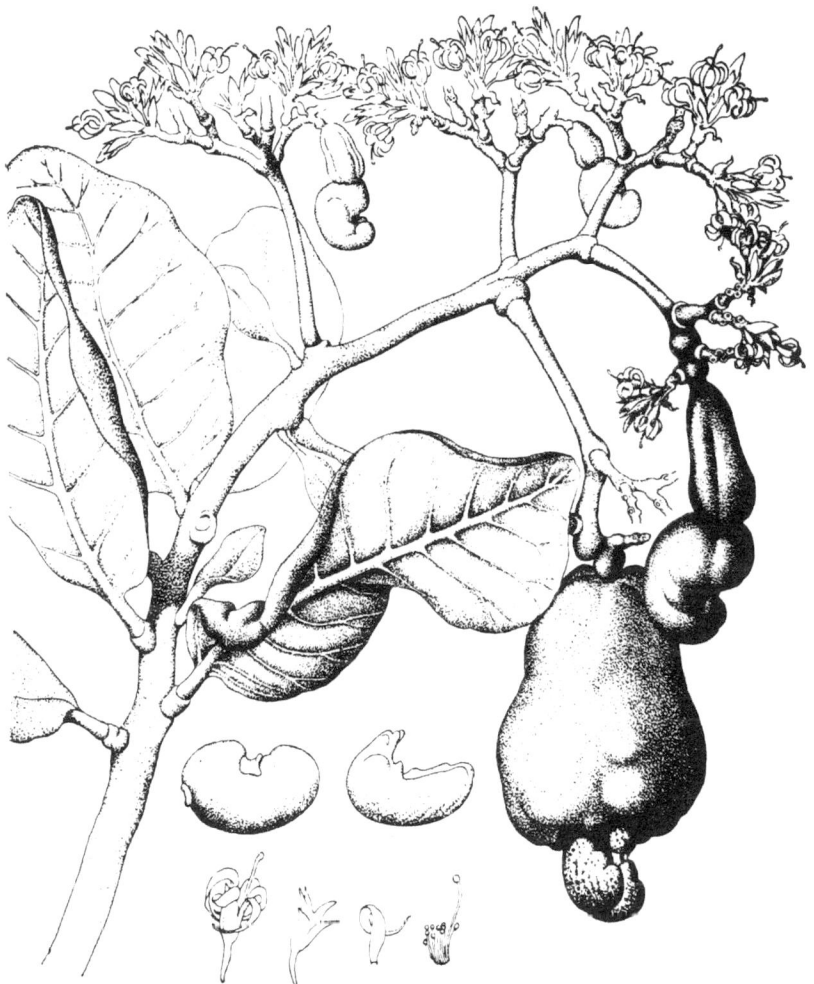

Abb. 63. Cashewnußbaum (Anacardium occidentale)

der noch unreifen Frucht beim Versuch, sie zu öffnen, Saftspritzer auf die Haut gelangen, erzeugen sie Rötung und Brennen.

Die Frucht selbst ist eßbar, aus der Fruchthülle wird das Cashewnußöl für industrielle Zwecke und als Rubefaciens gewonnen; es enthält das Allergen Urushiol (Abb. 63).

Die Modefrucht Mango (Mangifera indica) führt zu perioraler Dermatitis und
Stomatitis. Nach 6–24 Stunden treten Rötung, Schwellung und Blasen, besonders an der Oberlippe, auf, hinzu kommen Vesiculae an Kinn und Wangen;
Abheilung innerhalb 1–2 Wochen. Bei Sensibilisierten gegen Toxicodendro-
narten besteht Kreuzallergie. Die Frucht selbst enthält kein Allergen, kann jedoch durch Baumsaft kontaminiert sein.
Die malayischen Arten Rhegas und Melanorrhea verursachen schwere Blasenbildungen: das indonesische Pemphigoid. Mehrere Anacardiaceae kommen
auch als kleine Sträucher und Bäume vor (Tab. 76).

Tabelle 76. *Außereuropäische Sumachgewächse*

Art	Verwendung		allergene Teile	Verbreitung	Synomyme
Anacardium occidentale	Nußöl Frucht eßbar	verbreitete Kulturpflanze	Nußöl	Indien Afrika Mittelamerika	Cashew-nußbaum
Gluta rengas	Holz	Baum	Saft	Indien Malaya Indonesien	Rengas
Rhus typhinia	Ziergewächs	Baum	Blättersaft	Nordamerika (auch Dänemark und Schweden)	Samtsumach
Mangifera indica	Frucht	Baum	Saft der Früchte	Indien, Malaya Australien Brasilien Philippinen Hawaii, Florida Mittelmeer	Mangobaum
Semecarpus anacardium		Baum	Saft (Tinte)	Indien Malaya	
Rhus succedanea	Wachs der Früchte	Baum	Saft	Japan	Wachsbaum
Rhus vernicifera	Lack, Holz	Baum	höchster Gehalt an Urushiol	Japan China Indien	Japan-lackbaum
Toxicodendron striatum		Baum	Saft	Süd- und Mittelamerika	Rhus striata

Beispiele für die stark toxischen Wolfsmilchgewächse sind der Castor-Ölbaum,
der Kautschukbaum, Poison-tree und Blinding-tree. Letztere führen zu Keratoconjunctivitis und Stomatitis. Der Blinding-tree ist ein kleiner Baum an den
Küsten und in Mangrovenwäldern; daneben strauchartige und kakteenähnli-
che sukkulente Formen mit Stacheln.
Cajeputöl wird aus dem Cajeputbaum, der dem Eukalyptus verwandt ist, gewonnen und hat einen dem Eukalyptusöl ähnlichen Geruch. Es wird in Asien
gern zu Massagen verwendet (auch als Repellent) und erzeugt Dermatitis und
Follikulitis.

Die Natur neigt in den Tropen zu „Übertreibungen": Neben der auch dort verbreiteten Urtica dioica (gemeine Nessel) hat sie weitere Verwandte, eine Urtica ferox (die Schreckliche) und eine Urtica urentissima (Teufelsstrauch), geschaffen. Wirkstoffe sind bei allen vasoaktive Substanzen. Verletzungen durch Urtica urentissima sollen erst nach Monaten abheilen (Abb. 64). Ver-

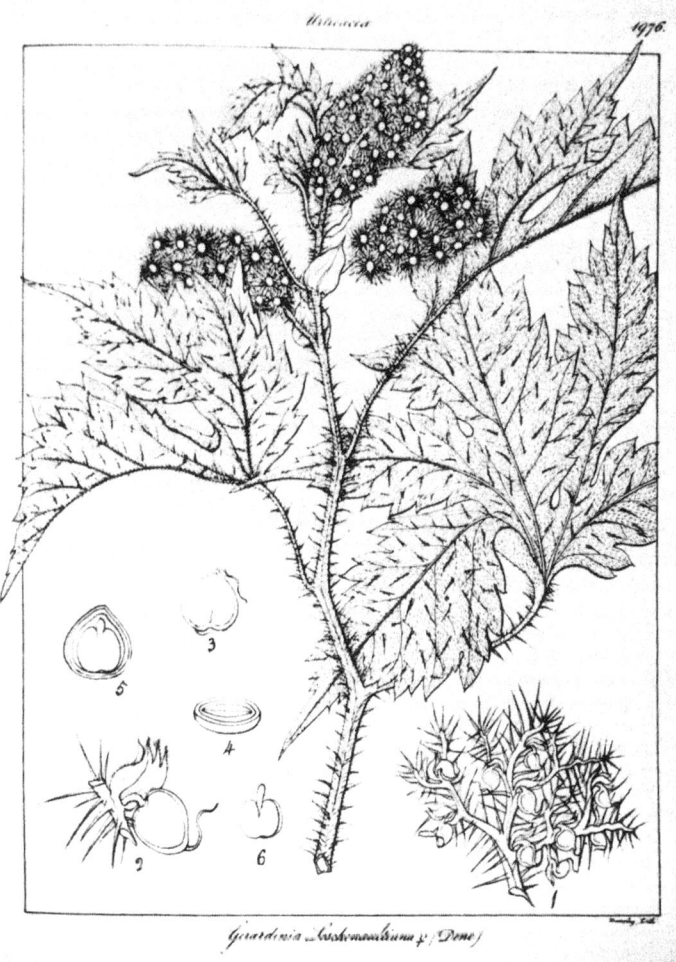

Abb. 64. Girardinia L., ein Brennesselgewächs des indischen Subkontinents (aus [95])

wandte der toxischen Hahnenfußgewächse finden sich im Himalaja; die Täler von Kaschmir sind berühmt wegen ihres Reichtums an Blumen, darunter Margeriten, Hahnenfußgewächse und Euphorbien. Die (schwach allergene) Platane ist der häufigste dort vertretene Baum.
Weit verbreitet ist die Leguminose Babchi (Psoralea corylifolia), ein aufrechtstehendes Wildkraut mit purpurnen Blüten; nach Berührung wirkt es photosen-

sibilisierend. Kompositen, wie Scharfgarbe, Kletten, Chrysanthemen und Margeriten, sind häufig. Ragweed kommt in Assam vor; Parthenium hysteroforus, nach Indien erst eingeführt, sensibilisiert schnell und reagiert mit den übrigen Kompositen kreuz.

In der Provinz Poona fand der aus den U.S.A. eingeschleppte Busch ohne ökologische Konkurrenten optimale Wachstumsbedingungen. Tausende Inder wurden sensibilisiert; es kamen Todesfälle durch sekundär infizierte Erythrodermien vor.

Ammi majus (phototoxisch) wächst in feuchten Niederungen. Es war die erste therapeutisch gegen Vitiligo benutzte Pflanze. Nicht immer muß die Pflanze selbst für Dermatitiden nach Berührung verantwortlich sein. Bei Kopra, Pataten, Ananas lösen auf den Früchten sitzende Insekten die Hautreaktion aus. Die Ananas enthält das proteolytische Enzym Bromelin (nur die rohe Frucht) und hautreizende Säuren.

Verwendung von Henna (Lawsonia inermis) kann an Gesicht und Händen zum Ekzem führen.

Pollinosis war in Indien von untergeordneter Bedeutung, zeigt aber in den letzten zehn Jahren eine Zunahme (Sh. Desai, Bombay, persönl. Mitt.).

Nach den heftigen Monsunregen im Juni, Juli und August blühen vor allem die Gräser von August bis Oktober, wobei das Zuckerrohr wegen Kreuzallergenität hinzuzurechnen ist.

Wildkräuter: Gänsefuß, Kompositen (Korbblütler): November bis Januar. Aber alle Blütenpflanzen können das ganze Jahr über blühen, so daß hohe Pollenkonzentrationen wie in den nördlichen Breiten nicht vorkommen.

Australien: Der Norden weist tropischen Regenwald auf, im stärker besiedelten Süden gibt es Jahreszeiten; die Heufieberzeit ist September bis Dezember. Bäume: Akazien, Tamarisken. Gräser: im ganzen Land verbreitet. Der Wegerich steht als Allergen an zweiter Stelle. Ragweed kommt nicht vor. Ein der aus Nordamerika und neuerdings aus Dänemark beschriebenen „Ragweed-Dermatitis" ähnliches Kontaktekzem wird durch vom Wind übertragene Bestandteile anderer Kompositenkräuter ausgelöst.

Neuseeland (Auckland): Gräser: Mitte November bis Anfang Februar. Wegerich: Dezember, Januar. Sauerampfer, Chenopodien, Liguster: Dezember und Februar. Pilzsporen: November bis April.

2. Süd- und Mittelamerika

Das wichtigste Wolfsmilchgewächs ist der Manzanillenbaum (Hippomane manchinella) an den Küsten Westindiens. Er wächst nur in Meeresnähe, wird bis 6 m hoch und breit, alle seine Teile enthalten reichlich Toxin.

Zur Auslösung der Dermatitis ist es schon ausreichend, bei Regen unter dem Baum gestanden zu haben und von Regenwasser, das über die Blätter gelaufen ist, benetzt worden zu sein.

Wer damit kontaminiert ist, soll sich mit Meerwasser abwaschen. Alle Teile des Baumes einschließlich der Früchte sind hochgiftig; die Hautsymptome nach Kontakt sind schwer, wohl die am meisten berüchtigte Form einer Phytodermatitis überhaupt.

Die tropische Vegetation ähnelt derjenigen Indiens und Malaysias. Neben den dort vorkommenden Sumachgewächsen finden sich Rhus metopinus (englisch: Poison wood), das auch in Florida häufig wächst, der Pfefferbaum (Schinus molle), Litrea caustica u. a. Mango- und Cashewnußbaum werden kultiviert.

Die Pollinosis spielt unter der einheimischen Bevölkerung Südamerikas keine bedeutende Rolle, jedoch sind Angaben für verschiedene Länder verfügbar.

Mexiko: Bäume: Esche, Kiefer, Zeder, mexikanischer Wacholder, Liguster: April und Mai. Gräser: Mai bis Juni. Gänsefuß und Amarant: Juni bis September. Beifuß: Juli, August. Ragweed: Juli bis September.

Kolumbien: Bei der Hauptregenzeit von Oktober bis Mai blühen Gräser und Kompositen von November bis Januar und im August/September. Gänsefußgewächse: September bis November.

Bogota: Akazie: Mai bis August. Erle: August. Gräser: November bis Januar. Sauerampfer: November bis Januar. Artemisia und Ambrosia sind selten.

Kuba: Bei ständiger Hitze und Luftfeuchtigkeit blühen die Pflanzen das ganze Jahr über, besonders jedoch von April bis Juni.

Puerto Rico: Regenzeit: Mai bis November. Hauptpollenflugzeit: November bis Februar. Gräserblütezeit: das ganze Jahr über. Weiter bedeutsam: Amarant, Ragweed, Zuckerrohr.

Bolivien: In den trockenen Hochebenen dominieren die Gräser: September bis Januar.

Ekuador: Hauptstadt Quito 2800 m hoch gelegen: Die Gräserblüte beginnt im September und erreicht ihr Maximum im Januar, wenn der Regen nachläßt, und hört im April auf, erreicht aber einen zweiten kleineren Gipfel im Mai und Juni. Weitere Pollen: Gänsefußgewächse, Kompositen.

Brasilien: Auch außerhalb des Amazonasgebietes existiert die Pollinosis in ihrer periodischen Form bei der Bevölkerung nicht.

São Paulo: Regenmaximum im Dezember, Januar. Juni und Juli sind sehr trocken. Bäume: Liguster, Platanen: ab September bis Februar. Gräser: von September bis April.

Literatur (S. 228 ff.)

[7], (19], [20], [23], [29], [32], [38], [41], [53], [55], [59], [65], [67], [77], [91], [96], [97].

III. Nordamerika

Neben Europa sind aus dieser Region die meisten Daten verfügbar. Die Vereinigten Staaten sind untergliedert in eine Zone sommergrünen Laubwaldes im Osten, das Grasland des Mittelwestens mit feuchten Sommern und trockenen Wintern, die Wüsten des Südwestens und die Mittelmeerlandschaft Kaliforniens. Im Süden Floridas wächst immergrüner Regenwald.

Im Süden der Vereinigten Staaten spielen die *Sumach*gewächse (Abb. 65–67) eine große Rolle. In einem Gebiet, in welchem Poison ivy verbreitet ist, findet sich unter 4 Personen ein Allergiker. 85% der Erwachsenen weisen positive Epicutanteste auf. Die Kinder werden mit diesen Bäumen vertraut gemacht, und der Tourist sollte sie sich am besten von Einheimischen zeigen lassen. Beim ersten Kontakt mit dem Pflanzensaft kommt es zu einer unmittelbaren

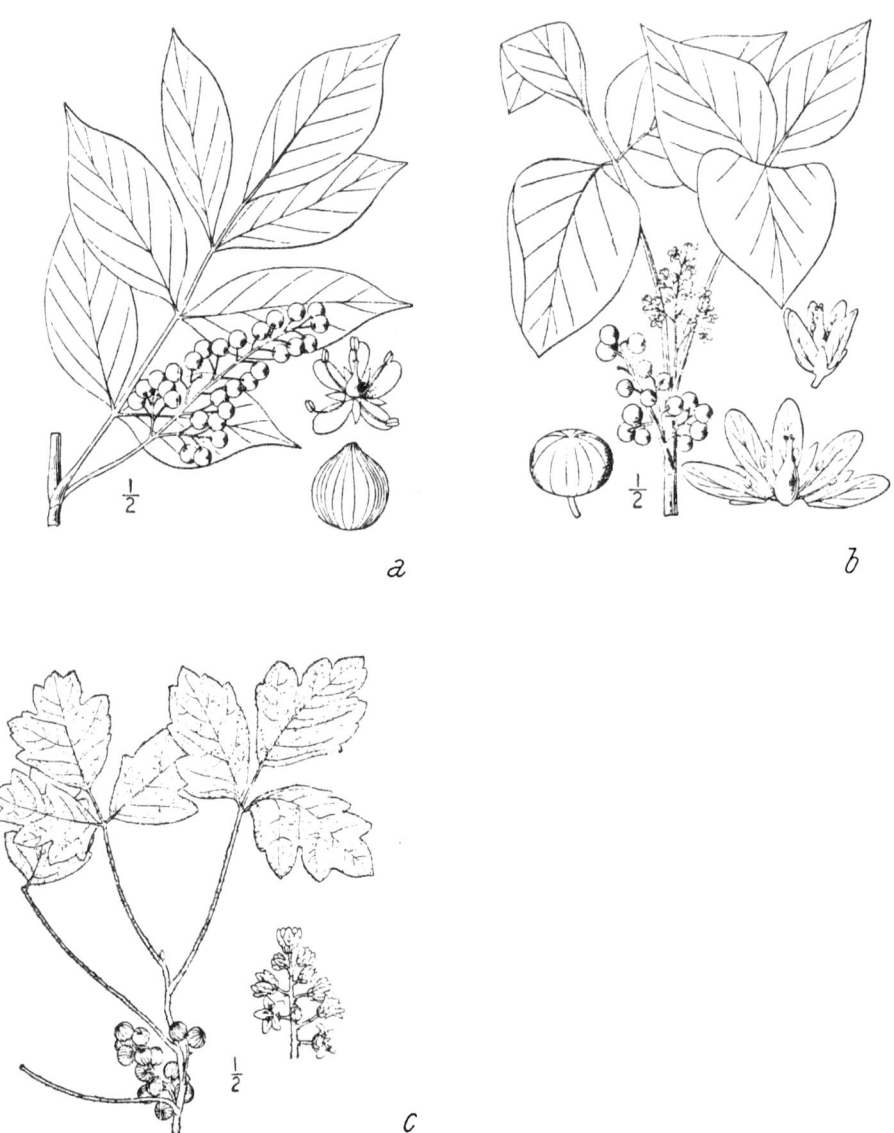

Abb. 65. *a* Giftsumach (Toxicodendron vernix), *b* Giftefeu, Poison ivy (Toxicodendron radicans), *c* Gifteiche, Poison oak (Toxicodendron quercifolium) (aus [12])

Abb. 66. Giftefeu, Poison ivy (Toxicodendron radicans) (aus [89]). (Siehe Farbtafel, S. 387)

Abb. 67. Gifteiche, Poison oak (Toxicodendron quercifolium) (aus [89]). (Siehe Farbtafel, S. 387)

toxischen Reaktion. Nach einer Latenz von 5 Stunden bis zu 10 Tagen, beim Sensibilisierten bereits nach Stunden, erscheint an der Kontaktstelle, meist Finger, Hand, Arm oder Bein, ein juckendes Erythem, das sich über ein vesiculöses Stadium zur Blase hin entwickelt. Der lokal ausreichend resorbierte Giftstoff Urushol ergibt nach systemischer Ausbreitung auch ein generalisiertes Erythem. Das Vollbild hat sich nach 48 Stunden entwickelt, und es kommt zu einer langsamen Abheilung innerhalb von 2 Wochen. Da das Allergen lange stabil bleibt, müssen Kleider dekontaminiert werden, am besten durch regelrechtes Waschen.

Den Körper spült man zur Beseitigung des Allergens am besten mit Seifenlösung und trocknet sorgfältig ab. Wenn möglich nachfolgende Reinigung mit Äther und Spiritus, da das Allergen darin löslich ist; Abspülen der Augen und Mundschleimhaut mit Wasser.

Lokalbehandlung mit kühlenden Umschlägen, corticosteroidhaltigen Lotionen oder Cremen. Brennen und Schmerz sind hartnäckig, bis zu 2 Wochen anhaltend, Lokaltherapie häufig nicht ausreichend.

Tabelle 77. *Sumachgewächse Nordamerikas*

Art	Aussehen	Vorkommen	Synonyme
Rhus radicans	Strauch oder kletternd wie eine Rebe	überall, klettert auch an Laubbäumen des Waldes	Rhus toxicodendron, Poison ivy, Poison vine, Giftefeu, nach neuerer Nomenklatur: Toxicodendron radicans
Rhus diversiloba	aufrechter Strauch	trockene, steinige Flächen	Poison oak Gifteiche, neuere Nomenklatur: Toxicodendron diversilobum
Rhus quercifolium	Strauch	Sandböden	Poison oak neuere Nomenklatur: Toxicodendron quercifolium
Rhus vernix	schmaler Strauch oder Baum, 1–1,5 m hoch, gestielte Blätter, kleine weiß-grüne Blüten (Abb. 65–67)	feuchte Wälder	Poison sumach Giftsumach neuere Nomenklatur: Toxicodendron vernix

Ein anderer bedeutsamer Kontaktsensibilisator, dessen chemische Konstitution unbekannt ist, findet sich im *Efeu*. Der englische Efeu (Hedera helix) ist im ganzen Land verbreitet, der algerische Efeu (Hedera canariensis) im Westen und in Kalifornien.

Die Symptome ähneln denjenigen nach Kontakt mit Poison ivy, treten nach 24–48 Stunden auf und bestehen in Quaddeln, Papeln und Juckreiz an Handrücken, Armen, Gesicht und besonders Periorbitalregion. In schweren Fällen starker Juckreiz und Blasen, die nach Wochen abheilen.

Kompositenkräuter lösen eine durch den Wind übertragene Kontaktdermatitis aus.

Tabelle 78. *Kompositenkräuter (Auslöser der „airborne dermatitis")*

Ambrosia	Ragweed	Traubenkraut
Helenium	Sneezeweed	
Parthenium hysterophorus	Feverfew	

Die Allergene sind Sesquiterpene, die in Blättern und Pollen lokalisiert sind. Bei Farmern oder Sportlern, die sich lange im Freien aufhalten, kommt es im Laufe von Monaten zur Sensibilisierung. An Gesicht, Lidern, periorbital, im Nacken sowie V-artig am Hals entstehen Erytheme, Juckreiz, Lichenifizierung und Schuppung. Bei massiver Exposition Bläschenbildung und Ödem. Auch ein hämatogenes Ekzem nach Inhalation wurde beschrieben.

Toxische Dermatitiden werden durch Euphorbiaarten, z. B. Manzinillenbaum und Euphorbia marginata, hervorgerufen.

In den Wüstengebieten wurde Kontakturticaria und irritative Dermatitis durch die russische Distel (Salsola kali) beschrieben.

Die Pollinose spielt eine sehr wichtige Rolle. Das Hauptallergen ist das Traubenkraut, das für den gefürchteten Herbstheuschnupfen verantwortlich ist. Unter den Bäumen ist auch ein Wacholder (Juniperus mexicana) ein häufiges Allergen.

Zur Charakterisierung wird aus jeder der Hauptklimazonen der U.S.A. ein Pollenkalender angeführt.

Providence (Rhode Island, gemäßigtes Klima der Ostküste): Birke: Anfang Mai. Eiche: Mai. Gräser: Ende Mai bis Juni. Ragweed: August, September.

New Orleans: Zypressen: ab spätem November. Eiche: im späten Mai. Gräser und Wegerich: das ganze Jahr über außer Dezember und Januar. Ragweed und Kompositen: Juni bis Oktober.

Colorado (Wüste): Gräser im Mai bis August: wichtig sind Beifuß und Gänsefußgewächse im Spätsommer. Ragweed: im August und frühen September.

Los Angeles (mittelmeerähnliche Vegetation): Eiche: Februar bis Mai. Ölbaum: Mai bis Juni. Ulme: September, Oktober. Gras: Februar bis Oktober. Gänsefußgewächse und Ragweed: im September. Beifuß: August bis Oktober. Schimmelpilze: Alternaria und Hormodendron ganzjährig.

Toronto (Kanada, Nadelwaldzone): Birke und Eiche: Ende März, Anfang Juni. Weitere Bäume: Pappel, Ulme, Esche. Gräser: Maximum Mitte Juli. Ragweed: August, September.

IV. Übrige gemäßigte Breiten

Von den *Kontaktallergenen* ist hier anzuführen: Rhus vernicifera (Toxicodendron vernix), der japanische Lackbaum, dessen Saft zu Japanlack verarbeitet wird.

Sowohl der Baum und der Baumsaft als auch mit Japanlack bestrichene Gegenstände können das allergische Kontaktekzem hervorrufen.

Pollinosiserreger

Japan (Hokaido): Bäume: April bis Juni. Gräser: Juni bis August. Wildkräuter: Juni bis September.

Chile (Santiago): Regenminimum im Juli zusammenfallend mit dem Temperaturminimum. Baumpollenzeit: September bis Dezember. Gräser: August bis März. Kompositen: August bis April.

Argentinien (Buenos Aires): Regenmaximum im Mai und Juni. Baumblüte im September bis November. Liguster kommt häufig vor. Gräser und Gänsefußgewächse: November bis Januar. Kompositen und spätblühende Bäume: Januar bis April.

Literatur (S. 228 ff.)

[1], [13], [18], [30], [46], [59], [65], [75], [84], [93].

V. Ausgewählte Biotope

1. Trockene Klimate

Pflanzen der subtropischen Dornwälder, Halbwüsten und Wüsten: zahlreich sind hier Euphorbien, die in ihrer Form den Kakteen angeglichen sind. Wenn Teile ihrer Dornen in der Haut steckenbleiben, verursachen sie Granulome, wofür neben der Zellulose auch sekundäre Pflanzenstoffe verantwortlich sind. Die Dattelpalme, der Schwarzdorn, die Akazien und Dornbüsche sowie Agaven können zu solchen Granulomen führen. Auch das Salzkraut besitzt feinste Dornen, welche akute und subakute Reaktionen verursachen. Bei dem Kaktus Opuntia lingularis kommt es 72 Stunden nach dem Stich zu einem Ödem; trotz Entfernung bildet sich ein 3–4 Monate persistierendes Granulom aus. In den trockenen Gegenden Mittel- und Südamerikas wird vor den Dornen der Dorn- oder Stechpalme gewarnt; bricht ein Dorn in der Haut ab, so wird oft eine chirurgische Entfernung erforderlich.

Unter den Pflanzen der Steppen und Prärien dominieren die Gräser („Ozean" aus Gras), welche in der kurzen Regenzeit blühen und anschließend verdorren. Zusammen mit den Gänsefußgewächsen stellen sie auch die hauptsächlichen Pollenallergene der trockenen Zonen.

Pollenmessungen in Trockengebieten

Iran (Schiras): Gräserpollen: ab März. Amarant und Wegerich: ab Mitte Juni, Höhepunkt im August und Oktober. In den berühmten Rosengärten sind keine Allergien zu befürchten!
Teheran: Platane, Ulme, Esche, Pappel: Anfang März bis Anfang Mai. Gräser: Ende April bis Juni. Chenopodien und Verwandte: Juni bis Oktober. Ragweed kommt nicht vor.

Israel (Aradwüste): Gräser und Kompositen: nur im Februar, März, April (nach der Regenzeit).

Literatur (S. 228 ff.)

[10], [11], [45], [80].

2. Gebirge

Die alpine Gebirgsvegetation ähnelt dem Pflanzenwuchs in Island, Norwegen und in den Hochgebirgen der anderen Kontinente, z. B. Himalaja. Von den Verwandten der toxischen Hahnenfußgewächse finden sich im Gebirge Eisenhut, Anemone, Hahnenfuß, Alpenwiesenraute, Nieswurz sowie Alpenwindröschen, Berghähnlein und Bergküchenschelle. Die alpinen Primelgewächse sind teils mit, teils ohne Primingehalt. Auch Kompositen steigen bis in die Höhen hinauf.

Die der Höhe angepaßte Kriechweide und Zwergbirke reagieren mit den Verwandten kreuz, aber hohe Pollenkonzentrationen sind auf den Bergen unwahrscheinlich.

Auch die Graspollenproduktion ist wegen der kürzeren Vegetationsperiode gering.

Da Atopiker in Höhenlagen erfahrungsgemäß eine Symptomminderung erfahren, wurde in *Davos* eine Pollenanalyse durchgeführt. An Baumpollen fanden sich: Erle, Birke, Esche, Buche und Eiche. Gräserblüte: von Ende Mai bis Anfang August. Von den Wildkräutern: Nessel, Wegerich, Korbblütler. Der Graspollengehalt war an 29 Tagen im Juni und besonders im Juli höher als 50 Pollen pro m³ Luft, d. h. ausreichend, um obligatorisch eine Pollinosis zu verursachen!

Die Pollenmessungen von E. Stix [86] im *Bayrischen Wald* und im *Schwarzwald* in 1000 und 1200 m Höhe ergaben unterschiedliche Konzentrationen für die wichtigen Graspollen in den Monaten Juni bis August, die mit Lokalbedingungen erklärt werden müssen und keine einheitlichen Aussagen über die deutschen Mittelgebirge erlauben.

Briançon, in den *französischen Alpen*, in 1400 m Höhe gelegen: Die Blühperiode ist auf 6 Monate beschränkt. Ölbaum: April, Mai. Gräser: nur im Juni, Juli in zur Symptomauslösung hinreichender Menge. Kompositen: August.

Le Mont Dore, im *französischen Massif Central*, 900 m hoch: Die Gräserperiode ist auf Juni und Juli beschränkt.

Literatur (S. 228 ff.)

[21], [50], [86].

3. Europäische Meeresküsten

Die Meeresstrände sind ein wichtiges Urlaubsterrain. Am Mittelmeer sind sie häufig felsig und trocken: Dort wachsen die verschiedenen Wolfsmilchgewächse in dichter Formation und können an unbekleideten Hautstellen eine toxische Dermatitis hervorrufen. Primelgewächse (z. B. Glaux maritima, das Milchkraut) enthalten Primin. Die Meerzwiebel gehört zu den Liliengewächsen und enthält α-butyro-lacton. Korbblütler wachsen häufig am Strand (Strandaster). An den salzigen Boden angepaßt sind die Gänsefußgewächse Strandmelde, Sode, Dornmelde, Salzkraut, Glasschmalz. Auch eine Wegerichart, Plantago maritima, wächst direkt am Strand.

Für Pollinotiker ist die Windrichtung am Strand wesentlich. Kommt der Wind vom Meer, wie es an den Westküsten fast ausnahmslos der Fall ist, sind die Patienten beschwerdefrei. Liegt allerdings ihre Wohnung nur hinter einem mit Gras oder Wildkraut bestandenen Dünensandstreifen, so können sie schon massive Beschwerden haben.

Wattwanderungen können von Pollinotikern bei Seewind ohne Risiko unternommen werden; Wanderungen durch die Dünen rufen bei Graspollenallergikern heftige Beschwerden hervor (siehe auch Tab. 87).

Deutsches Küstengebiet: Die Ergebnisse der Untersuchung über den Pollengehalt an der Küste in einem Dünengebiet (Westerland) bei E. Stix [86] müssen zum Vergleich für die übrigen deutschen Küsten herangezogen werden (siehe Inseln).

Französische Atlantikküste (Lorient): Gräser: massiver Beginn ab Mitte Mai bis Juli. Kompositen: August.

Bulgarische Küste (Varna): Hasel: April. Hainbuche: im Mai. Birke: April, Mai. Eiche: Mai. Gräser: Mai bis August. Wegerich: Juni bis August. Gänsefußgewächse: Juni bis September. Beifuß: Juli bis September. Kompositen: Mai bis September.

Mittelmeer: *Tunis:* Es wurde insgesamt bei der quantitativen Messung nur ein Fünftel der Pollenmenge von Paris gefunden! Zypresse: Februar (50% aller Pollen). Spärlicher Graspollenanteil Mitte April und Mai.

Literatur (S. 228 ff.)

[15], [16], [24], [49], [54].

4. Inseln

Diese Orte erwecken allergologisches Interesse, aber wenig ist von ihnen erforscht. Liegt die Insel festlandnah, so weist sie ähnliche aerobiologische Daten auf.

Sylt (Westerland): Erle: März, April. Birke: Anfang Mai. Gräser: Beginn Mitte Mai bis August mit Höhepunkt Mitte Juni. Wegerich: Juni. Gänsefuß und Beifuß: August (selten). Der Gesamtpollengehalt liegt nur an wenigen Tagen im Juni über 50 Pollen pro m³ Luft (nach E. Stix).

Insel Hvar (jugoslawische Adria): Eiche: April, Mai. Ölbaumgewächse: Mitte April bis Mitte Juni. Gräser: Mitte April bis Mitte Juni. Wegerich: Mai bis Mitte Juli. Glaskraut: März bis August. Gänsefußgewächse: Mai, Juni.

Bei Landwind werden die vorgelagerten Inseln, z. B. der Nordseeküste, von hohen Pollenkonzentrationen erreicht.

Auf der inmitten des Südatlantiks gelegenen Insel Tristan da Cunha ist die Luft dagegen extrem sauber. (Leider gedeihen wegen der hohen Luftfeuchtigkeit dort Hausstaubmilben besonders gut, und viele Bewohner leiden deswegen an Asthma.) Ähnliche Ergebnisse brachten Messungen auf den Bermudainseln. Das ganze Jahr über wurden nur sehr wenige Gräserpollen registriert, Wegerich und Ragweed fehlen ganz. Auf Barbados (Inseln über dem Winde) wurden nur wenig Graspollenallergene gefunden. Neben den Wildgräsern gehört auch das Zuckerrohr zu der Gräserfamilie. Geringste Graspollenkonzentrationen fanden sich im Juli und August. Ähnliches gilt für Hispaniola (Dominikanische Republik). Kuba und Puerto Rico: siehe Mittelamerika.

In Hawaii blühen die Gräser ganzjährig, dazu Gänsefußgewächse; Kompositen, Wegerich, Ambrosia selten; die meisten schönen Tropenbäume und Pflanzen gehören auch dort zu den insektenbestäubten Leguminosen. Die verbreiteten Tamarisken, selbst fraglich allergen, beherbergen Frullania, eine allergene Flechte. Dort wie auf sämtlichen pazifischen Inseln produzieren die Kokospalmen große Mengen von nichtantigenen Pollen.

Die Allergenexposition auf Kreuzfahrtschiffen variiert demnach mit Landnähe und Windrichtung; auch über dem Atlantik wurden Pilzsporen und leichte Pollen (Beifuß) nachgewiesen, zur Symptomauslösung ist die Konzentration aber zu gering.

Deutsche Pollinosispatienten, die auf den wichtigen Ferieninseln (Mallorca, Kanaren) Urlaub machten, berichten fast nie von Beschwerden der oberen Atemwege (siehe Tab. 87).

Die Vegetation auf den Kanarischen Inseln besteht aus Resten des ursprünglichen Pinien- und Lorbeerwaldes. Dazu kommen in den trockenen Landstrichen Euphorbien; verbreitet Gräser und Kompositen.

Literatur (S. 228 ff.)

[15], [22], [74].

5. Meer- und Süßwasser

Meerwasser: Die Meeresflora ist wegen des fehlenden Evolutionsdruckes artenarm; neben den im allgemeinen harmlosen, bis zu 100 m langen Algen leben hier nur einige wenige Blütenpflanzen. Schwimmer und Taucher schätzen in einer atavistischen Furcht die von den Pflanzen ausgehenden Gefahren meist zu hoch ein.

Aus Hawaii wurde von einer bei Schwimmern auftretenden Sea-weed-Dermatitis durch die Alge Lyngbia majuscula berichtet, ebenso nach Baden im Indischen Ozean bei Madras. Besonders gefährdet ist die Haut im Bereich der Badebekleidung.

Im Süßwasser Indiens führt die Blaualge Anabena zu Erythemen und Papulovesikeln. Die Süßwasserpflanze Najas, welche durch ihre silikathaltigen feinen Nadelhaare die Haut irritiert, kommt in Reisfeldern und Seen in ganz Indien vor.

Eher ein Kuriosum stellt eine Dermatitis, hervorgerufen durch die Süßwasserpflanze Panicum, dar, welche nach dem Baden im Nil auftritt.

Heimische Gewässer: In Ufernähe wachsen die Doldenblütler Merk und Riesenbärenklau, mehrere Hahnenfußgewächse, Ampfer- und Knöterichgewächse, deren Toxine bevorzugt durch die befeuchtete Haut penetrieren (siehe Tab. 75).

Atopische Wassersportler und Angler müssen berücksichtigen, daß Erlen und Weiden bevorzugt in Wassernähe wachsen und daß das Schilf zu den Gräsern gehört und ein Heufiebererreger ist.

Das abgestorbene organische Material, welches an den Ufern der Binnengewässer trocknet, besonders von Schilf und Gräsern, bildet den Nährboden für
reichliches Wachstum von Schimmelpilzen.
Die sauren Riedgräser und die Binsengewächse selbst sind nicht allergen.

Literatur (S. 228 ff.)

[28], [59], [85].

6. Großstädte

Die Bewohner der modernen Metropolen haben so gut wie keinen direkten
Pflanzenkontakt, erkranken aber am häufigsten an Pollinosis. Reisen sie in
eine andere Großstadt, so kommen sie erneut in einen Bereich hoher Luftver-
schmutzung und relativ hoher Pollenkonzentrationen. Diese weisen nach neueren Untersuchungen eine andere tageszeitliche Dynamik auf als in der freien
Natur. Wegen der Turbulenzen in der aufgeheizten Stadtluft ergeben sich die
in der Abb. 68 dargestellten tageszeitlichen Veränderungen.

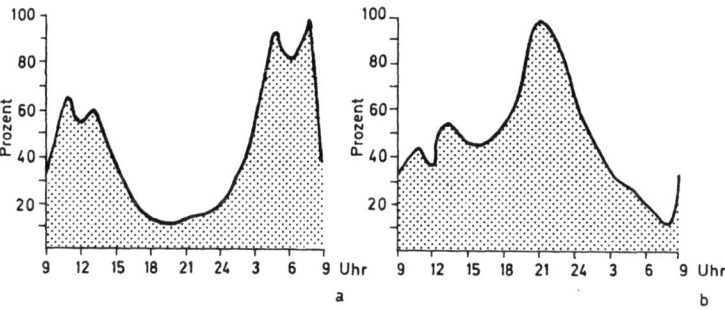

Abb. 68. Tageszeitliche Veränderungen des Graspollengehalts der Luft: *a* in einem Wiesengebiet,
b im Zentrum der Stadt Gelsenkirchen (aus [24])

Tabelle 79. *Allergene Ruderalflora der Städte*

Beifuß
Traubenkraut (Ragweed)
Brennessel
Wegerich
Gänsefuß
Melde

In den Städten selbst ist die Ruderalflora weit verbreitet anzutreffen.
Man findet ihre Vertreter an Straßenrändern, freien Verkehrsflächen, unge-
nutzten Grundstücken, in Parks, auf dem Bahngelände, Spielplätzen u. ä.
Abb. 69 veranschaulicht die Graspollenkonzentrationen in 5 europäischen
Städten. Bologna erreicht die höchste Konzentration an Graspollen bereits

Mitte April, während die auf etwa gleichem Breitegrad gelegenen übrigen
Städte eine vergleichbare Konzentration erst Mitte Juni erreichen. Die Graspollen entstammen ebenso wie die bis zu 100mal höhere Konzentration an
Pilzsporen aus den umliegenden landwirtschaftlichen Gebieten. In den Städten
selbst sind die Allee- und Parkbäume wichtige Allergenlieferanten. Der Plata-
nenpollen stellt nur ein schwaches Allergen dar, jedoch werden hohe Konzentrationen in Großstädten registriert, z. B. in Paris, Barcelona, Athen, Mexico
City, São Paulo u. a.

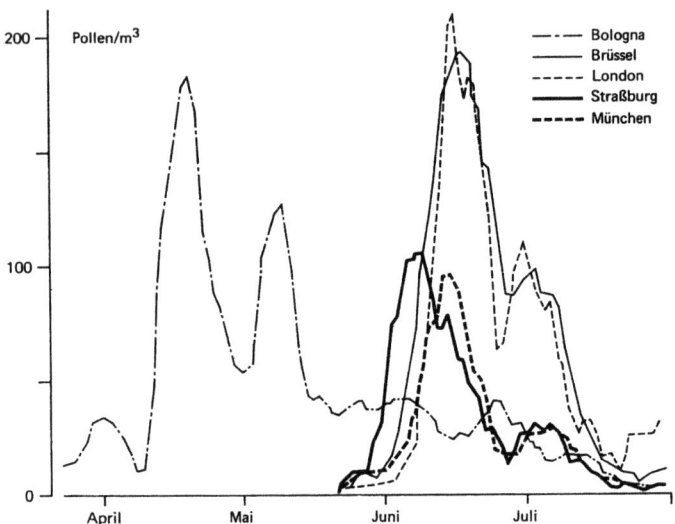

Abb. 69. Graspollenkonzentrationen in der Luft in 5 Städten der Europäischen Gemeinschaft
(aus [4])

In *München* ist im Vergleich mit anderen Großstädten der EG der Graspollen-
und Pilzsporengehalt (Cladosporum, Alternaria) gering, und es ist daher zu
vermuten, daß die Stadt für den allergischen Patienten günstige aerobiologische Bedingungen bietet.
Paris: Esche: Mitte März bis April. Platane: Mitte April bis Mitte Mai. Gräser: Juni bis Mitte Juli. Wegerich: Juni bis August. Gänsefußgewächse: August.
Wien: Erle: Februar bis April. Hasel: Februar. Birke: Ende März bis Anfang
Mai. Platane: April, Mai. Eiche: Mitte April bis Mai. Gräser: Mitte Mai bis
Juni.
Marseille: Zypresse: Februar, März (große Mengen eines nichtallergenen Pol-
lens). Esche: Februar und April. Ölbaum: Mai, Juni. Platane: April. Gräser:
ab April bis Mitte Juni. Wegerich: Juni, Juli. Beifuß: Ende September. Gänse-
fußgewächse: Mitte August, September.
Barcelona: Erle, Ulme, Pappel: Februar, März. Platane: April (mit großen
Pollenmengen). Eiche: Ende Mai. Ölbaum: Juni. Gräser: ab April bis Juli mit
Maximum Mai, Juni. Beifuß: Ende Oktober, Anfang November.

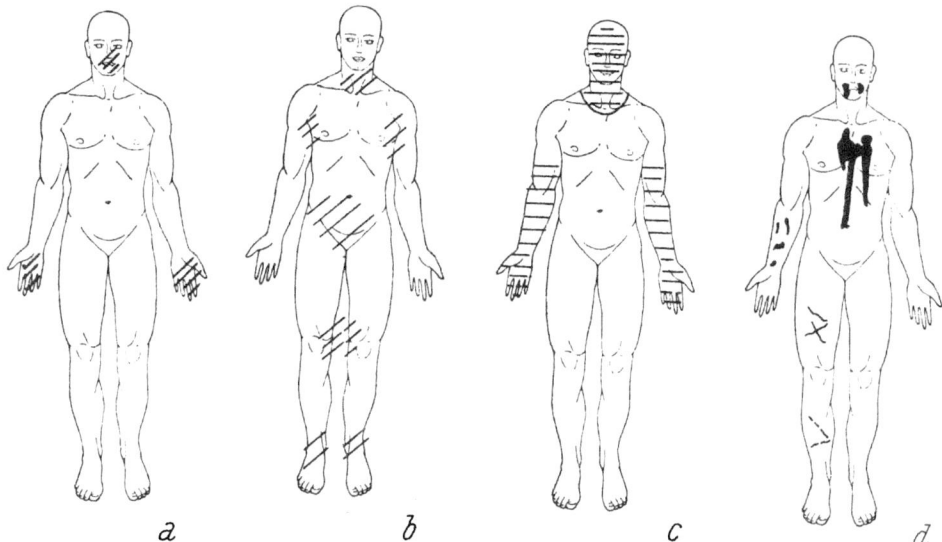

Abb. 70. Diagnostisch richtungweisende Verteilung von Symptomen (Patterns) *a* allergene oder toxische Blumen und Früchte, *b* Staubkontakt (airborne contact dermatitis), *c* Photosensibilisierung, *d* phototoxische Pflanzen und Früchte

Tabelle 80. *Pflanzenfamilien mit Holzarten, die sensibilisierende Stoffe enthalten (in abnehmender Reihenfolge)* (nach Hausen)

Familie	typische Vertreter
Leguminosae	Palisander
Anacardiaceae	Giftsumach
	Japanlackbaum
Meliaceae	afrikanischer und amerikanischer Mahagoni
Bignoniaceae	Perobada Campos
Lauraceae	Imbuia
Cypressaceae	Western-red Cedar
Ebenaceae	Ebenholz
Pinaceae	Fichte, Kiefer
Moraceae	Kambala, Iroko
Boraginaceae	Cordia
Sterculiaceae	Mansonia

Tabelle 81. *Vorkommen von allergenen Schimmelpilzsporen*

Pilzsporen von	in
Cladosporium	Strohdächern, schlecht gelüfteten Räumen, in der Nähe von Buchen
Fusarium	Gerste
Aureobasidium	in abgestorbenen Blättern
Mucor	Pferdemist
Penicillium (Scopuliariopsis)	Katzen- und Kuhfellen

Tabelle 82. *Symptome und Differentialdiagnose der durch Pflanzenkontakt ausgelösten Hauterkrankungen*

Symptome	Lokalisation	Auslösung	Differential-diagnose
Schwellung Rötung Bläschen Schorf Schuppen	scharf begrenzt unscharf begrenzt	toxische Dermatitis (Ekzem) allergisches Ekzem	
Akutes Ekzem	Gesicht Hände Lippen	Blüten Blumen Früchte Gemüse (Salatdressing)	
Subakutes und chronisches Ekzem	Hände Finger Fingerzwischenräume	Blumenzwiebel, häufig berührte Pflanzenteile	Mykose
Subakutes und chronisches Ekzem	Gesicht Augenlid Hals Achseln Beugeseiten Genitale unter der Kleidung	aerogene Allergen- verteilung Stäube kleine Pflanzenteile auch die Haut hinter den Ohren und unter dem Kinn wird erreicht!	Neurodermitis seborrhoisches Ekzem Trombidiosis Pestizide Raupendermatitis Bikini- Dermatitis Intertrigo
Chronisches Ekzem	lichtexponierte Areale, die Haut hinter den Ohren und unter dem Kinn bleibt frei	photoallergisches Kontaktekzem	Pellagra
Ekzem	generalisiert	exogen großflächig inhalativ hämatogen (selten)	
Rötung Hyperpigmentierung	an lichtexponierten Stellen	phototoxische Dermatitis oral aufgenommene Psoralene	
Gesichtsödem Schleimhautschwellung Urticaria Rhinokonjunktivitis Asthma		Immunglobulin E vermittelte Sofortreaktion nach Schleimhautkontakt mit Allergen	Nahrungsmittel Medikamente Injektionen
Blasen	einzeln linear stehend	Phytophotodermatitis	bullöse Stich- reaktionen Pemphigus
Kurz bestehende, weiche bis harte aufgekratzte Papeln	Hände Füße	eingedrungene Pflanzenteile	Scabies Insektenstich- reaktionen
Lang bestehende, harte, schuppende Knoten	Hände Füße frei getragene Körperteile	Fremdkörpergranulome (Entfernung erforderlich, eitert nicht von selbst heraus)	spezifische Granulome Histiozytom

Tabelle 83. *Regeln für Großstädter mit entsprechender Empfindlichkeit*

1. Nicht unter blühenden Bäumen lagern und zelten
   (höhere Allergen- bzw. Toxindosis)
2. Nicht mit bloßer Haut im nassen Gras liegen (Photodermatitis)
3. Nicht im schwitzenden Zustand sich Heu oder Staub aussetzen
   (Allergen penetriert, vgl. Reibetest)

Tabelle 84. *Regeln für Atopiker*

1. Nicht unter blühenden Bäumen zelten, lagern, parken
2. Pollenexposition im Auto gering halten, Nachtfahrt; Fenster, Verdeck geschlossen halten, Filter in der Lüftung
3. Nicht bei offenem Fenster schlafen
4. Campingplätze in der Umgebung von Schutt, verwahrlosten Landstrichen meiden (Ruderalflora)
5. Pollen aus den Kleidern bürsten und aus den Haaren waschen

Tabelle 85. *Aufenthalt auf dem Bauernhof, ein allergologischer Härtetest für den zu Allergien disponierten Urlauber*

Sommergräser und Schimmelpilze
Roggen
Strohstaub (Menge, Schimmelpilze) (Intertrigo)
Holzstäube, Sägespäne (unspezifische Reize, Harze)
Getreidestaub (Urticaria)
Getreidespelzen (papulöse Dermatitis, Hidradenitis)
Intensiver Umgang mit Kulturpflanzen (Spargel, Sellerie, Salat, Zwiebeln)
Wiese, frisch gemähtes Gras (Photodermatitis)
Brennesseln (kulturbegleitend auf brachliegenden Flächen)

Tabelle 86. *Regeln für Hyposensibilisierungen vor und während des Urlaubes bei Pollen- und Schimmelallergie* (Empfehlungen der Abteilung für Immunologie und Asthmapoliklinik der Freien Universität Berlin im Rudolf-Virchow-Krankenhaus [Leiter: Prof. Kunkel])

Bei Semidepotpräparaten gilt:

1. Erfolgt der Urlaub außerhalb der Saison und ist die Höchstdosis noch nicht erreicht, so soll während der Reise wöchentlich weiter gesteigert werden.
2. Bei Urlaub außerhalb der Saison und erreichter Höchstdosis (= 4-Wochen-Dosis) wird diese vor der Reise gegeben.
3. Bei einer Reise in ein Land mit zu erwartender hoher Allergendosis erfolgt eine Reduktion auf die sogenannte Sommerdosis, d. h. ein Zehntel der erreichten Höchstdosis, welche vor der Reise appliziert wird.
4. Erfolgt der Urlaub in der Zeit der bereits erreichten Sommerdosis, so wird diese ebenfalls unmittelbar vor der Abreise injiziert.
5. Wird die Hyposensibilisierungslösung mit auf die Reise genommen, so soll sie möglichst in einer Kühltasche oder im Eisschrank aufbewahrt werden.
   Wenn dem Patienten die Steigerung während des Urlaubes empfohlen wird, muß man ein differenziertes Begleitschreiben mit Dosiervorschlägen mitgeben (eventuell auch einige Tuberkulinspritzen).
6. Nach der Rückkehr aus einem allergenreichen Gebiet die folgende Dosis um 1 bis 2 Schritte reduzieren.

Bei Oralpräparaten gilt:

Wird Allergenkontakt erwartet, dann verhält man sich wie in der Saison: 5 Tropfen alle 14 Tage (10 bis 20% der Höchstdosis). Wurde die Höchstdosis noch nicht erreicht, dann Steigerung im Urlaub nur, wenn kein Allergenkontakt besteht.

226 Vorkommen der Pflanzenstoffe weltweit

Tabelle 87. Von Gras- und Roggen-Pollinotikern angegebene Beschwerden (Rhinoconjunctivitis/Asthma), gegliedert nach Urlaubsmonaten (n = 70) (Abteilung für Immunologie und Asthmapoliklinik der Freien Universität Berlin im Rudolf-Virchow-Krankenhaus, 1980/81 [Leiter: Prof. Kunkel])

		März	April	Mai	Juni	Juli	August	September
Norwegen Schweden						OO / +		
Dänemark			OOOO		O / +	OOOO / ++++	++	
Großbritannien Irland		O		O		+++ / ‡	+	O
Deutschland	Küste Norddeutschland	O	OOOO	+	OO / ++	OOOO / ++++++	OO / ++	
	Mittelgebirge		OO	O / ++++	O / +++ / ‡	O / +++ / ‡	O / ++	OOOO
Österreich Schweiz		O	OO / +	+ / ‡		+++++ / ‡	O / ++	OO
Niederlande Frankreich			O		+ / ‡		OO	OOO
Italien Jugoslawien				O	OO	OOO / +	OOOO / +	
Griechenland Spanien			OO	OO	O	OOO	O	O
Mallorca Kanarische Inseln Nordafrika, Kreta, Ischia		OOOO	O	O	OOOO+	OO / OO	O / OO	OO

O beschwerdefrei
+ mit Beschwerden

Tabelle 88. *Diagnostische Maßnahmen*

1. Pflanzenteile konservieren (Kühlschrank)
2. Pflanzen bestimmen lassen
3. Epicutantest, Auflage von Pflanzenteilen
4. Reibetest, Scratchtest
5. Intracutantest
6. Spezifisches IgE
7. Conjunctivale, nasale und bronchiale Provokation
8. Excision, Nachweis von Fremdkörpern im polarisierten Licht
9. Lichtschwellenbestimmung
   belichteter Läppchentest

Athen: Ölbaum: Mai und Juni. Eiche: Mitte April bis Mitte Mai. Gräser: Mitte April bis September. Glaskraut und Brennessel: Mitte April bis Juni. Wegerich: Mitte März bis Juni. Gänsefuß: August und September. Große Pollenmengen ohne allergologische Bedeutung von Pinien und Zypressen.
New York: Früh- und mittelblühende Bäume: April bis Mitte Juni. Gräser: Ende Mai bis Mitte Juli. Ragweed: August, September. Schimmelpilzsporen: Alternaria: Juni bis August; Hormodendron: Juni bis Oktober.
Los Angeles: siehe Nordamerika.
São Paulo: siehe Südamerika.

Literatur (S. 228 ff.)

[2]–[4], [15], [24], [39], [52], [57], [86], [88].

Literatur

[1] Aljaro, M. E.: Periodos de polinizacion. Rev. Med. Chile *107,* 588 (1979).

[2] Apostolou, E. K.: Yannitsuros, A. G.: Atmospheric pollen in the area of Athens. Acta aller-gologica *32,* 109 (1977).

[3] Bagni, N., Charpin, H., Davies, R. R., Nolard, N., Stix, E.: City spore concentrations in the EEC. Clin. Allergy *6,* 61 (1976).

[4] Bagni, N., Davies, R. R., Mallea, M., Nolard, N., Spieksma, F. T., Stix, E.: Sporenkonzentra-tionen in Städten der Europäischen Gemeinschaft (EG). Acta allergologica *32,* 118 (1977).

[5] Bandmann, H. J., Fregert, S.: Epikutantestung. Berlin-Heidelberg-New York: Springer. 1973.

[6] Bechtel, H.: Exotische Früchte. Hannover: Handbuch-Verlag. 1977.

[7] Behl, P. N.: Skin-irritant and sensitizing plants found in India. New Delhi: 1966.

[8] Bleiberg, J., Wallen, M., Brodkin, R., Applebaum, J. L.: Industrially acquired porphyria. Arch. Dermatol. *89,* 793 (1964).

[9] Bork, K.: Hautkrankheiten durch Kontakt mit Pflanzen. Med. Welt *32,* 680 (1981).

[10] Bradt, H., Bradt, G.: Backpacking in Venezuela, Columbia, Ecuador. Boston: 1978.

[11] Bradt, G. N.: South America: River trips. Cambridge, Mass.: Bradt Enterprises. 1981.

[12] Britton, N.: An illustrated flora of the Northern United States, Canada and the British Possessions. New York: 1913.

[13] Chafee, F. H., Settpane, G. A.: Atmospheric pollen and mold survey, Providence, Rhode Island 1949–1956. J. Allergy *35,* 1 (1964).

[14] Charpin, J., Aubert, J., Charpin, H.: Contribution à l'étude de la pollinose en France. Fünfter Europäischer Allergiekongreß Basel, Kongreßbericht, 1962.

[15] Charpin, J., Surinyach, R., Frankland, A. W.: Atlas Européen des pollens allergisants / Atlas of European allergenic pollens. Paris: Sandoz. 1974.

[16] Charpin, H., Mallea, M., Aubert, J., Renard, M., Charpin, J.: Quelques calendriers de floraison de France et de Tunisie. Les Pollinoses. Laboratoires Fisons. 1979.

[17] Corres, L. F., Torres, J. L.: Kontaktdermatitis durch Frullania (L) Dum. Allerg. Immunpath. (Madrid) *4,* 229 (1976).

[18] Cronin, E.: Contact dermatitis. Edinburgh: Churchill Livingstone. 1980.

[19] Cueva, J., und Mitarbeiter: Atmospheric pollens in Pachuca City. Mexico Alergia *16,* 105 (1969).

[20] Cueva Velàzques: Flora y pólenes alergenicos en la Republica Mexicana. Alergia Mexico *3* (1970).

[21] Davies, R. R.: Climate and topography in relation to aeroallergens at Davos and London. Acta Allergologica *24,* 396 (1969).

[22] Dewdney, J. M.: Asthma in Bermuda. Clinical Allergy *8,* 445 (1978).

[23] Dua, K. L., Shivpuri, D. M.: Atmospheric pollen studies in Delhi area in 1958–1959. J. Al-lergy *33,* 507 (1962).

[24] Fuckenrieder, K.: Der Graspollengehalt der Luft von Mitteleuropa. Bericht des Umweltbun-desamtes *9,* 1 (1976).

[25] Garms, H.: Pflanzen und Tiere Europas. Ein Bestimmungsbuch. Deutscher Taschenbuch-Verlag. 1969.

[26] Gerard, J.: Herbarium. 1636.

[27] Gertler, W.: Phytogene und parasitäre Dermatosen, in: Systematische Dermatologie und Grenzgebiete. Leipzig: VEB G. Thieme. 1973.

[28] Graner, F. H., Arnold, H. L.: Seaweed dermatitis durch die Alge Lyngbya majuscula. Arch. Derm. *84*, 720 (1961).

[29] Granz, W.: Vergiftungen durch Pflanzen, in: Tropenkrankheiten. Leipzig: J. A. Barth. 1976.

[30] Grater, W. C.: Dermatitis from American weeds. Ann. Allergy *35*, 159 (1975).

[31] Gravesen, S.: Fungi as a cause of allergic disease. Allergy *34*, 135 (1979).

[32] Greco, J. B.: Atmospheric pollen surveys in Brazil. Ann. Allergy *35*, 1 (1964).

[33] Hannuksela, M., Lakti, A.: Immediate reactions to fruit and vegetables. Contact Dermatitis *3*, 79 (1977).

[34] Hausen, B. M.: Phytoekzematogene. Allergologie *2*, 275 (1979).

[35] Hausen, B. M.: Kompositenallergie. Allergologie *2*, 143 (1979).

[36] Hausen, B. M.: Untersuchungen über gesundheitsschädigende Hölzer. Dissertation, Hamburg, 1970.

[37] Hjorth, N., Möller, H.: Phototoxic textile dermatitis „bikini dermatitis". Arch. Derm. (Chicago) *112*, 1445 (1976).

[38] Hjorth, N., Roed-Petersen, J., Thomsen, K.: Airborne contact dermatitis from composite oleoresins simulating photodermatitis. Brit. J. Derm. *95*, 613 (1976).

[39] Horak, F., Jäger, S.: Die Erreger des Heufiebers; medizinisch-botanische Dokumentation der Pollenallergie in Mitteleuropa. München-Wien-Baltimore: Urban & Schwarzenberg. 1979.

[40] Hyde, H. A.: Weed pollen in Great Britain. Acta Allergologica *13*, 186 (1959).

[41] Jennifer, L. H.: Survey of airborne pollen and spores in Auckland. New Zealand Med. J. *89*, 37 (1979).

[42] Kantor, J.: Allergens in Arad. J. Allergy *37*, 66 (1966).

[43] Karamanoglu, K.: A preliminary report on the allergenic plants of Ankara. Ann. Allergy *25*, 23 (1967).

[44] Kersten, W., Hoek, G. T.: Die Pollinosis aus biologischer und klinischer Sicht. Med. Klinik *72*, 669 (1977).

[45] Kimiayi, M.: Pollinosis in Iran. Ann. Allergy *28*, 28 (1970).

[46] Kingsbury, J. M.: Poisonous plants of U.S. Englewood Cliffs, N. J.: Prentice-Hall. 1964.

[47] Klaschka, F., Grimm, W.: Tulpen KE als Berufsdermatose. Hautarzt *15*, 315 (1964).

[48] Klimmer, O. R.: Pflanzenschutz- und Schädlingsbekämpfungsmittel, Abriß einer Toxikologie und Therapie von Vergiftungen. Hattingen: Hundt-Verlag. 1971.

[49] Les Pollinoses. Laboratoires Fisons. 1979.

[50] Leuschner, R. M.: Über den Pollenflug. Ztschr. Allg. Med. *57*, 980 (1981).

[51] Lewis, W. H.: Medical botany plants affecting man's health. New York: J. Wiley. 1977.

[52] Lópes Botet, E.: La polinosis en el Levante español. Medicamenta (Madrid) *23*, 417 (1965).

[53] Medina, M. S., Fernandez, A.: Allergenic pollens in Bogota, Colombia, South America. J. Allergy *38*, 46 (1966).

[54] Meeresufer, Flora und Fauna der europäischen Küsten. (Delphin-Bücherei, Nr. 16.) Stuttgart: 1969.

[55] Mendes, E.: Allergias nas Regiões tropicais. Ed. da Univ. de São Paulo. 1965.

[56] Mensel, H.: Vergleichende Choriologie der zentraleuropäischen Flora. Jena: 1978.

[57] Merksamer, D., Sherman, H.: An evaluation in the New York area: A seven year study of atmospheric mold spores as allergens. J. Allergy *29*, 60 (1958).

[58] Meselson, M. S., Westing, A. H., Constable, J. D.: Background material relevant to presentations at the 1970 Annual Meeting of the AAAS (American Association for the Advancement of Science), Herbicide Assessment Commission, 92nd Congress, 2nd Session, U.S. Congressional Record *128*, 3227 (1972).

[59] Mitchell, J. C., Rook, A.: Botanical dermatology. Vancouver: Greengrass. 1979.

[60] Morrow Brown, H., Jackson, F. A.: Aerobiological studies based in Derby. Clin. Allergy *8*, 599 (1978).

[61] Muckelmann, R., Kunkel, G., Staib, F., Blohm, B., Rudolph, R., Mishra, S. K., Müller, J. A., Mast, H., Sladek, M.: Respirationsallergie, verursacht durch Aspergillus-Arten aus der Topferde von Zimmerpflanzen. Prax. Pneumol. *35*, 363 (1981).

[62] Muller, G. H.: Contact dermatitis in animals. Arch. Dermatol. *96*, 423 (1967).

[63] Mullins, J.: Grass pollen content of the air in the Bristol Channel region. Clin. Allergy *7*, 391 (1977).

[64] Munz, P. A.: A flora of Southern California. Berkeley: 1974.

[65] Naranjo, P.: Etiological aspects of respiratory allergy in tropical countries of Central and South America. J. Allergy *29*, 362 (1958).

[66] Nielsen, H.: Giftpflanzen. Stuttgart: Kosmos. 1979.

[67] Oliveira Lima, A.: Estudo sôbre a polinose no Brasil. Arquivos brasileiros de medicina Rio de Janeiro *53*, 4 (1963).

[68] Panzani, R.: L'Asthme pollinique à la pariétaire de France. La Presse Médicale *64*, 908 (1956).

[69] Parkinson, J.: Theatrum botanicum. 1640.

[70] Parog, Y.: Studies in athmospheric pollen in Jerusalem. Bull. Res. Council of Israel, 1975.

[71] Partsch, H.: Häufigkeit und Verteilung der Ekzeme, in: Ekzeme in der Praxis. Wien: Hygiene-Verlag.

[72] Polumin, O.: Blumen am Mittelmeer. München: BLV Verlagsgesellschaft. 1976.

[73] Reisigl, H.: Mittelmeerflora. (Hallwag-Taschenbuch, Nr. 112.)

[74] Roth, A.: Allergy in Hawaii. Ann. Allergy *24*, 75 (1966).

[75] Salvaggio, J. E.: New Orleans asthma. Ann. Allergy *29*, 308 (1971).

[76] Scharf, K. H.: Wie Pflanzen sich gegen Insekten verteidigen. Bild der Wissenschaft *8*, 38 (1981).

[77] Schettler, M., Schettler, R.: Kaschmir. (Globetrotter-Reihe, Bd. 8.)

[78] Schmalle, H., Hausen, B. M.: A new sensitizing quinone from lady slipper (cypripedium calceolus). Naturwissenschaften *66*, 527 (1979).

[79] Schönfelder, P.: Der Kosmos-Heilpflanzenführer. Stuttgart: 1980.

[80] Schreiber, M. M., Shapiro, S. J., Berry, C. A.: Cactus granulomas of the skin. An allergic phenomenon. Arch. Dermatol. *104*, 374 (1972).

[81] Schulz, K. H., Spier, H. W.: Pflanzendermatitis infolge Photosensibilisierung durch Bärenklau (Heracleum Mantegazzianum). Hautarzt *2*, 77 (1951).

[82] Schulz, K. H., Hausen, B. M.: Kontaktekzeme durch Pflanzen und Hölzer. Hautarzt *26*, 92 (1975).

[83] Seville, R. H.: Dogger Bank Itch. Brit. J. Derm. *69*, 92 (1957).

[84] Shapiro, R. S., und Mitarbeiter: Pollen and mold surveys of Southern California. Ann. Allergy *23*, 484 (1965).

[85] Solomon, A. E., Stonghton, R. B.: Dermatitis from purified sea algae toxin. Arch. Derm. *114*, 1333 (1978).

[86] Stix, E.: Pollenkalender. Stuttgart: Wissenschaftliche Verlagsgesellschaft mbH. 1981.

[87] Strasburger, E.: Lehrbuch der Botanik. Stuttgart: 1962.

[88] Tabart, J., Bismont, C.: Etudes des pollens provoquant la fièvre des foins dans la région Parisienne. La Presse Médicale *61*, 545 (1953).

[89] The Mother Earth News (1981). Hendersonville Nr. 68.

[90] Touraine, R., und Mitarbeiter: L'allergie au pollen d'Ambrosia dans la région Lyonaisse (Proc. of Societe Franc. Allergie). Acta Allerg. *20,* 141 (1965).

[91] Velbinger, M.: Karibik. München: Velbinger. 1979.

[92] Viander, M., Koivikko, A.: Seasonal symptoms and birch pollen count. Clin. Allergy *8,* 387 (1978).

[93] Wagatsuma, Y., und Mitarbeiter: Pollen surveys in Sapporo, Hokkaido, Japan. Jap. J. Allerg. *18,* 56 (1969).

[94] Weiss, A.: Pollinosis in Poland. Acta Allergol. *20,* 244 (1965).

[95] Wight, R.: Icones plantarum Indiae orientalis. Madras: 1853.

[96] Wilcocks, Manson-Bahr: Manson's tropical diseases, in: Plant poisons, S. 814–825. London: Baillière & Tindall. 1972.

[97] Wirth, W., Gloxhuber, C.: Toxikologie, 3. Aufl. Stuttgart-New York: G. Thieme. 1981.

[98] Woodruff, A. W.: Medicine in the tropics. Hazards from plants and aquatic organisms, S. 549–551. Edinburgh: Churchill Livingstone. 1974.

[99] Wortmann, F.: Diagnostik und Therapie von Pilzsporen-Allergien vom Typ I. (Schriftenreihe der Allergopharma Joachim Ganzer KG, Band 5.)

[100] Zelger, J.: Kontaktdermatitis und Kontaktekzem, in: Ekzeme in der Praxis. Wien: Hygiene-Verlag.

Dritter Teil:
Intoxikationen, Allergien und Traumen durch Tiere

A. Coelenterata

I. Allgemeiner Teil

„Als er zusammenfiel, rutschte ihm die Jacke, die er nur übergeworfen hatte, von der Schulter und entblößte seinen Oberkörper, den wir bestürzt anstarrten. Der Rücken war mit dunkelroten Striemen bedeckt, als hätte man ihn auf gräßliche Weise mit einer Drahtpeitsche gezüchtigt. Offenbar war es ein biegsames Folterwerkzeug gewesen, denn die langen entzündeten Striemen bogen sich um Schultern und Rippen. Blut tropfte ihm vom Kinn herab, weil er sich im Paroxysmus seines Todeskampfes die Unterlippe durchgebissen hatte. Sein schmerzverzerrtes und verkrampftes Gesicht drückte nur sprechend aus, wie grauenhaft dieser Tod gewesen war."

Diese farbige Schilderung eines Todesfalles durch Quallenkontakt stammt nicht etwa aus der Feder eines schriftstellerisch ambitionierten Toxikologen, sondern umgekehrt: eines toxikologisch interessierten Schriftstellers. Sir Arthur Conan Doyle, der geistige Vater des unsterblichen Sherlock Holmes, beschreibt in seiner Erzählung „Die Löwenmähne" einen mysteriösen Mordfall, der sich am Ende als Badeunfall, verursacht durch die Nesselkapseln der gelben Haarqualle (englisch: „Lion's mane"), herausstellt.

Eben diese Nesselkapseln sind das Substrat für die Entstehung dermatologischer Symptome, bei stärkerem Kontakt auch allgemeintoxischer Erscheinungen. Innerhalb der zoologischen Unterabteilungen der Hohltiere (Coelenterata) unterscheidet man 2 Stämme, einerseits die *nessellosen Hohltiere (Acnidaria),* zu denen im wesentlichen die Rippenquallen gehören, anderseits die *Nesseltiere (Cnidaria)* mit ihren 3 Klassen: Hydrozoa, Scyphozoa (echte Quallen) und Anthozoa (Blumentiere).

Allen Cnidaria gemeinsam ist das außerordentlich raffiniert konstruierte Jagd- und Abwehrsystem der Nesselkapseln *(Nematozysten).* Diese Nematozysten finden sich, zu förmlichen Nesselbatterien angeordnet, vor allem an den Tentakeln, teilweise aber auch an den Schirmen der Cnidaria. 3 verschiedene Nematozystentypen kommen vor: Stilett- (Durchschlags-), Klebe- und Wickelkapseln. Am oberen Pol der aus chitinähnlichen Substanzen bestehenden Nesselzellen ist ein Nesselschlauch in die sekrethaltige Nesselkapsel eingestülpt und durch einen Deckel verschlossen (Operculum). Ein fühlerartiger Zellfortsatz, das Cnidocil, dient als Antenne. Treffen chemische oder physikalische Reize dieses Cnidocil, so springt das Operculum ab, und der Nesselschlauch wird durch die elastischen Spannungskräfte, unter denen die Kapselwand steht, blitzartig nach außen umgestülpt. Bei der Stilettkapsel schnellen zunächst die

Abb. 71. Nesselkapseln gehören zu den kompliziertesten Zellen im gesamten Tierreich; oben Nematozystem im Ruhe- sowie im entladenen Zustand (schematisch) (Grzimeks Tierleben. Zürich: Kindler. 1970); unten verschiedene Nematozysten von Chironex fleckeri [40]

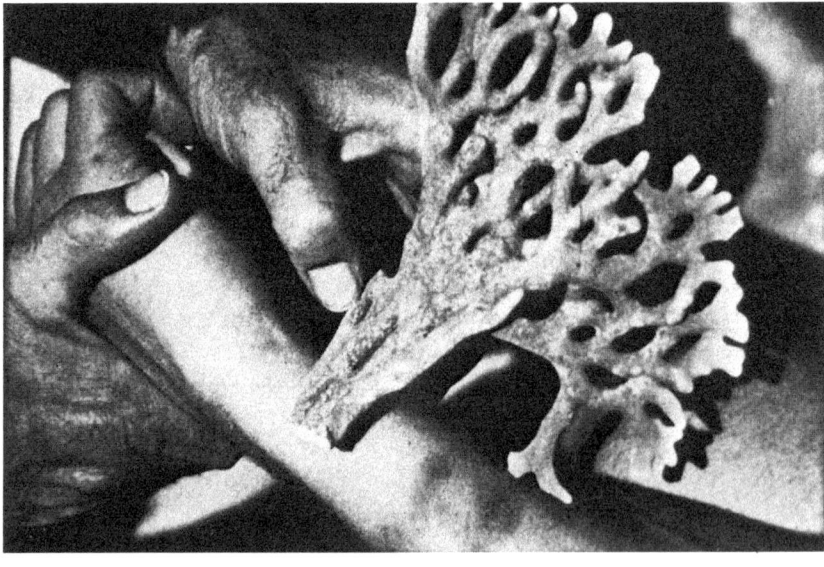

Abb. 72. Stichreaktion durch die Feuerkoralle Millepora alcicornis (Halstead [41])

zusammengelegten Stilette hervor, dringen in das Beutetier (bzw. die menschliche Haut) ein und klappen dann auseinander, wobei sie gleichzeitig die Wunde erweitern und den sich nun vorwärtsschiebenden Nesselschlauch verankern, aus dessen Poren das Nesselgift austritt und vor allem die Aufgabe hat, den Cuticulapanzer der Beute zu durchfressen. Bei den Klebekapseln hat das Sekret lediglich die Aufgabe, den Schlauch am Beutetier zu fixieren, bei Wickelkapseln windet sich der Schlauch um Fortsätze des Beutetiers und hält sie auf diese Weise fest (vgl. schematische Abb. 71). Im Anschluß an die Entladung gehen die Nesselzellen zugrunde und werden von interstitiellen Zellen vom Grund der Außenhaut her ersetzt.

Die Cnidaria treten in 2 Erscheinungsformen auf: als sessile, am Untergrund fixierte *Polypen* sowie als frei schwimmende *Medusen*. Im folgenden werden die für die Touristikmedizin relevantesten Nesseltiere in Form von Kurzcharakteristika vorgestellt.

II. Spezieller Teil

1. Millepora alcicornis (Abb. 72)
(Feuerkoralle; englisch: Stinging coral)

Vorkommen: Karibik, tropischer Pazifik, Indischer Ozean.

Aussehen: Korallenstöcke sind gelblich, Kalkkrusten können bis zu mehreren Dezimetern Höhe betragen. Millepora – obwohl keine echte Koralle – ist ein Hauptbestandteil tropischer Korallenriffe.

Toxin: Überwiegend dermatotoxisch wirkend, Ameisensäure enthaltend.

Klinik: Bei Hautkontakt mit Nesselkapseln Erythem, Quaddel – eventuell auch Blasenbildung (englisch: Fire coral dermatitis oder Stinging coral dermatitis). Daneben sind Schnittverletzungen, eventuell Fremdkörpergranulombildung sowie Sekundärinfektionen durch das Kalkskelett möglich.

2. Physalia physalis (Abb. 73)
(Portugiesische Galeere, Seeblase; englisch: Portuguese man-of-war; französisch: Physalie)

Vorkommen: Weltweit, Schwerpunkt Atlantik, bis hinauf nach Schottland, aber auch Mittelmeer.

Aussehen: Blau-schwarz-braune Blase (Sauerstoff, Stickstoff, Xenon und Argon enthaltend), 20–30 cm lang, darüber segelähnlicher Kamm (daher der Name), Tentakeln bis 50 m lang (!), Schwimmer sind daher noch in erheblicher Entfernung gefährdet. *Physalia utriculus* (englisch: Blue bottle), die im Pazifik vorkommende Verwandte der Portugiesischen Galeere, ist kleiner und macht wesentlich mildere Symptome; tödliche Zwischenfälle sind extrem selten.

Toxin: Polypeptid, Molekulargewicht 150.000; dermato-, myo-, neuro- und kardiotoxisch wirkend, Hypnotoxin genannt.

Klinik: Erythem, Blasenbildung, eventuell tiefe Nekrosen.

Allgemeinsymptome: Kopfschmerzen, Schüttelfrost, Fieber, Kreislaufkollaps, eventuell sogar Muskelkrämpfe, Atemnot, Lähmungen, Herzstillstand.

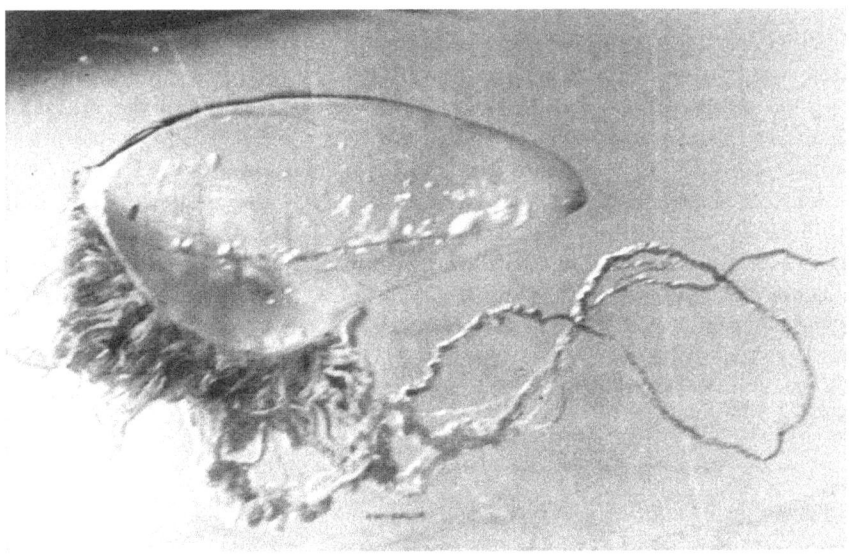

Abb. 73. Präparat der Portugiesischen Galeere (Physalia physalis)

3. Velella velella
(Segelqualle, englisch: By-the-wind sailor; französisch: Velelle)

Vorkommen: Vgl. Physalia.

Aussehen: Meist massenhaft auftretend, typisch ist das dreieckige, blaue oder purpurfarbene Segel. Nach längerer Periode von landwärts gerichteten Winden oft kilometerlange Züge im Mittelmeer vorkommend.

Toxin: Überwiegend dermatotoxisch.

Klinik: Nach Kontakt Auftreten papulo-urticarieller Eruptionen; im Angelsächsischen wird das Krankheitsbild als Velella velella-dermatitis oder Purpur sail dermatitis bezeichnet.

4. Chironex fleckeri (Abb. 74)
(Seewespe; englisch: Sea wasp oder Box jelly fish)

Vorkommen: Pazifik (Schwerpunkt Philippinen und Nordaustralien).

Aussehen: Weiß, hellblau oder hellgrün, daher im Wasser oft schwer zu erkennen (!); Schirm relativ klein (5–20 cm Durchmesser), Tentakeln aber oft meterlang; Seewespen sind sehr beweglich und können Geschwindigkeiten bis zu 9 km/h erreichen (!).

Toxin: Polypeptide, Molekulargewicht 10–30.000, Histamin und Kinine nachgewiesen; dermatonekrotisch, neuro-, myo- und kardiotoxisch wirkend.

Klinik: Erythem und Blasenbildung (englisch: Jelly fish dermatitis), tiefe Nekrosen, Ausheilung erst nach Wochen unter Hinterlassung entsprechender Narben. Oft sind die Primärläsionen in charakteristischen peitschenhiebartigen Mustern angeordnet (multiple Längsstreifen mit einzelnen Querstreifen). Au-

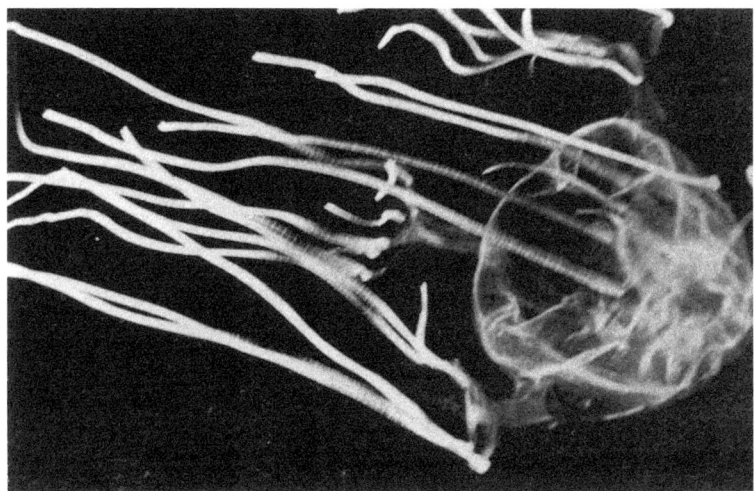

Abb. 74. Chironex fleckeri (Seewespe) gilt als gefährlichste Qualle [41]

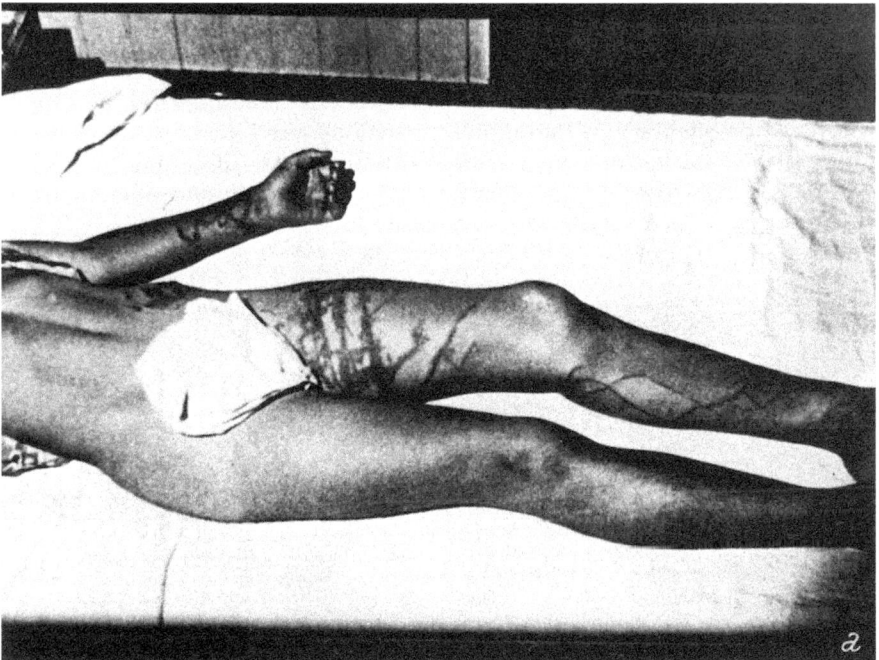

Abb. 75a. Lebensbedrohliche Nesselverletzungen durch Chironex fleckeri (Halstead [41])

ßerdem ist es möglich, anhand mikroskopischer Analysen von Nematozysten aus der Patientenhaut die auslösende Quallenspezies genau zu bestimmen, was für die Applikation von Antivenin sehr wichtig sein kann.

Vollbild: Lungenödem, akute Hypertonie, Nerven- und Muskellähmung, Tod durch Herzversagen oft in Minutenschnelle.

Seewespen gelten als gefährlichste Gifttiere des Meeres; sie sind besonders in Australien, wo sie seichte Badebuchten bevorzugen, gefürchtet. Bisher sind über 50 Todesfälle beschrieben.

5. Chiropsalmus quadrigatus
(Seewespe; englisch: Sea wasp)

Vorkommen: Pazifik, Indischer Ozean.
Aussehen: Weiß oder blaßblau, Schirmhöhe 10 cm, meterlange Tentakeln.
Toxin: Dermatonekrotisch, neuro-, myo- und kardiotoxisch.
Klinik: Wie bei Chironex fleckeri. Kurioserweise werden gekochte, in Essig eingelegte Seewespen auf den Philippinen von den Einheimischen gegessen.

6. Cyanea capillata
(Gelbe Haarqualle, englisch: Lion's mane)

Vorkommen: Nordatlantik, Nord- und Ostsee, Pazifik, Japan, China.
Aussehen: Schirm rosa, rot-gelb oder braun-gelb (30–100 cm); rot-gelbe, mähnenartige Tentakeln.
Toxin: Polypeptid, Molekulargewicht 70.000; dermatonekrotische und kardiotoxische Wirkung.
Klinik: Tentakelkontakt verursacht Jucken, Brennen, Erythem, urticarielle Reaktionen (auffälliges Striemenmuster – „als wenn man ein rot glühendes Drahtnetz über den Rücken gelegt hätte", heißt es bei Conan Doyle), eventuell sogar Nekrosenbildung; im Extremfall Lungenödem und Herzversagen. Bei gehäuften Stichen und entsprechender Disposition ist Allergisierung möglich mit Ausbildung typischer Sofortreaktionen (Urticaria, Rhinoconjunctivitis, Asthma bronchiale, anaphylaktischer Schock).

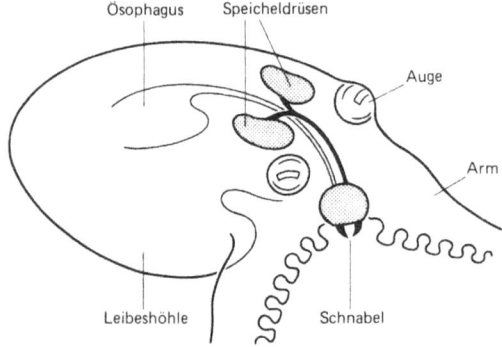

Abb. 76. Giftapparat der Octopoden (schematisch). Mit Erlaubnis entnommen aus dem Atlas of Aquatic Dermatology, 1978, Lederle Laboratories Division of American Cyanamid Company.

Abb. 75b. Tentakelspuren der Gelben Haarqualle (Cyanea capillata). „Als wenn man ein rotglühendes Drahtnetz über den Rücken gelegt hätte", beschreibt Conan Doyle derartige Nesseltraumen [29]. Mit Erlaubnis entnommen aus dem Atlas of Aquatic Dermatology, 1978, Lederle Laboratories Division of American Cyanamid Company.

Abb. 75c. Erythematöse urticarielle Reaktion nach Kontakt mit Quallententakeln, Teneriffa. (Siehe Farbtafel, S. 389)

Abb. 75d. Hyperpigmentierungen als Spätfolgen eines unfreiwilligen Quallenkontakts vor 4 Wochen an der Küste Korsikas

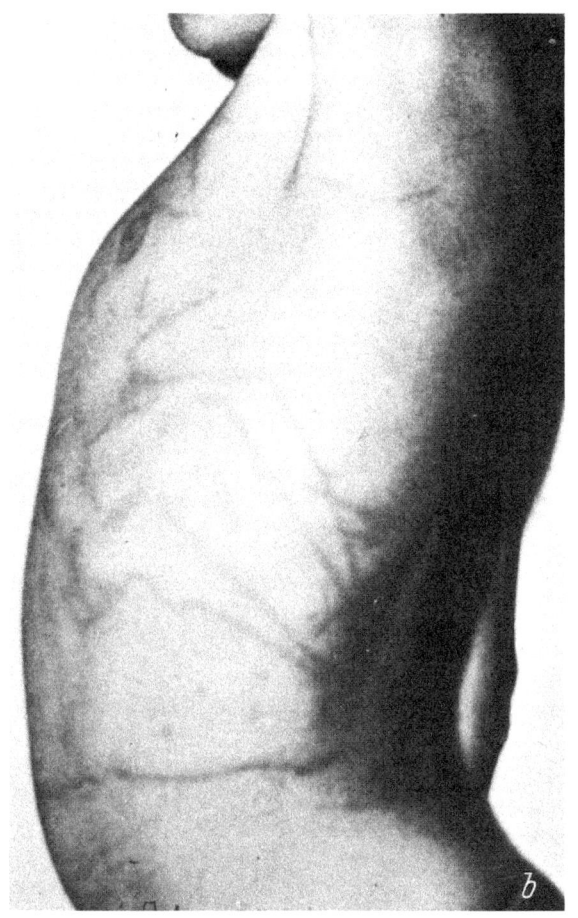

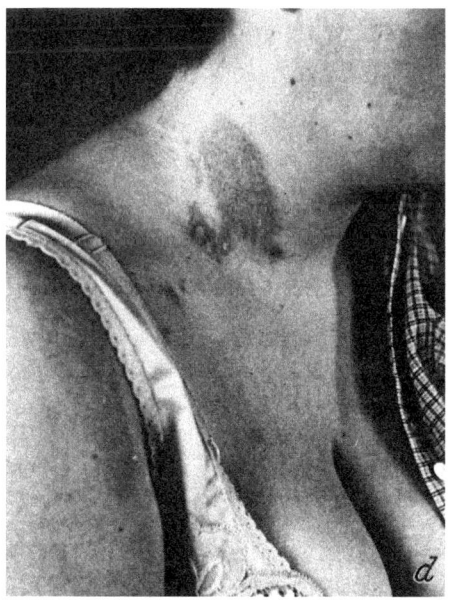

7. Cyanea lamarcki
(Blaue Nesselqualle)

Vorkommen: Nordsee, Atlantik.
Aussehen: Kornblumenblau, Schirmdurchmesser 35 cm.
Toxin: Dermatotoxisch.
Klinik: Erythembildung, papulo-urticarielle Eruptionen.

8. Chrysaora hyoscella (Abb. 77)
(Kompaßqualle; französisch: Chrysaore)

Vorkommen: Nordsee (Sylt), Atlantik, Mittelmeer.
Aussehen: Schirmdurchmesser bis 30 cm, windrosenartig angeordnete gelb bis rot-braun gefärbte Radialbänder.
Toxin: Protein, Molekulargewicht 150.000, Histamin, Kinine, Prostaglandine, dermatotoxisch wirkend.
Klinik: Schmerzhaftes Erythem, Quaddelbildung.

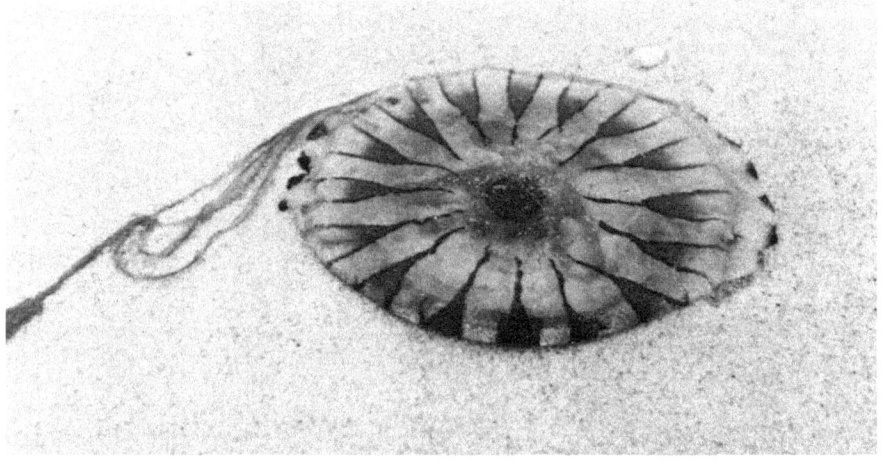

Abb. 77. Die Kompaßqualle Chrysaora hyoscella, ein häufiger, wenn auch ungern gesehener Gast an den Nordseestränden (hier Sylt) (D. Eichler)

9. Chrysaora quinquecirrha
(Seenessel; englisch: Sea nettle; französisch: Chrysaore)

Vorkommen: Azoren, Afrika, U.S.A. (Ostküste), Westpazifik, Indischer Ozean.
Aussehen: Schirmdurchmesser bis 30 cm, Farbe gelb bis rotbraun.
Toxin: Polypeptid, Molekulargewicht 150.000, Histamin, Serotonin, Kinine, Prostaglandine E und F; dermatonekrotisch, kardio-, myo- und neurotoxisch wirkend.
Klinik: Schmerzhaftes Erythem, Quaddel- und Blasenbildung (Sea nettle dermatitis), Fieber, Atemnot, Muskelkrämpfe, Herzstillstand.

10. Actinia equina
(Purpurseerose; französisch: Actinie pourple)

Vorkommen: Weltweit.
Aussehen: Fest haftende, zylindrische Polypen mit kreisförmig um die Mund-öffnung gruppierten pferdemähnenartigen Tentakeln, purpurrot gefärbt.
Toxin: Dermatotoxisch.
Klinik: Erythem- und Quaddelbildung mit Schmerzen und Juckreiz. Bei ge-häuftem Kontakt kann sich eine Sensibilisierung vom Soforttyp entwickeln. Die berühmten Versuche von Richet und Portier aus dem Jahre 1902, die zur Entdeckung des Phänomens der Anaphylaxie führten, basierten auf der Appli-kation von Seeanemonenextrakten an Hunde.

11. Anemona sulcata (Abb. 78)
(Wachsrose oder Seeanemone; englisch: Sea anemone;
französisch: Anémone de mer)

Vorkommen: Mittelmeer, Schwarzes Meer, Ostatlantik.
Aussehen: Weiß-violett, eventuell gelbbraun bis grün (durch symbiontische Algen), vor allem in Ufernähe an Felswänden zu finden.
Toxin: Polypeptid, Molekulargewichte: Toxin I 4702, Toxin II 4770, Toxin III 2678; dermato- und kardiotoxisch.
Klinik: Nesselbatterien relativ schwach, durchdringen die menschliche Haut kaum, daher selten Kreislaufreaktionen. Lokal schmerzhafte Erythem- und Quaddelbildung.

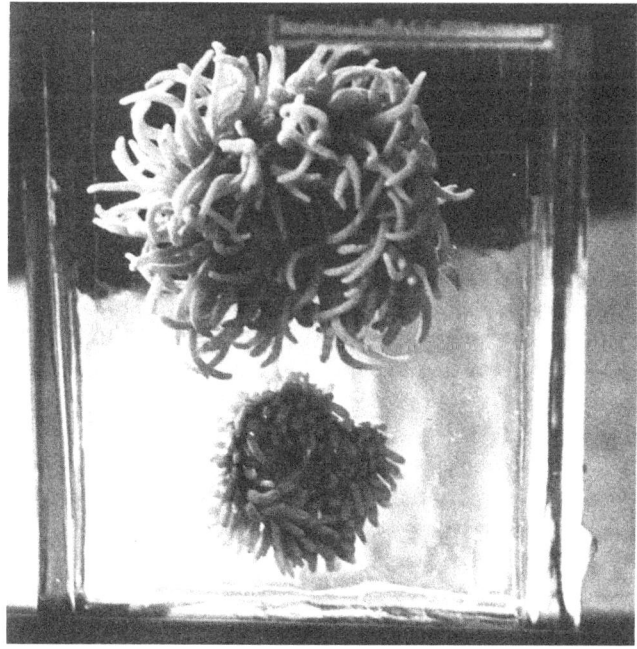

Abb. 78. Präparat der Wachsrose (Anemona sulcata)

12. Sagartia elegans
(Seeanemone; englisch: Sea anemone)

Vorkommen: Mittelmeer, Ostatlantik.

Aussehen: Überwiegend orangefarben, zirka 4 cm lang mit 2 Reihen zarter Tentakel, symbiontisch an Schwämmen lebend.

Toxin: Dermatotoxisch wirkend.

Klinik: Zunächst Jucken und Schmerz, dann Erythem- und Blasenbildung; Kopfschmerzen, Übelkeit, Erbrechen, Schüttelfrost, Fieber, Muskelkrämpfe. Das Krankheitsbild wird Sponge-fisher man's disease (französisch: la maladie des pêcheurs d'éponges nus) genannt, weil Schwammfischer beim Reinigen der Schwämme besonders oft in Kontakt mit Sagartia kommen. Ähnliche Symptome können sich auch bei Touristen entwickeln, wenn sie das Angebot frisch gefangener Schwämme mit den Händen durchsortieren.

III. Therapie und Prophylaxe

Als Erstmaßnahme nach einem *Feuerkorallen*-Stich empfiehlt sich Spülung mit Salzwasser, anschließend Anlegen von Alkoholumschlägen. Bei stärkerer Nesselreaktion ist die topische Applikation von Corticosteroiden und die systemische Antihistamingabe angezeigt. Superinfektionen kommen gelegentlich vor und erfordern den Einsatz von Breitbandantibiotika, wobei üblicherweise Tetracycline verwendet werden. Durch das Kalkskelett der Feuerkorallen verursachte Schnittverletzungen müssen sorgfältig auf Fremdkörper untersucht und gegebenenfalls chirurgisch gesäubert werden. Fisher empfiehlt kräftiges Reiben mit einer weichen Bürste oder einem rauhen Handtuch. Anschließend werden die Wunden mit H_2O_2 gespült und Alkoholumschläge aufgelegt.

Die wirksamste Prophylaxe besteht im Tragen dicht schließender Taucheranzüge beim touristischen Erforschen eines Korallenriffs.

Bei Nesselstichen durch *Quallen*-Kontakt muß der Badende unbedingt sofort an Land zu schwimmen versuchen. Auch wenn die anfänglichen Beschwerden vielleicht nur diskret sind, sollte man auf keinen Fall nach der alten Hamburger Devise „gaanich um kümmern" einfach weiterschwimmen; die Heftigkeit der Schmerzen und die toxische Allgemeinreaktion können sich sehr rasch entwickeln und zur Bewußtlosigkeit führen, so daß Ertrinkungsgefahr besteht. An Land muß zunächst versucht werden, die Nematozysten zu inaktivieren. Dabei ist *Süßwasser*-Kontakt unbedingt zu vermeiden; unter der Dusche können sich kettenreaktionsartig alle noch inaktiv in der Haut steckenden Nesselkapseln entladen und zu rasanter Verschlechterung der Symptome, unter Umständen sogar zum Schock, führen. Alle betroffenen Hautpartien werden also mit kaltem, besser noch mit heißem *Meerwasser* reichlich gespült, wobei die Helfer darauf achten sollen, nicht mit den befallenen Körperpartien des Patienten in Hautkontakt zu kommen. Die Berührung der „genesselten" Oberfläche mit bloßer Hand genügt, um auch dem Helfer noch Nesselstiche aktiv gebliebener Nematozysten zu verschaffen (Ioannides und Davis). Noch besser als mit Salzwasser lassen sich die Toxine durch Auftragen von Alkohol in jeder Zubereitungsform (auch als geistiges Getränk oder Eau de Cologne) oder durch Salmiakgeist neutralisieren. Fisher empfiehlt alternativ auch papainhaltige Weichmacher.

Als nächstes müssen Schleim- und Tentakelreste von der Haut des Patienten entfernt werden, ohne dabei eine Entladung der verbliebenen Nesselbatterien heraufzubeschwören. Mechanische Manipulation, aber auch das Auftragen von nassem Sand, stellen einen Reiz zur Nematozystenentladung dar und müssen peinlichst vermieden werden. Man bedeckt statt dessen die Tentakelreste auf der Haut mit trockenem Sand, Mehl, Zucker, Salz oder Olivenöl. Erst wenn die Quallenmasse vollständig trocken geworden ist, darf man sie vorsichtig (Löffelstiel, Messerrücken usw.) herunterkratzen. Anschließend soll die Haut erneut mit Salzwasser oder alkoholischer Lösung gespült werden. Da in der ersten Phase der Versorgung von Quallenstichen durch ungeschickte Hilfsmaßnahmen das Krankheitsbild eher noch verschlimmert werden kann, sind die einzelnen Schritte der kunstgerechten Behandlung sowie die wichtigsten Fehler in einer Checkliste zusammengestellt (siehe Anhang). In schweren Fällen, wo große Partien der Hautoberfläche betroffen sind *(Kinder!)*, empfiehlt sich das Anlegen einer venösen Stauung proximal vom genesselten Areal. Die Schmerzbekämpfung kann durch systemische Gabe von Pyrazolon- oder Paracetamolpräparaten erfolgen, versuchsweise auch durch Applikation lidocainhaltiger Externa. Die gegebenenfalls notwendig werdende Schocktherapie leitet man in üblicher Weise mit Adrenalin s.c. und Corticosteroiden i.v. ein. Selbstverständlich gehören alle schweren und zweifelhaften Fälle in klinische Beobachtung. Zusätzlich besteht die Möglichkeit, monovalentes Antivenin gegen Chironex fleckeri einzusetzen, doch muß man sicher sein, daß tatsächlich eine Seewespenintoxikation vorliegt. Der Erfahrene kann dies oft schon aus den charakteristischen Mustern schließen, die die Tentakel der verschiedenen Spezies auf der Haut hinterlassen, sozusagen als Fingerabdrücke. Sicherer ist jedoch die Identifizierung der speziesspezifischen Nematozysten durch mikroskopische Untersuchung von Tentakelresten.

Zölenteratenstiche gehören zu den häufigsten und gravierendsten Badeunfällen in den Tropen; sorgfältiges Informieren bei Einheimischen oder örtlichen Touristikbüros über die Zusammensetzung der Meeresfauna sollte daher selbstverständlich sein.

Beim Schwimmen ist respektvoller Abstand von treibenden Quallen zu halten, denn die Tentakel können meterlang sein und sind wegen ihrer blaßblauen oder grünlichen Färbung im Wasser kaum zu erkennen. Unsere Taucherfreunde bestätigen diese Vorsichtsmaßnahmen und geben zu, daß Hammerhaie (Abb. 79) im Verhältnis dazu ein echtes freudiges Erlebnis seien. Nach einem Sturm ist in Ufernähe mit großen Mengen toter Quallen und Tentakelfragmenten jeder Größenordnung zu rechnen. In Gewässern, wo das Vorkommen giftiger Quallen bekannt ist, muß dringend zum Tragen von Taucheranzügen geraten werden (inklusive Handschuhen); man vergewissere sich jedoch *vor* dem Tauchen, daß alle Hautpartien bedeckt sind.

Die Erstmaßnahmen bei *Seeanemonen*-Vergiftung entsprechen den im Absatz über Quallen genannten. Die Neigung zur Sekundärinfektion und Ausbildung nekrotisierender Ulcerationen macht oft lokal wirkende Desinfizientien und systematisch zu gebende Breitbandantibiotika notwendig. Allergische Allgemeinreaktionen erfordern systemische Applikation von Corticosteroiden und Antihistaminen sowie die inhalative oder intravenöse Verabfolgung von Bronchodilatatoren.

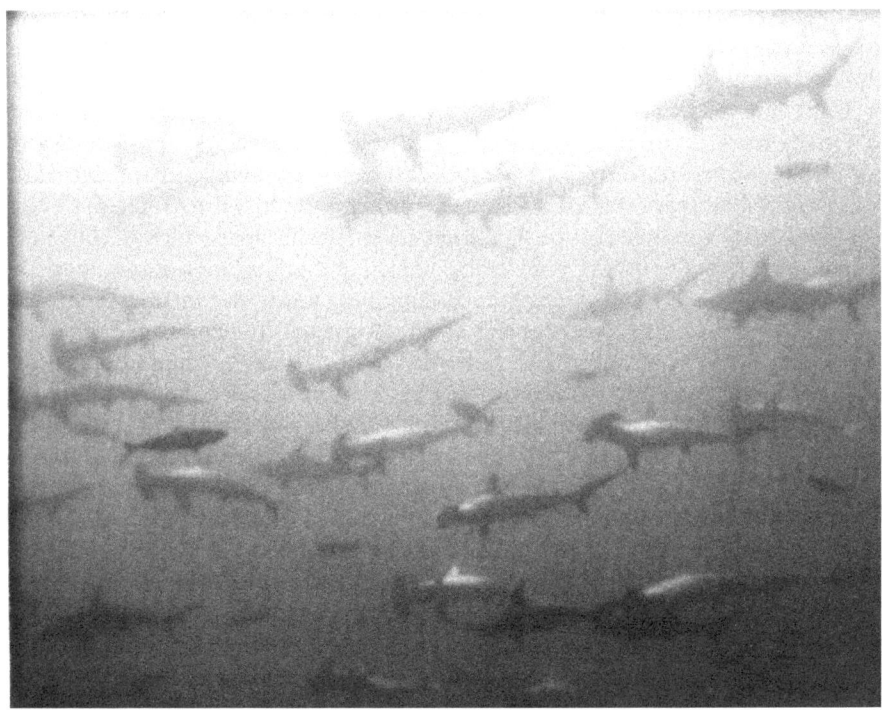

Abb. 79. Hammerhai-Rudel (≈ 3 m Länge) vor den Korallenriffen der Malediven (Photo: R. u. J. Heinze, Berlin)

IV. Indirekte Nematozystendermatitis

Schließlich gibt es noch 2 Möglichkeiten, auf indirektem Weg, also ohne Kontakt mit Zölenteraten, nematozystenbedingte Hautreaktionen zu entwickeln. Zum einen gibt es bei den Schnecken der Ordnung *Nudibranchia* die Unterordnung der *Fadenschnecken (Aeolidoidei)*, die weltweit verbreitet sind und sich fast ausschließlich von Nesseltieren ernähren. Die Nematocyten wandern unverdaut durch den Schneckendarm, werden in den Rückenanhangtaschen (Kleptocniden) aufbewahrt und unverdaut (und „unentladen") wieder ausgeschieden. Wenn Schwimmer mit diesen Fadenschnecken in Berührung kommen, kann sich eine typische Nesselreaktion einstellen, die als Nudibranch dermatitis beschrieben wird. Anderseits kommt es vor, daß Zölenteraten allergene Komponenten ihres Gifts in das umgebende Wasser abgeben. Schwimmer können dann auch ohne direkten Kontakt mit einer Nematozyste bei entsprechender Sensibilisierung eine allergische Dermatitis entwickeln.

Literatur (siehe S. 380 ff.)

[2], [8], [16], [29], [39]–[44], [55], [94].

B. Mollusca und Tentaculata

I. Allgemeiner Teil

Das Grundmuster des Beißapparates der Klasse der Cephalopoden (*Kopffüßler*), die zu den Molluscen, also Weichtieren, gehören, bleibt bei allen Spezies annähernd gleich. Die Besonderheit einiger Cephalopoden besteht darin, daß ihre Speicheldrüsen mit dem Biß auch für den Menschen toxische Sekrete in die Wunde einbringen. Man geht davon aus, daß relativ viele Spezies giftig sind, doch sind genaue Aussagen schwer möglich, weil nur selten nach Badeunfällen rekonstruiert werden kann, welche Art den Biß verursacht hat. Dem Touristen wird die Identifizierung schon deswegen erschwert, weil Kraken über *Chromatophoren* (Farbzellen) verfügen, mit deren Hilfe sie ihre Farbe kurzfristig verändern. Ernste Zwischenfälle sind nicht sehr häufig; sie

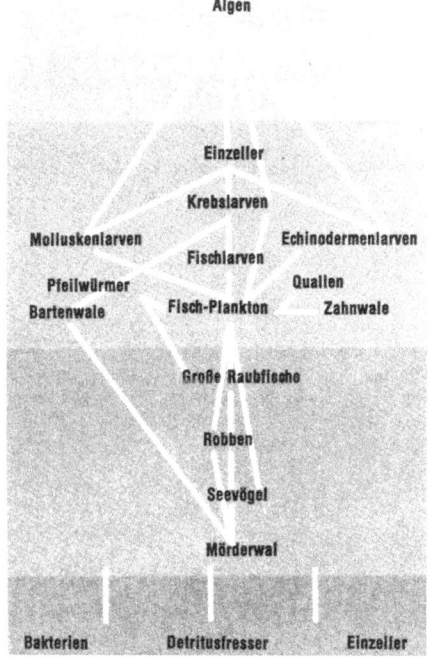

Abb. 80. Öko-Ketten der Meeresbewohner (schematisch) (Atlas Tierleben. Köln: Lingen Verlag. 1973)

wurden in Hawaii, Florida, Kalifornien *(Octopus fitchi)* und vor allem in Australien *(Hapalochlaena maculosa)* beobachtet. An der Mittelmeerküste kommt es gelegentlich zu Bißverletzungen durch die Moschuskrake *(Ozaena moschata)*, wobei sich jedoch ausschließlich Lokalreaktionen einstellen (vgl. spezieller Teil).

Als Faustregel für den Badetouristen kann dabei vielleicht gelten, daß bei den Octopussen die etwas klein geratenen Exemplare sich durch besondere Giftigkeit auszeichnen.

Neben den Cephalopoden ist noch eine zweite Klasse von Mollusken für die touristische Dermatologie von Interesse, nämlich die Klasse der *Schnecken* oder *Gastropoda.* Aus der Ordnung der *Nacktkiemer (Nudibranchia)* sind *Glaucus atlanticus* und *Glaucus glaucilla* zu nennen, die sich von Quallen ernähren und deren Nesselkapseln unverdaut wieder an die Umgebung, z. B. auch an die nackte Haut eines Schwimmers, abgegeben und eine entsprechende Dermatitis auslösen können (vgl. Kapitel Coelenterata).

Neben dieser indirekten Wirkung gibt es aber auch direkt-toxische Effekte, und zwar durch *Kegelschnecken (Conidae)* aus der Überfamilie der *Pfeilzüngler (Toxoglossa).* Die Besonderheit der Familie Conus besteht darin, daß ihre Raspelzunge hohlnadelartige, mit Widerhaken besetzte Stilette trägt, durch die ein Toxin injiziert werden kann. Grundsätzlich gelten alle Conusarten als giftig; das Ausmaß der Toxizität hängt aber anscheinend mit den Eßgewohnheiten der Muscheln zusammen. Besonders potent ist das Toxin derjenigen Kegelschnecken, die sich von Fischfleisch ernähren, während Arten, die von anderen Schnecken oder von Würmern leben, weniger gefährlich sind. Da die Muschelschalen der Pfeilzüngler besonders attraktiv aussehen, kommt es immer wieder zu Unfällen, wenn souvenirsüchtige Touristen unvorsichtig mit ihrer Beute umgehen. Da das Sammeln von Muscheln zu den besonders beliebten Urlaubsbeschäftigungen an exotischen Stränden gehört, sind die als giftig

Tabelle 89. *Giftige Kegelschnecken (Conidae)* (nach McMichael, 1971)

Conus aulicus (Linné)
Conus catus (Hwass)
Conus geographicus (Linné)
Conus imperialis (Linné)
Conus litteratus (Linné)
Conus lividus (Hwass)
Conus marmoreus (Linné)
Conus nanus (Sowerby)
Conus obscurus (Sowerby)
Conus omaria (Linné)
Conus pulicarius (Hwass)
Conus quercinus (Solander)
Conus striatus (Linné)
Conus textile (Linné)
Conus tulipa (Linné)

Verbreitungsgebiete:
Rotes Meer, Ostafrika, Seychellen, Indonesien, Australien, Japan, Südsee, Hawaii.

bekannten Schnecken in einer tabellarischen Übersicht zusammengestellt (Tab. 89).

Schließlich sollen noch die *Seeschmetterlinge (Thecosomata)* erwähnt werden, die im Vergleich zu den Conusschnecken vergleichsweise milde dermatologische Symptome auslösen können, wie z. B. die *Crescis aciculata.* Der früher als Molluscoideae bezeichnete Stamm der *Fühlerkranztiere* (Tentaculata) zerfällt in die 3 Klassen der *Hufeisenwürmer* (Phoronidea), der *Armfüßer* (Brachiopoda) und der *Moostierchen* (Bryozoa). Aus dermatologischer Sicht besitzen nur die letzteren Bedeutung, insbesondere durch die Gallertmoostierchen Alcyonidium gelatinosum und Alcyonidium hirsutum, die Dogger bank itch verursachen.

II. Spezieller Teil

1. Hapalochlaena maculosa
(englisch: Blue-ringed octopus)

Vorkommen: Australische Küstengewässer.

Aussehen: Zirka 10 cm Gesamtlänge, gelbbrauner Körper mit indigoblauen Tupfen.

Toxin: Nicht eindeutig identifiziert; man nimmt an, daß Tyramin, welches die Chromatophorenaktivität steuert, den toxischen Bestandteil des Speichels darstellt.

Klinik: 2 punktförmige Wunden kennzeichnen den Biß des papageienschnabelartigen Kauwerkzeugs. Während bei den anderen Octopusarten der Biß als stechender Schmerz empfunden wird, ist dies bei Hapalochlaena nicht der Fall. Die Wunde blutet heftig, die Umgebung wird erythematös, hyperthermen und ödematös, zum Teil wird auch Pruritus angegeben. Bei mehrfachen Bissen kann sich eine Allergie mit Rhinitis, Asthma, Urticaria und Schock entwickeln. Die toxischen Allgemeinsymptome sind generalisierte Parästhesien, Erbrechen, Sprach- und Schluckstörungen, schließlich Tod durch Atemlähmung. Hapalochlaenabisse sollen eine Mortalitätsrate von etwa 25% haben; an Giftigkeit kann es dieser attraktiv gefärbte Octopus demnach durchaus mit den gefürchteten einheimischen Schlangen aufnehmen. Der vor *Australiens Küste* schnorchelnde Tourist sollte daher unbedingt auf Sicherheitsabstand zu diesem gefährlichen Winzling achten!

2. Ozaena moschata
(Moschuskrake)

Vorkommen: Mittelmeerküsten, auf Schlamm- und Sandböden, häufig als ungebetene Beute in Fischernetzen.

Aussehen: Zirka 40 cm lang, bräunlich, nach Moschus riechend.

Toxin: Unbekannte Struktur.

Klinik: Touristen, die unvorsichtig in frisch angelandeten Fischernetzen herumstöbern, sind am ehesten das Opfer solcher Bisse. Die Wunde sieht mückenstichartig aus; es bildet sich ein brennendes Erythem aus, dann eine juckende, stunden- bis tagelang bestehende Infiltration.

3. Glaucus atlanticus (Abb. 81)
(Glaucus-Schnecke)

Vorkommen: Atlantik, Pazifik, Indischer Ozean; meist in der Nähe von Quallenschwärmen, insbesondere den *Physaliaarten* (siehe dort), von denen sie sich ernährt, anzutreffen.
Aussehen: Flacher Körper, 3 Anhänge mit Büschelpaaren, die das Schweben im Wasser erleichtern, Rücken farblos, Bauch blau.
Toxin: Kein eigenes Toxin, speichert nur Zölenteratennesselkapseln und scheidet sie unverdaut wieder aus.
Klinik: Schwimmer, die in unmittelbare Nähe der Glaucus-Schnecken kommen, gehen das Risiko einer *indirekten Nematozystendermatitis* ein. Die Symptomatik entspricht der einer mäßigen Quallenreaktion (siehe dort).

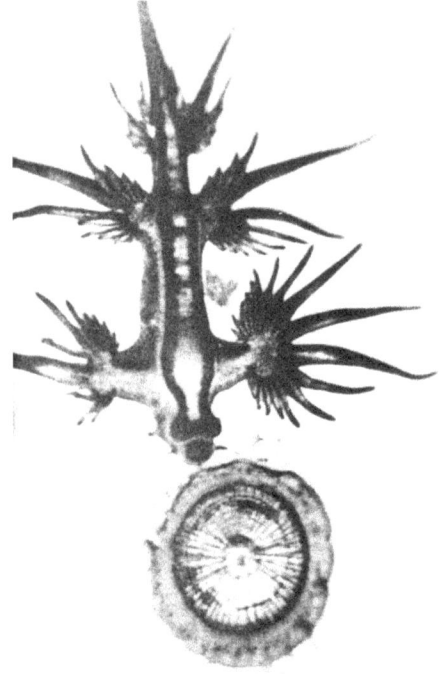

Abb. 81. Glaucus-Schnecke beim Fressen an einer Qualle. Die unverdauten (und unentladenen) Nesselzellen werden von der Schnecke ausgeschieden und können bei Badegästen die sogenannte „indirekte Nematozystendermatitis" hervorrufen [41]

4. Conus geographus
(Landkarten-Kegelschnecke)

Vorkommen: Rotes Meer, Indo-Pazifik.
Aussehen: Zirka 10 cm lang, Grundfarbe des Gehäuses: Weiß, breite Querbanden in Schwarz oder Braun.
Toxin: Unbekannt, überwiegend myotoxische Wirkung. Schmerz durch Serotonin.

Klinik: Stechender Schmerz, Ischämie im Wundbereich, dann Cyanose und Taubheitsgefühl, später lokaler, zum Teil auch generalisierter Juckreiz. Die Allgemeinsymptome ähneln den bei **3.** beschriebenen; man geht daher von einer chemischen Verwandtschaft von Octopus- und Toxoglossagift aus. Die Landkarten-Kegelschnecke gilt innerhalb der Conusfamilie als besonders gefährlich, bis zu 20% Mortalitätsraten sind beschrieben worden.

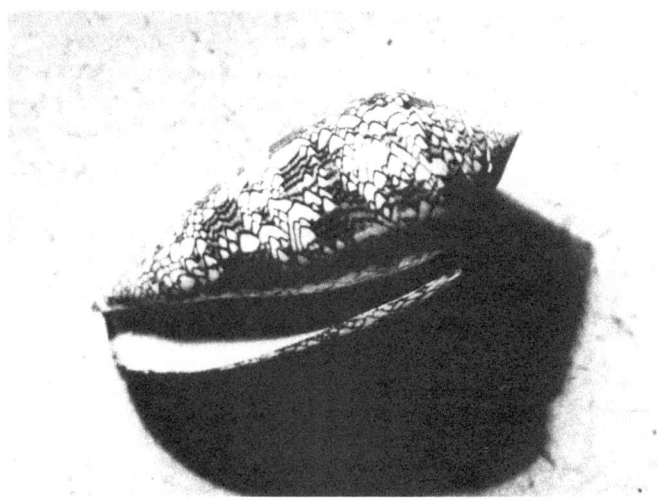

Abb. 82. Schneckenhaus von Conus textile

5. Conus marmoreus
(Marmorkegel)

Vorkommen: Rotes Meer, Indo-Pazifik.
Aussehen: 5–10 cm lange Muschel, weiß-schwarz marmoriert.
Toxin: Struktur unbekannt.
Klinik: Wie unter **4.** beschrieben.

6. Crescis aciculata
(Seeschmetterling; englisch: Sea butterfly)

Vorkommen: Atlantik, Indo-Pazifik (im freien Meer).
Aussehen: Schmaler, nadelartiger Körper, weißliche Farbe, vordere Fußabschnitte (Parapodien) flügelartig ausgeprägt (an Schmetterlingsform erinnernd).
Toxin: Unbekannt.
Klinik: Kurzfristige maculopapulöse Eruptionen im Kontaktbereich; mehr oder weniger starker Juckreiz (Sea butterfly dermatitis). Die nadelförmigen Schneckenleiber können durch dünne Badetextilien dringen, wie man von Badeunfällen aus Florida weiß. Allgemeinreaktionen sind bisher nicht bekanntgeworden.

7. Alcyonidium gelatinosum

(Gallert-Moostierchen; englisch: Sea-chervil)

Vorkommen: Nordseeküsten (inklusive deutsche Nordsee-Inseln), Nordatlantik, U.S.A.-Nordostküste.

Aussehen: Polypide bilden Stock von 50–90 cm Höhe, wechselnde Färbung (grün-gelb-rotorange).

Toxin: Dermatotoxisch wirkend, Struktur unbekannt. Als Kontaktallergen wurde das (2-Hydroxyäthyl-)dimethylsulfonium-Ion identifiziert.

Klinik: Erythem- und Blasenbildung an den Händen, Unterarmen, zum Teil auch Gesicht und Beinen. Neben toxisch-irritativen Reaktionen, die bereits bei Erstkontakt auftreten, entwickeln sich bei wiederholter Exposition typische Kontaktekzeme (im üblichen Sprachgebrauch werden beide Reaktionsformen summarisch als „Dogger bank itch" bezeichnet). Vor allem Fischer kommen mit Moostierchen in Kontakt, wenn sie zusammen mit den Fischen auch Alcyonidiumkolonien im Netz haben, letztere aussortieren und wieder ins Meer werfen. Die im Epicutantest bestätigten Sensibilisierungen gegen Alcyonidium gelatinosum und Alcyonidium hirsutum werden als Berufskrankheiten anerkannt.

III. Therapie und Prophylaxe

Bei *indirekter Nematozystendermatitis* durch Kontakt mit *Glaucusschnecken* gelten dieselben Behandlungs-, vor allem aber dieselben Vorsichtsprinzipien wie bei direkten Quallenstichen (siehe dort). Die Gabe von Zölenteraten-Antivenin ist problematisch, weil meist nicht mit ausreichender Sicherheit festzustellen ist, mit den Nematozysten welcher Quallenspezies die Schnecke den Badegast traktiert hat. Im übrigen sind die Reaktionen glücklicherweise auch fast nie so schwer, daß der Einsatz von Antivenin ernsthaft erwogen werden müßte. Da sich die Glaucusschnecken meistens in der Nähe von Quallenschwärmen aufhalten, zu denen der nicht durch Taucheranzug geschützte Schwimmer ohnehin Abstand halten muß, entsprechen die Präventivmaßnahmen den im Zölenteratenkapitel dargestellten.

Die Therapie von *Conus*-Stichen ist unbefriedigend. Da es bisher nicht möglich war, genügend reines Toxin zu gewinnen, ist auch die Entwicklung von Antiveninen gescheitert. Symptomatisch wird Ruhigstellung der betroffenen Körperpartie, Wunddesinfektion, eventuell auch Unterspritzung mit Adrenalin, empfohlen. Zur Schmerzlinderung soll sich die lokale Applikation von heißem Wasser, wie sie in der Therapie von Verletzungen durch Giftfische (siehe dort) üblich ist, bewährt haben. In schweren Fällen mit generalisierter Symptomatik ist die übliche Schockbehandlung erforderlich, bei Atemlähmung auch künstliche Beatmung. Die Präventivmaßnahmen bestehen – das wird für den passionierten Muschelfreund keine Überraschung darstellen – vor allem im Tragen von Handschuhen. Wenn man den Reizen einer Muschel nicht widerstehen kann, so ist es trotz der Handschuhe nicht unbedingt ratsam, direkt in die Muschelöffnung hineinzufassen. Man soll die Muschel vielmehr an der breiten Rückseite fassen und sie sofort fallen lassen, wenn der Rüsselfortsatz (Proboscis), der in den Giftapparat mit den Raspelzähnen mündet, „ausgefahren" wird. Dies wird spätestens dann der Fall sein, wenn man kräftig am Gehäuse herumkratzt, um es von Verkrustungen zu reinigen. Bevor man an eine solche Verschönerungsaktion herangeht, überzeuge man sich, daß das Schneckenhaus nicht mehr bewohnt ist!

Die Symptome der *Seeschmetterlingsdermatitis* lassen sich mit Corticosteroidexterna, gegebenenfalls auch der zusätzlichen Gabe von Antihistaminika, problemlos beherrschen. Sinnvollste Präventivmaßnahme ist sicherlich das Befragen von ortskundigen Touristen oder Einheimischen über das Vorkommen von Crescisschnecken im Badegebiet.

Die symptomatische Therapie von *Octopusbissen* besteht, der individuellen Ausprägung von Schmerz bzw. Pruritus entsprechend, in der Gabe von Analgetika und Antihistaminika. Wegen des Risikos einer Sekundärinfektion ist ferner der Einsatz von Breitbandantibiotika sinnvoll. Als wichtigste Maßnahme wird jedoch die großzügige, d. h. bis zur Faszie hinabreichende, Exzision der Bißstelle angesehen; der Defekt muß dann in der Regel durch eine freie Plastik gedeckt werden. Das häufige Vorkommen der giftigen Hapalochlaena maculosa vor der australischen Küste hat die Toxikologen zu intensiver Forschungsarbeit motiviert, ohne daß bisher jedoch die Herstellung eines brauchbaren Antivenins gelungen wäre. Was die Prävention angeht, so sind sicherlich die Lebensräume der Kraken auch für Badetouristen von besonderem Reiz. Es ist jedoch dringend ratsam, insbesondere von den kleinen, leuchtend gefärbten Octopussen im wahrsten Sinne des Wortes die Finger zu lassen.

Die Behandlung der Lokalreaktionen auf *Alcyonidium*-Kontakt besteht in der Anwendung feuchter Umschläge mit Wasser oder Alkohol und später der Applikation von Corticosteroidexterna.

Wichtigste Präventivmaßnahme ist das Vermeiden von Hautkontakt; beim Schnorcheln empfiehlt sich also das Tragen eines Taucheranzugs. An den Strand geschwemmte oder im Netz gefangene Tiere sollten grundsätzlich nur mit Handschuhen angefaßt werden.

IV. Anhang: Muschelvergiftungen

Unter dem Schlagwort „Muschelvergiftung" ist eine Reihe unterschiedlich gravierender Krankheitsbilder subsumiert, die nach dem Genuß bestimmter Muscheln auftreten. Hierbei ist zwischen toxischen (durch *Dinoflagellaten*, die saisonal begrenzt den Muscheln als Nahrung dienen) und allergischen Reaktionen zu unterscheiden. Vergiftungen treten entweder am Gastrointestinaltrakt auf (in Form von Leibschmerzen, Brechdurchfällen und Fieberschüben) und klingen nach einigen Stunden spontan ab, oder sie manifestieren sich in gefährlichen Lähmungserscheinungen (Parästhesien, Schwäche, Durst, Kopf- und Muskelschmerzen, Sehstörungen, unter Umständen Atemlähmung, in angelsächsischen Ländern als Paralytic shellfish poisoning bezeichnet). Das auslösende Gift – Saxitoxin – ist hochpotent; die für den Menschen tödliche Dosis dürfte bei etwa 1 mg liegen. Demgegenüber werden die allergischen Symptome wahrscheinlich durch Eigenproteine der Muscheln ausgelöst, unter anderem von *Austern* (Ostrea edulis) und *Miesmuscheln* (Mytilus edulis); die Symptomatik umfaßt Urticaria, Quincke-Ödem, Rhinoconjunctivitis, Asthma bronchiale, gelegentlich entwickelt sich sogar ein anaphylaktischer Schock. Als Therapie der Muschelallergien ist die systemische Gabe von Corticosteroiden, Antihistaminen, gegebenenfalls auch Bronchodilatatoren, üblich.

Literatur (siehe S. 380 ff.)

[12], [18], [29], [39], [41]–[43], [51], [77], [94].

C. Spongia

I. Allgemeiner Teil

Der Grundbauplan der Schwammtiere (Spongia) ist recht primitiv; im Prinzip bestehen sie aus einem Kanalsystem, das an der Außenfläche mit Poren beginnt, die in Geißelkammern führen, diese münden wiederum in eine große, zentrale Ausströmöffnung, das sogenannte Osculum (vgl. Abb. 83). Die dermatologischen Symptome werden entweder durch Toxine der Schwammoberfläche verursacht (z. B. Feuerschwamm), wobei ein ekzemartiges Bild entsteht, oder durch Fragmente des Schwammskeletts, das aus Kalk (Klasse Calcarea, Kalkschwämme) bzw. Siliziumdioxyd (Klasse Silicea, Kieselschwämme) be-

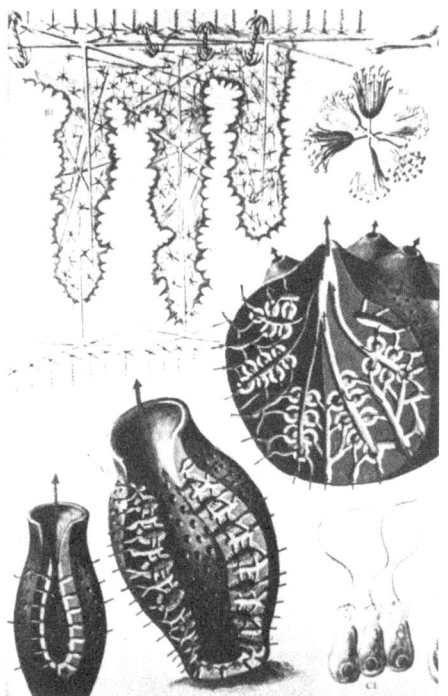

Abb. 83. Verschiedene Formen der Schwammstacheln (links) [29], mit Erlaubnis entnommen aus dem Atlas of Aquatic Dermatology, 1978, Lederle Laboratories Division of American Cyanamid Company; schematischer Bauplan der Schwämme (rechts) (Grzimeks Tierleben, Bd. 1. Zürich: Kindler. 1970)

steht. Hierbei treten lokale Rötungen auf, die früher übrigens aus kosmetischen Zwecken auch bewußt herbeigeführt wurden. Diese sogenannte „Badiaga"-Droge wurde in Form von Schwammpulver auf die Haut bleichsüchtiger Damen gerieben, wobei die multiplen Mikrotraumen vorübergehend den Eindruck gesunder Apfelbäckchen entstehen ließen. Größere Nadelfragmente verursachen jedoch schon eine recht unangenehme Traumatisierung. Man kennt dieses Krankheitsbild von ausgetrockneten Seen und Flußufern der Balkanhalbinsel. Große Kalk- oder Kieselnadeln produzieren regelrecht Fremdkörpergranulome mit Schmerzen, Pruritus und Superinfektionen, die langwierige Andenken an Urlaubsbekanntschaften mit Schwämmen darstellen.

II. Spezieller Teil

1. Fibula nolitangere
(Hornschwamm; englisch: Poison bun sponge)

Vorkommen: Mittelmeer, Indo-Pazifik.
Aussehen: Uncharakteristisch, leicht mit anderen Schwammspezies zu verwechseln, graubraune Färbung.
Toxin: Unbekannt.
Klinik: Heftiges Brennen unmittelbar nach der Berührung – wobei das Schwammgewebe meist zerreißt –, später quälender Juckreiz. Im Verlauf der nächsten Stunden entwickelt sich eine nässende, ekzematöse Reaktion (Poison bun sponge dermatitis), die sich häufig superinfiziert. Wenn die Finger betroffen sind, entwickeln sich ödematöse Schwellungen, die über Stunden eine Beugebewegung nur unter Schmerzen ermöglichen. Übrigens sind die Symptome keineswegs immer durch Fibulatoxin verursacht; oft sind es in Wirklichkeit die mit den Schwämmen vergesellschafteten *Seeanemonen (Sagartia elegans)*, die eine Nesselreaktion produzieren. Diese Dermatose ist unter den berufsmäßigen Schwammtauchern des Mittelmeeres sattsam bekannt (sogenannte Zervossche Krankheit; englisch: Sponge-fisherman's disease, vgl. Kapitel Coelenterata).

2. Tedania ignis
(Feuerschwamm; englisch: Fire sponge)

Vorkommen: Atlantik (vor allem Florida), Indo-Pazifik.
Aussehen: Leuchtend rot-orange bzw. gelb-orange gefärbte Schwämme.
Toxin: Unbekannt.
Klinik: Wie unter **1.** beschrieben (Fire sponge dermatitis). Hervorzuheben ist jedoch, daß gelegentlich Erythema exsudativum multiforme nach Feuerschwammkontakt vorkommt. Es wird daher vermutet, daß Tedania neben toxischen Substanzen auch Allergene enthält.

3. Microciona prolifera
(englisch: Red sponge)

Vorkommen: Atlantik, Indo-Pazifik.
Aussehen: Tiefrote bis bräunlich gefärbte Schwammkolonien.
Toxin: Unbekannt.

Klinik: Brennen, Juckreiz, Ödem (insbesondere der Hände), Erythem, eventuell Blasenbildung, häufig Superinfektionen. Da dieser Schwamm mit Austern vergesellschaftet ist, kommt die Red sponge dermatitis als Berufskrankheit bei Fischern vor, aber auch bei Touristen, die mit Austern hantieren.

4. Drulia brownii

(Drulia-Schwamm)

Vorkommen: Südamerika, besonders Amazonasgebiet.
Aussehen: Braun-schwarzer Süßwasserschwamm.
Klinik: Kein Toxin bekannt; offenbar reine Fremdkörperreaktion durch Kalknadeln und Skelettbruchstücke, die, wenn die Schwämme zum Trocknen ausgebreitet liegen, mit dem Wind verbreitet werden können. Sie bewirken Fremdkörperreize an Conjunctiven und oberen Atemwegen, an der Haut gar nicht so selten Fremdkörpergranulome mit häßlichen Superinfektionen.

III. Therapie und Prophylaxe

Bei leichten Fällen genügt die Gabe von Steroidexterna, bei größeren Läsionen empfiehlt sich wegen der Gefahr der Sekundärinfektion antibiotische Abdeckung, bei allergieverdächtigen Symptomen die systemische Applikation von Corticosteroiden. Zur Entfernung von Kalknadeln aus der Haut rät Fisher, auf dem betroffenen Hautareal mehrmals Klebestreifen (z. B. Tesafilm) abzuziehen.

Die wirksamste Präventivmaßnahme gegen *Fibula nolitangere* läßt sich für jeden Touristen, der im Besitz des kleinen Latinums ist, zwanglos aus dem Namen ableiten. Berührung jeder Art ist also zu vermeiden; unter Wasser sollte ein Taucheranzug getragen werden, an Land ein frisch gefangener Schwamm nicht mit bloßer Hand berührt werden. Im Prinzip gilt dies analog für alle Giftschwämme, zumal der Laie die giftigen von den ungiftigen Arten nicht mit ausreichender Sicherheit unterscheiden kann. Da aber auch die ungiftigen Schwämme oft genug unangenehme Wunden mit ihren Skelettfragmenten produzieren, empfiehlt sich im Verhalten gegenüber Schwammtieren die alte friesische Regel: „Vis-à-vis is beter as dichtebi."

Literatur (siehe S. 380 ff.)
[29], [39], [41]–[43], [94].

D. Echinodermata

I. Allgemeiner Teil

Zum Stamm der Stachelhäuter (Echinodermata) gehören neben den *Seeigeln* unter anderem auch *Seewalzen* und *Seesterne;* von den insgesamt zirka 6000 Arten sind etwa 80 als giftig bekannt.

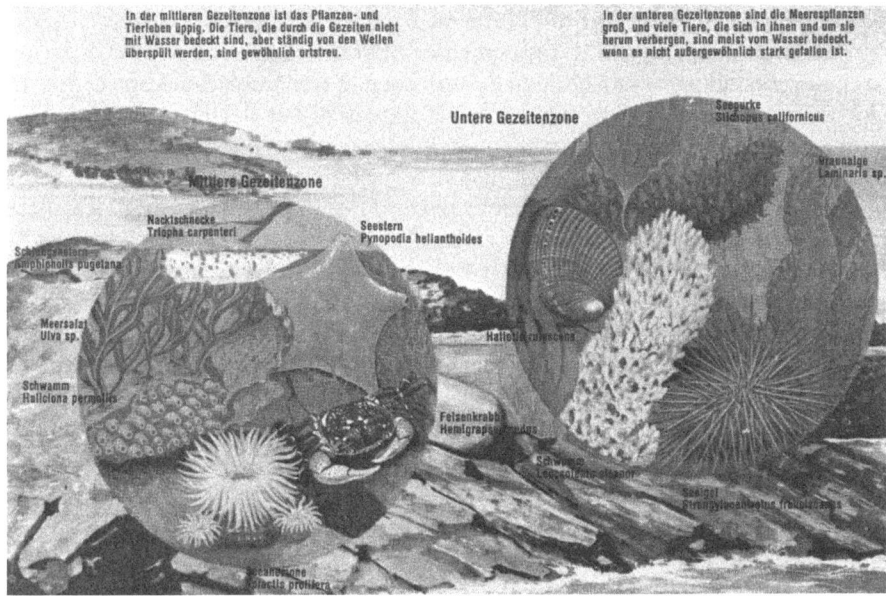

In der mittleren Gezeitenzone ist das Pflanzen- und Tierleben üppig. Die Tiere, die durch die Gezeiten nicht mit Wasser bedeckt sind, aber ständig von den Wellen überspült werden, sind gewöhnlich ortstreu.

In der unteren Gezeitenzone sind die Meerespflanzen groß, und viele Tiere, die sich in ihnen und um sie herum verbergen, sind meist vom Wasser bedeckt, wenn es nicht außergewöhnlich stark gefallen ist.

Abb. 84. Der Badetourist sollte zumindest in groben Zügen über die gefährlichsten Meerestiere orientiert sein, die ihn in verschiedenen Tiefen, insbesondere der mittleren und unteren Gezeitenzone, erwarten (Atlas Tierleben. Köln: Lingen-Verlag. 1973)

Die *Seeigel (Echinoidea)* stellen dabei die Mehrheit der giftigen Stachelhäuter. Sie bestehen meist aus einer halbkugeligen festen Hülle, die die Eingeweide umschließt (vgl. Abb. 85). Der After liegt am oberen Pol der Hülle, der Mund auf der Unterseite, charakterisiert durch einen radiären Kauapparat mit 5 Nagezähnen (die sogenannte „Laterne des Aristoteles", weil schon von diesem beobachtet und beschrieben). Die Kalkhülle trägt mehr oder weniger lange Stacheln, die meist aus Calciumcarbonat, Magnesiumcarbonat, Calciumsulfat und Siliziumdioxid bestehen. Diese Stacheln können über ein Muskelsystem bewegt werden und dienen der Abwehr. Bei einigen Spezies ist jedoch ein komplizierter Giftapparat, sozusagen als zusätzliche Sicherung, eingebaut. Dies gilt zum einen für bestimmte Varianten der Stacheln, wobei an deren Spitze ein Giftsack eingebaut ist, zum anderen für die sogenannten *Pedicellarien*. Diese kneifzangenähnlichen Instrumente sitzen zwischen den Stacheln auf der Epidermis und bestehen aus 3 oder mehr Zangenbacken, die im Ruhezustand blattartig vom Stiel abstehen. Physikalische Reize der feinen Sensorhärchen auf ihrer Oberfläche verursachen ein Zuschnappen der Zangenbacken, wobei aus den Giftdrüsen ein Toxin entleert wird. Seeigel halten sich bevorzugt an felsigen Meeresküsten auf, werden ebenso aber auch in Sand und Schlamm eingegraben „gefunden".

Ähnliche Verbreitung haben auch die *Seewalzen* oder *-gurken (Holothuroidea)*. Ihrem Namen entsprechend, weisen sie eine schlauchartige Form auf; der tentakelbewehrte Mund und der After liegen an den entgegengesetzten Körperenden. Die Epidermis ist verdickt und trägt zahlreiche Stacheln bzw. Dornen, mit denen einige Spezies, zusätzlich zur mechanischen Abwehr, ein Toxin an die Umgebung abgeben können. Das Gift stammt zum Teil aus Hautdrüsen, hauptsächlich aber aus den *Cuvierschen Organen*, einem Schlauchsystem, das bei Gefahr bruchstückweise aus der Bauchhöhle ausgestoßen werden kann. Die bisher analysierten Giftsekrete der Seegurken (z. B. Holotoxin und Holothurinogenin) enthalten Glykosidverbindungen, deren Aglyka Lanosterinstrukturen aufweisen (vgl. Habermehl). Da sich die Seegurken vom Plankton und damit unter anderem auch von Zölenteraten ernähren, deren Nesselkapseln sie unverdaut wieder ausscheiden – möglicherweise sogar zum eigenen Schutz „ausborgen" –, kann der leichtbekleidete Schwimmer in der Nähe von Holothurien durchaus Symptome einer *indirekten Nematozystendermatitis* entwickeln.

Die *Seesterne (Asteroidea)* sind tatsächlich sternförmig gebaut; die Zahl der Arme variiert von 5–50, diese tragen Stacheln, bei einigen Spezies auch Pedicellarien. Ihre Hautdrüsen produzieren ein toxisches Sekret, das in die Umgebung sezerniert wird und bei entsprechend hoher Konzentration, d. h. wenn sich genügend viel Seesterne an dieser „konzertierten Aktion" beteiligen, dem ungeschützten Badegast stark juckende Ekzeme (Starfish dermatitis) bescheren kann. Direkter Kontakt mit den brüchigen Calciumcarbonatstacheln verursacht stark blutende Wunden. Die bisher identifizierten Seesterntoxine sind Steroidglykoside und verfügen interessanterweise über antibiotische Eigenschaften.

Seeigeldermatosen sind relativ häufig; trotz ihres wehrhaften Aussehens wirken die interessanten Tiere auf ahnungslose Schnorchler eher herausfordernd. Da neben den meist harmlosen Verletzungen durch eingetretene Stachelbruchstücke auch recht unangenehme Intoxikationen auftreten, sind in Tab. 90 die giftigen Seeigelspezies und ihre Verbreitungsgebiete zusammengefaßt. Im speziellen Teil sollen einige der für die Touristik wesentlichen Seeigel, Seegurken und Seesterne vorgestellt werden.

Tabelle 90. *Giftige Seeigel und ihre Verbreitung* (nach Halstead, 1971)

Arbacia lixula (Linné)	Mittelmeer, Kanarische Inseln, Madeira, Azoren, Afrikanische Westküste, südamerikanische Atlantikküste
Diadema antillarum (Philippi)	Westindische Inseln
Diadema setosum (Leske)	Rotes Meer, Ostafrikanische Küste, Indischer Ozean, Pazifik bis Japan
Psammechinus microtuberculatus (Blainville)	Mittelmeer
Asthenosoma ijimai (Yoshivara)	Pazifik von Indonesien bis Japan
Asthenosoma varium (Grube)	Rotes Meer, Indischer Ozean bis Indonesien
Sphaerechinus granularis (Lamarck)	Mittelmeer, Kanarische Inseln, Atlantikküste von Spanien bis zu den britischen Kanalinseln
Toxopneustes pileolus (Lamarck)	Indo-Pazifik von Ostafrika bis Japan
Toxopneustes elegans (Döderlein)	Japan

II. Spezieller Teil

1. Sphaerechinus granularis
(Violetter Seeigel)

Vorkommen: Ärmelkanal, europäische und nordafrikanische Atlantikküste, Mittelmeer, in Tiefen von 3–100 m anzutreffen, z. B. in Seegraswiesen.

Aussehen: Schalendurchmesser 10–13 cm, purpurviolette Farbe, Stacheln verhältnismäßig kurz, mit weißer Spitze.

Toxin: Unbekannt.

Klinik: Sehr schmerzhafte Traumen durch abgebrochene Kalkstacheln, Sekundärinfektionen und Fremdkörpergranulome möglich. Toxische Reaktion: schmerzhaftes Erythem an der Berührungsstelle, Ödembildung, Violettfärbung durch Seeigelfarbstoff, motorische Lähmung möglich (Sea urchin dermatitis). Bei gehäuftem Kontakt Entwicklung eines allergischen Typ-IV-Ekzems.

2. Diadema setosum
(Diadem-Seeigel; englisch: Long-spined sea urchin oder Black sea urchin)

Vorkommen: Rotes Meer, Ostafrika, Indo-Pazifik.

Aussehen: 9 cm Schalendurchmesser, schwarz gefärbt mit weißen und blauen Punkten, charakteristischer orangefarbener Ring um die Afteröffnung. Stacheln sehr lang, nadelartig, mit Widerhaken versehen.

Toxin: Unbekannt.

Klinik: Wie bei **1.**

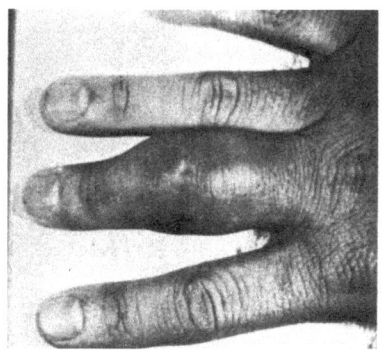
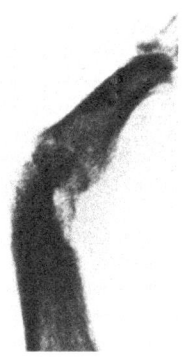

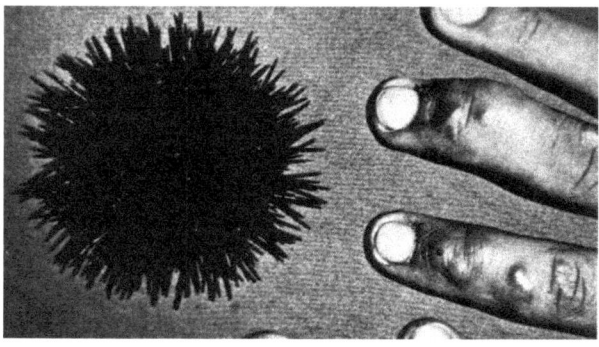

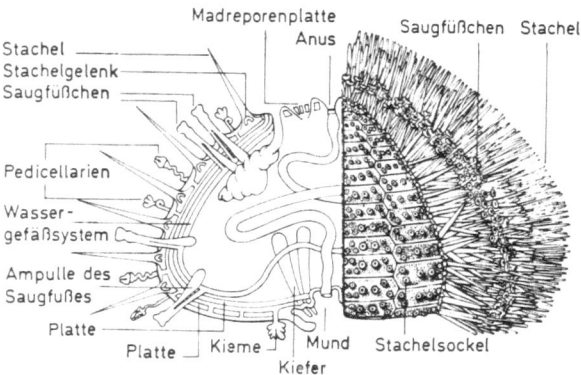

Abb. 85. Schematischer Aufbau eines Seeigels (unten), Seeigelgranulome (Mitte) (mit Erlaubnis entnommen aus dem Atlas of Aquatic Dermatology, 1978, Lederle Laboratories Division of American Cyanamid Company), akutes Trauma durch Seeigelstacheln mit Beteiligung des Fingergelenks (Atlas Tierleben; Fisher [29]; [41])

3. Psammechinus microtuberculatus
(Kletterseeigel)

Vorkommen: Mittelmeer, bis 100 m Tiefe.
Aussehen: Zirka 10 cm Durchmesser, grüngefärbt, Stachelspitzen weiß oder gelb.
Toxin: Unbekannt.
Klinik: Wie bei **1.**

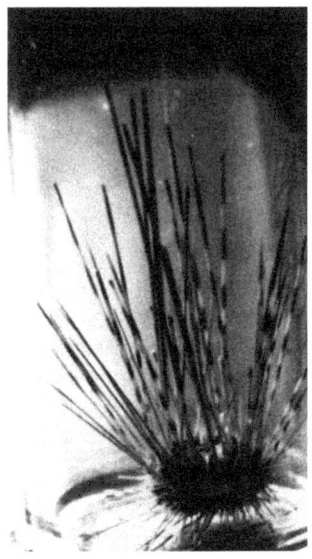

Abb. 86. Präparierte Seeigelstacheln

4. Holothuria tubulosa
(Röhrenholothurie; englisch: Cotton-spinner)

Vorkommen: Mittelmeer, bis 100 m Tiefe, in Sand und Schlamm.
Aussehen: Walzenförmig, 30 cm lang, 6 cm dick, braun bis violett.
Toxin: Glykoside.
Klinik: Maculopapulöse Eruptionen, Brennen, Juckreiz, zum Teil Ödembildung (englisch: Sea cucumber dermatitis).

5. Holothuria forskali
(Schwarze Seegurke)

Vorkommen: Atlantikküste von Schottland bis Nordafrika, Mittelmeer, bis 100 m Tiefe.
Aussehen: 25 cm lang, 5 cm dick, Grundfarbe Schwarz, an der Oberseite weißgeringelte Papillen.
Toxin: Glykoside.
Klinik: Wie bei **4**.

6. Stichopus regalis
(Königsholothurie)

Vorkommen: Atlantik (von Irland bis zu den Kanaren), Mittelmeer, in 5–800 m Tiefe.
Aussehen: 35 cm lang, 7 cm breit, hellbraun, weiße Ringel an der Oberseite.
Toxin: Glykoside.
Klinik: Wie bei **4**.

7. Cucumaria planci
(Kletterholothurie)

Vorkommen: Mittelmeer, Atlantik (von Frankreich bis Marokko), 2–250 m Tiefe.
Aussehen: 15 cm lang, 5 cm breit, 5kantige Form, braungefärbt.
Toxin: Glykoside.
Klinik: Wie bei **4.**

8. Acanthaster planci (Abb. 87)
(Dornenkrone; englisch: Crown-of-thorns)

Vorkommen: Indo-Pazifik (vom Roten Meer bis nach Polynesien), überwiegend an Korallenriffen vorkommend und diese zerstörend.
Aussehen: Zirka 60 cm Durchmesser, 11–21 kurze Arme, die mit zirka 5 cm langen Stacheln besetzt sind, Färbung: braun-rot-violett.
Toxin: Glykoside.
Klinik: Sehr schmerzhafter Stich, ödematöse Rötung, Taubheitsgefühl, eventuell sogar Lähmungserscheinungen; Bildung von Fremdkörpergranulomen.

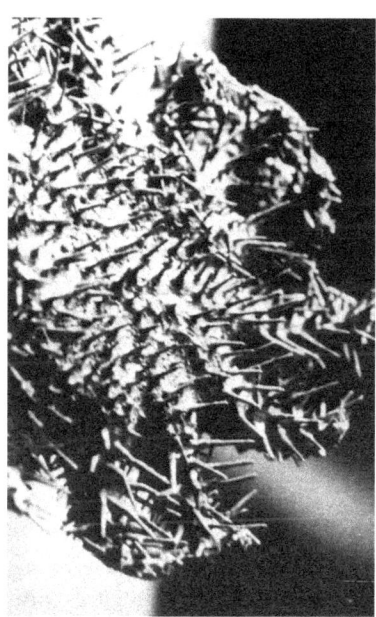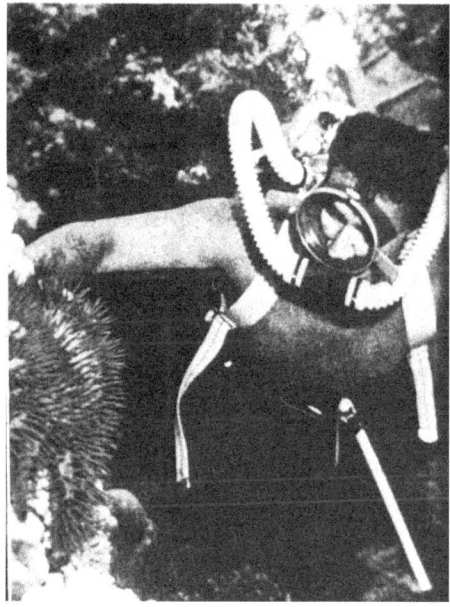

Abb. 87. Die Dornenkrone (Acanthaster planci), links als Präparat, rechts in natürlicher Umgebung [41]

9. Asterias rubens
(Gemeiner Seestern; englisch: Common european starfish; französisch: Étoile de mer)

Vorkommen: Atlantikküste (vom Weißen Meer bis Senegal), bis zirka 600 m Tiefe.

Aussehen: 5 Arme, zirka 25 cm lang, unterschiedliche Färbungen (rot, braun, violett).
Toxin: Glykoside.
Klinik: Wie bei **8**.

10. Marthasterias glacialis
(Eisseestern)

Vorkommen: Atlantik (von Norwegen bis Nordafrika), Mittelmeerküste.
Aussehen: 5armig, bis 50 cm lang, ausgeprägte Randstacheln.
Toxin: Glykoside.
Klinik: Wie bei **8**.

III. Therapie und Prophylaxe

Verletzungen durch *Seeigel*-Stacheln sind an den Mittelmeerküsten ein sehr häufiges, fast schon alltägliches Vorkommnis. Neben dem Abkratzen von Teerflecken ist die Suche nach inkorporierten Seeigelstacheln vielleicht eine der meistverbreiteten dermatotherapeutischen Freizeitbetätigungen unvorsichtiger Wasserfreunde. Sofern die Stachelenden sichtbar sind, lassen sie sich mit der Pinzette mehr oder weniger (meistens weniger) leicht entfernen. Wegen der von vielen Seeigeln freigesetzten Farbstoffe ist das Wundareal aber oft so verfärbt, daß man den Stachel nicht eindeutig lokalisieren kann. Anstatt blindlings in der Wunde herumzustochern, sollte eine Röntgenuntersuchung veranlaßt werden und der Stachel dann unter sterilen Kautelen chirurgisch entfernt werden. Bei in Gelenknähe vorgedrungenen Stacheln empfiehlt sich grundsätzlich stationäre Behandlung. Kleine, oberflächlich steckengebliebene Stachelfragmente eitern erfahrungsgemäß binnen kurzem heraus und erfordern selten weitere Behandlung. Einheimische pflegen diesen Prozeß gelassen abzuwarten, allenfalls fetten sie das Wundareal mit Olivenöl.
Bei Kontakt mit giftigen Seeigeln liegt der Schwerpunkt auf der akuten Schmerzstillung. Dazu bedient man sich der im Kapitel über Giftfische beschriebenen „Heißwassermethode", indem erhitztes Wasser, dessen Wärmegrad vom Patienten gerade noch toleriert wird, immer wieder über das Wundareal gespült wird, bis die Schmerzen abklingen. Im Gegensatz zu den Akutreaktionen bilden sich die Fremdkörpergranulome erst 2–3 Monate nach dem Seeigelkontakt. Die Knötchen sind meistens fleischfarben, 3–10 mm im Durchmesser, weisen eine zentrale Eindellung auf und sind zum Teil hyperkeratotisch. Gelegentlich können Verwechslungen mit Verrucae vulgares oder Keratoakanthomen vorkommen, doch weist die Wassersportanamnese meist in die richtige Richtung. Da die Knötchen lange Zeit druckschmerzhaft bleiben, empfiehlt sich Unterspritzung mit Corticosteroid-Kristallsuspensionen, bei Einzelherden auch Exzision. In schweren Fällen kann es zu diffusen Spätreaktionen mit flächenhaften zyanotischen Indurationen (meist an Händen oder Füßen) kommen; hier ist der Einsatz von Breitbandantibiotika und systemisch wirkenden Corticosteroiden angezeigt.
Das Haut- und Cuviersekret (identisch in der Zusammensetzung) der *Seegurken* wirkt irritierend auf Haut und Schleimhaut. Systemische Gabe von Antihi-

staminen und Auftragen von Steroidexterna bringt die Symptome rasch unter Kontrolle. Das Abduschen mit Süßwasser verschafft zwar zusätzliche Linderung, kann anderseits aber auch Anlaß zur Verschlechterung sein, wenn nämlich die Hauterscheinungen nicht durch Holothurientoxin, sondern durch Nematozysten ausgelöst wurden (vgl. Kapitel über Zölenteraten).

Auch *Seestern*-Toxin verursacht papulöse, zum Teil urticarielle Eruptionen, die mit Corticosteroidexterna, gegebenenfalls auch systemischer Antihistamingabe, problemlos zu beherrschen sind. Eingedrungene Stachelfragmente sollten chirurgisch entfernt werden, wobei antibiotische Abdeckung ratsam ist.

Vorsicht ist die beste Prophylaxe. Es empfiehlt sich dringend, die Stacheln der Echinodermata als wirksame „Force de frappe" ernstzunehmen und sich ihnen möglichst nicht mit unbedeckter Haut zu nähern. An Stränden, wo Stachelhäuter erfahrungsgemäß häufig vorkommen (Einheimische befragen!), sollten Turnschuhe getragen werden, da insbesondere Seeigel schon im flachen Wasser in der obersten Sand- bzw. Schlammschicht anzutreffen sind. Beim Tauchen an Felsküsten oder Korallenriffen muß eindringlich davor gewarnt werden, mit ungeschützter Hand in schlecht einsehbare Mulden oder Löcher zu greifen.

IV. Anhang: Vergiftungen durch Echinodermengenuß

Nicht nur *Echinus esculentus* (der sprichwörtlich eßbare Seeigel), sondern auch viele andere Seeigelarten, sind im Prinzip eßbar. Dabei ist jedoch zu beachten, daß während der Fortpflanzungszeit ein Toxin in den Genitaldrüsen produziert wird, das Brechdurchfall, Kopfschmerzen und gelegentlich urticarielle Exantheme verursacht. Es empfiehlt sich daher, „Insider-Informationen" über die jahreszeitlich bedingte Genießbarkeit einzuholen, bevor man sich über diese „Frutti di mare" hermacht. Vorsicht ist auch beim gastronomischen Umgang mit Seegurken angebracht. Da die Tiere in Streßsituationen (wozu sicherlich auch das Gefangenwerden zählt) erhebliche Toxinmengen ausscheiden, ist gründliche Reinigung der Holothurien zur Vermeidung von Intoxikationen (Brechdurchfälle, Lähmungen, auch Todesfälle beschrieben) unumgänglich. Hat man beim Küchenchef in dieser Hinsicht Zweifel, oder sollten sich andere Mittagsgäste bereits in Krämpfen winden, ist es aus präventivmedizinischer Sicht ratsam, anstelle der Seegurken lieber ein Omelett zu bestellen.

Literatur (siehe S. 380 ff.)

[29], [39], [41]–[43], [46], [47], [94].

E. Annelida

I. Allgemeiner Teil

Für den Touristen besitzen verschiedene „Würmer" medizinische Bedeutung, an dieser Stelle soll jedoch nur auf einige Vertreter der *Anneliden (Ringelwürmer)* hingewiesen werden, die zusammen mit den *Arthropoden* als *Articulata (Gliedertiere)* den Hauptanteil – mehr als eine Million Arten – des Tierreichs ausmachen. Wie die Arthropoden sind auch die Ringelwürmer durch metameren Aufbau gekennzeichnet, d. h. eine Gliederung in Segmente, die in ihrer Organausstattung annähernd gleich bleiben und durch Ringfurchen voneinander getrennt sind.

Die Reaktionen auf Annelidenkontakt beruhen entweder auf Giftwirkung, Fremdkörperreiz oder Hemmung der Blutgerinnung. Eine Zusammenstellung der giftigen Anneliden findet sich in Tab. 91. Die toxischen Anneliden, zu denen als wichtigster und bekanntester Repräsentant der *Feuerwurm (Hermodice carunculata)* gehört, tragen an den Flanken einen Saum von Borstenhaaren (Setae). Diese Borsten sind hohl und enthalten wahrscheinlich das Toxin, außerdem tragen sie bei einigen Spezies noch zusätzlich Widerhaken. Bei Hautberührung dringen sie in das Gewebe ein, verursachen einen den Kaktusstacheln vergleichbaren Fremdkörperreiz und eine toxische Reaktion. Im Gegensatz dazu applizieren die borstenlosen *Glycera-*Arten ihr Gift durch einen mit Fang„zähnen" bewehrten Rüssel (Proboscis), den sie mittels Muskelkontraktion blitzartig aus der Mundöffnung stülpen können. Neben den giftigen Arten gibt es auch Spezies, die einfach aufgrund ihrer Körpergröße nennenswerte Bißwunden setzen können (z. B. *Eunice aphroditois,* vgl. Spezieller Teil).

Die Egel, deren blutsaugerische Lebensgewohnheiten seit Jahrhunderten medizinisch genutzt werden, erweisen sich für den ahnungslos durch Bäche watenden oder unter tropischen Bäumen lustwandelnden Touristen häufig als ungebetene „Mitesser". Die *Kieferegel (Gnathobdellae)* sind besonders unangenehm; sie tragen im Schlund 3 zahnbewehrte Kieferplatten, mit denen sie eine 3strahlige Wunde in die Haut des freiwilligen oder unfreiwilligen Probanden „sägen" und anschließend aus der Speicheldrüse Hirudin in das Wundareal sezernieren („externe Hirudiniasis"). Mit dem ungerinnbar gewordenen Blut saugen sie sich voll (zirka 15 ml), fallen ab und können von dieser Vampirsmahlzeit 1,5 Jahre zehren. Die Wunde pflegt übrigens nach dem Ablösen des Egels noch weiter zu bluten. Der durchschnittliche Gesamtblutverlust pro Egel dürfte bei 40–60 ml liegen, was ziemlich genau der vom Assistenzarzt für die routinemäßige Aufnahmeuntersuchung im Krankenhaus abgezapften Menge entspricht. 10 Egel ersetzen demnach einen veritablen Aderlaß von 500 ml.

Weniger heftig sind die Blutungen, die durch *Rüsselegel* (z. B. *Haementeria costata* und *Haementeria officinalis*, vgl. Spezieller Teil) verursacht werden, weil hier der kreissägenähnliche Kieferapparat fehlt, doch sind Mehrfachbekanntschaften mit diesen Egeln noch unangenehm genug für den Südamerika-Touristen.

Tabelle 91. *Giftige Anneliden und ihre Verbreitung* (nach Halstead, 1971)

Chloeia flava (Pallas)	Indo-Pazifik von Vorderindien bis Japan
Cloeia viridis (Schmarda)	Kalifornien bis Panama, Westindische Inseln
Eurythoe brasiliensis (Hansen)	Brasilien
Eurythoe complanata (Pallas)	tropisches Amerika, Afrika und Asien
Hermodice carunculata (Pallas)	Mittelmeer, USA-Südküste, Westindische Inseln
Glycera dibranchiata (Ehlers)	Nordamerika von Kanada bis North Carolina
Glycera ovigera (Schmarda)	Neuseeland

II. Spezieller Teil

1. Hermodice carunculata
(Feuerwurm; englisch: Bristle worm)

Vorkommen: Mittelmeer (besonders Ägäis), U.S.A.-Südküste (Florida), Westindische Inseln; an Felsen und im Schlamm lebend.
Aussehen: Zirka 30 cm lang, grünlich gefärbt mit roten Tupfen an den Seiten; Flanken mit Borstensaum besetzt, der sich bei Gefahr blütenartig aufbläht.
Toxin: Nicht bekannt.
Klinik: Bei Berührung brennender Schmerz, Rötung, Ödembildung, papulöse Eruptionen (Bristle worm dermatitis), Taubheitsgefühl. Die in der Haut steckenden Borsten verursachen häufig Sekundärinfektionen; es können nekrotisierende Ulcerationen entstehen, in schweren Fällen sogar ganze Gliedmaßen gangränös werden, so daß amputiert werden muß.

2. Eunice aphroditois
(Australischer Palolo)

Vorkommen: Australische Küste.
Aussehen: Zirka 1 m lang, grünlich gefärbt.
Toxin: Nicht vorhanden.
Klinik: Der Palolo verfügt über kräftige Chitinkiefer, die schmerzhafte, sich gelegentlich sekundär infizierende Bißwunden hinterlassen.

3. Hirudo medicinalis
(Medizinischer Blutegel; englisch: Leech; französisch: Sangsue médicale)

Vorkommen: Europäische Binnengewässer, vorwiegend Osteuropa und Balkan.
Aussehen: Bis 15 cm lang, grünlich gefärbt; auf dem Rücken 6 rötliche Längsstreifen beim eigentlichen medizinischen Blutegel *Hirudo medicinalis*, der jedoch selten geworden ist. Der ungarische Blutegel *Hirudo officinalis*, der we-

sentlich häufiger ist (und heute auch medizinisch verwendet wird), trägt dagegen nur 4 Längsstreifen.

Toxin: Hirudin (Protein, Molekulargewicht 16.000), als Thrombininaktivator wirkend.

Klinik: Entsprechend der gerinnungshemmenden Wirkung kommt es zu profusen Blutungen, die schlecht heilen und sich oft sekundär infizieren. Daneben besitzt Blutegelsekret auch Antigenpotenz; nach Mehrfachkontakt (auch medizinischer Art) entwickeln sich bei Sensibilisierten bullöse Lokal- oder urticarielle Allgemeinreaktionen. Schließlich sind an den Bißstellen persistierende, stark juckende Knötchen beobachtet worden, die klinisch an Prurigo nodularis erinnern.

4. Limnatis nilotica
(Roßegel)

Vorkommen: Binnengewässer Südosteuropas und Nordafrikas.
Aussehen: Zirka 10 cm lang, braunschwarz gefärbt.
Toxin: Nicht vorhanden.
Klinik: Blutende Bißwunde, Superinfektion möglich. Jungegel, die schwer zu erkennen sind, können beim Trinken aus befallenen Wasserstellen in den Mund geraten und sich an Rachen- und Nasenschleimhaut, unter Umständen sogar an den Stimmbändern festsaugen.

5. Haemadipsa zeylanica
(Ceylonegel; französisch: sangsue de Ceylan)

Vorkommen: Sri Lanka; massenhaft im Gras und auf Bäumen vorkommend. Andere Spezies der Landegel (Haemadipsidae) kommen auf dem indischen Subkontinent, Ozeanien, Südamerika und Madagaskar vor; gelten als ausgesprochene Landplage in den entsprechenden Regionen (z. B. Nepal zur Monsunzeit).
Aussehen: 3 cm lang, bräunlich.
Toxin: Nicht vorhanden.
Klinik: Werden durch Erschütterung der Umgebung, aber auch durch menschliche Ausdünstungen angezogen; greifen aktiv an, können sich durch kleinste Lücken der Kleidung zwängen (z. B. offene Knopflöcher). Schmerzloser Biß, daher meist erst viel später bemerkt, heftige Blutung, eventuell Sekundärinfektion.

6. Haementeria costata
(Rüsselegel)

Vorkommen: Osteuropa und Balkan; überwiegend in stehenden Gewässern.
Aussehen: Zirka 7 cm lang. Im Gegensatz zu den Kieferegeln haben die Rüsselegel (Rhynchobdellae) keine zahnbewehrten Kieferplatten; sie stülpen statt dessen ihren Vorderdarm wie einen Stechrüssel aus dem Mundsaugnapf heraus.
Toxin: Nicht vorhanden.
Klinik: Einstichstelle leicht schmerzhaft, mäßige Blutung, Superinfektion möglich.

7. Haementeria officinalis

Vorkommen: Binnengewässer Mittel- und Südamerikas.
Aussehen: Zirka 8 cm lang.
Toxin: Nicht vorhanden.
Klinik: Wie unter **6.** beschrieben; in Lateinamerika auch medizinisch als Schröpfegel verwendet.

III. Therapie und Prophylaxe

In die Haut eingedrungene *Annelidenborsten* lassen sich mit der Splitterpinzette entfernen oder mittels Klebefolie „abziehen" (vgl. Kapitel über Schwämme). Ferner empfiehlt sich Kühlung des Wundareals durch Alkoholumschläge; bei starkem Juckreiz können systemisch wirkende Antihistamine gegeben werden.

Bei *Egeln* besteht das Hauptziel darin, die kleinen Blutsauger zum Beendigen ihrer Mahlzeit zu nötigen. Auf keinen Fall darf man die Egel einfach abreißen; in diesem Fall würden die Beißwerkzeuge in der Wunde zurückbleiben und möglicherweise zur Entstehung phagedänischer Ulcera führen. Entweder übergießt man die Egel mit Meerwasser, Alkohol oder Essig und bringt sie damit zum Abfallen. Es wird alternativ auch empfohlen, eine Streichholz- oder Feuerzeugflamme in die Nähe des saugenden Egelkopfes zu bringen. Die obligate Nachblutung läßt sich problemlos mit lokaler Applikation eines Haemostyptikums stillen. Zur Infektionsprophylaxe wird antiseptische Lokalbehandlung über mehrere Tage angeraten, eventuell muß ein Breitbandantibiotikum eingesetzt werden. Prurigo-nodularis-Herde können durch Corticosteroidunterspritzung gebessert werden, allergische Reaktionen, je nach Ausprägung, durch topische oder systemische Corticosteroidtherapie beherrscht werden.

Zur besseren Abschätzung des Allergierisikos empfiehlt sich die anamnestische Abklärung vorausgegangener (auch medizinischer) Egelbekanntschaften. Zur Vermeidung toxischer Reaktionen ist dringend zu empfehlen, beim Tauchen die Hände von Anneliden, insbesondere den borstentragenden, zu lassen. Handschuhe stellen nur einen relativen Schutz dar und werden z. B. von den Borsten der in den tropischen Meeren weitverbreiteten *Eurythoe complanata* mühelos durchdrungen.

Über das gehäufte Vorkommen von Egeln im Süßwasser oder an Land wissen die Einheimischen meist sehr genau Bescheid, der „Newcomer" sollte von diesen Erfahrungen profitieren. In trüben Gewässern sollte man jedenfalls nicht barfuß umherwaten und erst recht nicht aus unbekannten Quellen trinken. In Gegenden, wo das gehäufte Auftreten von Landegeln bekannt ist (indischer Subkontinent, Nepal), sollte man sich vor Spaziergängen im Dschungel vergewissern, daß die Kleidungsstücke geschlossen sind. Sollte man während eines solchen Marsches Symptome einer Blutungsanämie an sich beobachten, so überzeuge man sich, ob nicht vielleicht doch einer Familie von Ceylon-Egeln gelungen ist, durch Kleiderlücken an die Haut zu gelangen und dort ihr schmerzloses Beißwerk auszuüben.

Gouck berichtet über Versuche, das bekannte Repellent Diäthyltoluamid (DEET) einzusetzen. Um Wasserfestigkeit zu erreichen, können DEET und Lanolin im Mischungsverhältnis 25:75 aufgetragen werden.
Im übrigen gilt auch hier wieder, daß Vermeidung mutwilligen Kontaktes die beste Prophylaxe darstellt.

Literatur (siehe S. 380 ff.)

[29], [36], [39], [41]–[43], [46].

F. Chelicerata und Diantennata

I. Allgemeiner Teil

Trotz ihres schlechten Images gehören Spinnen nicht nur zu den schönsten und interessantesten Tieren überhaupt (Touristen sei zum Abbau der Spinnenfurcht die Lektüre von Horst Sterns und Ernst Kullmanns verdienstvoller Dokumentation „Leben am seidenen Faden" angeraten), sondern auch zu den nützlichsten. Ihre Funktion, insbesondere bei der Insektenvernichtung, ist so

Tabelle 92. *Giftspinnen und ihre Verbreitung* (nach Bücherl, 1971)

Gattung	Region
a) Gefährlich	
Phoneutria	Brasilien (aber mit Bananenfrachten in viele Hafenstädte verschleppt)
Atrax	Australien, Neuseeland
Harpactirella	Südafrika
Latrodectus	weltweit
Loxosceles	Mittelmeerraum, U.S.A., Mittel- und Südamerika
Lycosa	Mittelmeerraum, Südafrika, Mittel- und Südamerika, Australien, Neuseeland
b) Weniger gefährlich	
Lasiodora	Südamerika
Acanthoscurria	Südamerika
Trechona	Südamerika
Xenesthis	Panama, Venezuela, Kolumbien
Megaphobema	Kolumbien
Pamphobeteus	Südamerika
Phormictopus	Mittelamerika
Theraphosa	Guayana, Venezuela
Chiracanthium	Süddeutschland, Schweiz, Frankreich, Mittelmeerländer, Peru, Hawaii
Dendryphantes	Bolivien, Chile, Brasilien
Lithyphantes	Südamerika
Mastophora	Bolivien, Chile, Peru
Eurypelma	U.S.A.-Südstaaten, Mittelamerika
Filistata	Argentinien, Brasilien
Heteropoda	Mittel- und Südamerika (Seehäfen)
Segestria	Argentinien, Brasilien, Paraguay
Sericopelma	Mittelamerika

gravierend, daß man mit der Ausrottung der Spinnen eine Touristenregion nicht attraktiver machen, sondern, ganz im Gegenteil, aus dem ökologischen Gleichgewicht bringen würde.

Natürlich bedeutet dies nicht, daß alle Spinnen für den Menschen harmlos wären; einige wenige Spezies sind sogar ausgesprochen gefährlich, und pro Jahr sterben mehrere hundert Menschen an Intoxikationen mit Spinnengift. Die wichtigsten Giftspinnen und ihre Hauptverbreitungsgebiete sind in Tab. 92 zusammengestellt. Rekonstruiert man die Todesfälle, so sind meist Ignoranz, Unachtsamkeit, wenn nicht gar bodenloser Leichtsinn an den Zwischenfällen schuld. Man muß wissen, daß Spinnen zwar im Prinzip ängstlich sind und eher ihr Heil in der Flucht suchen, sich gegen tatsächliche (oder von der Spinne so aufgefaßte) Angriffe aber vehement zur Wehr setzen können. Ferner muß man wissen, daß Spinnenweibchen wesentlich aggressiver und giftiger sind als die Männchen, daß sie in der Zeitspanne zwischen Paarung und dem Schlüpfen der Jungen am gefährlichsten sind und daß ihre Angriffslust von Jahreszeit und Wetter abhängt. Außerdem scheinen bei einigen Spezies erstaunliche Affektinkontinenzen in Form unkalkulierbarer „Jähzornreaktionen" zu bestehen. So berichtet Bücherl, daß eine Schwarze Witwe friedlich, ja geradezu zutraulich über einen Handrücken krabbeln kann, im nächsten Moment aber wütend zubeißt, weil ihr ein allzu langes Haar im Wege ist.

Tabelle 93. *Klinischer Verlauf von Bissen der Schwarzen Witwe (Latrodectismus)* (nach Maretic, 1971)

Zeit	Symptomatik
0 bis 10 Minuten	Zwei punktförmige Bißwunden, Erythem, Ödem, Quaddelbildung, Hypaesthesie.
10 bis 60 Minuten	Stechender Schmerz in den regionalen Lymphknoten; Lymphadenitis; ständige Zunahme und Ausbreitung des Schmerzes *(Leitsymptom!)* über Bauch und Brust; motorische Unruhe; Tachykardie; Blutdruckabfall; Atembeklemmungen; Todesangst; profuse Schweißausbrüche; gesteigerter Tränenfluß; Speichelsekretion entweder exzessiv gesteigert oder völlig gestoppt.
1 bis 72 Stunden	Ausbildung der „*Facies latrodectismica*" (gerötetes, schweißüberströmtes, schmerzverzerrtes Gesicht mit Blepharoconjunctivitis, Lidödem und Masseter-Trismus); Übelkeit; Erbrechen; Obstipation; Krämpfe; Priapismus; Bauchmuskulatur bretthart gespannt *(cave Fehldiagnose akutes Abdomen!)*; Oligurie; Albuminurie; Anstieg von Glukose, Kalium und Harnstoff; Hyponatriämie; akute Psychose möglich.
3 bis 8 Tage	Leibschmerzen klingen ab; Schmerzen in unteren Extremitäten werden stärker; ausgeprägtes Brennen der Fußsohlen; im Bereich der Bißstelle morbilli- oder scarlatiniforme bzw. papulo-vesikulöse Exantheme, auch generalisiert auftretend.

Innerhalb des Unterstammes der *Scherenfüßer* oder *Chelicerata* bilden die Spinnen zusammen mit Skorpionen, Milben und Weberknechten die Klasse der *Spinnentiere (Arachnida)*. Gemeinsames Kennzeichen sind unter anderem die Cheliceren, kleine Scheren oder Klauen am Kopfende. Bei den Spinnen wird die Wirksamkeit dieser Scheren durch einen Giftapparat ergänzt. Je nach dem Differenzierungsgrad unterscheidet man zwischen Spinnen mit *ortho-* und mit *labidognathen* Cheliceren. Während bei den Orthognatha die beiden Cheliceren *nebeneinander* liegen, wie die Greifer eines Schaufelbaggers, arbeiten bei den Labidognatha die Cheliceren zangenartig *gegeneinander*. In den Chelicerenstachel mündet der Giftkanal, durch den die Giftdrüse beim Biß entleert wird (vgl. Abb. 88, 89). Die Orthognatha sind medizinisch weniger bedeut-

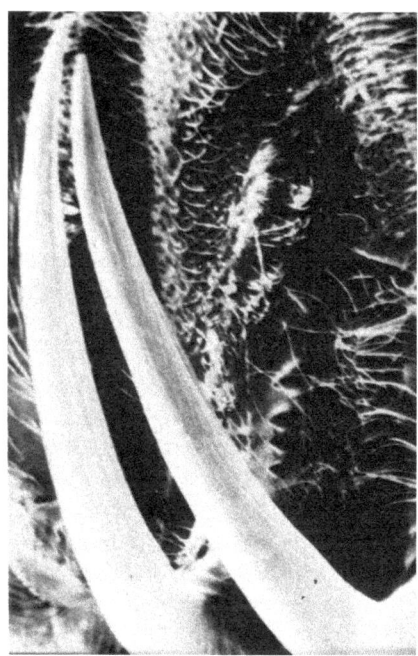 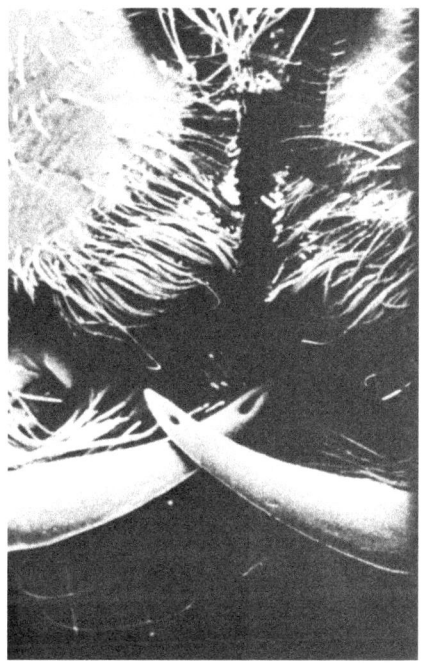

Abb. 88   Abb. 89

Abb. 88. Cheliceren-Anordnung bei orthognathen Spinnen [71]

Abb. 89. Cheliceren-Anordnung bei labidognathen Spinnen [71]

sam; aus dieser Gruppe wird im Speziellen Teil nur Lasiodora klugi besprochen. Die restlichen 5 dort berücksichtigten Spezies gehören alle zu den Labidognatha. Nicht näher eingegangen wird auf 2 sehr gefährliche Gattungen, nämlich die australische *Atrax* und die südafrikanische *Harpactirella*, weil ihr Biß praktisch keine dermatologischen Symptome verursacht.

Die mit den echten Spinnen verwandten Skorpione haben ebenfalls einen denkbar schlechten Ruf. In Wirklichkeit sind Skorpione relativ friedlich, wenn sie nicht massiv provoziert werden oder witterungsbedingt vorübergehend so aggressiv und reizbar werden wie ein Münchner Autofahrer bei Föhn *(Sonnentage mit heißen Winden bedeuten „Skorpion-Wetter!")*.

Im Gegensatz zu den Spinnen tragen Skorpione ihre Giftdrüsen nicht in den Cheliceren (die zu großen Zangen umgestaltet sind), sondern im blasig ver-

dickten Schwanzende, Telson genannt. Die 2 Giftkanäle münden am Schwanzstachel. Skorpione beißen also nicht, sondern applizieren das Gift mit einem
peitschenartigen Schlag ihres Schwanzes. Dieser Schwanz kann übrigens nicht
nach unten bewegt werden, sondern nur seitwärts (übliche Ruhestellung) und
nach oben über Körper und Kopf (Kampfstellung).

Die Körpergröße der Skorpione schwankt zwischen 2 und 25 cm; ihrer Le-
bensweise entsprechend kann man zwischen Wald-, Feld- und Wüstenskorpio-
nen unterscheiden, was wegen der Farbunterschiede (Waldskorpione schwarzbraun, Wüstenskorpione hellgelb) und der unterschiedlichen Gefährlichkeit
(das Gift der Wüstenbewohner ist besonders toxisch) praktische Bedeutung
hat. Waldskorpione (wie z. B. *Tityus cambridgei* im Amazonasgebiet) sind unter Baumwurzeln und Büschen zu finden, aber auch unter angelandeten Booten (!). Feldskorpione (z. B. *Tityus trinitatis* auf Trinidad) bevorzugen feuchte
Plätze wie Zuckerrohrfelder oder Bananenplantagen; außerdem findet man sie
unter Steinen am Flußufer und besonders häufig unter Termitenhügeln versteckt. Die Wüstenskorpione passen sich den extremen Temperaturschwan-
kungen ihrer Umgebung an, indem sie 2stöckige Löcher unter dem Stein anlegen, der ihnen meist als Hausdach dient, nämlich ein luftgekühltes „Air cham-
ber" und ein geschützt liegendes „Domicile". Wie die Spinnen werden auch
die Skorpione meist erst abends und nachts mobil und suchen im Morgen-
grauen Schutz, wo immer er sich bietet, also nicht selten in Schuhen oder Klei-
dungsstücken.

Unfälle durch Skorpionstiche sind keine Seltenheit, pro Jahr dürften es schät-
zungsweise 150.000 sein. Die Letalität wird, um nur 2 Beispiele zu nennen, für
Mexiko mit 1,7 % und für Algerien mit 1,9 % angegeben (vgl. Habermehl).
Tab. 94 informiert über die wichtigsten Giftskorpione und ihre regionale Verbreitung. Im Speziellen Teil wird auf 4 häufig vorkommende, aber unterschiedlich gefährliche Spezies *(Euscorpius italicus, Buthus occitanus, Centruroides sculpturatus, Tityus serrulatus)* näher eingegangen.

Tabelle 94. *Giftige Skorpione und ihre Verbreitung* (nach Bücherl, 1971)

Gattung	Region
Tityus	Mittel- und Südamerika
Centruroides	U.S.A. (Arizona, Kalifornien), Mittelamerika
Heterometrus	Indien
Pandinus	Afrika, Vorderasien
Opisthophthalmus	Südafrika
Scorpio	Nordafrika
Hadogenes	Südafrika, Madagaskar
Androctonus	Nordafrika, Vorderasien, Indien
Buthacus	Nordafrika, Israel
Leiurus	Ägypten, Kleinasien
Buthotus	Nordafrika, Israel, Syrien
Buthus	Spanien, Frankreich, Israel, Nordafrika
Parabuthus	Mittel- und Südafrika
Vejovis	Kanada bis Mexiko
Hadrurus	U.S.A.-Südstaaten, Mexiko
Euscorpius	Mittelmeerregion

Den Milben mit ihren rund 10.000 Arten ist, im Gegensatz zu ihren Verwandten, die Etikettierung „Ekeltier" erspart geblieben. Vermutlich ist ihre geringe Körpergröße dafür verantwortlich, obwohl diese in umgekehrtem Verhältnis zu ihrer medizinischen Bedeutung steht. Neben ihrer infektiologischen Bedeutung bei der Übertragung verschiedener Krankheitserreger (z. B. Rickettsien) können sie mit ihren Beißwerkzeugen Hautläsionen produzieren; der Kot verursacht juckende Dermatosen und allergische Reaktionen an den Atemwegen. Im Speziellen Teil sind Taubenzecke und Holzbock, Krätze- und Räudemilben, weitere parasitäre Tiermilben, die in der Touristikmedizin von Interesse sind, sowie die Ernte- und Kornkäfermilbe berücksichtigt. Anschließend werden die eher asthmologisch relevanten Hausstaub- und Vorratsmilben besprochen.

Verglichen mit den Chelicerata, nimmt sich die medizinische Bedeutung der *Zweiantennentiere (Diantennata),* die ebenfalls zu den Arthropoden gehören, eher bescheiden aus. Unter urlaubsdermatologischem Blickwinkel ist eigentlich nur die *Cymothoidea*-Familie (Erreger der sogenannten Sea louse dermatitis) von Interesse. Andere Krebstiere (Crustacea), vor allem die „Wasserflöhe" der Gattung *Daphnia,* verursachen zwar Kontakturticaria, Rhinitis und Asthma, doch handelt es sich hier meist um Berufs- oder Hobby-Expositionen ohne besondere Beziehungen zur Ökologie des Urlaubsortes. Durch die Scheren von Hummern und Krabben können Traumen verursacht werden; gelegentlich werden in den U.S.A.-Küstengewässern Dermatitiden durch Kontakt mit Krabbenlarven beobachtet. Den nutritiven Allergien durch Crustaceaprotein ist ein kurzer Anhang am Ende des Kapitels eingeräumt worden.

II. Spezieller Teil

1. Lasiodora klugi (Abb. 90a, siehe Farbtafel, S. 389)
(Vogelspinne; englisch: Bird spider)

Vorkommen: Südamerika (von den Westindischen Inseln bis hinauf in die Anden).

Aussehen: 5–8 cm Körperlänge, 7–9 cm Beinlänge, schwarzbraun gefärbt; Körper und Beine vollständig mit kurzen, grauen Haaren bedeckt, dazwischen zahlreiche lange, aufrechtstehende rötliche Borsten. Bei Gefahr streicht die Spinne mit den Hinterbeinen über ihren Rücken und streift damit Haare ab.

Toxin: Unbekannt.

Klinik: Bücherl charakterisiert die Vogelspinnen als große, robuste und agile Tiere, die keine Gelegenheit zum Beißen auslassen. Die Hautreaktion entspricht der eines Hornissenstichs; an der Bißstelle entwickelt sich ein schmerzhaftes Ödem und Erythem, außerdem tritt häufig Sekundärinfektion auf. Bei Schleimhautkontakt mit abgestreiften Haarfragmenten entwickeln sich entsprechende Irritationen in Form von Rhinoconjunctivitis.

2. Chiracanthium punctorium (Abb. 90b)
(Dornfingerspinne)

Vorkommen: Süddeutschland (Kaiserstuhl bis Odenwald), Schweiz, Frankreich (Elsaß), Spanien, Italien, Balkanländer. Andere Chiracanthiumarten kommen in Australien, Fidschi, Nord- und Mittelamerika, vor allem aber auf Hawaii vor.

Aussehen: 15 mm Körperlänge, hellbraun gefärbt; auffällig sind die weißlichen Kokons, die Hühnereigröße erreichen können.

Toxin: Unbekannt.

Klinik: Schmerzhafter Biß, blaurötliche Verfärbung, mäßiges Ödem, später heftiger Pruritus. Wunde kann bis zu 2 Wochen bestehenbleiben, auch Superinfektionen kommen vor. Die Allgemeinreaktionen umfassen Übelkeit, Erbrechen, Fieber, Schüttelfrost, eventuell Atembeklemmungen und Blutdruckabfall.

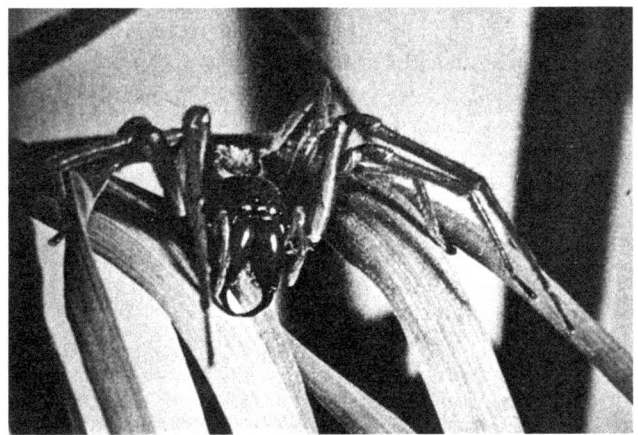

Abb. 90 b. Die auch in Deutschland heimische Dornfingerspinne (Chiracanthium punctorium) [39]

Abb. 90 a. Vogelspinne (Instituto Butantan, São Paulo). (Siehe Farbtafel, S. 389)

3. Lycosa tarentula
(Apulische Tarantel; englisch: Tarantula; französisch: Tarentule)

Vorkommen: Südspanien, Sardinien, Italien. Andere Vertreter der *Lycosidae* oder *Wolfsspinnen* (englisch: Wolf spiders; französisch: Lycosides) sind in Südafrika, Tasmanien, Neuseeland sowie Mittel- und Südamerika beheimatet.

Aussehen: Körperlänge zirka 30 mm, Beinlänge 40 mm, hellgrau.

Toxin: Cytotoxisch wirkend.

Klinik: Mäßiger Schmerz im Wundbereich; Rötung, Ödembildung, später Nekrose im Bereich der Bißstelle, Superinfektion möglich.

4. Latrodectus mactans tredecimguttatus (Abb. 91)
(Europäische Schwarze Witwe; englisch: Black widow spider; französisch: Veuve noire oder malmignatte)

Vorkommen: Kanarische Inseln, alle Mittelmeerländer, besonders Jugoslawien, auch UdSSR (Krim, Schwarzmeerküste, Ukraine, Kasachstan, Usbekistan, Tadschikistan). Andere Arten der Schwarzen Witwe sind auf allen

Kontinenten verbreitet. Während die amerikanische Schwarze Witwe *Latrodectus mactans mactans* weitgehend urbanisiert ist (Kellerräume, Garagen, Schuppen), kommt *Latrodectus mactans tredecimguttatus* überwiegend in ländlichen Gebieten vor (Ausnahme: Israel! Dort häufig in Toiletten, d. h. in Waschbecken und an den Unterseiten der Klobrillen.)

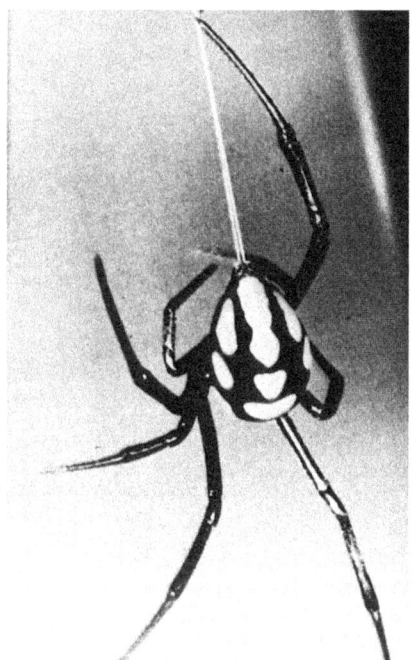

Abb. 91. Die europäische Schwarze Witwe (Latrodectus mactans tredecimguttatus) [71]

Aussehen: 10 mm Körperlänge, tiefschwarz, 13 (daher der lateinische Name) oder mehr rote Flecken auf dem Hinterleib; typisch ist die weiße, eieruhrförmige Zeichnung auf der Bauchseite des Hinterleibs.

Toxin: Neurotoxisch wirkend.

Klinik: Das Krankheitsbild ist so charakteristisch, daß es den Eigennamen „*Latrodectismus*" (englisch: Latrodectism) bekommen hat; die Krankheitsphasen sind der Tab. 93 zu entnehmen.

5. Loxosceles reclusa
(Englisch: Brown recluse spider oder Violin spider)

Vorkommen: U.S.A. (Südoststaaten); im Freien unter Steinen, Ziegeln, Kachelhaufen, Baumstümpfen sowie in Häusern auftretend. Ebenso wie die aus Südamerika stammende Spezies *Loxosceles laeta,* durch den modernen Reiseverkehr immer weitere Verbreitung findend. Im Mittelmeergebiet ist *Loxosceles rufens* heimisch.

Aussehen: Körperlänge 7–12 cm, Beinlänge 16–24 mm, hellbraun, grau oder olivgrün gefärbt, geigenförmiges Ornament auf dem Cephalothorax. Die Spinnen sind nicht aggressiv und nehmen jede Fluchtmöglichkeit wahr. Sie beißen nur, wenn sie gegen menschliche Haut gedrückt werden (z. B. im Schlaf).

Toxin: Polypeptide, Hyaluronidase, Protease, DNase, Phospholipase A, C, D; Wirkung cyto-, neuro- und hämotoxisch.

Klinik: Leicht schmerzhafte Bißwunde, ödematöse Rötung, eventuell Ausbildung von Bullae, dann Ischämie der Umgebung, schließlich Ausbildung tiefer Nekrosen (im angelsächsischen Sprachraum als *Syndrome of necrotic loxoscelism* bekannt). Aus dermatologischer Sicht ist dieses Krankheitsbild das wichtigste im Zusammenhang mit Spinnenbissen überhaupt. Da durch die heutigen Reisegewohnheiten die Spinnen bzw. deren Eier weit über ihren eigentlichen Lebensraum hinaus verbreitet werden, sollte der Amerika-Tourist bzw. der ihn beratende Dermatologe das Krankheitsbild des Loxoscelismus kennen (vgl. Tab. 95).

Tabelle 95. *Klinischer Verlauf von Loxosceles-reclusa-Bissen (Nekrotischer Loxoscelismus)* (nach Millikan und Berger, 1975)

Stadium	Zeit	Klinik
I. *Initialreaktion*	0 bis 2 Stunden	Punktförmige Bißstelle, Erythem und Ödem der Umgebung, eventuelle Blasenbildung (insgesamt noch uncharakteristisches Bild).
II. *Ischämie*	2 bis 6 Stunden	Auftreten fleckförmiger Ischämie-Areale in der näheren Wundumgebung (erster differentialdiagnostischer Hinweis auf Loxosceles-Biß).
III. *Cyanose*	5 bis 12 Stunden	Die Laesion wird extrem schmerzempfindlich (weiterer diagnostischer Hinweis); mit fortschreitender Vasokonstriktion färben sich die Ischämieherde schwarzblau.
IV. *Nekrose*	nach 12 Stunden	Parallel zum örtlichen Gewebsuntergang schlägt die Hyperästhesie in Gefühllosigkeit um.

6. Phoneutria nigriventer

(Kammspinne; englisch: Wandering spider oder Banana spider; portugiesisch: Aranha armadeira)

Vorkommen: Brasilien, bevorzugt im Bereich Rio Grande do Sul. Phoneutria lebt tagsüber an dunklen, geschützten Orten, wird aber nachts sehr aktiv (Aktionsradius von mehreren 100 Metern), dringt oft in menschliche Behausungen ein und verbirgt sich morgens in Schuhen oder abgelegten Kleidern. Phoneutria-Spezies werden häufig mit Bananenladungen (daher der Name) verschifft und landen so unter anderem auch in europäischen Hafenstädten. Die Spinnen zeichnen sich durch Aggressivität und Beißwut aus, unter Umständen springen sie ihren vermeintlichen Gegner sogar an!

Aussehen: Körperlänge zirka 35 mm, Beinlänge bis 60 mm, graubraun gefärbt, weißliche Longitudinalbänder auf dem Abdomen.

Toxin: Neurotoxisch wirkend.

Klinik: Heftiger lokaler Schmerz, Rötung und Ödem der Bißstelle. Binnen 2 Stunden entwickeln sich periphere und zentrale Lähmungen; Todesfälle durch Atemstillstand kommen vor.

7. Euscorpius italicus
(Italienischer Skorpion)

Vorkommen: Italien, Schweiz.
Aussehen: 5–8 cm lang, glänzend schwarzbraun.
Toxin: Peptide, Hyaluronidase.
Klinik: Leicht schmerzhafte Stichstelle, Rötung und Ödem der Umgebung; Sekundärinfektionen selten, keine Allgemeinreaktionen bekannt.

8. Buthus occitanus (Abb. 92)
(Skorpion des Mittelmeerraumes)

Vorkommen: Südfrankreich, Nordafrika.
Aussehen: Zirka 10 cm lang, gelbbraun.
Toxin: Proteingemisch, Lecithinase; neurotoxisch wirkend.
Klinik: Heftiger Wundschmerz, Rötung, Parästhesien; beim *Nordafrikanischen* Buthus zusätzlich Allgemeinsymptome (Schweißausbrüche, Erregtheit, Tachy-kardie, Blutdruckschwankungen, Mydriasis). Dieses Phänomen der unter-schiedlich starkes Toxin produzierenden Vertreter gleicher Rassen, aber unter-schiedlichen Lebensraumes, gibt es nicht nur bei Skorpionen, sondern auch bei Spinnen. Es stellt ein erhebliches Problem für die Antiveningewinnung dar.

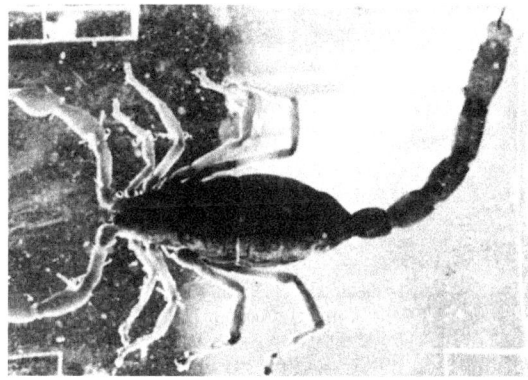

Abb. 92. Der in Südfrankreich und Nordafrika vorkommende giftige Skorpion Buthus occitanus (Präparat)

9. Centruroides sculpturatus
(Arizona-Skorpion; englisch: Arizona-scorpion)

Vorkommen: Südwesten der U.S.A. (Schwerpunkt: Arizona).
Aussehen: 12 cm lang, gelb gefärbt.
Toxin: Unbekannte Zusammensetzung, neurotoxische Wirkung.

Klinik: Stichwunde *extrem schmerzhaft* (differentialdiagnostischer Hinweis!), Umgebung anfangs gerötet und ödematös, später haemorrhagisch, eventuell nekrotisch. Übergang in Allgemeinsymptome, wie Agitiertheit, Todesangst, Muskelkrämpfe, profuses Schwitzen, gesteigerten Tränen- und Speichelfluß, Mydriasis, Parästhesien, initial Blutdruckanstieg, später -abfall, Tachyarrhythmie, Cheyne-Stokes-Atmung, eventuell Tod durch Atemlähmung. Mehrfach gestochene Patienten können sich sensibilisieren und mit Rhinoconjunctivitis, Asthma, Urticaria sowie anaphylaktischem Schock reagieren.

10. Tityus serrulatus
(Giftskorpion)

Vorkommen: Brasilien.
Aussehen: Zirka 7 cm lang, gelbbraun.
Toxin: 7 verschiedene Proteinfraktionen, deren potentestes das Tityus-Toxin I ist und aus 18 Aminosäuren besteht (Diniz).
Klinik: Wie bei Arizona-Skorpion, wobei die Allgemeinreaktionen so sehr im Vordergrund stehen, daß die Angehörigen der Tityusgattung als die für den Menschen gefährlichsten Skorpione gelten.

11. Argas reflexus (Abb. 93)
(Taubenzecke; englisch: Hard tick)

Vorkommen: Weltweit, parasitär an Tauben und Hühnern lebend.
Aussehen: 4 mm lang.
Klinik: In ausgehungertem Zustand fallen die sonst wählerischen Taubenzekken auch Menschen an, überleben diesen Blutgenuß aber nur um 7–10 Tage. Üblicherweise gelangen sie vom Dach aus in die obersten Wohngeschosse. Der Stich ist schmerzhaft und löst schmerzende Erytheme sowie Lymphangitis und

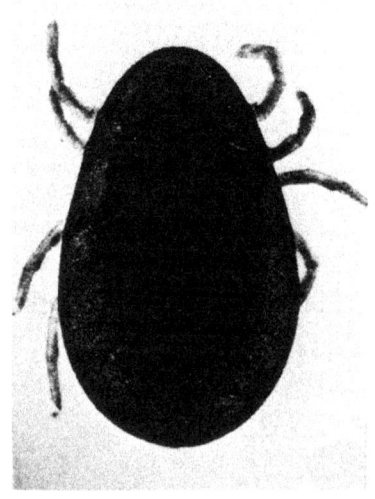

Abb. 93. Taubenzecke (Argas reflexus) [117]

-adenitis aus. Das Krankheitsbild kann mit dem Erysipel verwechselt werden. Daneben sind aber auch urticarielle Reaktionen (inklusive Lippenschwellung) möglich.

12. Ixodes ricinus (Abb. 94 a)

(Holzbock; englisch: Soft tick; französisch: Tique)

Vorkommen: Weltweit, vor allem auf feuchten Büschen und Bäumen.

Aussehen: Rotbraun, vor der Mahlzeit 4 mm, danach zirka 11 mm; neben den ausgewachsenen Weibchen fallen auch die Nymphen, gelegentlich sogar die Larven den Menschen an.

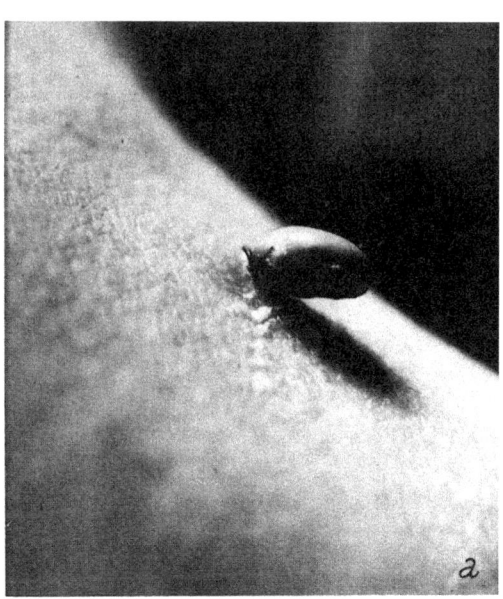

Abb. 94 a. Befall durch Ixodes ricinus (Holzbock).

Abb. 94 b. Erythema migrans, 2 Monate nach Zeckenstich. (Siehe Farbtafel, S. 389)

Klinik: Prädilektionsstellen sind Kopfhaut und faltenreiche Körperregionen (z. B. Gelenkfalten, Scrotum). Es treten insektenstichähnliche Reaktionen mit Pruritus, Erythem und Infiltrationen auf. Die Nahrungsaufnahme des Holzbocks dauert ungestört zirka 10 Tage, jedoch bleiben die Hautveränderungen noch etwa 2 Wochen über das Abfallen der Zecke hinaus bestehen. Traumatische Zeckenbißgranulome können wochenlang bestehenbleiben; auch Erythema chronicum migrans *(Strophulus arthropodicus)* ist gelegentlich in Kombination mit Arthritis beobachtet worden (Abb. 94 b, siehe Farbtafel, S. 389). Zeckenbisse werden als Ursache der Acrodermatits chronica atrophicans Herxheimer sowie der Lymphadenosis benigna cutis Bäfverstedt diskutiert. Schließlich sei an die Übertragung verschiedener Infektionskrankheiten (Zeckenencephalitis, Rickettsiosen, Tularämie) durch Ixodidae erinnert.

13. Sarcoptes scabiei var. hominis
(Krätzemilbe; englisch: Itch mite; französisch: Gale de l'homme)

Vorkommen: Weltweit; meist direkt durch Körperkontakt, seltener auch indirekt, z. B. durch Bettwäsche in Hotels, übertragen.

Aussehen: Weibchen 0,3–0,4 mm, Männchen 0,2 mm lang.

Klinik: Die Milben dringen zunächst senkrecht in die Haut ein bis in die untere Hornschicht und graben dann waagrecht weiter. Das Weibchen legt 2 Eier pro Tag und gräbt einen „Luftschacht", durch den die ausgeschlüpften Larven auf die Hautoberfläche gelangen. Dort machen sie in 4-Tage-Intervallen 2 Nymphenstadien durch, werden als adulte Weibchen von den in Hautfalten sitzenden Männchen befruchtet und graben sich alsbald ihrerseits wieder in die Hornschicht ein, wo sie 1,5 bis 2 Monate weiterleben. Die Diagnose Skabies wird durch das Erkennen der *Trias Milbengänge, Eigelege* und *schwarze Kotballen* erleichtert. Prädilektionsstellen sind die Interdigitalräume der Finger und Zehen, Beugeseiten der Handgelenke, Ellbogen, Mamillen, Axillae, Inguinalfalten und Penisschaft. Bei Erstinfektion ist der erste Monat klinisch symptomfrei, bevor sich ein stark juckendes, papulovesikulöses Exanthem entwickelt. Bei Reinfektion setzen die obengenannten Eruptionen, als Ausdruck einer hyperergischen Reaktionslage, fast sofort ein. Die heutzutage häufige *„gepflegte Krätze"* tritt nur noch an den Prädilektionsstellen auf, weil entsprechende Körperhygiene die weitere Ausbreitung verhindert. Bei Kindern kann sich die schwer zu diagnostizierende, oft monatelang bestehende *„nodöse Skabies"* entwickeln; es handelt sich hierbei um stark juckende, braunrote Knötchen, die bevorzugt in Axillar- und Inguinalfalten sowie am Stamm sitzen. Schließlich wird nicht selten nach dem Absterben der Milben noch ein hartnäckig juckendes, sogenanntes *postskabiöses Ekzem* bzw. *postskabiöse Prurigo* beobachtet. Sogar die Entwicklung von Urticaria-pigmentosa-ähnlichen Anhäufungen von Mastzellen ist als späte Reaktionsfolge beschrieben (Oberste–Lehn).

14. Sarcoptes scabiei var. canis
(Hundemilbe)

Vorkommen: Weltweit; an Hunden lebend und dort Räude (= Krätze an behaarter Haut) hervorrufend. Geht bei engem Kontakt auf Menschen über, kann sich dort aber nicht einnisten und geht bald zugrunde.

Aussehen: Weibchen 0,3–0,4 mm, Männchen 0,2 mm lang.

Klinik: An den Stellen vergeblicher Bohrversuche entwickeln sich juckende, papulöse Eruptionen, gelegentlich auch Quaddeln. Da viele Säugetiere von Räudemilben befallen sind, vom Schoßhund bis zum Tapir (letzterer durch *Sarcoptes scabiei tapiri*), und diese kurzfristig alle auf den Menschen übergehen können, sind die wichtigsten Räudemilben in Tab. 96 zusammengefaßt. Wer während seines Spanienaufenthalts den so beliebten „Esel-Führerschein" erwerben will, sollte sein Grautier zunächst sorgfältig inspizieren, um nicht zusätzlich noch die „Esel-Räude" zu akquirieren.

Tabelle 96. *Räudemilben bei Säugetieren* (nach Booth und Jones, 1954)

Milbe	Wirt
Sarcoptes scabiei var. canis	Hund
Sarcoptes scabiei var. equi	Pferd, Esel
Sarcoptes scabiei var. bovis	Rind
Sarcoptes scabiei var. caprae	Ziege
Sarcoptes scabiei var. suis	Schwein
Sarcoptes scabiei var. ovis	Schaf
Sarcoptes anacanthos	Goldhamster
Notoedres muris	Ratte
Notoedres cati	Katze
Notoedres cati var. cuniculi	Kaninchen

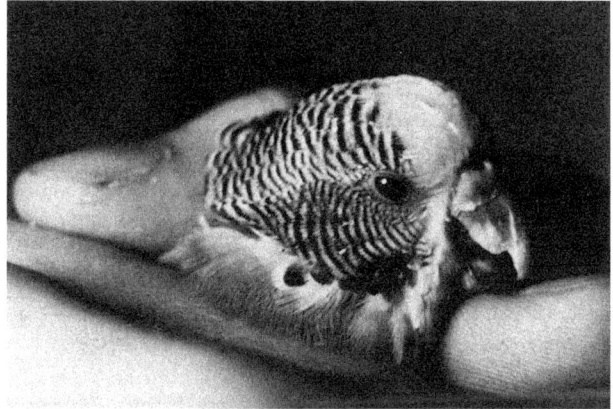

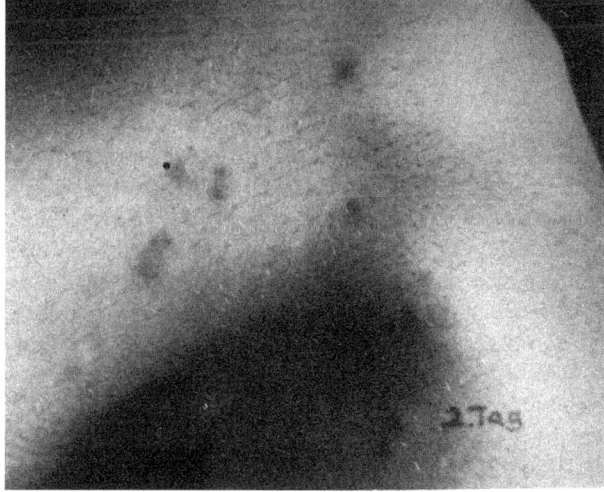

Abb. 95. Vogelmilbendermatitis (Gamasoidosis) durch engen Kontakt mit einem von Dermanyssinus gallinae befallenen Wellensittich

15. Dermanyssinus gallinae
(Vogelmilbe; englisch: Chicken mite)

Vorkommen: Weltweit verbreitet, vor allem an Hühnern, aber auch Tauben und diversen Singvögeln schmarotzend, in Ställen und Nestern vorkommend. Die Milben können unter Umständen durch Fenster oder Ventilationssysteme in die Wohnungen emigrieren, wenn die befallenen Vögel in entsprechender Nähe der Häuser nisten.
Aussehen: Zirka 1 mm groß, graubraun.
Klinik: Meist entstehen an den unbedeckten Körperteilen (Nacken, Hals, Unterarme und -schenkel) stark juckende papulovesikulöse, zum Teil auch urticarielle Eruptionen. Die Vogelmilben können, ebenso wie die Räudemilben, ihr Dasein nicht von menschlichem Blut fristen und gehen binnen kurzem zugrunde. Der Milbennachweis auf der Haut ist daher meist nicht zu führen; charakteristisch ist jedoch das akute Auftreten der Hauterscheinungen im Anschluß an Vogelkontakt.

16. Ornithonyssus bacoti
(Tropische Rattenmilbe; englisch: Tropical rat mite)

Vorkommen: Trotz ihres Namens kommen sie keineswegs nur in den Tropen, sondern auch in Europa (inklusive Deutschland), den U.S.A. und Kanada vor. Wie alle anderen Tiermilben versuchen sie ihr Heil an der menschlichen Dermis nur, wenn ihnen der eigene Wirt entzogen wird, z. B. durch Rattenvertilgungsmaßnahmen. Kontakt ist vor allem in ungepflegten Kauf- bzw. Lagerhäusern und Restaurants, aber auch in Hotels und Bungalows möglich.
Aussehen: Ähnlich wie unter **15.**
Klinik: Kleinpapulöse, zum Teil urticarielle, oft exkoriierte Herde, bevorzugt an Stellen mit engsitzender Bekleidung zu finden.

17. Cheyletiella yasguri
Vorkommen: Die Gattung Cheyletiella ist weltweit verbreitet, kommt parasitär an verschiedenen Tierspezies vor (*Cheyletiella yasguri* an Hunden, *Cheyletiella parasitivorax* an Kaninchen, *Cheyletiella strandmanni* an Hasen, *Cheyletiella blakei* an Katzen), geht gelegentlich aber auch auf den Menschen über. Cheyletiellosen kommen durch engen Kontakt mit befallenen Tieren zustande (weshalb man auch im Urlaubsort weder Hunde noch Katzen mit ins Bett nehmen sollte), aber auch durch Kontakt mit erlegten Hasen oder Wildkaninchen bei Freizeitjägern.
Aussehen: 0,5 mm Körperlänge.
Klinik: Prädilektionsstellen der Cheyletiellosis sind Arme und Stamm (Kontaktstellen mit dem befallenen Tier!). Es handelt sich um juckende maculopapulöse Herde, zum Teil kommt es zur Vesikel- und Pustelbildung. Nach Kratzen entstehen zentrale Nekrosen, die oft narbig abheilen bzw. Hyperpigmentationen hinterlassen.

18. Trombicula autumnalis
(Erntemilbe; englisch: Harvest mite oder Chigger)

Vorkommen: Die Laufmilben (Trombidiidae) sind weltweit verbreitet. *Trombicula autumnalis* kommt in ganz Europa vor, das amerikanische Pendant ist der *"Red bug" Trombicula alfreddugési.* In Europa treten die Milben überwiegend im Herbst auf und verursachen die *Trombidiosis,* im Volksmund auch *Erntekrätze* genannt (englisch: Trombiculosis oder Scrub itch oder Chigger dermatitis).

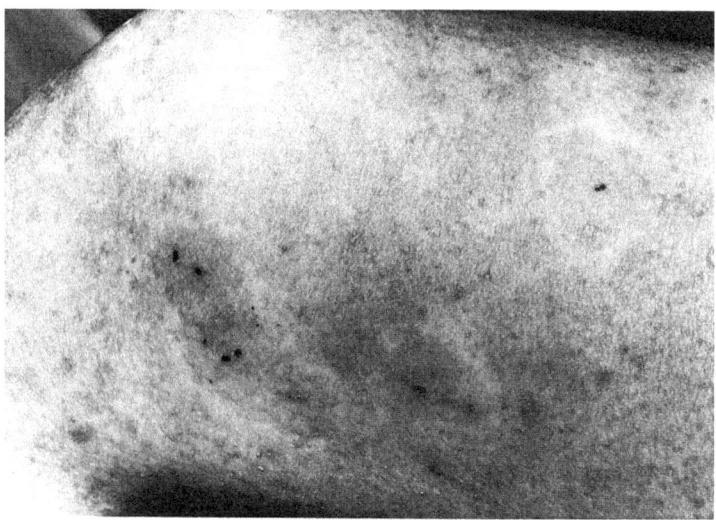

Abb. 96. Durch Erntemilben (Trombicula autumnalis) verursachte Trombidiose

Aussehen: 0,3 mm groß, rostrot gefärbt.
Klinik: Menschen werden vor allem beim Wandern oder Rasten in den entsprechenden Trombicularegionen (z. B. in den deutschen, österreichischen, schweizerischen und italienischen Alpen) von den auf Grasboden oder Sträuchern lauernden Larven befallen. Wie Cheyletiella bevorzugen auch sie Stellen mit enganliegender Kleidung [z. B. Oberschenkel (Bundhose) und Gürtelbereich]. Da der Juckreiz mit einigen Stunden Verspätung auftritt, wird der Befall nicht sofort bemerkt. Zunächst bildet sich ein kleinfleckiges Exanthem, später bilden sich Papulovesikel. Wie bei nahezu allen milbenverursachten Dermatosen erreicht der Pruritus in der Bettwärme seinen Höhepunkt.

19. Pyemotes ventricosus
(Kornkäfermilbe; englisch: Grain mite)

Vorkommen: Überwiegend in Mittelmeerländern; ernährt sich von verschiedenen Getreideschädlingen, kommt in Getreidelagern, Scheunen, aber auch Strohmatratzen vor. Außerdem ist bemerkenswerterweise gut die Hälfte aller *Holzwürmer (Anobium punctatum)* von Pyemotes befallen. Der Aufenthalt in

Räumen mit „wurmstichigem" Mobiliar, z. B. den für den Tourismus freigege-
benen Schlössern in Großbritannien und Irland, kann also durchaus eine un-
erwartete Bekanntschaft mit der Kornkäfermilbe zur Folge haben.

Aussehen: Zirka 0,3 mm groß.

Klinik: Die sogenannte *Getreidekrätze* (englisch: Grain shoveller's itch,
Mattress itch oder Prairie itch; französisch: Gale des céreales) ist gekennzeichnet durch ein kleinfleckiges, zum Teil papulöses Exanthem; bei hyperer-
gischer Reaktionslage entstehen auch Papulovesikel und urticarielle Eruptionen, ferner können Rhinoconjunctivitis und Asthma bronchiale auftreten.

20. Dermatophagoides pteronyssinus (Abb. 97)
(Hausstaubmilbe; englisch: House-dust mite)

Vorkommen: Ubiquitär in Europa, Afrika und Festlandasien, die engver-
wandte Dermatophagoides farinae überwiegend in Amerika und Japan. Hausstaubmilben sind besonders in Betten, Bettwäsche und Matratzen zu finden,
bei genügend hoher Raumfeuchtigkeit auch im Hausstaub. Hautschuppen von
Mensch (und Tier) stellen die Hauptnahrung dar. Die Allergene stammen aus
den Faeces; es handelt sich um Glycoproteine mit einem Molekulargewicht
von 25−70.000, die von kleinen Staubpartikeln getragen werden und durch die

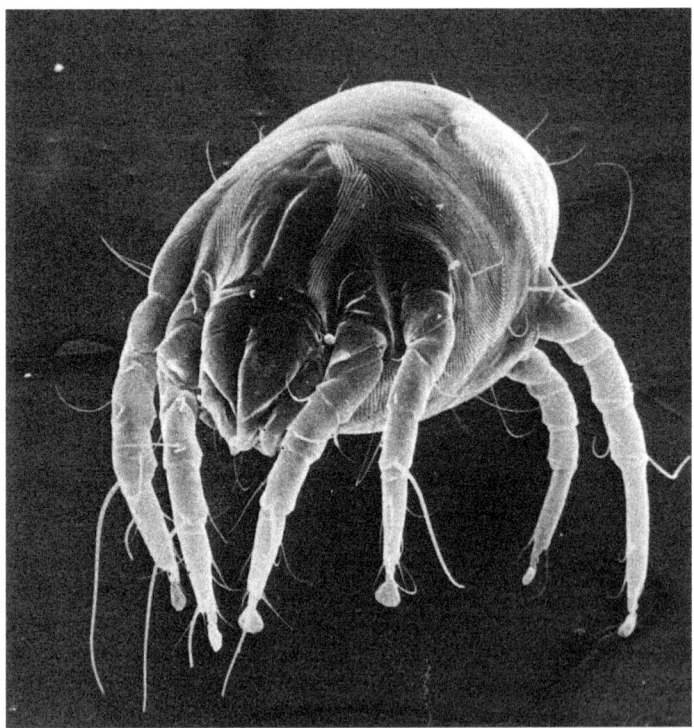

Abb. 97. Die Hausstaubmilbe Dermatophagoides pteronyssinus, eines der wichtigsten Asthma-
allergene (Bencard)

Luft schweben. Wegen ihrer hohen Sensibilisierungspotenz gilt die Hausstaubmilbe als wichtigstes Allergen des Hausstaubs.

Aussehen: 0,3–0,35 mm Körperlänge, 4–5 µg Gewicht, grau.

Klinik: Die ursächliche Rolle der Hausstaubmilbe bei Neurodermitis und anderen Ekzemformen ist nicht ganz klar, dagegen ist die Bedeutung für Rhinitis und Asthma vom Soforttyp unzweifelhaft. Für die Rehabilitations- und Touristikmedizin ist wichtig zu wissen, daß Dermatophagoides pteronyssinus in Höhen über 1200 m nicht mehr vorkommt. Kur- oder Urlaubsaufenthalte im Hochgebirge führen bei Milbenallergikern oft zu erstaunlichen Zustandsverbesserungen.

21. Euroglyphus maynei

Vorkommen: Weltweit, im Hausstaub und besonders in Matratzen.

Aussehen: 0,5–0,8 mm lang.

Klinik: Wie bei **20.** Möglicherweise ist die Bedeutung von Euroglyphus maynei für die Allergien vom Typ I unterschätzt worden. Es liegen noch nicht genügend ökologische Untersuchungen vor, doch ist bekannt, daß der Hausstaub in England und den Beneluxländern große Mengen dieser Milben enthält. Allergiker können daher beim Schlafen in durch Euroglyphus maynei vermilbten Betten Atemwegssymptome in Form von *Asthma* und *Rhinitis* entwickeln.

22. Glyciphagus destructor
(Pflaumen- oder Heumilbe)

Vorkommen: Zusammen mit der *Hausmilbe Glyciphagus domesticus* weltweit verbreitet, überwiegend in zersetztem organischen Material, aber auch in Hausstaub, Polstermaterial und Heu zu finden.

Aussehen: 0,5 mm Körperlänge.

Klinik: Überwiegend *Respirationsallergien* vom Typ I, zum Teil auch Urticaria. Die Symptome werden in ländlichen Gegenden Großbritanniens des öfteren beobachtet und sind dort unter dem Namen *Barn allergy* bekannt. Direkter Hautkontakt mit vermilbten Nahrungsmitteln, Polsterfüllungen, Federn oder Pflanzen führt zu intensiv juckenden papulovesikulären Hauterscheinungen.

23. Tyrophagus putrescentiae
(Modermilbe)

Vorkommen: Zusammen mit der Käsemilbe Tyrophagus casei weltweit verbreitet; im Hausstaub, vor allem aber auf Lebensmitteln (Kopra, Mehl, Käse, Schinken), auch auf feuchtem Getreide vorkommend. Kontaktmöglichkeiten bestehen in entsprechenden Restaurants, Ferienhäusern und Bauernhöfen.

Aussehen: 0,5–0,7 mm Körperlänge.

Klinik: Barn allergy mit Conjunctivitis, Rhinitis, Asthma und Urticaria. Bei Hautkontakt maculopapulöse Reaktionen (*Copra itch* bei *Tyrophagus putrescentiae*, *Cheese mite dermatitis* bei *Tyrophagus casei* bzw. *Tyrophagus longior*).

24. Acarus siro
(Mehlmilbe)

Vorkommen: Weltweit verbreitet (zusammen mit *Acarus farris*), vorwiegend auf Getreide, Heu und Käse sowie im Hausstaub.
Aussehen: 0,4 mm lang.
Klinik: Ebenfalls *Barn allergy* auslösend, bei Hautkontakt ähnliche Reaktionen wie bei **22.** und **23.** Die Vorratsmilben (englisch: Storage mites) Glyciphagus, Tyrophagus und Acarus haben für das Asthma bronchiale sicherlich längst nicht die Bedeutung der Hausstaubmilben. Die in Tab. 97 zusammengestellten Zahlen zeigen jedoch, daß die Sensibilisierungshäufigkeit groß genug ist, um angesichts der weiten Verbreitung der Vorratsmilben ärztliche Aufmerksamkeit zu beanspruchen.

Tabelle 97. *Sensibilisierungshäufigkeit gegen Hausstaub- und Vorratsmilben*
(1030 Patienten aus dem Untersuchungsjahrgang 1980) (nach Rudolph, unveröffentlicht)

Spezies	n	Sensibilisierungen
Dermatophagoides pteronyssinus	201	(19,5%)
Dermatophagoides farinae	156	(15,1%)
Glyciphagus destructor	51	(5,0%)
Tyrophagus putrescentiae	47	(4,6%)
Acarus siro	40	(3,9%)

25. Excirolana chiltoni
(Seelaus; englisch: Sea louse)

Vorkommen: Kalifornische Küste. Andere Angehörige der Cymothoidea-Familie sind über alle Meere verbreitet. Die kleinen Asseln ernähren sich normalerweise von Meerestierchen, greifen aber auch Menschen an. Ihr Hauptlebensraum sind flache Küstengewässer, wo sie sich in den Sand eingraben und auf die strammen Waden von Wasserskiläufern und anderen Badegästen warten.
Aussehen: Zirka 2 cm lang, gelbbraun, tropfenförmig gebaut. Sie tragen kräftige Beißwerkzeuge, von denen sie mit nahezu piranhahafter Verve Gebrauch machen.
Klinik: Die meist multiplen Bißstellen zeigen punktförmige, schmerzende Hämorrhagien. 2 Stunden später sind sie zu kleinen Ulcerationen mit gerötetem Hof geworden. Narbenlose Abheilung erfolgt binnen einer Woche. Von den geplagten Kaliforniern wird dieses Krankheitsbild von Unterwasserbissen als *Sea louse dermatitis* oder *Cymothoidism* bezeichnet.

III. Therapie und Prophylaxe

Vogelspinnen-Bisse können wie ein Insektenstich behandelt werden; man verordnet kalte Umschläge, trägt ein Corticosteroidpräparat auf und gibt eventuell systemisch wirkende Antihistamine. Wegen der häufigen Superinfektion ist die prophylaktische Gabe eines Breitbandantibiotikums diskutabel. Den Biß einer *Dornfingerspinne* behandelt man in ähnlicher Weise, wobei zusätzlich die Gabe von Analgetika notwendig werden kann. Auch bei *Tarantel*-Bissen dürfte die Basistherapie nach dem obengenannten Muster ablaufen. Für die südamerikanischen *Lycosa*-Arten kann in schweren Fällen ein Antiserum eingesetzt werden. Bei den gefährlichen Bissen durch *Latrodectus, Loxosceles* und *Phoneutria* werden ebenfalls Antivenine verwendet. Bei Latrodectus und Loxosceles soll die Antivenindosis 2 mg Toxin neutralisieren; die Gesamtmenge wird halbiert und teils i.v., teils s.c. bzw. i.m. gespritzt. *Phoneutria*-Toxin gilt als besonders aggressiv; hier soll die Antivenindosis 6 mg Gifttrockensubstanz neutralisieren, was 8–10 Ampullen Antivenin entspricht. Bei *Latrodectus*-Bissen wird die Antivenintherapie üblicherweise durch die Gabe von Calcium und Muskelrelaxantien ergänzt. In der mediterranen Volksmedizin spielen Latrodectusbisse traditionell eine große Rolle. Man versuchte, durch körperliche Anstrengung eine Gegenreaktion auszulösen; hier liegen die Ursprünge der „Tarantella", denn bis auf den heutigen Tag werden die vergleichsweise harmlosen Taranteln mit der Schwarzen Witwe verwechselt. Das zweite Therapieprinzip beruht auf Vasodilatation (einschließlich Enzymaktivierung) durch Wärmeanwendung. So werden in Marokko die Gebissenen in erhitzte Erdlöcher gesteckt, in Griechenland und auf Korsika müssen sich die Patienten in die Ofenröhre zwängen.

Zur Behandlung von *Loxosceles*-Bissen wird gelegentlich Herdexzision oder intraläsionale Corticosteroidinjektion empfohlen, doch sind die Meinungen hier unterschiedlich. Bei generalisierten Reaktionen wird eine Kombination von Antihistaminen und Corticosteroiden (initial 60 mg Prednisolonäquivalent, alle 2 Tage um 10 mg reduzieren) eingesetzt. Mitentscheidend für die Folgen eines Bisses ist der Körperzustand des Betreffenden. Kinder und Kranke (Hypertoniker!) sind am meisten gefährdet.

Die Prophylaxe hat davon auszugehen, daß die meisten Spinnen nachts unterwegs sind und sich gegen Morgen in (vermeintlich) geschützte Ecken verkriechen, wozu sie irrtümlicherweise auch umherliegende Kleidungsstücke und Schuhe zählen. Außerdem sind sie häufig in Bretterstapeln u.ä. zu finden sowie in Abstellkammern, Garagen und Werkzeugschuppen, teilweise auch in Toiletten, besonders den rustikalen „Plumpsklos". Ferienwohnungen sollten so insektenfrei wie möglich gehalten werden, um den (insektenjagenden) Spinnen keinen unnötigen Anreiz zu einem Hausbesuch zu liefern. Campingfreunde müssen besonders auf dichtschließende Zeltwände und -böden achten. Wen die unstillbare Sucht packt, an Spinnennetzen oder -kokons herumzufingern, der denke daran, daß brütende Spinnenweibchen außerordentlich aggressiv sein können.

Bei *Skorpion*-Stichen hängt die Therapie weitgehend von der Gefährlichkeit der Spezies ab. *Euscorpius-italicus*-Stiche erfordern selten größeren Aufwand als die Applikation eines Eisbeutels und eventuell die Einnahme eines Analgetikums. Auch der Stich des *europäischen Buthus occitanus* stellt die Therapeuten vor keine großen Probleme; lokale Desinfektion, gelegentlich Antibiotikagabe sowie symptomatische Schmerzbekämpfung reichen aus. Dagegen wird für den Stich des *nordafrikanischen Buthus occitanus* wegen der viel höheren

Toxizität die Gabe von Antivenin empfohlen. Dies gilt erst recht für Stiche durch *Centruroides*- oder gar *Tityus*-Arten. Sind Menschen in reduziertem Allgemeinzustand betroffen, so besteht akute Lebensgefahr. Als Signum mali ominis wird das Absinken der Körpertemperatur gewertet; für den Einsatz von Antiveninen wird es dann allerhöchste Zeit. Es gelten die üblichen Regeln für die Antivenintherapie, d. h. rechtzeitiger Einsatz (innerhalb der ersten Stunden nach dem Stich) und ausreichende Dosis [es müssen 2 mg Skorpiongift (Trockengewicht) neutralisiert werden, was 5–10 Ampullen entspricht], je zur Hälfte i. v. und s. c. bzw. i. m. gegeben. Als Überbrückung der Zeitspanne bis zum Wirken des Antivenins können Aussaugen der Wunde und Anlegen einer venösen Stauung, eventuell auch Infusion von Physiologischer Kochsalzlösung, versucht werden, ferner auch Corticosteroide i. v. (250–1000 mg Prednisolonäquivalent). Zur Schmerzbekämpfung werden Analgetika eingesetzt (*keine* Morphinpräparate!) und lokale Unterspritzungen mit Lidocain durchgeführt. [Denselben Zweck erfüllt zur Not auch eine improvisierte Elektroschocktherapie mittels Autozündkabel (Den Hartog)]. Selbstverständlich gehört jeder kompliziertere Fall von Skorpionstich in stationäre Behandlung. Bezüglich der Prävention gilt im wesentlichen das für Spinnen Gesagte. Es ist wichtig, zu wissen, daß sich Skorpione zwar tagsüber eingraben, aber nur mit einer dünnen Sandschicht bedeckt sind. Habermehl folgert daraus süffisant, daß Barfußlaufen einer der sichersten Wege ist, um zu einem Skorpionstich zu kommen. Wegen ihrer praktischen Bedeutung sind die verschiedenen Möglichkeiten zur Spinnen- und Skorpionprophylaxe in einer Checkliste zusammengestellt worden (siehe Anhang, S. 377).

Taubenzecken-Bisse werden am besten mit feuchten Umschlägen und lokal wirkenden Desinfizientien therapiert; bei schwerer Symptomatik empfehlen Korting und Hoost Penicillinstoßbehandlung. Die Prophylaxe besteht natürlich darin, den Kontakt mit vermilbtem Geflügel zu vermeiden, doch reichen die Ortskenntnisse im Urlaub dafür oft nicht aus. Auch dem Eindringen von Taubenzecken in die Wohnung kann man schwer vorbeugen, es sei denn, man zieht in ein tiefergelegenes Stockwerk um.

Im Gegensatz zu Argas reflexus wird *Ixodes ricinus* vom Arzt meist noch in situ vorgefunden. Das erste Problem besteht also darin, die Zecke möglichst komplett zu entfernen, d. h. ohne das Köpfchen (Capitulum) in der Wunde zurückzulassen. Zum Abtöten des Holzbocks kann Öl, Vaseline, Benzin, Petroleum, Äther, Chloräthylspray oder eine Streichholzflamme verwendet werden; leider fallen die toten Zecken keineswegs immer ab, so daß mit diesen traditionellen Methoden nicht viel gewonnen ist. Winkler empfiehlt, die Zecke mit Daumen und Zeigefinger (nicht mit der Pinzette!) möglichst weit vorne zu packen, zunächst leichten Zug auszuüben und dann mit einem Ruck das Tier aus der Wunde herauszudrehen (Windung in Zeckenlängsachse um zirka 90 Grad). Anschließend muß man sich mittels Lupe überzeugen, daß das Capitulum auch wirklich komplett aus der Wunde entfernt wurde; andernfalls hebt man die Reste mit der Splitterpinzette oder Kanüle vorsichtig heraus. Anschließend wird ein Lokaldesinfiziens aufgetragen. Präventivmaßnahmen sind schwierig, da man den schmerzlosen Ixodesbiß nicht sofort bemerkt. Da Kopfhaut und Nacken bevorzugte „Anflugziele" des auf Bäumen sitzenden Holzbocks sind, empfiehlt sich, bei Spaziergängen im „Zeckenrevier" eine Kopfbedeckung zu tragen und nicht gerade mit tiefem Dekolleté herumzulaufen. Da durch Zeckenbiß gelegentlich das Virus der Frühsommer-Meningo-Encephalitis (FSME) übertragen wird und in den europäischen Waldländern pro Jahr mehrere hundert Menschen daran erkranken, wird seit 1981 eine entsprechende Impfprophylaxe (aus 3 Teilvaccinationen bestehend) in großem Stil durchgeführt. Therapie und Prophylaxe mit dem FSME-Bulin® seit 1982 möglich.

Die Therapie der Skabies erfolgt üblicherweise mit Hexachlorcyclohexan (HCH). Die 0,3%ige Emulsion wird, im Anschluß an ein Seifenvollbad, über den ganzen Körper verteilt aufgetragen und über Nacht belassen. Am Morgen wird abgebadet, danach erneut HCH aufgetragen. Die Prozedur wird am nächsten Tag wiederholt. Am 4. Tag müssen Leib- und Bettwäsche gewechselt werden. Für Kinder gelten modifizierte Regeln: 3- bis 10jährige werden jeweils für 3 (statt 12) Stunden eingerieben. Sollte das Krätzemißgeschick einem Kleinkind unter 3 Jahren widerfahren, so können jeweils nur einzelne Körperpartien mit HCH behandelt werden, was besser unter stationären Bedingungen durchzuführen ist. Mit dem Abtöten der Milben sind die dermatologischen Folgen, also Pruritus und postskabiöses Ekzem, noch keineswegs beseitigt. Hier ist noch mehrere Tage lang eine Behandlung mit Corticosteroidexterna notwendig, eventuell auch systemische Antihistamingabe. Da die Skabies durch engen körperlichen Kontakt übertragen wird, empfiehlt sich (auch) im Urlaub entsprechende Hygiene. Allerdings braucht die Übertragung nicht unbedingt direkt (durch einen vermilbten Urlaubspartner) zu erfolgen; sie kann auch indirekt, d. h. durch Kontakt mit Textilien (Wolldecken, Bettlaken, Liegestuhlbezüge, Eisenbahnpolster), die kurz zuvor ein Skabieskranker benutzt hat, zustande kommen.

Da die Hundemilben ihren Wirtswechsel sehr bald mit dem Leben bezahlen, kann der Befallene auf HCH-Einreibung verzichten. Die juckenden Hauterscheinungen lassen sich mit Corticosteroidexterna oder auch Zinkschüttelmixtur problemlos behandeln. Die wirksamste Prävention besteht selbstverständlich darin, am Urlaubsort Distanz zu erkrankten Tieren zu bewahren. Will man unbedingt einen andalusischen Straßenköter adoptieren, sollte man ihm vorsichtshalber zunächst die Segnungen der Zivilisation in Form eines HCH-Shampoos zukommen lassen.

Bei *Vogel- und Rattenmilben* ähneln sich Therapie und Prophylaxe. Durch die Kombination von Steroidexterna und systemischen Antihistaminika bekommt man die Symptomatik meist schnell in den Griff. Auf die adäquaten Präventivmaßnahmen, d. h. die Insektizidversprühung am Ort des Milbenbefalls, hat man als Tourist in der Regel keinen Einfluß.

Auch bei *Cheyletiella*-Befall behandelt man lokal mit Zinkschüttelmixtur oder Corticosteroiden, dazu systemisch mit Antihistaminen; gelegentlich kann ein Antibiotikum indiziert sein. Wichtigste Präventivmaßnahme ist die Insektizidbehandlung der befallenen Tiere und ihres Lagerplatzes.

Die Symptome der *Trombidiose* werden ebenfalls in der obengenannten Weise therapiert. Wenn man in einem entsprechend verseuchten Gebiet Urlaub macht, empfiehlt sich, da die Kleidung keinen absoluten Schutz gewährt, das

Auftragen eines Milbenrepellents. Rook schlägt z. B. folgende Rezeptur vor: Dimethylphthalat: 67%, Magnesiumstearat: 10%, Zinkstearat: 23%. Es ist jedoch darauf zu achten, daß diese Creme nicht mit der Schleimhaut in Berührung kommt.

Gleiche Therapieprinzipien gelten für die *Getreidekrätze;* urticarielle und asthmatische Reaktionen auf Pyemoteskontakt machen den Einsatz systemisch wirkender Corticosteroide und Antihistamine nötig, außerdem werden inhalierbare Bronchodilatatoren eingesetzt. Die beste Präventivmaßnahme bei massivem Befall dürfte ein Ortswechsel sein.

Bei den ubiquitär vorkommenden *Hausstaub- und Vorratsmilben* sind kaum Präventivmaßnahmen möglich. Milbenallergiker müssen daher schon vor Urlaubsbeginn auf Dauertherapie eingestellt sein. Es empfiehlt sich die protektive Behandlung mit Dinatriumchromoglicicum (conjunctival, nasal, bronchial) lokal oder Ketotifen p. o. In schweren Fällen wird zusätzlich auf Inhalation mit Beclomethasondipropionat zurückgegriffen.

Zur Behandlung der *Sea louse dermatitis* genügt das Aufbringen lokaler Desinfizientien, z. B. Vioform-Zinkschüttelmixtur. Als Präventivmaßnahme empfiehlt sich, gleich nach einer anderen Badestelle Ausschau zu halten.

IV. Anhang: Allergien durch Crustaceengenuß

Typ-I-Sensibilisierungen gegen so wohlschmeckende Krustentiere wie Garnelen, Krabben und gelegentlich auch Hummer kommen durchaus vor, insbesondere in Küstenregionen. Entsprechend disponierte Patienten sensibilisieren sich aber auch schon durch den gelegentlichen Besuch eines Fischrestaurants. Die Reaktionen entwickeln sich relativ schnell, bereits 10–30 Minuten nach Beginn der Mahlzeit; erste Anzeichen sind Gaumen-, Ohren- und Nasenjukken. Im Vordergrund stehen aber meist dermatologische Symptome in Form von generalisiertem Pruritus, Urticaria, Quincke-Ödem, häufig verbunden mit Conjunctivitis, Rhinitis und Asthma bronchiale, seltener auch mit Intestinalsymptomen, wie Leibschmerzen und Durchfällen. Anaphylaktischer Schock ist bei Hochsensibilisierten durchaus möglich.

Zwischen den einzelnen Crustaceen können immunologische *Kreuzreaktionen* vorkommen, so daß z. B. ein Patient mit Hummersensibilisierung bereits auf erstmaligen Genuß von Garnelen mit allergischen Sofortreaktionen antwortet. Weit seltener sind Kreuzreaktionen mit anderem eßbaren Meeresgetier, also Mollusken (Schnecken, Tintenfischen) oder Fischen; immerhin kommen sie vor und müssen bei der individuellen Patientenberatung Niederschlag finden. Insbesondere der Mittelmeerurlauber wird bekanntlich mit einer Fülle gastronomischer Versuchungen konfrontiert; angesichts der Allergenpotenz von Crustaceenprotein kann der Genuß einer Pizza pescatore, Paella valenciana oder Bouillabaisse lebensgefährliche Folgen zeitigen. Patienten mit anamnestisch bekannter Fisch- oder Krustentierallergie sollten unbedingt Cortison- und Antihistamintabletten und einen Bronchodilatator in Aerosolform bei sich tragen sowie – last, not least – einen Allergiepaß.

Literatur (siehe S. 380 ff.)

[3], [5], [9]–(11], [13], [15], [20], [22]–[25], [28], [29], [36], [37], [39], [48], [49], [62], [68], [71], [73], [76], [79], [83], [85], [94], [96], [105], [112], [114], [119], [121], [127]–[129].

G. Myriapoda und Insecta

I. Allgemeiner Teil

Die zu den Arthropoden zählenden *Tracheentiere (Tracheata)* werden in 2 Klassen unterteilt: die vergleichsweise primitiv konstruierten *Tausendfüßler (Myriapoda)* und die in unendlicher Vielfalt vorkommenden *Insekten* oder *Kerbtiere (Insecta* oder *Hexapoda)*.

Die *Tausendfüßler* bestehen aus annähernd gleichförmigen Segmenten mit bis zu 42 Beinpaaren. Von den 4 Unterklassen sind medizinisch nur die *Hundertfüßler (Chilopoda)* von Interesse; nicht nur weil ihr Hautsekret von den Eingeborenen Malayas als Pfeilgift verwendet wird, sondern weil sie einen effektiven Giftapparat besitzen, mit dem unvorsichtige Touristen unliebsame Bekanntschaft machen können. Die wichtigsten Chilopoden und ihre geographische Verbreitung sind in Tab. 98 zusammengestellt; *Scolopendra subspinipes* wird als Pars pro toto im Speziellen Teil behandelt.

Von den 5 Unterklassen der Insekten sind medizinisch die *Borstenschwänze (Thysanura)* und *Fluginsekten (Pterygota)* relevant. Unter den zu den primitiven Urinsekten gehörenden Borstenschwänzen hat das *Silberfischchen Lepisma saccharina* in neuerer Zeit die Aufmerksamkeit der Allergologen erregt

Tabelle 98. *Die wichtigsten Chilopoden und ihre Verbreitung* (nach Bücherl, 1971)

Familie	Gattung	Verbreitungsgebiet
Scolopendridae	Scolopendra	weltweit (Tropen, Subtropen, gemäßigte Zone)
	Scolopendropsis	Brasilien
	Cormocephalus	Mittelmeer, Tropen, Subtropen, Südafrika
	Campylostigmus	Neukaledonien
	Arthrorrhabdus	Südafrika, Mexiko, Brasilien, Australien
	Trachycormocephalus	Zentral-, Süd-, Ostafrika, Israel, Syrien, Indien
Cryptopidae	Paracryptops	Neuguinea, Indien, Britisch-Guayana
	Anethops	Kalifornien
	Mimops	Brasilien, China
	Cryptops	weltweit
	Theatops	Mittelmeer, U.S.A.-Südstaaten, Mexiko
	Plutomium	Sizilien
	Dinocryptops	Amerika, China
	Tidops	Britisch-Guayana
	Newportia	Mittel- und Südamerika

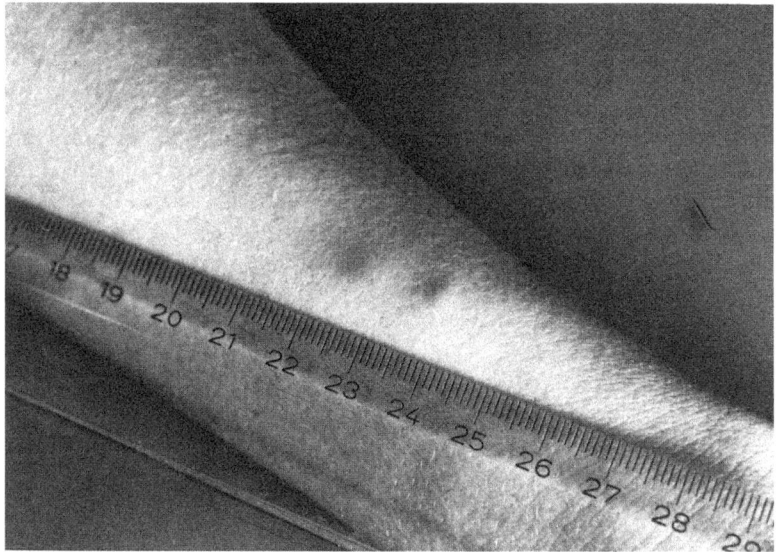

Abb. 98. Entwicklung von Fremdkörpergranulomen 6 Monate nach Insektenstichen

Abb. 99. Urticarielle Insektenstichreaktionen (Strophulus nach Insektenstichen, Entwicklungszeit 6 Stunden)

und sich damit einen Platz im Speziellen Teil verdient. Alle anderen dermatologisch wichtigen Insekten gehören zu den Pterygota.

Die *Libellenartigen (Odonatia)* spielen in der Touristikmedizin keine Rolle. Obwohl der Volksmund sie gelegentlich mit so schmeichelhaften Namen wie

„Augenstecher", „Teufelsbolzen" oder „Satansnadel" belegt, sind sie in Wirklichkeit völlig harmlos.

Aus der Überordnung *Geradflügler (Orthopteria)* sind die *Schrecken (Saltatoria)* von Interesse. Der zu den Heupferden zählende *Warzenbeißer (Decticus verrucivorus)* erbricht einen Magensaft, dem schon seit Linnés Zeit warzenheilende Wirkung zugeschrieben wird. In Oberschlesien ist diese originelle Therapie noch Ende der vierziger Jahre erfolgreich praktiziert worden. Ansonsten ist weniger der – leicht schmerzhafte – Biß der Geradflügler das gesundheitliche Problem als die Allergenpotenz ihrer Hautpartikel. Dagegen sind die *Ohrwürmer (Dermaptera)* friedselige Geschöpfe und haben, entgegen Wilhelm Buschs sadistischer Darstellung, keineswegs die Angewohnheit, in menschliche Gehörgänge zu kriechen und das Trommelfell durchzuzwacken.

Die *Schabenverwandten (Blattaria)* verursachen Typ-I-Allergien mit Rhinitis und Asthma, gelegentlich auch Urticaria. Aus medizinhistorischer Sicht ist anzumerken, daß früher Extrakte aus Küchenschaben (Blatta orientalis) als Diuretika eingesetzt wurden. Ausgesprochen ergiebig, aus dermatologischer Sicht, sind die *Läuseverwandten (Psocia)*. Die *Kieferläuse (Mallophaga)* sind als Schmarotzer an Vögeln („*Federlinge*") und Säugetieren („*Haarlinge*") wohlbekannt, verschonen allerdings den Menschen. Um so geläufiger sind dem Homo sapiens die *Echten Läuse (Anoplura)* mit ihrem aus 3 gezähnten Stiletten zusammengesetzten Stechrüssel. In der Kriegs- und Nachkriegszeit spielte die Pediculosis, etwa bei Kriegsgefangenen, eine große Rolle. In den folgenden 20 Jahren gingen, dank großer hygienischer Bemühungen, die Krankheitsziffern drastisch zurück, um jetzt wieder anzusteigen. In Kindergärten und Schulen werden förmlich Epidemien beobachtet (Übertragungen z. B. durch Badekappen), so daß der gute alte Läusekamm nun wieder zum Handwerkszeug der Fürsorger, Sozialarbeiter und Dermatologen gehört. Vor allem die „Wohlstandsverlausung" nimmt zu; fast hat man den Eindruck, als bestünde bei manchen Jugendlichen eine direkte Proportionalität zwischen IQ und Läusebefall, was mit der demonstrativ vernachlässigten Körperpflege bei sich bzw. beim Intimpartner („Gammel-Look") zusammenhängt. Kulturpessimisten, die in diesem sonderbaren Trend den Untergang des Abendlandes wittern, sollten sich mit dem Gedanken trösten, daß schon bei Dostojewski eine Figur aus den „Dämonen" mit dem Satz charakterisiert wird: „Er zeichnet sich auch durch absichtliche Unsauberkeit aus, da er dies seltsamerweise für geistreich hielt." Selbst weniger intellektuelle Zeitgenossen scheinen speziell im Urlaub sowohl bei der eigenen Körperpflege als auch bei der Auswahl der Urlaubsbekanntschaften des öfteren „fünfe gerade" sein zu lassen, denn unmittelbar nach der Reise wird gehäuft, womöglich im Schutze der Nacht, ärztlicher Rat eingeholt, wovon die Diensthabenden der Hautkliniken ein Liedchen singen können.

Die Überordnung *Fransenflügler* oder *Thripse (Thysanoptera)* ist enorm verbreitet. Mit ihrem Stech-Saug-Apparat können die Thripse zwar selten die menschliche Dermis durchdringen, doch reicht schon der frustrane Versuch des Blutsaugens, um Juckreiz und Papelbildung zu produzieren.

Unter den *Schnabelkerfen (Hemipteria)* interessieren besonders die *Wanzen (Heteroptera)*. Neben der sattsam bekannten Familie der Bettwanzenverwandten sind in erster Linie die *Raubwanzen (Reduviidae)* mit ihren Gattungen

Triatoma, Rhodnius, Panstrongylus, Arilus, Melanolestes, Raschus, Acanthopsis und *Reduvius* zu nennen. Sie verursachen sehr unangenehme Stichreaktionen (z. B. der für U.S.A.-Touristen interessante *Arilus cristatus*); die südamerikanischen Arten übertragen obendrein noch die Chagas-Krankheit. Demgegenüber nehmen sich die Gesundheitsschäden durch *Wasserwanzen (Hydrocorisa)* vergleichsweise harmlos aus. Ebenso wie der *Wasserskorpion* (vgl. Spezieller Teil) kommen die *Schwimmwanze (Naucoris cimicoides)* und die *Wasserbiene (Notonecta glauca)* in europäischen Binnengewässern vor und profilieren sich als Plagegeister für unerfahrene Angler.

Die *Käfer (Coleoptera)* aus der Überordnung *Deckflügler (Coleopterida)* verfügen zwar über keinen Stechapparat, doch können sowohl ihre Körpersekrete als auch Partikel ihrer Larvenhäute recht unangenehme toxische bzw. allergische Symptome hervorrufen.

*Blattkäfer-(Chrysomelidae-)*Larven verfügen über so hochtoxische Sekrete, daß die Buschmänner der Kalahari sie zum Pfeilgift umfunktionieren. Beim Thema „Haut und Käfer" ist aber in erster Linie an die „*Spanische Fliege*" und das von ihr produzierte Kantharidin zu denken, das in der Medizin der letzten Jahrhunderte für die unterschiedlichsten Indikationen, von der Warzenbehandlung bis zum Gattenmord, als Abortivum ebenso wie als Aphrodisiakum, eingesetzt wurde. Kaiser und Michl referieren sogar über Todesfälle nach Genuß von kantharidinhaltigem Speiseeis. Dies mag ein etwas abwegiges, aber drastisches Exempel für den alten Hausarztratschlag sein, in südlichen Ländern kein Eis zu essen. Eine dem Kantharidin ähnliche Symptomatik beschreiben Fleisher und Fox als *Oedemerid beetle dermatitis* in Puerto Rico.

Sehr wichtig ist die Überordnung *Schnabelhaft-Verwandte (Mecopteria)*. Sie umfaßt unter anderem die *Köcherfliegen (Trichoptera), Schmetterlinge (Lepidoptera), Zweiflügler (Diptera)* und *Flöhe (Siphonaptera)*. Köcherfliegen sind dem Angler bestens bekannt als brauchbares Ködermaterial; im angelsächsischen Bereich ist die *Caddice-(oder Caddis-)fly* als Inhalationsallergen bekannt. Unter allen Insekten haben die Schmetterlinge zweifellos das beste Image; aus dermatologischer Sicht müssen aber auch ihre weniger liebenswerten Eigenschaften genannt werden. Sie können 3 verschiedene, zum Teil ineinander übergehende Krankheitsmechanismen verursachen: 1. Inhalationsallergien vom Typ I durch Bestandteile der Schmetterlingsflügel, 2. toxische und allergische Dermatitiden durch Kontakt mit den giftigen Borstenhaaren adulter Tiere *(Butterfly itch)*, 3. toxische und allergische Hautreaktionen durch Kontakt mit den beborsteten Raupen (englisch: Erucism).

Am größten ist sicherlich die Bedeutung der Raupendermatitis, wobei in Europa neben der Goldafterraupe die Raupen des Prozessionsspinners dominieren. So berichtet Schwann über gehäuftes Auftreten der Kiefernprozessionsraupe *Thaumatopoea pinivora* an der polnischen Ostseeküste, an so beliebten Reisezielen wie der Danziger Bucht und der Halbinsel Hela. Der Südeuropatourist kennt sicher die fast kindskopfgroßen Kokons des Pinienprozessionsspinners *(Thaumatopoea pityocampa)* in Pinienwäldern. Während der stürmischen Wintermonate werden auf den Balearen große Mengen von Raupenhärchen dieser „processionarios" umhergewirbelt und rufen bei Mensch und Tier urticarielle Reaktionen sowie Schleimhautreizungen in Form von Conjunctivi-

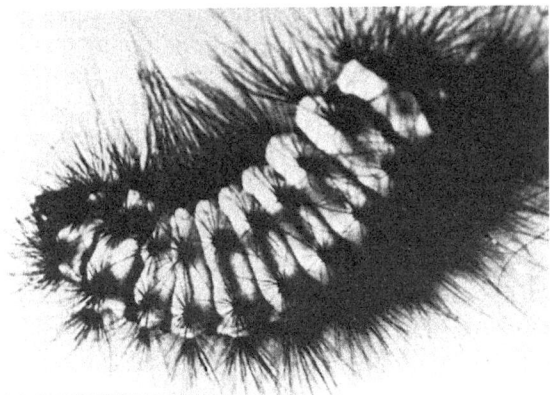

Abb. 100. Nesselhaartragende Schmetterlingsraupe aus der in Lateinamerika verbreiteten Mega-lopygidae-Familie

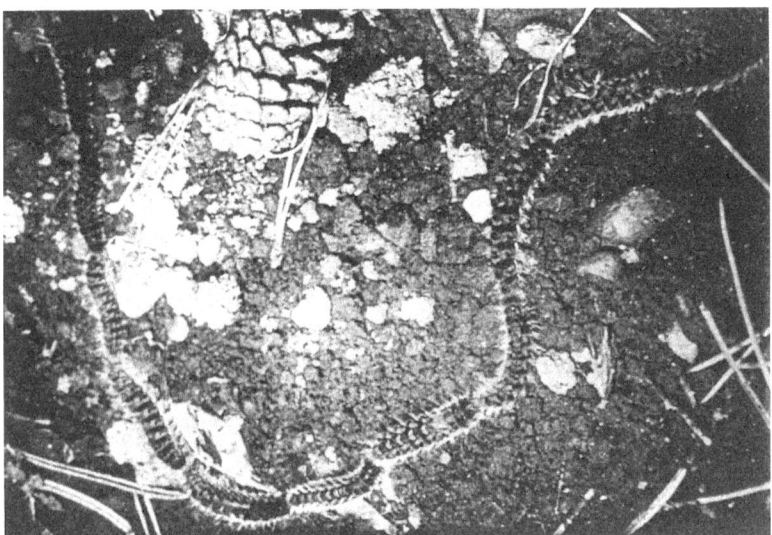

Abb. 101. Eine Prozession der nesselhaartragenden Raupe des Pinien-Prozessionsspinners Thau-matopoea pityocampa (Thews: Verhaltensforschung. Gütersloh: Bertelsmann)

tis, Rhinitis und Bronchitis hervor. – Neben dieser tatsächlichen gesundheitli-chen Bedrohung können Schmetterlinge arglose Touristen aber mit ihrem Ta-lent zur Mimikry einschüchtern. In Europa verdient der *Hornissenschwärmer (Aegeria apiformis)* Erwähnung, der es fertigbringt, die äußeren Merkmale dieses wehrhaften Insekts täuschend nachzuahmen. In unmittelbarer Nähe ei-nes hornissenähnlichen Fluginsekts sollte der entomologisch untrainierte Ur-lauber sich allerdings lieber so verhalten, als habe er die Originalhornisse vor sich.

„Die Witze", sagt Heinrich Heine, „sind die Flöhe des Gehirns, die zwischen den schlummernden Gedanken einherspringen." Damit ist das besondere

Tabelle 99. *Zoogeographische Verbreitung nesselhaartragender Lepidopteren*
(nach Maschwitz und Kloft, modifiziert, 1971)

Familie	(Deutscher Name)	Verbreitungsgebiet
Nymphalidae	(Fleckenfalter)	Europa, Nordasien, Nordamerika
Limacodidae	(Asselspinner)	weltweit
Megalopygidae	—	vorwiegend Lateinamerika
Arctiidae	(Bärenspinner)	weltweit
Lymantriidae	(Trägspinner)	weltweit, vorwiegend Afrika
Noctuidae	(Eulenfalter)	vorwiegend Lateinamerika
Thaumatopoeidae	(Prozessionsspinner)	vorwiegend Europa
Lasiocampidae	(Glucken)	weltweit
Saturniidae	(Augenspinner)	weltweit

Funktionsmerkmal der *Flöhe (Siphonaptera)* charakterisiert, nämlich das enorme Sprungvermögen. Der knapp 4 mm große *Pulex irritans* bringt es auf 35 cm horizontal und 20 cm vertikal. Noch ein weiteres, weniger bekanntes Merkmal der Flöhe ist zu erwähnen, und zwar die erstaunliche Lebensdauer; bei besagtem Pulex irritans beträgt sie zirka 1000 Tage. Unter der Rubrik „Urlaubsdermatosen" verdient sicherlich die *Tungiasis* besondere Aufmerksamkeit, der *Sandfloh Tunga penetrans* wird daher im Speziellen Teil abgehandelt. Daneben gibt es eine ganze Reihe mehr oder weniger bekannter Pulikosen. Neben dem Menschenfloh *(Pulex irritans)*, der in den meisten europäischen Touristengebieten kaum noch eine Rolle spielt, sind vor allem *Hundefloh (Ctenocephalides canis)* und *Katzenfloh (Ctenocephalides felis)* zu nennen, die Menschenblut durchaus nicht verschmähen. Die Kontaktmöglichkeiten sind vielfältiger, als man denkt (Kinos, Lokale, Verkehrsmittel, Ferienhäuser usw.), und keineswegs auf die südeuropäischen „Schmuddel"-Länder beschränkt. Großstädter sollten daran denken, daß auch Wildtiere (z. B. Füchse, Waschbären, verwilderte Katzen) ihre Flöhe bei Vorortbesuchen mitbringen (vgl. z. B. Rothenborg). Erwähnenswert sind ferner der *europäische Rattenfloh (Ceratophyllus fasiatus)*, der *europäische (Ceratophyllus gallinae)* und der *tropische Hühnerfloh (Echidnophaga gallinacea)*; sie alle scheuen sich nicht, ihren Stechrüssel auch einmal in menschliche Dermis zu bohren. Klinisch sind Flohstiche durch ovale Erytheme mit zentraler Hämorrhagie gekennzeichnet, die bis zum Bild der *Purpura pulicosa* gehen kann (davon leitet sich der Terminus „flohstichartige Blutungen" ab, der zum verbalen Rüstzeug jedes Dermatologen gehört). Falls sich eine Sensibilisierung entwickelt, kommen auch Quaddel- und Blasenbildung vor. Die jüngstens auf der kalifornischen Farm von Präsident Reagan angeordneten Vorsichts- und Hygienemaßnahmen geben aktuellen Anlaß, an die Rolle der Flöhe als Überträger von Infektionskrankheiten (Pest, Murines Fleckfieber) zu erinnern.
Die Ordnung *Zweiflügler (Diptera)* zerfällt in *Mücken (Nematocera)* und *Fliegen (Brachycera)*. Für die unvermeidlichen Stechmückenplagen des europäischen Nordens sind überwiegend die *Schnaken* der Gattung *Aedes* verantwortlich, die so manchen Urlauber von einem Nordlandtrip abhalten. Die Finnen bestreiten übrigens, daß es in ihrer Heimat mehr Mücken als anderswo gibt; das Land sei jedoch so dünn besiedelt, daß sich – statistisch gesehen – einfach

mehr Mücken den Quadratmeter Menschenhaut teilen müßten als anderswo. Daneben sind die *Sandmücken* (Phlebotominae) als Quälgeister und Seuchenüberträger bekannt, wie beispielsweise die Papatacimücke Phlebotomus papatasii (vgl. Spezieller Teil). Die *Lidmücken* der Familie Blepharoceridae kommen in der Nähe von Wasserläufen in den Alpen, aber auch in den europäischen Mittelgebirgsregionen (z. B. Liponeura belgica) vor. Trotz ihrer geringen Körpergröße von maximal 1 mm sind die Vertreter der *Gnitzen* (Helidae), besonders die Gattung Culicoides, außerordentlich lästige Blutsauger. Abends fallen sie in Scharen über alle erreichbaren Warmblüter her, beim Menschen bevorzugen sie Hautpartien am Rande der Kleidung. Im Gegensatz dazu stechen die aggressiven *Kriebelmücken* (Melusinidae, früher auch Simuliidae genannt) überwiegend morgens und nachmittags. Sie besitzen eine Körperlänge von bis zu 5 mm, sind weltweit verbreitet und stellen insbesondere für das Nutzvieh in manchen Regionen eine echte Gefahr dar. In Europa sind vor allem die Gemeine Kriebelmücke (Melusina ornata), die Neustädter Kriebelmücke (Melusina erythrocephala) und die Lappländische Kriebelmücke (Melusina reptans) erwähnenswert; ihr Speichel wirkt dermatotoxisch und verursacht Ödembildung, Lymphadenitis, schmerzhafte Papulovesikel, Pusteln, eventuell sogar Ulcerationen. Auch Typ-I-Sensibilisierungen sind beschrieben worden.

Während einerseits keineswegs alle Mücken stechen, gibt es anderseits Fliegen, die durchaus stechen können. Das gilt etwa für die artenreiche *Bremsen-*Familie *(Tabanidae)*. Pferde- und Rinderbremsen lassen den Menschen zwar in Ruhe, dagegen kennen die *Blindbremsen* (Gattung *Chrysops*), die bei Sommerwetter in Europa häufig sind, derartige Rücksichtnahme nicht und produzieren schmerzhafte Stiche. Unangenehme Stichwunden werden durch die *Schnepfenfliegen* (Rhagionidae) verursacht; als regional wichtigste Vertreter sind die nordamerikanische Symphoromya und die tasmanische Spaniopsis erwähnenswert. Die *Halmfliegen* (Chloropidae) sind bekannte Landwirtschaftsschädlinge, einige Gattungen haben aber auch medizinische Bedeutung. Mit ihrem dornenbewehrten Rüssel skarifizieren sie Augenbindehaut und Epidermis und übertragen auf diese Weise verschiedene Krankheitserreger. Bei massenhaftem Auftreten kann es in der Bevölkerung zu regelrechten Impetigo-Epidemien kommen; Hippolates- und Siphunculina-Arten fungieren als Überträger der epidemischen Konjunktivitis, englisch: Pink eye), Hippolates flavipes ist als Vektor für den Frambösie-Erreger Treponema pertenue bekannt. Die *Lausfliegen* (Hippoboscidae) bewohnen Gefieder (Tauben, Schwalben, Straußenvögel) und Fell (Pferde, Esel, Rinder, Schafe, Hirsche, Rehe, Elche, Kamele, Hunde, Fledermäuse), greifen aber auch den Menschen an und verursachen schmerzhafte Wunden, die häufig superinfiziert sind. Bedeutsamer noch sind die *Tsetsefliegen* (Gattung *Glossinia*), die die Schlafkrankheit übertragen. Der ebenfalls zur Familie der *Echten Fliegen* (Muscidae) gehörende Wadenstecher Stomoxys calcitrans sieht zwar der Stubenfliege sehr ähnlich, verfügt aber über einen Stechrüssel und saugt mit Vorliebe an menschlichen Unterschenkeln, eventuell sogar durch dickste Wollsocken hindurch. An der Stichstelle entstehen schmerzhafte Erytheme, die sich oft in Bullae, gelegentlich auch in Ulcerationen umwandeln. Von speziellem Interesse sind die

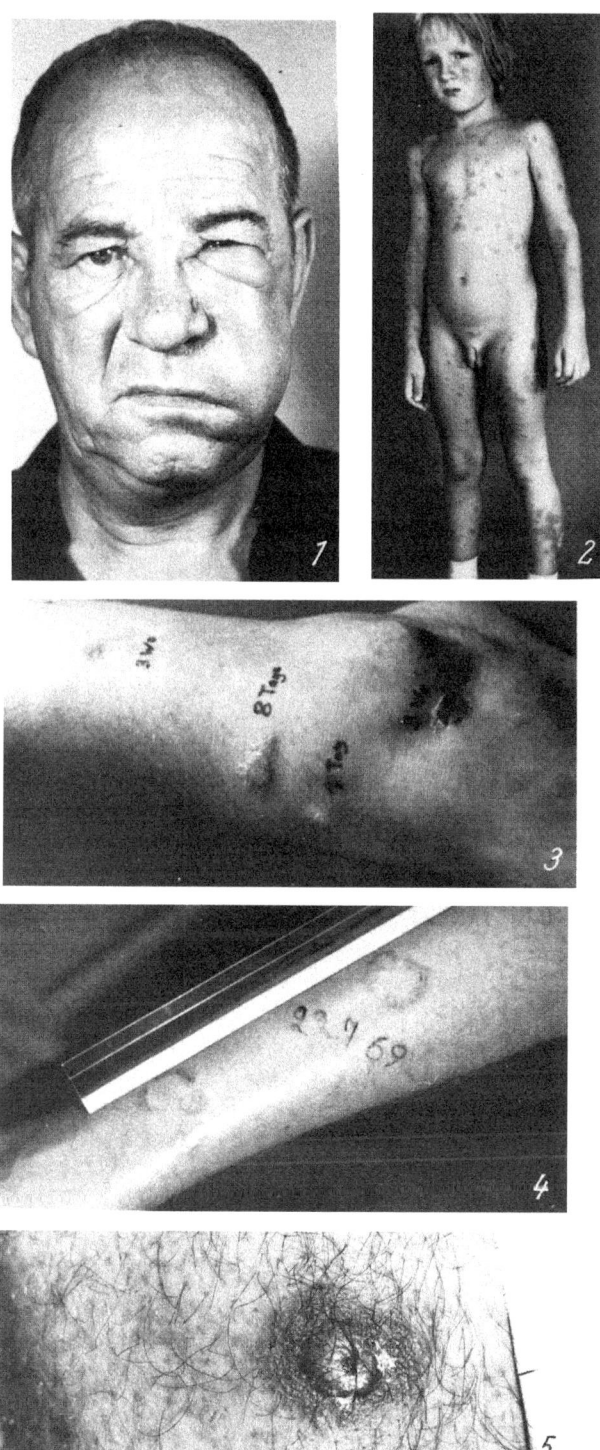

Abb. 102a. *1* Frühreaktion mit Schocksymptomatik nach Bienenstich, *2* disseminierte Insekten-stiche – Entwicklung innerhalb 7 Stunden (Gartenlaube), *3* Hundeflohreaktionen (Bernhardiner als Träger), *4* anuläre Entwicklung 4 Tage nach Insektenstich, *5* granulomatöse Reaktion mit ma-ximaler Entwicklung 4 Wochen nach Insektenstich

Schmeißfliegen (Calliphoridae), deren Maden beim Befall der menschlichen Haut das Krankheitsbild der *Myiasis* (vgl. Spezieller Teil) auslösen.

Die *Ameisenartigen (Formicoidea)* stellen zwar für fast jeden Tropenreisenden – sei es im Zelt, im Kibbuz oder im Hotelzimmer – ungebetene und lästige Mitbewohner dar, ernstliche Gesundheitsschäden sind aber kaum zu erwarten.

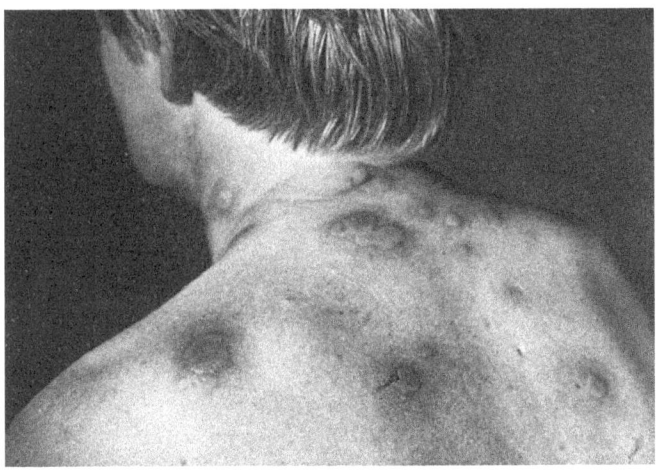

Abb. 102 b. Insektenstichreaktionen vom Kokardentyp (Erythema-exsudativum-multiforme-artig)

Australien-Touristen können unliebsame Bekanntschaft mit den schmerzhaften Stichen der *Bulldogg-Ameisen (Myrmeciinae)* machen. Die im tropischen Amerika heimischen *Blattschneiderameisen* (Gattung *Atta*) können ihre scharfen Kiefer auch an Menschenhaut ausprobieren und blutende Traumen verursachen. Gefürchtet wegen ihrer Angriffslust ist auch die winzige südamerikanische *Baumameise Azteca*. Wirklich gefährlich kann dem Menschen nach heutigem Erkenntnisstand aber wohl nur die *Feuerameise Solenopsis saevissima* werden (vgl. Spezieller Teil). Die mit den Ameisen verwandten *Honigbienen, Wespen* und *Hornissen* sind zwar keine typischen „Nur-Urlaubstiere", sondern höchstens „Auch-Urlaubstiere"; wegen der teilweise gravierenden Symptomatik, die ihr Stich auslösen kann, werden sie am Ende des Speziellen Teils gewürdigt.

II. Spezieller Teil

1. Scolopendra subspinipes (Abb. 103)
(Riesenläufer)

Vorkommen: „Kosmopolit" in allen tropischen und subtropischen Regionen, unter Steinen lebend, wo er Wohnkammern und Gangsysteme anlegt. Meist nachts unterwegs, jagt Würmer, Spinnen, Insekten, sogar neugeborene Vögel und Mäuse.

Aussehen: 20–23 cm Körperlänge, 21 oder 23 Beinpaare, dunkelbraun bis dunkelgrün.

Toxin: Unbekannte Struktur, dermato- und neurotoxisch wirkend.

Klinik: An den Bißstellen initial Juckreiz, dann zirka 8 Stunden lang brennender Schmerz; Erythem- und Ödembildung, Lymphangitis und -adenitis; nach 36 Stunden oberflächliche Nekrose, Abheilung nach 14 Tagen. Auch Allgemeinsymptome (Kopfschmerzen, Brechreiz, Benommenheit, Angstgefühl, Tachyarrhythmien) möglich. Toxizität von der Jahreszeit abhängig, im Sommer am größten.

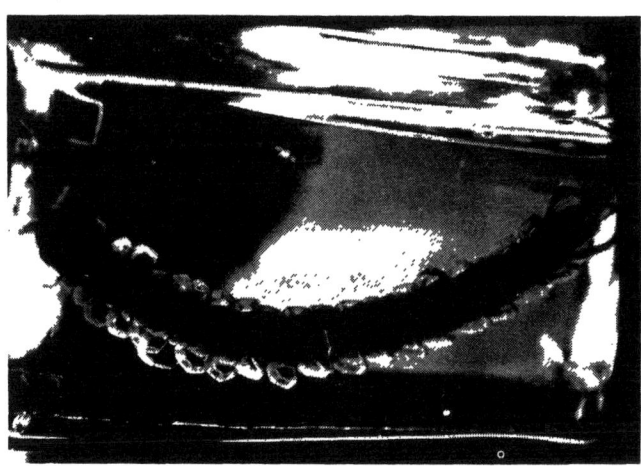

Abb. 103. Präparat des Riesenläufers (Scolopendra subspinipes)

2. Lepisma saccharina
(Silberfischchen oder Zuckergast; englisch: Silverfish oder Bristletail; französisch: Poisson d'argent)

Vorkommen: Weltweit in Wohnungen und Vorratskammern; sehr feuchtigkeitsabhängig, daher besonders in Badezimmern, auch in Häusern mit Zentral- bzw. Fernheizung, wo sich an den Rohrleitungen Kondenswasser niederschlägt. Eng verwandt ist das ebenfalls in Wohnungen vorkommende *Ofenfischchen* (*Thermobia*-Gattung), (Abb. 104).

Aussehen: Zirka 1 cm lang, dunkelgrau, silbrigglänzende Schuppen.

Klinik: Neuere Befunde (u. a. Pajarre, Rijckaert und Mitarbeiter) sprechen für nicht unwesentliche Beteiligung an der Entstehung und Unterhaltung von Typ-I-Allergien.

3. Acheta domestica
(Hausgrille oder Heimchen; englisch: House-cricket; französisch: Grillon domestique)

Vorkommen: Als Kulturfolger weltweit in warmen Räumen, aber auch auf gärungswarmem Müll.

Aussehen: 16–20 mm lang, hellbraun.

Klinik: Patienten mit atopischer Disposition können bei Expositionen (z. B. Urlaubshäuschen) Rhinoconjunctivitis, Asthma und Urticaria entwickeln.

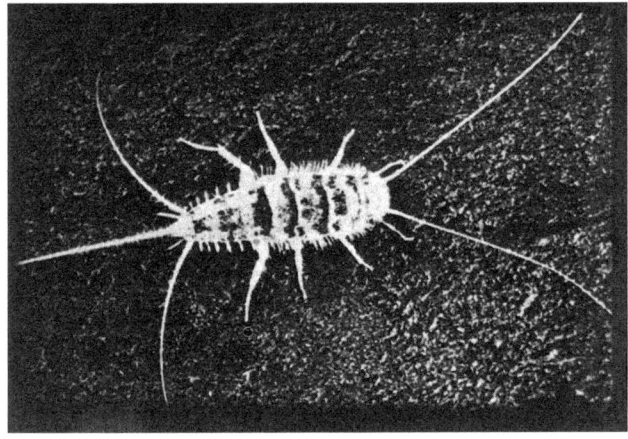

Abb. 104. Das zu den Urinsekten gehörende Ofenfischchen (Thermobia domestica), Körperlänge 10–14 mm [117]. Mit freundlicher Genehmigung von Artia, Prag.

4. Locusta migratoria
(Wanderheuschrecke; englisch: Migratory locust; französisch: Sauterelle de passage)

Vorkommen: Heute auf Afrika beschränkt, andere Arten aber auch in Lateinamerika, Sahara-Reisende müssen damit rechnen, in Öl gebackene Heuschrecken oder mit Milch angerührtes Heuschreckenmehl als Gastmahl serviert zu bekommen.
Aussehen: Zirka 60 mm, gelbbraun.
Klinik: Kurzfühlerschrecken (Caelifera) sind weltweit verbreitet; im Hausstaub südlicher Länder sind recht oft Hautpartikel und Faeces enthalten, die Typ-I-Allergien verursachen. Immunologische Kreuzreaktionen bestehen zwischen Heuschrecken, Grillen und Schaben.

5. Blatta orientalis
(Küchenschabe oder Kakerlak; englisch: Cockroach; französisch: Blatte des cuisines; spanisch: Cucaracha)

Vorkommen: Weltweit in Wohnungen und Hotels.
Aussehen: 18–30 mm lang, schwarzbraun.
Klinik: Typ-I-Allergien durch Inhalation von Schuppen und Kot.

6. Liposcelis divinatorius
(Bücherlaus; englisch: Book-louse; französisch: Pou devin)

Vorkommen: Weltweit; ebenso wie die *Gemeine Staublaus (Trogium pulsatorium)* ernährt sie sich von Schimmelpilzen, kommt daher in verwahrlosten

Wohnstätten, aber auch feuchten Neubauten, z. B. überstürzt hochgezogenen Hotels, vor.

Aussehen: Zirka 1 mm lang, gelb.

Klinik: Rhinoconjunctivitis, Asthma, Urticaria.

7. Pediculus humanus capitis
(Kopflaus; englisch: Head louse; französisch: Pou de la tête)

Vorkommen: Weltweit.

Aussehen: Weibchen 3–4 mm, grau, Männchen kleiner. Beide sind Blutsauger. Weibchen lebt 3–4 Wochen, legt täglich bis zu 10 Eier (Nissen) ab, die $0,8 \times 0,3$ mm groß sind und zunächst am Haarschaft nahe der Kopfhaut angekittet werden. Ältere, leere Eihüllen wandern, dem Haarwachstum entsprechend, immer weiter nach distal.

Klinik: Prädilektionsstellen sind Occipital- und Postauriculärregion des behaarten Kopfes, gelegentlich auch Bart. Pruritus, Kratzeffekte, Superinfektionen; chronisches Ekzem, Impetigo, nuchale Lymphknotenschwellungen. Überträger von Fleckfieber, Wolhynischem Fieber und Rückfallfieber.

8. Pediculus humanus humanus
(Kleiderlaus; englisch: Body louse; französisch: Pou de l'homme)

Vorkommen: Weltweit, meist durch Kleider oder auch Bettzeug „preiswerter" Hotels übertragen.

Aussehen: 4 mm, grau. Weibchen lebt 30–35 Tage, legt bis 300 Eier, die in den Säumen und Falten der Kleidung, seltener auch an Scham- oder Achselhaaren festgeklebt werden.

Klinik: Das beim Stich in die Haut dringende Speichelsekret wirkt cytotoxisch. Zunächst lokales Erythem, dann juckende Quaddeln oder Knötchen, schließlich striemenartige Kratzeffekte. Bei längerer Verlausungszeit durch Hämoglobinveränderungen graubraune, fleckige, verdickte *„Cutis vagantium"*. Viel häufiger als die Kopflaus überträgt sie verschiedene Rickettsien sowie den Erreger des europäischen Rückfallfiebers *(Borrelia recurrens)*.

9. Pediculus pubis (Abb. 105)
(Filzlaus; englisch: Crab louse oder Pubic louse; französisch: Pou de feutre)

Vorkommen: Weltweit; in behaarten Körperregionen mit aprokrinen Drüsen (Genitalbereich, Axillen, Bart, Wimpern, Brauen).

Aussehen: Zirka 2 mm lang, grau; im Vergleich zur schlanken Kopf- und Kleiderlaus eher gedrungen („krabbenförmig"); Nissen perlschnurartig aufgereiht.

Klinik: Blaugraue Flecken (Taches bleues) an den Stichstellen durch Hämoglobinumwandlung. Sensibilisierung mit Pruritus und Ekzematisierung möglich. Übertragung meist anläßlich von Intimkontakten. Da im Urlaub in dieser Beziehung eine gewisse Großzügigkeit üblich ist, kann die Pediculosis pubis durchaus als gängige Reisedermatose angesehen werden.

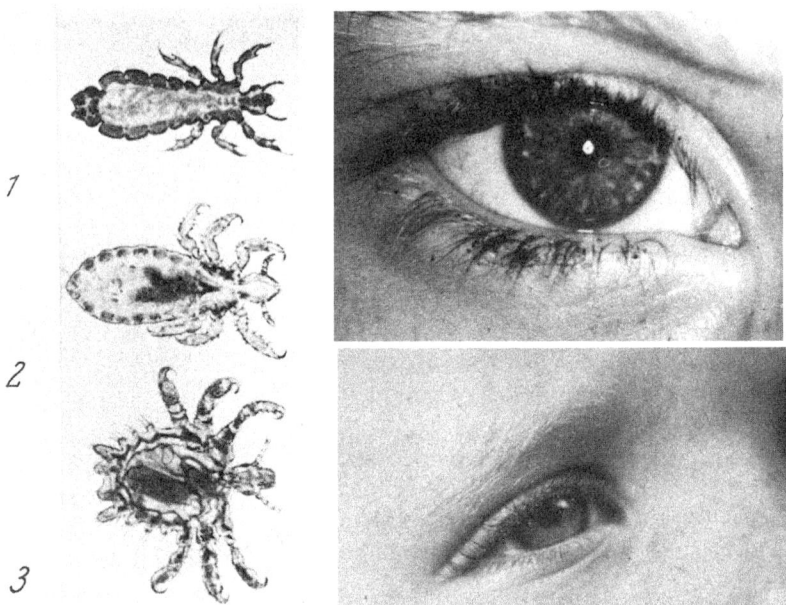

Abb. 105. *1* Kopf-, *2* Kleider- und *3* Filzlaus (links), Nissen an Augenwimpern (rechts)

10. Limothrips cerealium
(Getreidethrips oder Gewitterfliege; englisch: Grain thrips; französisch: Thrips du blé)

Vorkommen: Mittel- und Südeuropa; Massenschwärme bei schwüler Witterung. Andere Thripsgattungen weltweit.

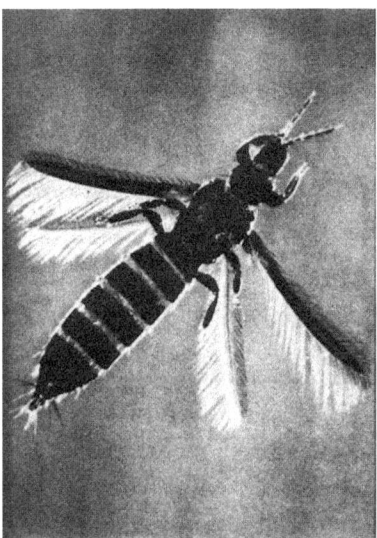

Abb. 106. Der Erbsenthrips (Kakothrips robustus) als Beispiel für die Fransenflügler (natürliche Körperlänge zirka 2 mm) [117]. Mit freundlicher Genehmigung von Artia, Prag.

Aussehen: Zirka 2 mm lang, gelbbraun.

Klinik: Prickeln und Jucken, bei stärkerem Befall auch maculopapulöse Eruptionen. Besonders geplagt sind Landwirte, aber auch Bauernhofurlauber.

11. Cimex lectularius
(Bettwanze; englisch: Bed bug; französisch: Punaise des lits)

Vorkommen: Europa und Nordamerika, *Cimex rotundatus* in Afrika und Südasien. Tagsüber hinter Scheuerleisten, Wandverschalungen, Bildern oder Tapeten versteckt. Die *Schwalbenwanze (Oeciacus hirundinis)* parasitiert an Mauerseglern, nimmt während der Abwesenheit der Zugvögel auch mit Touristenblut vorlieb.

Aussehen: 5—6 mm lang, bräunlich.

Klinik: Da nicht jeder Stich ein Blutgefäß trifft, treten als Folgen solcher „Trockenbohrungen" Quaddeln auf. Der Stich ist kaum schmerzhaft, und bis der Juckreiz im Quaddelbereich einsetzt, hat sich die Wanze in Sicherheit gebracht. Man bekommt den scheuen Hausgenossen selten zu Gesicht und muß die Diagnose an Hand seiner „Werke", als Urticaria e cimicibus bekannt, stellen. Quaddeln gehen nach einigen Tagen in Papeln über. Prädilektionsstellen sind unbekleidete Körperpartien (was Nacktschläfern zur Warnung dienen möge), die der Wand zugekehrte Körperseite ist stärker befallen. Bettwanzen können *Ricksettia rickettsi,* den Erreger des Rocky Mountain spotted fever, übertragen.

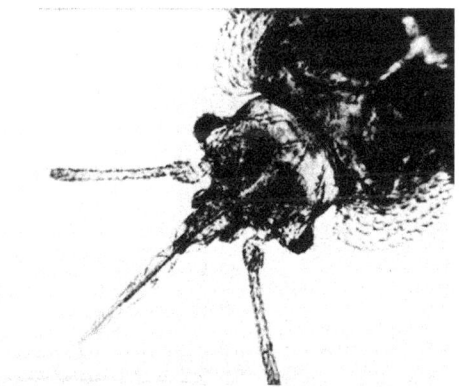

Abb. 107. Der Saugstechrüssel der Bettwanze Cimex lectularius [117]. Mit freundlicher Genehmigung von Artia, Prag.

12. Triatoma sanguisuga
(Mordwanze; englisch: Assassin bug, Cone-nosed bug oder Kissing bug)

Vorkommen: Ganz Amerika; andere Vertreter der *Raubwanzen (Reduviidae)* auch in Europa, Afrika und Asien. Auf dem Erdboden, auf Bäumen und in Nagetiernestern lebend, aber häufig Häuser heimsuchend, recht angriffslustig.

Aussehen: 18—24 mm lang, dunkelbraun bis schwarz, gelbe Tupfen auf dem Rücken.

Klinik: Schmerzhafte Bißstellen, initial gruppiert Papeln oder Vesikel (Verwechslung mit Zoster möglich) auf gerötetem Grund, auch Riesenquaddeln (bis 16 cm Durchmesser). Ferner hämorrhagische oder bullöse Reaktionen (manchmal Erythema exsudativum multiforme vortäuschend), auch Lymphangitis und -adenitis. IgE-vermittelte Sensibilisierungen können Typ-I-Reaktionen bis zum anaphylaktischen Schock verursachen. Südamerikanische Raubwanzen *(Panstrongylus megistus)* übertragen *Trypanosoma cruzi,* den Erreger der Chagas-Krankheit.

13. Nepa rubra
(Wasserskorpion; englisch: Water-scorpion; französisch: Népa roux)

Vorkommen: Europäische Binnengewässer, besonders Tümpel, wo sie die im Trüben fischenden Angler heimsuchen. Andere Arten der *Skorpionwanzen (Nepidae)* weltweit.
Aussehen: 18−22 mm lang, gelb, rotgefärbter Rücken.
Klinik: „Das schlimmste Tier ist der Skorpion, der schlimmste Mensch der Gelehrte." Wie in diesem abessinischen Sprichwort muß auch hier wieder der Skorpion mit seinem Namen herhalten, um die schmerzhaften Stiche der Nepa rubra zu kennzeichnen. Die Stellen können anschwellen und sich röten, auch papulöse oder urticarielle Eruptionen möglich.

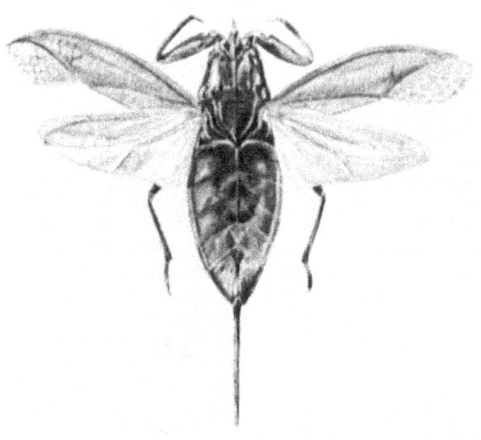

Abb. 108. Der Wasserskorpion Nepa rubra, eine Heimsuchung für Angler an Binnengewässern (Grzimeks Tierleben, Bd. II. Zürich: Kindler. 1970)

14. Epicauta cinerea
(Ölkäfer; englisch: Blister beetle)

Vorkommen: Ölkäfer (Meloidae) sind über Kanada, die U.S.A. und Südeuropa verbreitet. Sie haben die spezielle Verteidigungswaffe des *„Reflexblutens",* d. h. sie scheiden bei Gefahr eine ölige Substanz aus, die als Kantharidin bekannt ist. In Südeuropa ist die „*Spanische Fliege*" *Lytta vesicatoria* am häufigsten.

Aussehen: 1,2–2,5 cm lang, grau.

Toxin: Kantharidin (Lacton der Kantharidinsäure $C_{10}H_{12}O_4$).

Klinik: Zirka 10 Minuten nach Hautkontakt Brennen, dann Erythem, nach 3 Stunden längliche Blasen. Bleibt sie unbeschädigt, wird ihre Flüssigkeit nach 3–4 Tagen resorbiert, sonst Abheilung nach einer Woche. Unbeabsichtigter Käferkontakt kommt abends, in der Nähe einer Lichtquelle, zustande. Saisonaler Schwerpunkt der *Blister beetle dermatitis (oder Fuetazo itch)* von Juli bis September. Kinder sollten nicht barfuß umherlaufen, weil das Treten auf Ölkäfer sofort Reflexbluten in Gang setzt.

15. Paederus colombinus
(Paederus-Käfer)

Vorkommen: Paederus-Käfer gehören zu den *Kurzflüglern (Staphylinidae),* weltweit verbreitet.

Aussehen: Lang und schmal, ameisenähnlich, gelbbraun, typisch aufwärts gekrümmter Hinterleib; „Reflexbluter".

Toxin: Pederin, Struktur unbekannt, kantharidinähnlich wirkend.

Klinik: 1–2 Tage nach Kontakt Ödem, Erythem, intraepidermale Bläschen in linearen Mustern, teilweise Pusteln *(Paederus dermatitis).* „Kissing lesions" an Beugefalten der Haut, d. h. Übertragung des Pederins von Läsionen auf gesunde Partien. Prädilektionsstellen Gesicht, Augenlider (zum Teil auf Bindehaut übergreifend, sogenanntes *Nairobi-eye),* Nacken und Oberkörper. Differentialdiagnostisch muß an Herpes simplex, Zoster, allergisches Kontaktekzem, sogar an Morbus Duhring gedacht werden.

16. Trogoderma granarium
(Khapra-Käfer; englisch: Khapra beetle)

Vorkommen: Weltweit; gefürchteter Vorratsschädling, besonders Mittelmeerraum und Indien, andere Spezies auch in Europa und Amerika. *Trogoderma angustum* ist ein häufiger Wohnungsschädling in Mitteldeutschland (Berlin), aber auch in Dänemark und Finnland (Ferienhäuser!).

Aussehen: Käfer 1,8–3 mm lang, rostbraun (Trogoderma angustum schwarzbraun mit gelblichen Querbinden), Larven 4 mm lang, braun geborstet. Die abgestoßenen Exuvien (Larvenhäute) vermischen sich mit dem Hausstaub und werden inhaliert.

Klinik: Typ-I-Allergie mit Rhinoconjunctivitis, Urticaria und Asthma. Mit Kontakt muß vor allem in der Nähe gelagerter Lebensmittel gerechnet werden; bei „Spar"-Packungen aus dem Supermarkt pflegt man die Trogodermalarven gleich mitzukaufen. So berichtet der Weltumsegler Rollo Gebhard vom massenhaften Auftreten kleiner Käfer in seiner frisch gekauften Schiffsration.

17. Ephestia kuehniella (Abb. 109)
(Mehlmotte; englisch: Flour moth; französisch: Teigne de la farine)

Vorkommen: Weltweit an getrockneten Lebensmitteln, vor allem Mehl. Unter ihrem früheren Namen „Anagasta" altgedienten Allergologen als Verursacher von Bäckerasthma (Baker's asthma) geläufig. Auch Speichermotte Ephestia elutella häufiger Schädling.

Aussehen: 15–20 mm lang, graubraun.

Klinik: Typ-I-Allergien. Flügelhärchen der verschiedensten Schmetterlinge finden sich während der Schwärmzeit in großen Mengen in der Luft, sie können streng saisonal begrenzte Beschwerden machen und damit das Vorliegen einer Pollinosis vortäuschen. Nach den Untersuchungen von Kino und Ishima muß mit Kreuzallergien zwischen verschiedenen Lepidopteren gerechnet werden. Schmetterlingsallergiker zeigten spezifisches IgE gegen den Maulbeer- oder Seidenspinner Bombyx mori (Imago der Seidenraupe), ohne jemals Kontakt zu diesem Berufsallergen gehabt zu haben.

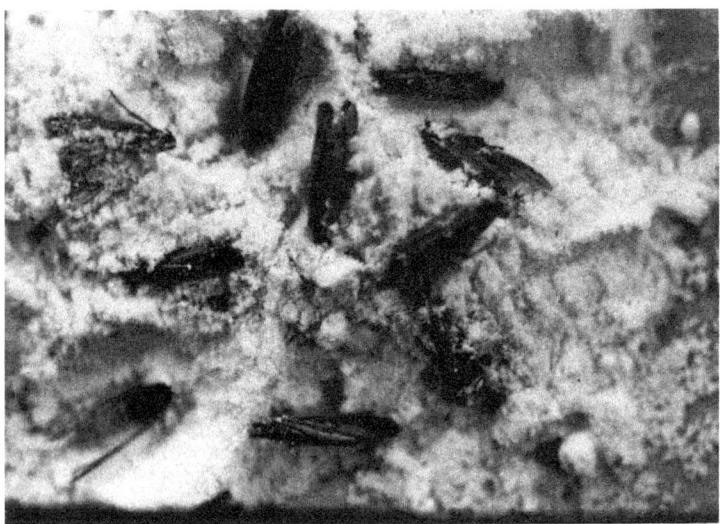

Abb. 109. Die Mehlmotte Ephestia kuehniella kann Inhalationsallergien vom Soforttyp verursachen

18. Hylesia linda
(Mexikanisches Nachtpfauenauge; englisch: Peacock moth)

Vorkommen: Die zur Familie der Augenspinner (Saturniidae) gehörenden Hylesiaarten sind über Lateinamerika und den Süden der U.S.A. verbreitet. Überwiegend abends und nachts schwärmend, in den U.S.A. im Sommer, in Südamerika (Peru, Brasilien, Argentinien) nach der Regenzeit.

Aussehen: 1,5–3 cm lang, bis 5 cm Spannweite, Flügel hellgrau mit braunen Transversalstreifen. Leib dunkelbraun, an den Abdominalsegmenten Borstenhaare mit Giftdrüsen.

Klinik: Prädilektionsstellen sind Nacken und Beine, auch Stamm. Minuten nach der Berührung papulo-urticarielle Eruptionen auf erythematösem Grund, später Blasenbildung (Caripito itch) und Exulcerationen, 1–2 Wochen bestehend. Auch Allgemeinsymptome (Abgeschlagenheit, Kopfschmerzen, Brechreiz, Dyspnoe) im Rahmen des Lepidopterism. Gehäufter Kontakt kann zur

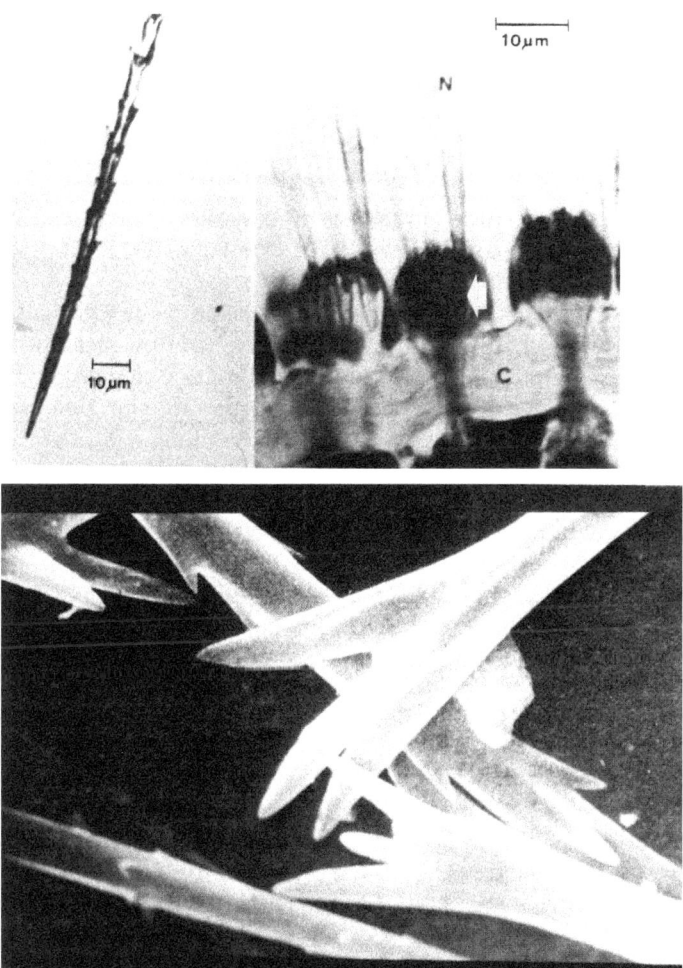

Abb. 110. Raupendermatitis durch Euproctis chrysorrhoea (oben), Nesselhaare der Goldafter-Raupe licht- (Mitte) und elektronenoptisch (unten) (de Jong [60])

Sensibilisierung führen, so daß an die Stelle toxischer soforttyp-allergische Reaktionen treten.

19. Euproctis chrysorrhoea
(Goldafter; englisch: Brown-tail moth)

Vorkommen: Weltweit in den gemäßigten Zonen, sehr häufig auf europäischen Campingplätzen, teilweise epidemieartiges Auftreten, z. B. in Holland. Hauptzeit für die *Euproctis-dermatitis* (Abb. 110) ist in Europa der Juni, wenn die Raupen am wanderlustigsten sind. Abgebrochene Nesselhaare können aber auch ganzjährig mit dem Wind verteilt werden.
Aussehen: Raupe zirka 5 cm lang, schwarzbraun, dicht beborstet, weiße Tupfer an den Flanken, rote Flecken an den kaudalen Segmenten.
Toxin: Unbekannte Struktur, dermatotoxisch wirkend.
Klinik: Kurz nach Kontakt Erythem und Ödem, dann Papulovesikel. Das Vollbild des *Erucism* mit Kopfschmerzen, Benommenheit und Brechdurchfällen kommt vor allem in dem mit giftigen Raupen überreich gesegneten Südamerika vor.

20. Tunga penetrans
(Sandfloh; englisch: Jigger oder Chigoe flea; französisch: Chique)

Vorkommen: Schwerpunkt Ostafrika (inklusive Madagaskar, Mauritius, Seychellen), auch Mittelamerika und selten Südasien. Bevorzugtes Biotop sind feucht-staubige Erdböden in Ställen und Hütten.
Aussehen: Zirka 1 mm groß. Schlechter Springer, Bißstellen nicht höher als an Zehen und Fußrücken. Weibchen arbeitet sich bis zum Stratum lucidum vor und zapft von dort mit seinem Stechrüssel die Blutgefäße des Coriums an. Tier schwillt bis Erbsgröße an. Nach der Begattung durch die auf der Epidermis verharrenden Männchen werden täglich zirka 10 Eier durch die Eintrittspforte nach draußen gedrückt und wachsen auf der Erde binnen 4 Wochen zur Geschlechtsreife heran.
Klinik: Bißstellen entwickeln hyperkeratotische Knötchen mit zentraler Öffnung. Auf Druck (oder, wie bei den Einheimischen üblich, mittels Nadel) werden daraus Eier entleert. Subunguale Läsionen sind häufig. Läsionen können verschorfen und wie nekrotisierende Vasculitis aussehen. Zunächst symptomlos, später Brennen und Jucken. Wichtige Komplikationen der Tungiasis sind Sekundärinfektionen (Erysipel, sogar Gasbrand und Tetanus).

21. Culex pipiens
(Gemeine Stechmücke; englisch: Mosquitoe; französisch: Moustique; dänisch: Myg; schwedisch: Mygga; finnisch: Hyttynen oder Sääski; norwegisch: Mygg; isländisch: Mýfluga)

Vorkommen: Weltweit; in der Bundesrepublik Deutschland sind besonders Oberrhein, Bodensee, Norddeutsche Tiefebene und Nordseeküste betroffen. Lebensvorausetzung ist das Vorhandensein von Wasserstellen (jeglicher Qualität und jeglichen Verschmutzungsgrades) zur Eiablage. Es genügen schon

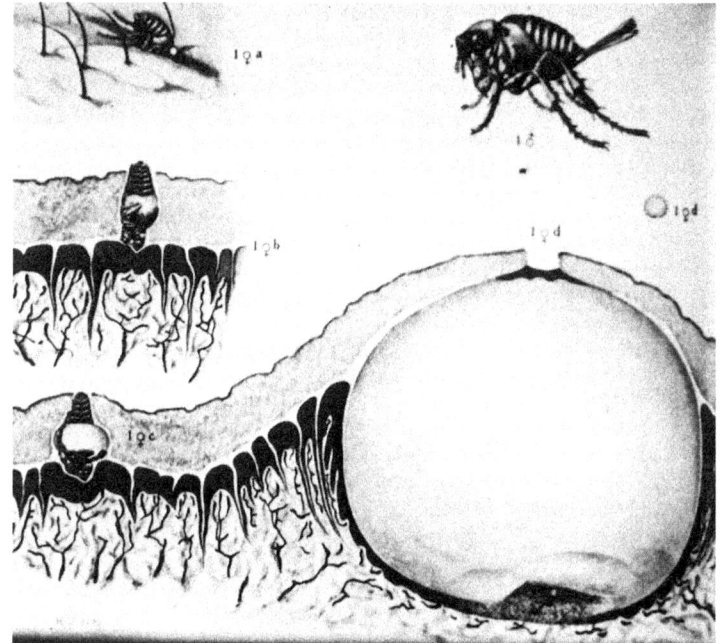

Abb. 111. Tungiasis (schematisch): rechts oben Männchen, links und unten Weibchen mit zunehmender Körperschwellung nach Eindringen in die menschliche Haut bis zur Eiablage (Grzimeks Tierleben, Bd. II. Zürich: Kindler. 1970)

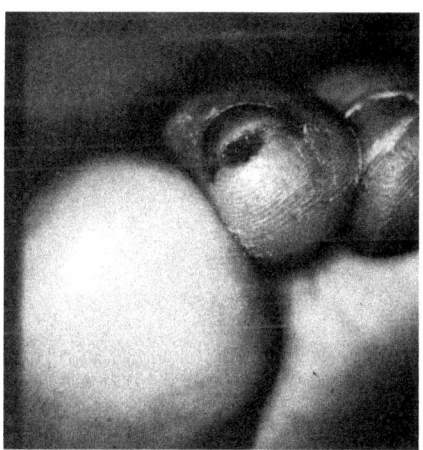

Abb. 112. Tungiasis mit Ausbildung der typischen subungualen Läsionen

wassergefüllte Gefäße aller Art [Jauchetonnen, liegende Autoreifen, Zierteiche, Vogeltränken, vernachlässigte Swimming-pools, Wasserdächer, nicht ausgeleerte Blumenvasen oder Gießkannen (vgl. Iglisch)]. Hauptschwärmzeit bei den *Hausmücken* (*Culex-* und *Culiseta-* Arten): Juli bis September, bei den für Nordeuropa wichtigen *Wald-* und *Wiesenmücken* (*Aedes-spec.*) Schwärmzeit –

Tabelle 100. *Linguistisches „Notfall-Set" für Finnland-Reisende*

Sääski, Hyttynen	= Mücke
Hyttysenpurema	= Mückenstich
Imeskellä	= saugen
Veri	= Blut
Kuhmu	= Beule
Syyhyä	= jucken
Apu!	= Hilfe!
Sääskiöljy	= Mückenschutzmittel

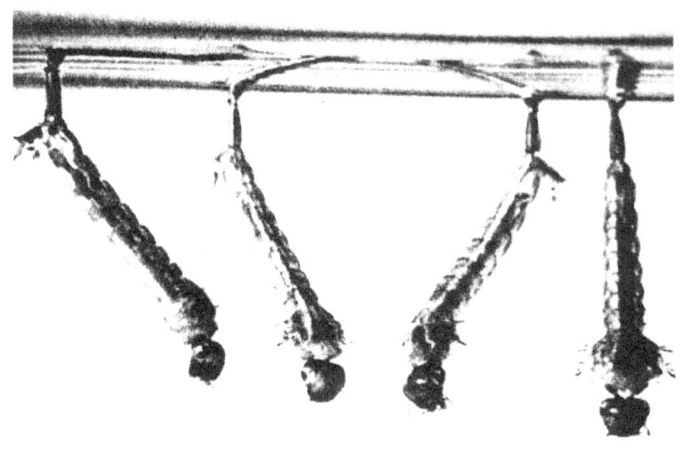

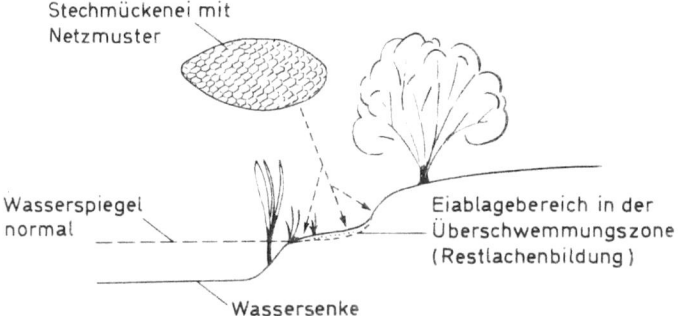

Stechmückenei mit
Netzmuster

Wasserspiegel
normal

Eiablagebereich in der
Überschwemmungszone
(Restlachenbildung)

Wassersenke

Abb. 113. Stechmückenlarven unter der Wasseroberfläche (oben) [117]. Mit freundlicher Genehmigung von Artia, Prag; Ökologie der Stechmücke (schematisch) [54]

in Abhängigkeit von den Wasserstandsverhältnissen – in 2 Gipfeln (Mai/Juni und Juli/August). Mücken überwintern als Ei oder Larve, können aber auch im Winter ausschlüpfen und mit dem Stechen beginnen.
Aussehen: Zirka 6 mm lang, im „nüchternen" Zustand graubraun.
Klinik: Stich zunächst symptomlos, dann nach 12–24 Stunden Ausbildung juckender Papeln, die tagelang bestehen und durch Kratzen „reaktiviert" wer-

den können. Bei Sensibilisierten schon nach wenigen Minuten Pruritus und Quaddelbildung. Bei gehäuftem Kratzen und Scheuern Pyodermisierung und Blasenbildung *(Culicosis bullosa)*. Befallen sind unbedeckte Körperpartien (Kleidungslücken!).

22. Phlebotomus papatasii
(Papatacimücke)

Vorkommen: Weltweit in warmen Klimazonen, auch Südeuropa (von der Loire bis zum Mittelmeer). *Phlebotomus perniciosus* vor allem in Italien (Elba!). Phlebotomus benutzt als Brutbiotop Hohlräume in Steinen und Mauerresten.

Aussehen: 2,5 mm lang (die üblichen Mückenfenster stellen also keinen Schutz dar).

Klinik: Das „Harara" oder *Urticaria multiformis endemica* genannte Bild umfaßt stark juckende, papulöse Quaddeln, hämorrhagische Blasen bis Erbsgröße, auch impetigo- oder lichenähnliche Bilder. Offenbar Ausdruck eines Sensibilisierungsprozesses, der immunologische Gegenreaktionen in Gang setzt. Beim Urlaub im nächsten Jahr werden die Stiche dann besser vertragen oder zeigen eskalierende allergische Reaktionen. Mit dem Stich können auch *Leishmanien* übertragen werden, so daß sich cutane Leishmaniasis entwickelt. Die Kombination von Harara, Lichterythem und Leishmaniasis ist als sogenannte „Elba-Trias" bekannt (vgl. Krampitz). Außerdem ist durch Phlebotomus die Übertragung verschiedener Infektionskrankheiten (z. B. Papataci-Fieber) möglich.

23. Cordylobia anthropophaga
(Tumbu-Fliege; englisch: Tumbu fly; französisch: Ver du cayor)

Vorkommen: Tropisches Afrika, insbesondere an Badestränden; Weibchen legen die Eier in menschliche und tierische Lagerstätten; Wärme und Erschütterung lockt die ausgeschlüpften Larven an. Sie wedeln mit dem Leib so lange, bis sie die Hautoberfläche erreicht haben und sich einbohren können; unter der Haut kriechen sie zirka 14 Tage umher, bohren sich dann wieder in die Freiheit und verpuppen sich am Boden.

Aussehen: Zirka 10 mm lang.

Klinik: An den Bohrlöchern furunkelähnliche Tumoren mit entzündlich geröteter Umgebung. Heilung nimmt mehrere Wochen in Anspruch. Andere Myiasis-Fliegen (vgl. Tab. 101) können weit schwerere Folgen an Gesicht (besonders Ohrbereich) und Körper machen, so vor allem die *Cochliomyia-* (= *Callitroga-*) und *Wohlfahrtia-*Arten. *Dasselfliegen (Hypoderma-*Spezies) und *Pferdebremsen (Gasterophilus)* kriechen in der unteren Dermis umher. Sie verursachen das Bild der subcutanen *Larva migrans* (furunkuloide Knotenbildung mit ödematös veränderter Umgebung), gelegentlich bilden sie auch „Dasselbeulen". Dermatobia hominis und andere Dasselfliegen der Oestridae-Familie sind für die Entstehung der *Larva migrans oestrosa* (englisch: Creeping eruption) verantwortlich. Das Krankheitsbild ist durch solitäre, serpiginöse Kriechspuren im Grenzbereich zwischen Epidermis und Korium charakterisiert. Im

Gegensatz zur *Larva migrans nematosa* fehlen in der Regel die entzündlichen bzw. urtikariellen Begleiterscheinungen; die Infektion erfolgt meist im Zusammenhang mit Pferdekontakt (Hauptwirt) und ist nicht nur in tropischen, sondern durchaus auch in gemäßigten Klimazonen zu beobachten.

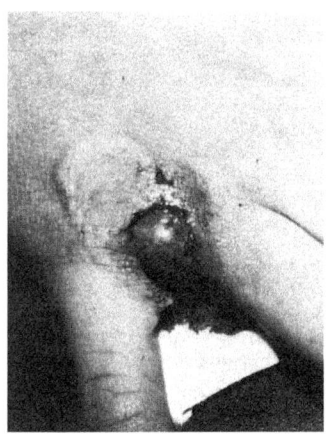 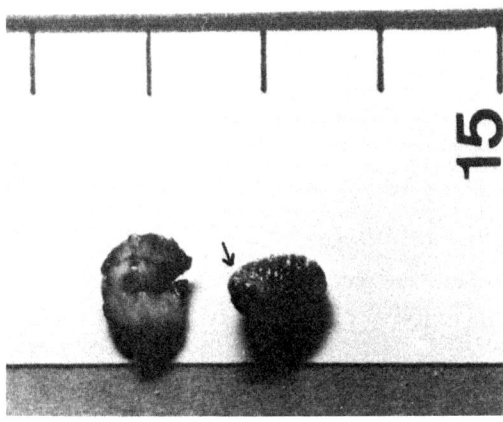

Abb. 114. Myiasis: klinisches Bild (links) und Fliegenlarven (rechts) (Fallbeschreibung durch H. F. Döring und M. Ilgner, Troisdorf)

Tabelle 101. *Zoogeographische Verbreitung wichtiger Myiasisfliegen* (modifiziert nach Schorr, 1967)

Cochliomyia americana	U.S.A., Lateinamerika
Cochliomyia hominivorax	weltweit
Cordylobia anthropophaga	Tropisches Afrika
Dermatobia hominis	Mittel- und Südamerika
Fannia canicularis	weltweit
Gasterophilus intestinalis	weltweit
Hypoderma bovis	Südamerika, Afrika
Hypoderma lineatum	U.S.A.
Lucilia caesar	U.S.A., Südamerika, Afrika
Musca domestica	weltweit
Muscina stabulans	weltweit
Phormia regina	Amerika, Afrika
Stomoxys calcitrans	weltweit
Wohlfahrtia magnifica	Mittel- und Südeuropa
Wohlfahrtia vigil	U.S.A.

24. Solenopsis saevissima var. richteri (Abb. 115)

(Südamerikanische Feuerameise; englisch: Imported fire-ant)

Vorkommen: Ursprünglich Südamerika, jedoch in den U.S.A. eingeschleppt und jetzt vor allem in den Südstaaten weit verbreitet und gefürchtet.
Aussehen: Rotbraun oder braunschwarz.
Toxin: Alkaloidgemisch aus Piperidinverbindungen.

Klinik: Brennender Schmerz am Einstichort, Rötung, Ödem, lokale oder generalisierte Bildung maculopapulöser bzw. papulopustulöser Eruptionen, schließlich Nekrosen. Bei multiplen Bissen (gefährdet sind vor allem im Freien schlafende, womöglich alkoholisierte Personen) kann es zu schweren Intoxikationen, eventuell mit Todesfolge, kommen. In den U.S.A. werden jährlich zirka 10.000 Vergiftungsfälle registriert. In den letzten Jahren häufen sich Berichte über *Typ-I-Sensibilisierungen* mit Rhinitis, Asthma, Urticaria und anaphylaktischem Schock.

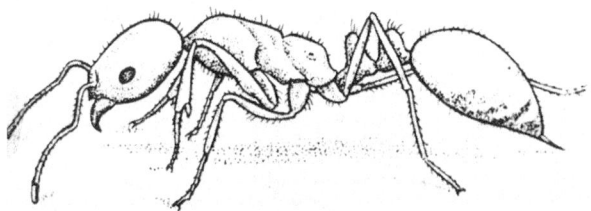

Abb. 115. Solenopsis saevissima (Feuerameise) (Dröscher: Sinne im Tierreich. München: Paul List. 1966)

25. Apis mellifica
(Honigbiene; englisch: Honey bee; französisch: Abielle domestique)

Vorkommen: Weltweit; Schwärmzeit: Mai bis Juli.
Aussehen: Hellbraun bis dunkelbraun gestreifter Hinterleib, Haarbesatz am Kopf und Vorderleib. Stachel bleibt mit Widerhaken und Giftdrüse in der Wunde zurück.
Klinik: Je nach Körperpartie mehr oder weniger starke Rötung und Schwellung, eventuell Lymphangitis. Auch allgemeine Intoxikationserscheinungen, wie Kopfschmerzen, Schwindelgefühl, Tachykardie, Brechreiz. In – glücklicherweise – seltenen Fällen Typ-I-Sensibilisierung (offenbar unabhängig von Atopiedisposition). Rhinitis, Asthma, Urticaria, vor allem aber anaphylaktischer Schock bringen Bienengiftallergiker bei jedem erneuten Stich in akute Lebensgefahr.

26. Paravespula germanica
(Deutsche Wespe; englisch: Wasp; französisch: Guêpe).

Vorkommen: Weltweit; Schwärmzeit: Juli bis September.
Aussehen: Auffällig schwarz-gelb gestreift („Wespentaille"), Stachel glatt, ohne Widerhaken, kann nach jedem Stich wieder herausgezogen werden.
Klinik: Wie bei der Honigbiene. Noch stärker sind die toxischen Symptome beim (seltenen) Stich der *Hornisse (Vespa crabro)*. In beiden Fällen ist Typ-I-Sensibilisierung mit entsprechender Gefährdung des Patienten möglich.

Tabelle 102. *Zusammensetzung von Hymenoptera-Giften* (nach Habermann, 1971)

	Biene	Wespe	Hornisse
Biogene Amine	Histamin Dopamin	Histamin Serotonin Dopamin	Histamin Serotonin Acetylcholin
Peptide	Apamin Melittin Mastzell-degranulierendes Peptid	Wespen-Kinin	Hornissen-Kinin
Enzyme	Phospholipase A Hyaluronidase	Phospholipase A Phospholipase B Hyaluronidase	Phospholipase A Phospholipase B Hyaluronidase

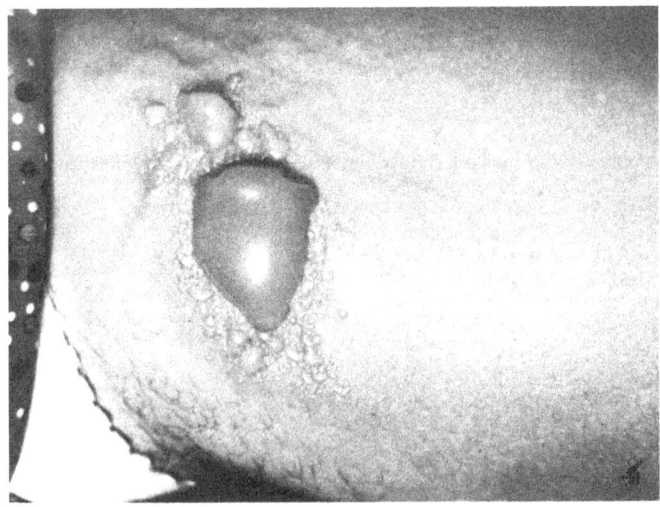

Abb. 116. Bullöse Wespenstichreaktion

III. Therapie und Prophylaxe

Die Behandlung insektenverursachter Dermatosen weist wenig Variationen auf und wird daher nun im Grobraster vorgestellt. Prophylaktische Maßnahmen finden Berücksichtigung, soweit sie vom Individualtouristen selbst durchgeführt werden können und sich aus den Lebensgewohnheiten der Tiere nicht von selbst ergeben. *Skolopender*-Bisse werden mit kalten Umschlägen, lokalen Desinfektionen, Steroidexterna, systemischen Antihistaminika sowie Breitbandantibiotika therapiert. Bisse lassen sich vermeiden, wenn man die Steine, unter denen die Tiere ihr Domizil angelegt haben, liegen läßt, wo sie sind. Typ-I-Allergien gegen *Silberfischchen, Grillen, Heuschrecken* und *Schaben* werden mit DNCG oder Ketotifen in Kombination mit Bronchodilatatoren behandelt. Bei unvermeidbarem Kontakt ist der Versuch einer spezifischen Hyposensibilisierung als mittelfristige Strategie sinnvoll.

Pediculosis capitis behandelt man mit HCH- oder Pyrethrumpräparaten. An 3 aufeinanderfolgenden Tagen wird das Gel abends aufgetragen und morgens ausgewaschen. Nissen lassen sich durch mehrfache Essigwasserspülungen ablösen. Die Behandlung des *Kleider-* und *Filzlaus*-Befalls erfolgt in analoger Weise. Gründliche Körperhygiene ist die wirkungsvollste Prophylaxe.

Typ-I-Allergien gegen *Bücherläuse* erfordern die übliche symptomatische bzw. protektive Pharmakotherapie. Prophylaxe ist kaum möglich; in Neubauwohnungen oder -hotelzimmern muß man bei dem Gedanken Trost suchen, daß mit dem Verschwinden der Mauerwerksfeuchtigkeit auch die Läuse verschwinden, weil die Schimmelpilze, ihre Hauptnahrung, keine angemessenen Lebensbedingungen finden.

Die durch *Thripse* verursachten Symptome werden durch Corticosteroidexterna und juckreizlindernde schnell wirksame Antihistamine problemlos behandelt. Prophylaxe ist kaum möglich (meist auch nicht nötig).

In gleicher Weise werden auch *Wanzenstiche* behandelt. Bezüglich der Prophylaxe bleibt dem Urlauber die Wahl zwischen einem Hotelwechsel und dem Anlegen „wanzensicherer", d. h. keine Hautpartien unbedeckt lassender, Nachtkleidung.

Bullöse *Käfer*-Dermatitiden werden mit feuchten Umschlägen, Corticosteroiden in Spray-, später Lotio-, zuletzt Cremeform behandelt, dazu systemisch Antihistamine, gegebenenfalls auch Antibiotika, wenn Superinfektion eingetreten ist. Inhalationsallergien gegen *Coleoptera* und *Lepidoptera* erfahren die übliche Therapie von Typ-I-Allergien. Die *Raupendermatitis* wird mit Corticosteroiden äußerlich und, falls Antihistamingabe nicht ausreicht, auch innerlich angegangen.

Bei *Tungiasis* wird zunächst das Weibchen durch Applikation z. B. von Äther oder Öl abgetötet, anschließend mit der Pinzette herausgeholt und die Hautläsion desinfiziert. Gelingt die obengenannte Manipulation nicht, muß der befallene Hautbezirk eventuell exzidiert werden. Die sinnvollste Prophylaxe besteht darin, in Sandflohgegenden geschlossene Schuhe zu tragen.

*Fliegen*stichreaktionen behandelt man mit kurzfristig applizierten Corticosteroiden sowie Antihistaminen, *Myiasis* lokal desinfizierend und systemisch antibiotisch.

Kalte Umschläge und Corticosteroidlotio haben auch in der Therapie von *Bienen-, Wespen-* und *Hornissen*-Stichen ihre Berechtigung (desgleichen bei durch *Feuerameisen* hervorgerufenen toxischen Reaktionen). Patienten mit hochgradiger Sensibilisierung werden heute, seit man mit gereinigten Giften anstelle der traditionellen Ganzkörperextrakte arbeiten kann, einer spezifischen Hyposensibilisierungsbehandlung unterzogen, deren Ergebnisse zweifellos sehr ermutigend sind. Der Hausarzt wird seinen unter Hyposensibilisierungsschutz stehenden Insektenallergiker heutzutage leichteren Herzens in den Urlaub entlassen als früher. Trotzdem sollte jeder Insektenallergiker aus Sicherheitsgründen immer ein Notfallbesteck bei sich tragen, das *Antihistamine, Corticosteroide* in Tabletten- und Injektionslösungsform sowie *Adrenalin*-Ampullen oder ein *Adrenalin*-Dosieraerosol (mit dem der Patient im Ernstfall wahrscheinlich besser zurechtkommt als mit der berühmten rettenden Injektion durchs Hosenbein hindurch in den eigenen Oberschenkel), ferner *Stau-*

binde und *Spritzenbesteck* enthält. Die wichtigsten Vorbeugemaßnahmen wurden, in Anlehnung an Kunkel, als Checkliste aufsummiert (vgl. Anhang, S. 378).

IV. Anhang: Insektenabwehrmittel

Mückenabwehrende Pflanzenextrakte aus Tomaten und Knoblauch, wie auch ätherische Öle (Nelkenöl, Zimtöl, Thymianöl usw.) waren bis in die dreißiger Jahre die einzige Methode, über eine Einreibung der Haut mit diesen Mitteln Insekten möglichst fernzuhalten. Die von der menschlichen Haut abgegebenen Duftkomponenten – die individuelle Variationsbreite ist dabei recht groß –, wie Aminosäuren, Ammoniak, Lipide, Milchsäure, Buttersäure und andere Abbauprodukte, werden von den olfaktorischen Organen der Insekten noch in sehr großer Verdünnung wahrgenommen. Die heute zur Verfügung stehenden Repellents sind in ihrem Wirkungsmechanismus noch nicht voll abgeklärt. Die Bewertung von Geruch und Geschmack durch menschliche Sinnesorgane ist ohne Bedeutung. Die auf die Haut aufgetragenen Repellents werden nur in der Dampfphase vom Insekt wahrgenommen. Die unmittelbar über der Haut befindliche Luftschicht muß eine bestimmte Mindestkonzentration überschreiten, um eine abschreckende Wirkung zu erreichen. Bei geringeren Konzentrationen kann der umgekehrte Effekt eintreten. Die zuverlässige Schutzwirkung von Repellents sollte mindestens 6 Stunden betragen. Ein gebräuchlicher Labortest besteht darin, daß ein mit dem zu testenden Präparat eingeriebener Unterarm stündlich jeweils für 2–3 Minuten in einen Käfig gehalten wird, in dem sich stechbereite Mücken befinden. Die Temperatur sollte 25–27 °C betragen. Bei tieferen Temperaturen sind die Tiere stichträge. In diesem Test ermittelt man den Zeitpunkt, bis zu dem kein einziges Insekt sticht. In der Bundesrepublik Deutschland werden Repellents vom Institut für Wasser-, Boden- und Lufthygiene des Bundesgesundheitsamtes geprüft und bei Bestehen des Tests amtlich anerkannt und in einer Liste aufgenommen. Schwitzen verkürzt die Wirkungsdauer der Repellents, weil Schweiß die schützende Schicht auf der Haut durchbricht und wegspült. Darum ist öfteres Einreiben nötig. Das gleiche ist ja auch bei der Anwendung von Sonnenschutzmitteln bekannt. Im übrigen lassen sich Repellents problemlos mit Sonnenschutzmitteln kombinieren. Dabei sollte man zunächst das Sonnenschutzmittel auftragen und danach das Repellent.

Bei bestimmungsgemäßer Anwendung sind die Inhaltsstoffe der Repellents ungiftig für den Menschen, zeigen eine gute Hautverträglichkeit und sind einfach zu handhaben. Allerdings ist zu beachten, daß Repellents die Schleimhäute reizen. Ein Kontakt mit Auge, Nase und Mund muß deswegen vermieden werden.

Abschließend seien noch einige Anmerkungen zur Individualprophylaxe von Mückenstichen gemacht. Hier ist zunächst der mechanische Schutz zu nennen, also das Anbringen von „Fliegengittern" vor den Fenstern, das Schlafen unter einem *Moskitonetz* und das Tragen eines *Moskitoschleiers* (z. B. bei Bootstouren durch Lappland). Säuglinge und Kleinkinder, die man den Insektiziden ungern aussetzt, können durch das Aufstellen von Schälchen mit *Nelkenöl* etwas vor Insektenstichen geschützt werden. Die unsagbar stinkenden „*Ceylon-Räucherstäbchen*" sollen zwar recht wirksam sein, sind jedoch in Deutschland nicht erhältlich. Großer Beliebtheit erfreuen sich nach wie vor *Pyrethrum*-Derivate in den verschiedensten Zubereitungen (Spray, Stift, neuerdings sogar Elektroplättchen). Ebenso bewährt sind *Dichlorvos*-haltige Sprays und Strips.

Anwendung am eigenen Körper findet hauptsächlich *Diäthyltoluamid* (als Spray, Stift und Flüssigkeit im Handel); Individualisten bevorzugen „Eigenbau"-Rezepturen mit *Dimethylphthalat* als Wirksubstanz (vgl. Rezeptur nach Rook im Milbenkapitel).

An der Wirksamkeit der beiden Substanzen bestehen kaum Zweifel, sofern sie konsequent und regelmäßig angewendet werden. Das psychologische Problem ist damit allerdings noch nicht gelöst, denn für die geplagten Großstädternerven ist das Fluggeräusch der Mücke fast schlimmer als ihr Stich. Den mit Repellent eingeriebenen Touristen fliegen die Mücken jedoch mit unverminderter Penetranz an, nur daß sie kurz vor der Landung abdrehen und in einer eleganten Linkskurve, an der Ohrmuschel vorbei, zum nächsten Scheinangriff ansetzen. Dieser „Stuka-Effekt" (sticht sie diesmal vielleicht doch?) wirkt auf sensible Gemüter zweifellos nicht gerade schlafördernd.

Daneben wird auch die *Vitamin-B1-Prophylaxe* noch empfohlen. Hier ist wichtig zu wissen, daß die Einnahme bereits 14 Tage vor Reiseantritt begonnen werden muß und daß *alle* Reisepartner das Präparat schlucken, weil sie sich sonst später, im wahrsten Sinne des Wortes, nicht mehr riechen könnten.

Ein *UV-Gerät* zur Mückenvernichtung ist kürzlich verboten worden, weil seine Schäden an nützlicheren Angehörigen der Insekten größer waren als der erhoffte Nutzen. Dagegen wird neuerdings ein „*Insektenpieper*" propagiert, der einen hellen – übrigens keineswegs unhörbaren – Summton ausstößt und damit einen Umkreis von 4 m erreicht. Man ging davon aus, daß nur befruchtete Weibchen den Menschen stechen, weil sie das Blut für die Aufzucht brauchen. Mit echt britischem Humor folgern die Hersteller: „Wenn das Weibchen dieses Geräusch hört, glaubt es, ein Männchen will sich ihm nähern. Das aber ist das letzte, was es jetzt noch hören will."

Literatur (siehe S. 380 ff.)

[1], [6], [7], (14], [19], [24], [26], [30], [31], [35], [36], [38], [39], [50], [53], [54], [60]–[62], [64], [65], [69], [70], [72], [75], [81], [86], [87], [90], [93]–[96], [98]–[102], [108], [109], [113]–[117], [124]–[126], [128], [130], [131].

H. Reptilia

I. Allgemeiner Teil

Die atavistische Furcht vor Giftschlangen beinhaltet neben einer völlig unangebrachten Vermenschlichung wohl auch eine gute Portion schlechten Gewissens, denn fast alle Zwischenfälle werden vom Menschen provoziert, sei es durch bloße Unwissenheit oder durch Mutwillen. Ebensowenig wie der Pollenflug windbestäubender Pflanzen stattfindet, um die Wartezimmer des Allergologen mit Heuschnupfenpatienten zu füllen, besteht der biologische Sinn des Giftapparats der Schlangen darin, sonnenhungrige Großstädter von reizvollen Touristenzielen fernzuhalten. Das Gift hat 1. die Funktion des Tötens von Beutetieren (*„Jagdbiß"*, wobei vergleichsweise große Toxinmengen freigesetzt werden), 2. übernimmt es bei vielen Arten Verdauungsaufgaben (zum Teil schon außerhalb der Mundhöhle, d. h. eine in den Körper des fliehenden Beutetieres injizierte Giftdosis wirkt dort bereits vorverdauend und erleichtert darüber hinaus das Auffinden der sterbenden Beute) und dient 3. der Abwehr von Feinden (*„Verteidigungsbiß"*, geringe Toxindosis).

Der Giftapparat ist bei verschiedenen Schlangengruppen, entsprechend der stammesgeschichtlichen Entwicklung, unterschiedlich kompliziert aufgebaut (vgl. Abb. 118). Am primitivsten ist er bei den *Trugnattern (Boiginae)* ausgebildet. Die Giftzähne liegen hinter den „normalen" Zähnen in der Mundhöhle, „opisthoglyphe Bezahnung", und weisen eine Furche auf, durch die Gift aus der *Duvernoyschen* Drüse im Oberkiefer in die Wunde laufen kann. Aus dieser Gruppe werden im Speziellen Teil *Malpolon, Boiga, Psammophis, Thelotornis* und *Dispholidus* besprochen. Am Menschen gelingt es den Trugnattern wegen der „ungünstigen" Lage des Giftzahnes selten, einen toxischen Biß anzubringen. Sie müssen schon einen Finger oder einen Zeh zu packen bekommen, den sie mit dem Kiefer umschließen können.

Die *Giftnattern (Elapidae)* verfügen über die wesentlich effektivere *„proteroglyphe* Bezahnung". Hier sitzen die Giftzähne vorn, sind aber relativ stumpf und außerdem unbeweglich. Aus der Elapidengruppe werden *Micruroides, Micrurus* und *Naja* im Detail besprochen.

Vipern (Viperidae) und *Grubenottern (Crotalidae)* sind dank ihrer *„solenoglyphen* Bezahnung" in der Lage, eine kunstvolle Giftinjektion zu setzen, für die die Bezeichnung „Biß" fast schon beleidigend erscheint. Bei diesen Schlangen läßt sich der Oberkiefer, der vorn einen einzelnen Giftzahn trägt, nach oben winkeln, so daß ein horizontaler Stich ermöglicht wird. Der Giftkanal ist vollständig geschlossen, so daß unter Druck Gift mit enormer Geschwindigkeit (bei Klapperschlangen 3 m pro Sekunde!) durch dieses Kanülensystem verspritzt werden kann. Von den Vipern wird auf *Vipera, Echis* und *Bitis* näher eingegangen. Die Grubenottern (die ihren Namen einem grubenförmigen, zwischen Auge und Nase gelegenen Infrarot-Wahrnehmungsorgan verdanken, mit dem sie ihre warmblütige Beute orten können) sind im Speziellen Teil durch *Crotalus, Sistrurus, Bothrops, Trimeresurus* und *Agkistrodon* vertreten.

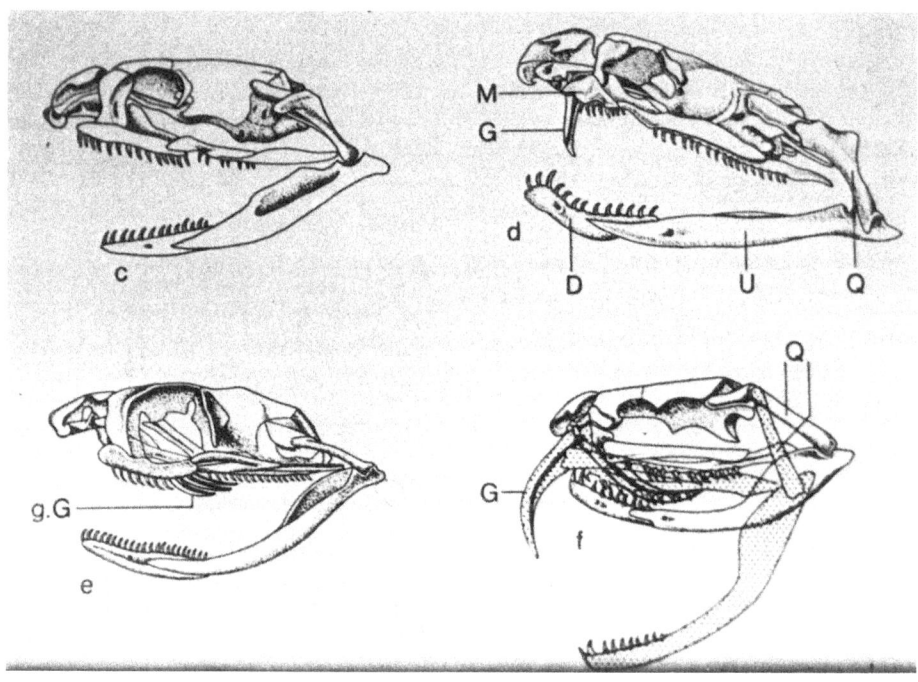

Abb. 118. Gebißtypen bei Schlangen: *c* aglyph (Schlingnatter), *d* proteroglyph (Speikobra), *e* opisthoglyph (Boomslang), *f* solenoglyph (Puffotter) (Frank: Schlangen im Terrarium. Stuttgart: Franckhsche Verlagsbuchhandlung. 1978)

Abb. 117. Kobrakopf, Entleerung der Giftdrüse (Instituto Butantan). (Siehe Farbtafel, S. 389)

Die genannte Auswahl ist willkürlich und beschränkt sich auf Arten, die sich unter das Generalthema „Urlaubsdermatosen" einordnen lassen. Wenn der Reptilienfreund liebgewordene Namen vermißt, so hat dies unterschiedliche Gründe. *Königskobra (Ophiophagus hannah)* und *Buschmeister (Lachesis mutus)* wurden nicht berücksichtigt, weil für den Touristen praktisch keine Kontaktmöglichkeiten bestehen. Die Bisse der *Schwarzen Mamba (Dendroaspis polylepis)* und ihrer grünen Kusinen sind in aller Regel so toxisch, daß hier eher das Arbeitsfeld des Pathologen berührt wird. Bei den ebenfalls hochgiftigen *Kraits* (Gattung *Bungarus*) und der Familie der *Seeschlangen (Hydrophiidae)* treten zwar lebensgefährliche Allgemeinreaktionen auf, merkwürdigerweise aber überhaupt keine lokalen Veränderungen an der Bißstelle. Gleiches gilt auch für die australischen Giftschlangen, zu denen neben dem *Taipan*

(Oxyuranus scutulatus) unter anderem Gattungen mit so anheimelnden Namen wie *Tigerotter (Notechis), Schwarzotter (Pseudechis)* und *Todesotter (Acantophis)* gehören.

Während immerhin 20% der Schlangenarten als giftig klassifiziert werden, finden sich unter den anderen Reptilien (Schildkröten, Krokodile, Echsen) als Gifttiere lediglich 2 Vertreter der *Helodermatidae-*Familie *(Krustenechsen);* sie werden am Schluß des Speziellen Teils gewürdigt.

Tabelle 103. *Zoogeographische Verbreitung dermatologisch wichtiger Schlangenspezies* (modifiziert nach Klemmer, Die Giftschlangen der Erde, 1963 [133])

Region	Familie bzw. Unterfamilie	Spezies
Europa	Boiginae	Malpolon monspessulanus
(inklusive europäischer Teil der UdSSR)	Viperidae	Vipera ammodytes, Vipera aspis, Vipera berus, Vipera kaznakovi, Vipera latastei, Vipera lebetina, Vipera ursinii, Vipera xanthina
	Crotalidae	Agkistrodon halys
giftschlangenfrei: nördlich des Polarkreises, Island, Irland, Balearen, Kanarische Inseln, Korsika, Sardinien, Kreta		
Nordafrika	Boiginae	Malpolon monspessulanus
(Marokko bis Ägypten)	Elapidae	Naja haje; Walterinnesia aegyptia
	Viperidae	Bitis arietans; Cerastes cerastes, Cerastes vipera; Echis carinatus, Echis coloratus; Vipera latastei, Vipera lebetina
Mittelafrika	Boiginae	Psammophis schokari; Thelotornis kirtlandii; Dispholidus typus
(Senegal bis Simbabwe)	Elapidae	Boulengerina annulata; Hemachatus haemachatus; Naja haje, Naja melanoleuca, Naja nigricollis; Pseudohaje goldii
	Viperidae	Atheris chloroechis, Atheris squamiger; Atractaspis bibroni, Atractaspis engaddensis, Atractaspis microlepidota; Bitis arietans, Bitis gabonica, Bitis nasicornis; Causus resimus, Causus rhombeatus; Cerastes cerastes, Cerastes vipera; Echis carinatus
Südafrika	Boiginae	Dispholidus typus; Thelotornis kirtlandii
(Angola bis Moçambique)	Elapidae	Aspidelaps scutatus; Elaps dorsalis; Hemachatus haemachatus; Naja haje, Naja melanoleuca, Naja nigricollis, Naja nivea; Pseudohaje goldii
	Viperidae	Atractaspis bibroni; Bitis arietans, Bitis caudalis, Bitis cornuta, Bitis peringueyi; Causus rhombeatus

Region	Familie bzw. Unterfamilie	Spezies
Westasien	Boiginae	Malpolon monspessulanus; Psammophis schokari
(Israel bis Iran)	Elapidae	Naja haje; Walterinnesia aegyptia
	Viperidae	Atractaspis engaddensis, Atractaspis microlepidota; Bitis arietans; Cerastes cerastes; Echis carinatus, Echis coloratus; Pseudocerastes persicus; Vipera ammodytes, Vipera kaznakovi, Vipera lebetina, Vipera ursinii, Vipera xanthina
	Crotalidae	Agkistrodon halys
giftschlangenfrei: nördlich des 60. Breitengrades		
Mittelasien	Boiginae	Boiga dendrophila
(Afghanistan bis Bangla Desh)	Elapidae	Calliophis bibroni; Naja naja
	Viperidae	Echis carinatus; Pseudocerastes persicus; Vipera lebetina, Vipera russeli
	Crotalidae	Agkistrodon nepa; Trimeresurus albolabris, Trimeresurus mucrosquamatus, Trimeresurus popeorum
giftschlangenfrei: nördlich des 60. Breitengrades		
Hinterindien	Boiginae	Boiga dendrophila
(Burma bis Malaysia und Vietnam)	Elapidae	Calliophis gracilis; Naja naja
	Viperidae	Vipera russeli; Echis carinatus
	Crotalidae	Agkistrodon himalayanus, Agkistrodon rhodostoma; Trimeresurus kamburiensis, Trimeresurus popeorum, Trimeresurus tonkinensis, Trimeresurus wagleri
Indonesien / Philippinen	Boiginae	Boiga dendrophila
	Elapidae	Calliophis gracilis; Naja naja
	Viperidae	Vipera russeli
	Crotalidae	Agkistrodon rhodostoma; Trimeresurus philippensis, Trimeresurus popeorum, Trimeresurus sumatranus, Trimeresurus wagleri
Ostasien	Elapidae	Calliophis japonicus; Naja naja
(China, Korea, Japan)	Viperidae	Vipera russeli
	Crotalidae	Agkistrodon halys, Agkistrodon himalayanus; Trimeresurus flavoridis, Trimeresurus gracilis, Trimeresurus okinavensis, Trimeresurus popeorum
giftschlangenfrei: nördlich des 60. Breitengrades		

Tabelle 103 (Fortsetzung)

Region	Familie bzw. Unterfamilie	Spezies
Nordamerika	Elapidae	Micruroides euryxanthus; Micrurus fulvius
(U.S.A., Kanada)	Crotalidae	Crotalus adamanteus; Crotalus atrox, Crotalus cerastes, Crotalus durissus, Crotalus horridus, Crotalus lepidus, Crotalus viridis; Sistrurus catenatus, Sistrurus miliarius; Agkistrodon contortrix, Agkistrodon piscivorus
giftschlangenfrei: Hawaii		
Mittelamerika (Mexico bis Panama)	Elapidae	Micruroides euryxanthus; Micrurus elegans, Micrurus fulvius, Micrurus nuchalis, Micrurus stewarti
	Crotalidae	Agkistrodon bilineatus; Bothrops atrox, Bothrops bicolor, Bothrops lateralis, Bothrops punctatus, Bothrops schlegeli; Crotalus atrox, Crotalus cerastes, Crotalus durissus, Crotalus lepidus, Crotalus ruber, Crotalus scutulatus, Crotalus viridis; Sistrurus catenatus
Südamerika (Kolumbien bis Argentinien)	Elapidae	Micrurus corallinus, Micrurus decoratus, Micrurus frontalis, Micrurus lemniscatus, Micrurus peruvianus
	Crotalidae	Bothrops andianus, Bothrops atrox, Bothrops alternatus, Bothrops bilineatus, Bothrops insularis, Bothrops jararaca, Bothrops jararacussu, Bothrops medusa, Bothrops neuwiedi, Bothrops peruvianus, Bothrops punctatus, Bothrops schlegeli, Bothrops venezuelae; Crotalus durissus
giftschlangenfrei: Chile, Galapagos		

II. Spezieller Teil

1. Malpolon monspessulanus (Abb. 119)
(Eidechsennatter; französisch: Couleuvre de Montpellier)

Vorkommen: Südspanien, Südfrankreich, Norditalien, Balkan, Türkei, Libanon, Israel, Ägypten, Tunesien, Algerien, Marokko. Überwiegend in trockenem, steinigem Gelände anzutreffen, warnt durch ungewöhnlich lautes Zischen.

Aussehen: Graubraun, Länge bis 2 m, auffällig große Augen.

Toxin: Polypeptide.

Klinik: Da, wie bei allen Trugnattern, der Giftzahn weit hinten im Rachen sitzt, haben die Eidechsennattern selten Gelegenheit, den Biß in Hand oder Fuß eines Menschen zu placieren. Gelingt es dennoch, so entwickelt sich an der geröteten Bißstelle ein recht schmerzhaftes Ödem, das tagelang anhalten kann. Zwar gehört für den Menschen eine gehörige Portion Sorglosigkeit dazu, um mit dem Giftzahn von Malpolon Bekanntschaft zu machen, aber es kommen immer wieder solche Fälle vor, und der von erfahrenen Terrariumspezialisten erteilte Rat zur Vorsicht sollte auch von Touristen beherzigt werden.

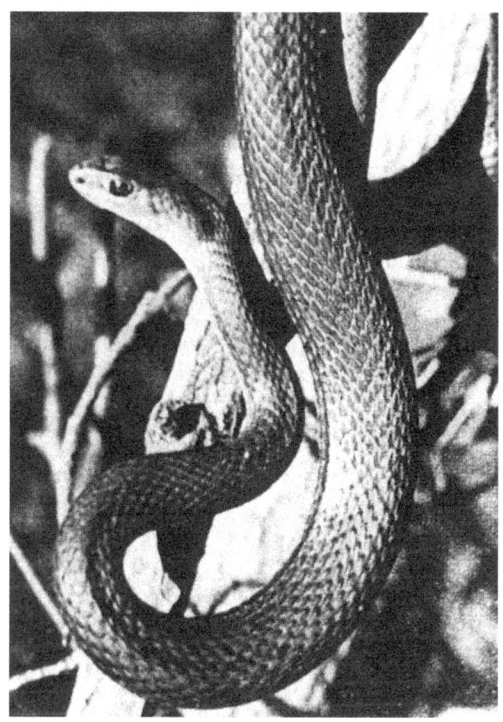

Abb. 119. Die zu den Trugnattern (Boiginae) gehörende Eidechsennatter (Malpolon monspessulanus) ist nicht nur in Südeuropa, Kleinasien und Nordafrika weit verbreitet, sondern wird auch des öfteren in privaten Terrarien gehalten (Atlas Tierleben. Köln: Lingen-Verlag. 1973)

2. Boiga dendrophila

(Mangroven-Nachtbaumnatter oder Ularburong; englisch: Mangrove snake; französisch: Serpent d'arbre)

Vorkommen: Südasien, Indonesien, Philippinen.
Aussehen: Gesamtlänge bis 2,5 m, dunkelblau mit gelben Querbinden oder Querringen.
Toxin: Polypeptide.
Klinik: Schmerzhaftes Erythem an der Bißstelle, Ödembildung, Parästhesien in der weiteren Umgebung; Allgemeinreaktionen mit Tachycardie, Schwindel und Kollaps sind äußerst selten.

3. Psammophis schokari
(Sandrenn-Natter)

Vorkommen: Afrika, Südwestasien.
Aussehen: Sandfarben, mit braunen Querstreifen, außerordentlich schnell und beweglich.
Toxin: Unbekannt.
Klinik: Wie unter **2.**

4. Thelotornis kirtlandii
(Graue Baumnatter; englisch: Twig snake; französisch: Serpent d'arbre de Kirtland)

Vorkommen: Tropisches Afrika, überwiegend auf Bäumen lebend.
Aussehen: Grau-grün mit dunkelgrauen bis schwarzen Querstreifen, bläht bei Erregung den Hals sackartig auf.
Toxin: Polypeptide mit überwiegend hämotoxischer Wirkung.
Klinik: Schmerzhaftes Erythem und Ödem der Bißstelle, Wunde stark blutend, ausgedehnte Blutungen auch in der Umgebung. Bei höheren Giftdosen Blutungen in allen Organen, fibrinöse Thrombosierung der Kapillaren, Tod im Nierenversagen möglich.

5. Dispholidus typus
(Im Deutschen und Englischen ist die Afrikaans-Bezeichnung „*Boomslang*" üblich; französisch: Serpent d'arbre du Cap)

Vorkommen: Mittel- und Südafrika, Madagaskar; überwiegend auf Bäumen lebend.
Aussehen: Oberseite grün, Unterseite gelb, Gesamtlänge bis 2 m. Sie ist die für den Menschen gefährlichste Trugnatter, weil ihre Giftzähne weiter vorn im Maul angeordnet sind und daher beim Biß in der Regel auch Toxin injiziert wird.
Toxin: Polypeptide mit überwiegend hämotoxischer Wirkung.
Klinik: Siehe unter **4.** Schwere Allgemeinsymptome und Todesfälle jedoch wesentlich häufiger vorkommend.

6. Micruroides euryxanthus
(Arizona-Korallenschlange; englisch: Arizona coral-snake; französisch: Serpent-corail d'Arizona)

Vorkommen: U.S.A. (Texas, New Mexico, Arizona), Nordmexiko.
Aussehen: Auffällig rot-gelb-schwarz geringelt, bis 50 cm lang werdend.
Toxin: Polypeptide.
Klinik: Schmerzhaftes Erythem der Bißstelle, eventuell Parästhesien in der Umgebung.
Allgemeinsymptome: Schwächegefühl, Übelkeit, Sehstörungen. Spontanes Abklingen der Symptome üblicherweise binnen 24 Stunden.

7. Micrurus fulvius
(Harlekin-Korallenschlange; englisch: Harlequin snake, Eastern coral snake; französisch: Serpent arlequin)

Vorkommen: U.S.A. (Florida, Texas, Nordkarolina, Arkansas), Mexiko. Bewohnt häufig Nagetierbauten.

Aussehen: Breite Ringe in Schwarz und Rot mit schmalen, gelb-weißen Ringen dazwischen; Länge: zirka 60 cm. Bei Belästigung versteckt sie den Kopf und richtet den Schwanz auf, mit dem sie einen Angriff fingiert.

Toxin: Polypeptide, überwiegend neurotoxisch wirkend.

Klinik: Biß ist kaum schmerzhaft und wird daher, insbesondere von Kindern, erst viel später bemerkt. Die Bißstelle schwillt an und wird erythematös, ferner treten Parästhesien der Umgebung und regionale Lymphknotenschwellungen auf.

Allgemeinsymptome: Parästhesien an Kopfhaut, Zunge, Fingerspitzen und Zehen, allgemeines Schwächegefühl, Brechreiz, gesteigerter Speichelfluß, Blutdruckabfall, Ptosis, Sehstörungen, Schluckbeschwerden, Tod durch Atemlähmung. Die Allgemeinsymptome können sich mit einigen Stunden Verzögerung einstellen, so daß grundsätzlich in jedem Falle eine stationäre Beobachtung von mindestens 2 Tagen empfohlen wird. Hier scheint noch ein praktischer Hinweis angebracht: In Nordamerika gibt es ungiftige Nattern [z. B. die *rote Milchschlange (Lampropeltis doliata syspila)*], die den Korallenschlangen sehr ähnlich sehen. Als einfaches Unterscheidungsmerkmal gilt für die Giftnattern das *Ampelprinzip*, d. h. gelb-rot, gelber bzw. weißer Ring grenzt also an roten, während bei den harmlosen Nattern Rot und Gelb durch einen schwarzen Ring getrennt sind. In Mittel- und Südamerika gilt diese Faustregel jedoch nicht, so daß sich der Tourist dort bei jeder rot, schwarz, gelb geringelten Schlange so verhalten sollte, als sei sie eine giftige Korallenschlange.

8. Naja nigricollis
(Spei- oder Schwarzhalskobra; englisch: Spitting cobra; französisch: Cobra au cou noir)

Vorkommen: Mittel- und Südafrika.

Aussehen: Zirka 2 m lang, schwarzbraun, Halsschild in gespreiztem Zustand (Erregung) längs-oval gestaltet.

Toxin: Polypeptide und Phospholipide, überwiegend neurotoxisch wirkend.

Klinik: Schmerzhafte Rötung der Bißstelle, ödematöse Schwellung, Blasenbildung, schließlich Gewebsnekrosen. Bei größerer Toxindosis Seh- und Sprachstörungen, Bewußtseinstrübung, Tod durch Atemlähmung. Qualitativ gleiche Wirkung haben auch die Toxine der anderen afrikanischen Kobras, also *Uräusschlange (Naja haje), schwarz-weiße Kobra (Naja melanoleuca), Ringhalskobra (Hemachatus haemachatus)* und vor allem die besonders gefährliche Kap-Kobra (Naja nivea).

9. Naja naja

(Brillenschlange; englisch: Common cobra; französisch: Cobre indien)

Vorkommen: UdSSR (Usbekistan), Vorder- und Hinterindien, Sri Lanka, Indonesien, Philippinen; allgegenwärtig im Dschungel und im Reisfeld, in Dörfern und Großstädten (dort vor allem in Parkanlagen, Basaren und Lagerhallen).

Aussehen: Länge: 1,5–2 m, Farbe sehr wechselnd (Braun, Grau, Schwarz), auf dem gespreizten Halsschild ist im Nackenbereich ein brillenähnliches Ornament zu erkennen.

Toxin: Polypeptide und Phospholipide mit neuro- und kardiotoxischer Wirkung.

Klinik: Bißwunde sehr schmerzhaft, Erythem- und Ödembildung. Entstehung konfluierender Blasen, schließlich Gewebsnekrose. Allgemeinsymptome sind Blutdruckabfall und Tachycardie, ansonsten wie bei **8.** beschrieben.

10. Vipera berus

(Kreuzotter; englisch: Common viper; französisch: Péliade; schwedisch: Huggorm; finnisch: Kyykäärme)

Vorkommen: Europa vom Polarkreis bis nach Nordspanien, Alpengebiet und Balkan.

Aussehen: 50–80 cm lang, graubraun, dunkles Zickzackband auf dem Rücken.

Toxin: Polypeptide, Phosphorlipase, Hyaluronidase.

Klinik: Sehr schmerzhafter Biß; das Wundareal schwillt allmählich an, am Einstich entsteht eine sich sternförmig verbreiternde Hämorrhagie. Nach einigen Stunden gehen die Schmerzen in hartnäckigen Pruritus über, der 1–2 Wochen lang anhalten kann.

Allgemeinsymptome: Übelkeit, Erbrechen, Schwindel; in den seltenen Fällen, wo ein Blutgefäß getroffen wurde, auch Tod durch Herzversagen möglich.

11. Vipera aspis

(Aspis- oder Juraviper; englisch: Asp viper; französisch: Vipère aspic)

Vorkommen: Süddeutschland (Schwarzwald), Schweiz, Frankreich (ohne Korsika), Italien (ohne Sardinien, aber inklusive Sizilien).

Aussehen: 50–65 cm lang, grau mit schwarzem Zickzackmuster auf dem Rücken.

Toxin: Polypeptid, Phosphorlipase.

Klinik: Stechender Schmerz, Ödem des Wundareals, ausgedehnte Hämorrhagien, zum Teil auch Nekrosenbildung.

Allgemeinsymptome: Wie bei **10.**

12. Vipera ammodytes

(Sandotter; englisch: Sand viper; französisch: Vipère ammodyte)

Vorkommen: Schwerpunkt Jugoslawien, aber auch Kärnten, Steiermark, Südtirol, Balkanländer und Kleinasien sowie Nordafrika (Algerien); bevorzugt in

Geröllhalden, verfallenen Mauern und Weinbergen, aber auch an der Küste
und im Wasser anzutreffen *(Badeunfälle!)*.
Aussehen: Bis 90 cm lang, grau oder braun mit dunklem Zickzackband. Charakteristisch ist ein aufrechtes Hörnchen an der Schnauzenspitze.
Toxin: Polypeptide, Proteasen, L-Aminosäureoxidase, Phosphorlipase, Hyaluronidase.
Klinik: Bißstelle anfangs nur mäßig schmerzend, dann Erythem und Ödem der
Umgebung, eventuell der gesamten Extremität, dazu Lymphangitis und -ade-
nitis. – Unbehandelt treten im Umkreis der Wunde einige Stunden später
großflächige Hämorrhagien auf, schließlich ausgedehnte Nekrosen, die unter
Umständen eine Amputation erforderlich machen.

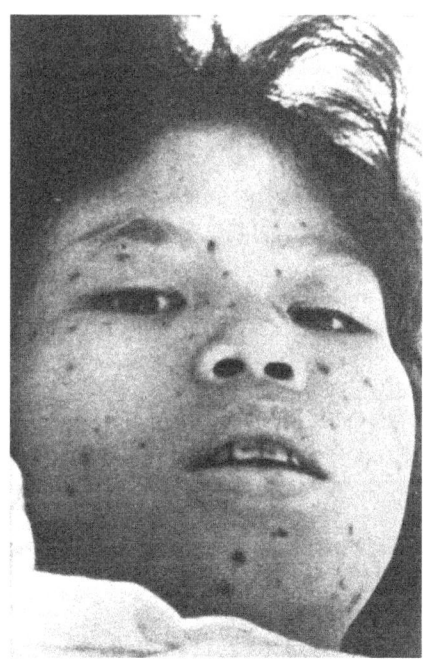

Abb. 120. Ekchymosen nach Beinbiß einer Asiatischen Viper (Reid, in: Bücherl, Buckley,
Deulofeu: Venomous animals, Bd. I. New York-London: Academic Press. 1968)

Allgemeinsymptome: Schwindel, Tachycardie, Atemnot, Tod durch Atemlähmung oder Hirnödem.
Die hyperämisierende Wirkung des Ammodytestoxins wird in entsprechend
hoher Verdünnung therapeutisch, z. B. bei Ischialgien, genutzt; auch diagnostisch findet das Toxin in der Pädiatrie zur Früherkennung der Phenylketonurie Verwendung. Diese medizinische Nutzanwendung des Ammodytestoxins
gewinnt der Sandotter als der *gefährlichsten Giftschlange Europas* vielleicht
auch einige freundliche Züge ab. Ergänzend hinzuzufügen wäre noch, daß ähnliche Lokalerscheinungen und noch schwerere Allgemeinsymptome durch den
Biß der *Palästina-Viper (Vipera palästinae),* die vor allem in Kleinasien vor-

kommt, und der auf dem indischen Subkontinent gefürchteten *Daboya* oder *Kettenviper (Vipera russelli)* verursacht werden.

13. Echis carinatus
(Sandrasselotter, Efaschlange; englisch: Saw-scaled viper; französisch: Échide carenée)

Vorkommen: Mittel- und Nordafrika, Vorderasien bis Hinterindien.
Aussehen: Bis 60 cm lang, graubraunes Zickzackmuster, sehr angriffslustig!
Toxin: Polypeptide, Proteasen, Phosphorlipasen, Hyaluronidasen.
Klinik: Ödeme im Bereich der Bißstelle, flächenhafte Hämorrhagien, Blasenbildung, Nekrosen.
Allgemeinsymptome: Brechdurchfälle, Leibschmerzen und Kreislaufkollaps, eventuell auch zweizeitiger Verlauf mit primärem Schock nach dem Biß und zweiter Schockreaktion nach zirka einwöchiger Erholungsphase möglich (gleiches wird auch bei Palästina-Vipern, Kettenvipern und Puffottern beobachtet).

14. Bitis arietans
(Gewöhnliche Puffotter; englisch: Puff adder; französisch: Vipère hebraique)

Vorkommen: Über ganz Afrika verbreitet, am häufigsten in Savannengebieten.
Aussehen: Bis 1,5 m lang, gemustert wie ein Orientteppich, Grundfarbe je nach Lebensraum von Hellgelb bis Braun-Oliv. Bei Gefahren „plustern" sich die Puffottern auf und geben eigentümlich fauchende Atemgeräusche von sich, denen sie ihren Namen verdanken. Ebenfalls zur Gattung der Puffottern gehören die *Gabun-Vipern (Bitis gabonica)* und die *Nashornviper (Bitis nasicornis)*. Aufgrund ihrer enormen Verbreitung gelten die Puffottern als *wichtigste Schlangen Afrikas,* die die meisten Bißverletzungen und Todesfälle bei Mensch (und Tier) verursachen.
Toxin: Polypeptide, hämotoxisch (bei Gabun-Viper auch neurotoxisch) wirkend.
Klinik: Schmerzhafte Bißwunde, später großflächige Hämorrhagien, Blasenbildung und tiefe Nekrosen, die oft plastisch gedeckt werden müssen, eventuell aber auch Amputation erfordern. Bei höherer Giftdosis unter Umständen generalisierte Hämorrhagien, bei Biß der Gabun-Viper Tod durch Atemlähmung möglich.

15. Crotalus atrox
(Texas-Klapperschlange; englisch: Western diamond-back rattlesnake; französisch: Crotale du Texas)

Vorkommen: U.S.A. (Südweststaaten), Mexiko.
Aussehen: Bis 2 m Gesamtlänge, graubraun, gefleckter Rücken, schwarz-weiß geringelter Schwanz, an dessen Ende die typischen Hornringe („Klappern") angeordnet sind.
Die Texasklapperschlange ist hier nur als wichtigste unter den zirka 20 Crotalusarten Nordamerikas angeführt. Von den südamerikanischen Klap-

perschlangen ist vor allem die *Cascaval (Crotalus durissus)* als sehr gefährlich einzustufen.

Toxin: Polypeptide, hämo- und neurotoxisch wirkend.
Klinik: Schmerzhafte Ödemisierung der Bißstelle, erythematös, später cyanotische Verfärbung. Hämorrhagien, Blasenbildung, Lymphangitis und Lymphadenitis, Nekrosenbildung.
Allgemeinsymptome: Schwäche, Blutdruckabfall, Hämaturie, Nephrose, Atemlähmung.

16. Sistrurus catenatus
(Kettenklapperschlange, Massasauga; englisch: Massasauga; französisch: Massasauga)

Vorkommen: Südweststaaten der U.S.A.
Aussehen: Bis 95 cm lang, hellgrau mit braunen Flecken an Rücken und Flanke. Als Zwergklapperschlange verfügt sie über Hornringe am Schwanzende.
Toxin: Hämotoxisch.
Klinik: Mäßig schmerzhafte Bißwunde, nach Stunden Anschwellung der Umgebung, eventuell der gesamten Extremität, flächenhafte Hämorrhagien.

17. Bothrops atrox
(Gewöhnliche Lanzenotter; englisch: Fer-de-lance; französisch: Vipère Fer-de-lance)

Vorkommen: Mexiko bis Peru.
Aussehen: Bis 1,90 m lang, bräunlich mit grau-schwarzem Zickzackmuster. Auch andere Lanzenottern, vor allem die *Jararaca (Bothrops jararaca),* die *Jararacussu (Bothrops jararacussu)* und die *Halbmond-Lanzenotter (Bothrops alternatus)* sind in Mittel- und Südamerika gefürchtet.
Toxin: Hämotoxisch wirkend, Bradykinin nachgewiesen.
Klinik: Sehr schmerzhafter Biß, rasche Entwicklung eines Hämatoms. Im weiteren Umkreis später Hämorrhagien. Ödem-, Blasen- und Nekrosenbildung, nicht selten Sekundärinfektionen. Als *Allgemeinsymptome* treten generalisierte Hämorrhagien auf, zusätzlich Erbrechen, Benommenheit und eventuell Schockreaktion.

18. Trimeresurus flavoridis
(Habu-Schlange; englisch: Yellow-spotted lance head snake; französisch: Habu)

Vorkommen: Japan. Andere asiatische Lanzenottern der Trimeresurusgattung auf den Philippinen, Sri Lanka sowie in Malaysia und auch in Indien bis zum Himalaja hinauf (bis 3000 m Höhe).
Aussehen: Zirka 1,60 m lang, bräunlich mit dunkelblauen Flecken.
Toxin: Polypeptide und Proteinasen mit hämotoxischer Wirkung.
Klinik: Schmerzhafter Biß, lokale Ödeme und Hämorrhagien.
Allgemeinsymptome: Selten, doch sind auch Todesfälle registriert worden.

19. Agkistrodon rhodostoma
(Malaienmokassinschlange; englisch: Malaysian moccasin snake; französisch: Trigonocéphale à bouche rose)

Vorkommen: Südostasien. In den U.S.A. sind 2 weitere Arten von Mokassinschlangen bekannt, der *Kupferkopf – Copperhead – (Agkistrodon contortrix)* und die *Wassermokassinschlange – Cottonmouth – (Agkistrodon piscivorus).*
Aussehen: Zirka 1 m lang, rotbraun mit dunklen Flecken. Die amerikanischen Mokassins „herbstlaubfarben".
Toxin: Hämotoxisch wirkend.
Klinik: Schmerzhafter Biß, Wundareal schwillt an, meistens entwickeln sich Bullae, später zum Teil Übergang in Nekrosen.
Allgemeinsymptome: Generalisierte Hämorrhagien, bei Hirn- oder Darmblutungen meist tödlicher Ausgang. Der thrombolytische Faktor des Agkistrodon-rhodostoma-Toxins ist chemisch rein dargestellt worden und wird unter dem Handelsnamen „Arwin" in der Therapie von Thrombosen und Thrombophlebitiden eingesetzt.

20. Heloderma suspectum (Abb. 121)
(Gila-Krustenechse; englisch: Gila monster)

Vorkommen: U.S.A. (Nevada, Utah, Arizona, New Mexico), Nordwestmexiko (Sonora-Wüste); Heloderma horridum (Skorpion-Krustenechse; englisch: Mexican beaded lizard) im mittleren und südwestlichen Mexiko.
Aussehen: Heloderma suspectum wird bis 60 cm lang, typische rotbraunschwarz gefleckte Warnfärbung; breiter, abgeflachter Kopf, walzenförmiger Körper, kurze Beine mit je 5 Krallen; dicker, abgerundeter Schwanz. *Heloderma horridum* ist etwas größer (zirka 80 cm) und gelb-schwarz gefleckt. Krustenechsen sind überwiegend abends und nachts unterwegs; typische Warngeste gegenüber zweibeinigen Störenfrieden ist ein geräuschvolles Fau-

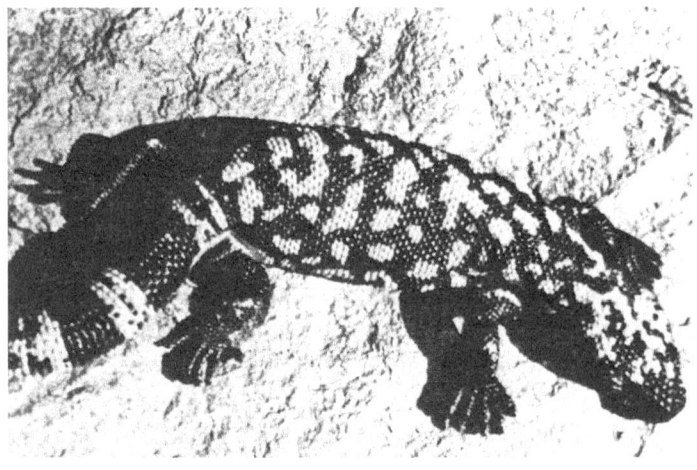

Abb. 121. Gila-Krustenechse (Heloderma suspectum) [39]

chen bei weitgeöffnetem Maul. Wird dieses als Einladung, den Finger hinein-
zustecken, mißverstanden (die meisten Bißverletzungen kommen bei alkoholi-
sierten Touristen vor, die sich auf Kosten des phlegmatisch wirkenden „Mon-
sters" einen Scherz erlauben wollen), beißt die Krustenechse zu. Dank ihrer
kräftigen Kiefermuskeln kann sie das betroffene Glied eine gute Viertelstunde
lang schraubstockartig gepackt halten, um in aller Ruhe durch Kaubewegun-
gen ihr Toxin aus den Giftdrüsen des Unterkiefers entlang der längsgefurchten
Unterkieferzähne in die Wunde zu massieren.

Toxin: Nicht vollständig identifiziert, bisher nur Kallikrein und Arginin-
esterase nachgewiesen; es besteht keine immunologische Verwandtschaft mit
Schlangenserum!

Klinik: Stark blutende, schmerzhafte Bißwunde, Ödemisierung weit über die
Bißstelle hinaus; Wundareal wird erythematös, eventuell cyanotisch, und infiziert sich fast regelmäßig. An *Allgemeinsymptomen* treten Schwindel, Kopfschmerzen, Tachycardie, Blutdruckabfall und Temperaturanstieg auf. Todesfälle durch Helodermatoxin sind nicht eindeutig zu belegen. In den wenigen
tödlich verlaufenen Bißfällen dürften unbehandelte Sekundärinfekte oder aber
Herzschlag aus Angst die Todesursache gewesen sein. Dieses Phänomen des
„Todesschrecks" spielt übrigens auch bei Schlangen- und Spinnenbissen sowie
Skorpionstichen eine nicht zu unterschätzende Rolle.

III. Therapie und Prophylaxe

Die Prognose von Giftschlangenbissen hängt von verschiedenen Faktoren ab;
die wichtigsten sind: *Ort des Bisses, Menge des injizierten Giftes, Körperzustand des Patienten* und *Qualität der Behandlung.* Je schneller das Toxin sich
von der Bißstelle aus im gesamten Organismus verteilen kann, desto ernster ist
die Prognose; die meisten Todesfälle kommen daher durch Biß in eine Vene
zustande. Mit der Menge des injizierten Gifts nimmt auch das Ausmaß der Intoxikation zu; die *größten* Giftschlangen sind demnach auch die *gefährlichsten.*
Dem Indien-Touristen muß aber bekannt sein, daß die *Sandrasselotter (Echis
carinatus)* eine fatale Ausnahme von dieser griffigen Faustregel darstellt! Da
die körperliche Verfassung für die „Bewältigung" der Intoxikation sehr wesentlich ist, gelten Kinder sowie kranke, geschwächte und ältere Menschen als
besonders gefährdet. Daß eine rasche und kunstgerechte Therapie die Überle-
benschancen entscheidend verbessert, klingt wie eine Binsenweisheit, doch
sind die Richtlinien für eine optimale Behandlung nach wie vor umstritten.
Dies gilt insbesondere für die „Gretchenfrage" der Schlangentoxikologie: Darf
eine Bißwunde ausgesaugt werden oder nicht? Während z. B. Rosenfeld oder
auch Petzold das Aussaugen nachdrücklich empfehlen, lehnt unter anderen
Habermehl dieses Vorgehen als eher schädlich ab. Nicht einmal über den ge-
eigneten Zeitpunkt ist Einigkeit zu erzielen. Parrish und Wiechmann empfehlen das Aussaugen noch bis zu 2 Stunden nach Klapperschlangenbissen; Rosenfeld hält aufgrund seiner Erfahrungen in Südamerika das Aussaugen nur
innerhalb der ersten Viertelstunde für sinnvoll. Abbinden der betroffenen Extremität (*venöse* Stauung) wirkt, wenn überhaupt, nur in den ersten 90 Minuten hilfreich. Einigkeit herrscht jedoch über das Herummanipulieren Unerfah-

rener an Schlangenbißwunden. Wenn man, wie Masshoff in seinem Berliner Pathologiekolleg sarkastisch zu sagen pflegte, im Zeitalter der „Illustriertenmedizin" nicht mehr in der U-Bahn ohnmächtig werden darf, ohne alsbald von seinem Banknachbarn mittels Taschenmesser einen Luftröhrenschnitt beigebracht zu bekommen, dann wird verständlich, warum Birmingham als wichtigste Erste-Hilfe-Maßnahme empfiehlt, tolpatschige Samariter an „Erste-Hilfe-Maßnahmen", wie dem Ausbrennen oder Zerschneiden der Wunde, zu hindern. Sinnvolle Maßnahmen sind sicherlich mechanische Ruhigstellung der Extremität und psychische Ruhigstellung des Patienten, ferner die Applikation von Lokaldesinfizientien sowie im Bedarfsfall die Gabe von Analgetika und Breitbandantibiotika. Auch die systemische Verabreichung hoher Corticosteroiddosen (500–2000 mg Prednisolonäquivalent) wird neuerdings praktiziert. Als wirksamste Maßnahme ist zweifellos die Gabe von monospezifischem oder polyvalentem Antivenin einzuschätzen; diese Behandlungsform ist jedoch nicht ohne Risiko und sollte den ernsteren Fällen vorbehalten bleiben (vgl. Tab. 106, S. 339).

Bei *Heloderma*-Bissen muß als Erstmaßnahme das betroffene Glied befreit werden, was nicht so einfach ist, wie es klingt. Die Kaumuskulatur der Krustenechse ist so kräftig, daß man die Kiefern mit bloßer Hand kaum auseinanderbekommt; man muß sie mit einem festen Stock oder Schraubenzieher förmlich aufhebeln. Die weitere Therapie besteht in lokaler Desinfektion und systemischer Gabe von Breitbandantibiotika (üblicherweise Doxycyclin). Antivenin steht nicht zur Verfügung; entgegen früheren Annahmen (z. B. vergebliche Therapieversuche mit Boomslang-Antiserum) besteht *keine* Kreuzimmunität mit Schlangenveninen.

Die Prophylaxe gegen *Heloderma*-Bisse ist denkbar einfach und besteht darin, das auffällig gefärbte, kaum zu übersehende kleine Monster in Frieden seines Weges ziehen zu lassen. Schlangenbissen vorzubeugen ist angesichts der weltweiten Verbreitung der giftigen Reptilien in den verschiedensten Biotopen schon schwieriger. Einige der wichtigsten Präventivmaßnahmen sind, unter Berücksichtigung der Empfehlung von Klauber, in einer Checkliste zusammengefaßt. Darüber hinaus kann es nicht schaden, sich selbst ein wenig über die Lebensgewohnheiten der Giftschlangen im vorgesehenen Reisegebiet zu informieren. Erfahrungsgemäß spielen Einheimische die Häufigkeit des Vorkommens von Giftschlangen gelegentlich etwas herunter, um die touristische Anziehungskraft ihrer Heimat nicht zu mindern. Jedenfalls besteht Einmütigkeit darüber, daß Giftschlangen nicht mutwillig angreifen; Killerschlangen, die arglosen Touristen nicht nur nach dem Leben trachten, sondern sie womöglich sogar noch aktiv verfolgen, gibt es nicht. Da der Mensch im „Weltbild" der Schlangen nicht als Beute, sondern allenfalls als exotischer Lästling katalogisiert ist, wird ein Tourist im Ernstfall nicht den hochdosierten „Jagdbiß", sondern „nur" die niedrigere Dosis des „Verteidigungsbisses" zu spüren bekommen.

Damit soll die Gefährlichkeit der Giftbisse keineswegs bagatellisiert werden. Giftschlangen sind keine harmlosen Kuscheltiere, und insbesondere der Indien-Tourist tut gut daran, sich die Mortalitätsrate von 20.000–100.000 Menschen pro Jahr auf dem Subkontinent durch Schlangenbisse vor Augen zu hal-

Tabelle 104. *Schweregrad der Schlangenbisse in Abhängigkeit von der Region* (nach Habermehl, 1977)

Vergiftungsgrad	U.S.A.	Südafrika (Natal)	Indien
gering	64%	88%	30%
ernsthaft	36%	10%	40%
tödlich	0,2%	2%	30%

Tabelle 105. *Mortalität der Schlangenbisse in Abhängigkeit von der Spezies* (nach Habermehl, 1977)

Mortalitätsrate (in %)	Spezies
32,0	Naja naja
20,0	Agkistrodon microlepidota
20,0	Echis carinatus
12,0	Crotalus durissus terrificus
7,2	Bothrops jararacussu
6,6	Vipera palaestinae
5,2	Bitis arietans
1,0	Vipera berus
0,3	Bothrops jararaca
zum Vergleich:	
100,0	Dendroaspis polylepis

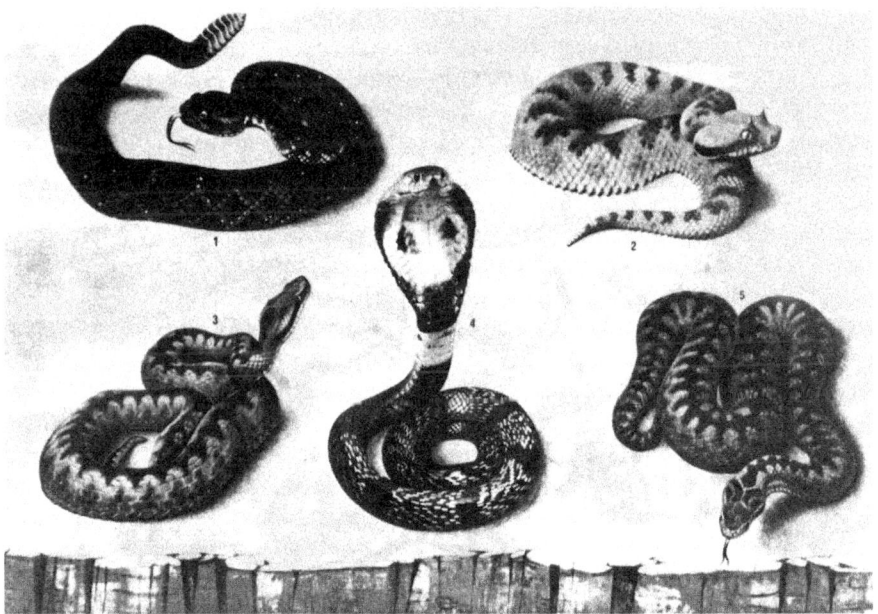

Abb. 122. 5 der für den Tourismus besonders wichtigen Giftschlangen: *1* Diamantklapperschlange (Crotalus adamanteus), *2* Nashornviper (Bitis nasicornis), *3* Aspisviper (Vipera aspis), *4* Brillenschlange (Naja naja), *5* Kreuzotter (Vipera berus) (André Sauret: Buch der Gesundheit. Monte Carlo: 1968)

ten. 2 kleine Statistiken (Tab. 104 und 105) sollen die prozentuale Verteilung der Zwischenfälle in einigen Regionen und die Mortalitätsrate bei Bissen verschiedener Spezies veranschaulichen. Man rechnet mit zirka 1,7 Millionen Unfällen durch Schlangenbisse weltweit pro Jahr, von denen zirka 2,5% tödlich enden (Tab. 104 und 105). In den U.S.A. sterben jährlich etwa 30 Menschen an Schlangenbissen, doch wird diese Zahl relativiert, wenn man bedenkt, daß im gleichen Zeitraum mehr als 3mal soviel tödliche Unfälle durch Blitzschlag passieren. Gemessen an der Zahl der Verkehrstoten pro Jahr, nimmt sich die Statistik der tödlich verlaufenden Schlangenbisse geradezu lächerlich aus. Petzold hat dies auf die einprägsame Formel gebracht, daß „das Überqueren einer Großstadtstraße heute schneller zum Unfalltod führen kann als ein Aufenthalt im tropischen Urwald". Die immer wieder einmal vorgebrachte Forderung, Reisegebiete von Giftschlangen zu „säubern" erscheint, in diesem Licht betrachtet, geradezu absurd. Immerhin kommt den Giftschlangen bei der Ausbalancierung des ökologischen Gleichgewichts eine wesentliche Funktion zu.

IV. Anhang: Anwendung von Antiveninen

Antivenine, die das spezifische Schlangengift immunologisch neutralisieren, sind das einzige wirklich zuverlässige Therapeutikum (bei rechtzeitiger Gabe) und haben oft genug lebensrettend gewirkt. So hat die jahrzehntelange Pionierarbeit des berühmten Instituto Butantan in São Paulo dazu geführt, daß Todesfälle durch den Biß der Lanzenotter (die „Geißel Südamerikas") heute relativ selten geworden sind.

Allerdings ist die Anwendung solcher Antivenine nicht ungefährlich und gehört in die Hand eines entsprechend ausgebildeten Arztes, der sowohl die Indikation einschätzen kann als auch die kunstgerechte Dosierung beherrscht. Selbstbehandlung mit (zum Trecking-Gepäck gehörendem) Schlangenserum sollte nur im äußersten Notfall vorgenommen werden.

Während durch immer perfektere Reinigungsverfahren die Fälle von Serumkrankheit nach Antiveningabe selten geworden sind, stellen Soforttypallergien einen erheblichen Risikofaktor dar. Neben anamnestischer Exploration werden zunächst intradermale und conjunctivale Tests durchgeführt. 0,1 ml Serum wird mit 0,9 ml physiologischer Kochsalzlösung verdünnt und i.c. appliziert (Unterarminnenseite, da eventuell Möglichkeit zum Abbinden); bei Allergieverdacht wählt man anstelle dieser Verdünnung von 1:10 eine von 1:1000. Im positiven Fall entwickelt sich binnen 15 Minuten eine Quaddel mit Begleiterythem. Ein Tropfen des 1:10 verdünnten Antivenins wird in den Conjunctivalsack geträufelt, wobei sich die positive Reaktion nach 10–15 Minuten durch Juckreiz, conjunctivale Injektion, Tränenfluß, eventuell auch Lidödem bemerkbar macht. Beide Testverfahren müssen durch Applikation von physiologischer Kochsalzlösung mit 0,5%igem Phenol am kontralateralen Arm bzw. Auge kontrolliert werden.

Fallen die Antivenintests positiv aus, muß mit Schockreaktionen gerechnet werden. Wenn die Antiveningabe als unverzichtbar angesehen wird, müssen alle intensivmedizinischen Hilfsmittel bereitstehen. Nach Prämedikation mit Antihistaminen und Adrenalin wird das Antivenin dann in Abständen von

5–20 Minuten in ansteigender Dosierung appliziert. In zirka 30% kommen bei Anteningabe erhebliche allergische Gegenreaktionen vor, die in 0,3% tödlich enden (Habermehl). Da die weitaus meisten Giftschlangenbisse glimpflich, d. h. nur mit Lokalreaktionen, ablaufen, sollte die Gabe von Antiserum auf bedrohliche Allgemeinreaktionen beschränkt bleiben.

Die Grundprinzipien der Serumbehandlung von Schlangenbissen (im wesentlichen auch von Spinnenbissen, Skorpion-, Giftfisch- und Quallenstichen) sind im Zeitalter des Tropentourismus sicherlich auch von allgemeinmedizinischem Interesse und werden in Tab. 106 kurz dargestellt. Für den deutschen Raum sind zur Zeit 4 polyvalente Antiseren gegen Schlangengift erhältlich (vgl. Tab. 107). Sie können als Einzelampullen à 10 ml oder als Set mit 4 Ampullen à 10 ml (inklusive Spritzbesteck und Staubinde) bezogen werden. Die von den Behringwerken für diese Seren angegebenen Dosierungen differieren von Rosenfelds Empfehlungen, die sich in erster Linie auf südamerikanische Schlangenseren beziehen. Für den Biß *europäischer* Giftschlangen soll die Gabe von *20 ml* polyvalenten Serums *i.m.* ausreichen; bei *Kobra*- und *Mamba*-Bissen sollen dagegen *40 ml i.v.*, bei den übrigen *afrikanischen* und *vorderasiatischen* Giftschlangen *20 ml i.v.* verabfolgt werden, jeweils in einer *einzigen* Dosis. Tritt binnen *3 Stunden* nach Anteningabe keine Besserung ein, sollte die gleiche Dosis i.v. wiederholt werden. Ebenso wie bei den südamerikanischen Seren ist auch bei diesen Präparationen daran zu denken, daß *Kinder ebenso hohe Dosierungen wie Erwachsene benötigen!*

Tabelle 106. *Voraussetzungen für erfolgreiche Antenintherapie* (nach Rosenfeld, 1971)

1. Spezifität	Ursprünglich wurden fast nur monovalente Antiseren empfohlen; neuerdings tendiert man jedoch mehr zu polyvalenten Seren, was sich angesichts der mannigfachen Kreuzreaktivitäten zwischen verschiedenen Spezies anbietet.
2. Rechtzeitige Gabe	Wegen der besseren Verträglichkeit zieht man die s.c. bzw. i.m. Applikation der i.v. Gabe vor, soweit die Situation dies gestattet. Es ist zu bedenken, daß bei s.c. bzw. i.m. Gabe das Antenin ca. *4 Stunden* benötigt, um in den Kreislauf überzugehen, wo es dann etwa 7 Tage lang nachweisbar bleibt. Der Entschluß zur Anteningabe muß also möglichst *rasch* erfolgen.
3. Ausreichende Dosis	Die Anteninedosis richtet sich nach der Menge des injizierten Giftes (diese kann recht genau geschätzt werden, wenn die Schlangenspezies einwandfrei ermittelt ist) und der Schwere des klinischen Bildes. Die Anteninstärke wird üblicherweise in Units angegeben (1 Unit neutralisiert 1 mg Gift-Trockensubstanz). In weniger schweren Fällen werden 50 Units s.c. gegeben, in schwereren je 50 Units s.c. und i.v. Schwerste Intoxikationen erfordern 150–300 oder mehr Units; 50 werden s.c., der Rest i.v. gegeben. *Kinder benötigen Erwachsenendosis!!!*
4. Einmalgabe	Antenine neutralisieren Venine, haben jedoch keinen Einfluß auf bereits eingetretene Intoxikations*folgen*. Es ist daher besonders wichtig, daß die Gesamtdosis auf einmal gegeben wird, um die Neutralisierungskapazität voll auszunutzen. Nur bei Sensibilisierten ist die Verteilung auf kurze Injektionsintervalle zulässig; keinesfalls darf die vorgesehene Anteninmenge auf mehrere Tage verteilt werden!

Tabelle 107. *Polyvalente Schlangengift-Antivenine (Bundesrepublik Deutschland)**

Serum-bezeichnung	Reisegebiet	Schlangenspezies	
„Europa"	Süd- und Südosteuropa (inklusive Zypern), Türkei, Vorderasien	Vipera ammodytes	(Sandotter)
		Vipera aspis	(Aspisviper)
		Vipera berus	(Kreuzotter)
		Vipera lebetina	(Levanteviper)
		Vipera xanthine	(Bergotter)
„Vorderer und Mittlerer Orient"	Vorderasien, Arabien, Mittelasien (inklusive Indien)	Naja haje	(Uräusschlange)
		Cerastes cerastes	(Hornviper)
		Echis carinatus	(Sandrasselotter)
		Vipera lebetina	(Levanteviper)
		Vipera ammodytes	(Sandotter)
		Vipera xanthina	(Bergotter)
„Nord- und Westafrika"	Nord-, Nordwest-, West- und Ostafrika	Naja haje	(Uräusschlange)
		Naja melanoleuca	(Schwarzweiße Kobra)
		Naja nigricollis	(Speikobra)
		Cerastes cerastes	(Hornviper)
		Cerastes vipera	(Arizona-Viper)
		Bitis arietans	(Gewöhnliche Puffotter)
		Bitis gabonica	(Gabunviper)
		Echis carinatus	(Sandrasselotter)
		Vipera lebetina	(Levanteviper)
„Zentralafrika"	Zentral- und Südafrika	Naja haje	(Uräusschlange)
		Naja melanoleuca	(Schwarzweiße Kobra)
		Naja nigricollis	(Speikobra)
		Hemachatus haemachatus	(Ringhalskobra)
		Dendroaspis polylepis	(Schwarze Mamba)
		Dendroaspis viridis	(Grüne Mamba)
		Bitis arietans	(Gewöhnliche Puffotter)
		Bitis gabonica	(Gabunviper)
		Bitis nasicornis	(Nashornviper)

* Behringwerke AG, Marburg/Lahn (Stand 1981).

Literatur (siehe S. 380 ff.)

[39], [62], [63], [66], [78], [88], [89], [92], [97], [111], [122], [132].

I. Pisces

I. Allgemeiner Teil

Der Fischkontakt führt bei Menschen zu den mannigfaltigsten Reaktionen, vom Bißtrauma über die allergische Urticaria zum tödlichen Zwischenfall durch Toxine. Aus toxikologischer Sicht ist zwischen *passiv* und *aktiv* giftigen Fischen zu unterscheiden. Bei der ersten Gruppe treten die Symptome nur nach Fischgenuß auf, bei der zweiten ist dagegen ein Trauma durch Giftstacheln nötig.

Von den passiv giftigen Fischen seien hier nur 3 Hauptklassen kurz erwähnt, die ciguateratoxischen, tetrodotoxischen und ichthyohämotoxischen Fische. *Ciguateratoxische* Fische (unter anderem *Seebarsch, Doktorfisch, Barracuda*) sind nicht selbst toxisch, sondern ihre in Leber und Eingeweide abgelagerte Nahrung (Algen) ruft die klinische Symptomatik, nämlich Schüttelfrost, Fieber, Brechdurchfälle, Muskelschwäche und Atemnot hervor. *Tetrodotoxische* Fische (unter anderem *Kugelfisch*) kommen vor allem in Japan vor; ihr Gift, das ähnlich wie manche Lokalanästhetika wirkende Tetrodotoxin, löst Schwindel, Parästhesien, Blutdruckabfall und Atemlähmung aus. *Ichthyohämotoxische* Fische (verschiedene Aalspezies) enthalten im Blutserum ein hämolytisch wirkendes Protein, welches Brechdurchfall, urticarielle Exantheme, Atemnot und Lähmungserscheinungen verursachen kann.

Aktiv toxische Fische besitzen Giftorgane, die in aller Regel Abwehrfunktionen haben und beim Menschen unterschiedlich starke Symptome an der Haut und anderen Organen auslösen. Die Giftfische sind weltweit verbreitet. Schwerpunktmäßig finden sie sich im Bereich der Korallenriffe, also im Indo-Pazifik. Je weiter man sich von dieser Zone nach Norden oder Süden entfernt, desto seltener werden die aktiv toxischen Fische. Insgesamt ist die Zahl der giftigen Spezies wahrscheinlich sehr hoch zu veranschlagen; von ihnen sind jedoch, wie Halstead tröstlicherweise feststellt, maximal 5% genauer untersucht, so daß wir uns im Speziellen Teil auf einige der wichtigsten Beispiele beschränken können.

Allergien gegen Fischeiweiß sind wohlbekannt und spielen eine wichtige Rolle in Skandinavien, aber auch in anderen Küstenländern. Genuß von Fischfleisch (vor allem *Kabeljau, Thunfisch, Lachs, Forelle, Heilbutt, Flunder*), unter Umständen sogar der Genuß von Schweinefleisch (sofern Fischmehl zur Fütterung verwendet wurde), kann alle Formen der Typ-I-Reaktion an Haut, Darm und Respirationstrakt, eventuell sogar anaphylaktischen Schock, auslösen. Fischgeruch kann bereits Asthma auslösen. Ein Kuß im Anschluß an eine Fischmahlzeit kann durchaus akutes Quincke-Ödem auslösen. Fischallergiker sollten sich daher über die Eßgewohnheiten ihres Urlaubsflirts informieren.

Nur kurz zu erwähnen sind Verletzungen durch Bisse. Man muß hier nicht unbedingt gleich an *Haie* oder *Piranhas* denken; gar nicht selten gibt es Bißwunden durch *Drückerfische* und *Muränen* oder Stichwunden durch die Schwanzstacheln der *Doktorfische*. Diese Traumen sind meist harmloser Natur, sofern sorgfältige Wundversorgung durchgeführt wird; andernfalls ist Superinfektion einzukalkulieren.

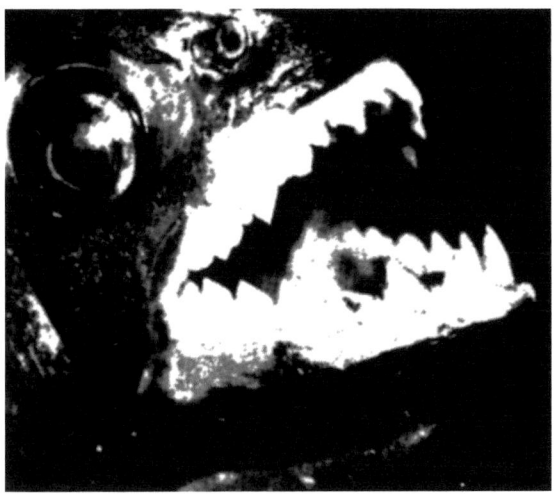

Abb. 123. Nicht umsonst tragen die Piranhas den Namen Sägesalmler (Serrasalmus), doch wird einerseits ihre Gefährlichkeit für den Menschen weit überschätzt, andererseits ihre Bedeutung für die Eindämmung von Fischseuchen („Hyänen des Meeres") oft vergessen (Sauret: Buch der Gesundheit. Monte Carlo: 1968)

II. Spezieller Teil

1. Heterodontus japonicus

(Japanischer Hornhai; englisch: Horn shark)

Vorkommen: Japanische Küste. Andere Hornhaiarten im Pazifik und Indischen Ozean. *Heterodontus francisci* an der kalifornischen Küste.

Aussehen: Maximal 1 m lang, plumper Körper, 5 Kiemenspalten, dicker, abgerundeter Kopf, daher auch Stierkopfhai genannt. Im vorderen Teil der beiden Rückenflossen ist je ein Stachelstrahl angeordnet, der holokrine Giftdrüsen enthält.

Toxin: Dermatotoxisch wirkend, Struktur unbekannt.

Klinik: Dolchstichartiger, stundenlang anhaltender Schmerz, Erythem und Ödem der Wundumgebung.

2. Squalus acanthias
(Dornhai; englisch: Spiny dogfish; französisch: Aiguillat tacheté)

Vorkommen: Nordatlantik (dort häufigste Haiart), Nordsee, Mittelmeer, Nordwestafrika, nördlicher Pazifik. Fleisch in Europa als „Schillerlocken" bzw. „Seeaal" beliebt.

Aussehen: Torpedoförmiger Körper, zirka 1 m lang, Rücken grau, Bauch weiß. Stachelstrahl mit Giftdrüsen an der Vorderseite der beiden Rückenflossen.

Toxin: Dermatotoxische Wirkung, Struktur unbekannt.

Klinik: Lokalreaktionen wie beim Hornhai, in sehr seltenen Fällen sind jedoch auch Todesfälle aufgrund einer Intoxikation beschrieben worden.

3. Dasyatis pastinaca
(Gewöhnlicher Stechrochen; englisch: Stingray)

Vorkommen: Rochen gehören, wie die Haie, zu den *Knorpelfischen (Elasmobranchii).* Die toxikologisch wichtigen Rochenfamilien (*Stachelrochen, Dasyatidae,* englisch: Stingray; *Schmetterlingsrochen, Gymnuridae,* englisch: Butterfly ray; *Teufels-* oder *Mantarochen, Mobulidae,* englisch: Mantas; *Adlerrochen, Myliobatidae,* englisch: Eagle rays; *Süßwasserrochen, Potamotrygonidae,* englisch: Fresh water stingrays) sind über Atlantik, Pazifik, Indischen Ozean und, wie der als Pars pro toto genannte *Dasyatus pastinaca,* auch im Mittelmeer verbreitet. Sie leben in Küstennähe (Wassertiefen bis 30 m), in Brack-

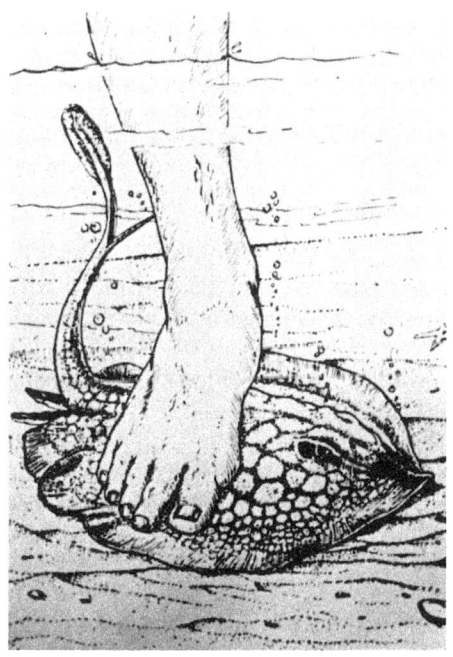

Abb. 124. Trauma durch Schwanzstachel des Stechrochens (Dasyatis pastinaca) in seichtem Wasser [42]

wasser, Lagunen und an Flußmündungen. Unfälle kommen meist dadurch zustande, daß unachtsame Badegäste auf die in den Sand eingewühlten Rochen treten und dann durch einen Schlag mit dem stachelbewehrten Schwanz verletzt werden (vgl. Abb. 124).

Aussehen: Typische „Drachenform", Durchmesser schwankt sehr (10 cm bis 4 m). Der Giftapparat mit dem gezähnten Stachel ist am Schwanzende lokalisiert. Bei Berührungsreizen schlägt der Schwanz peitschenartig nach dem Angreifer.

Toxin: Molekulargewicht zirka 100.000, 3 Proteinfraktionen, ferner freie Aminosäuren, Phosphodiesterase, 5-Nucleotidase und Serotonin. Die Wirkung ist dosisabhängig. Bei kleinen Dosen vasodilatatorisch, bei größeren vasokonstriktorisch.

Klinik: Leitsymptom ist der Schmerz, initial nur im Stichbereich. Innerhalb von 30–90 Minuten ist die gesamte Extremität betroffen, 6–48 Stunden anhaltend. Durch den Schmerzschock tritt oft zunächst Bradycardie ein, die später in Tachyarrhythmien umschlägt, ferner Blutdruckabfall, Schwindel, Nausea, Erbrechen, Schweißausbrüche und Muskellähmungen. Die Einstichwunde ist klein. Beim Herausziehen des mit Widerhaken versehenen Stachels kommt es jedoch zu erheblicher Gewebszerstörung. Das Wundareal sieht zunächst aschfahl aus, wird dann cyanotisch und ödematös, schließlich erythematös. Proteolytische Komponenten des Giftes führen zur Hautnekrose. *Stachelrochen verursachen die häufigsten gefährlichen Zwischenfälle (zirka 1500 jährlich) unter allen Giftfischen,* weshalb sich Badeurlauber diesen Tieren nur bis auf respektvollen Abstand nähern sollten! Bei Strandspaziergängen muß unbedingt darauf geachtet werden, daß man nicht auf einen in den Sand gegrabenen Stachelrochen tritt, insbesondere Kindern ist einzuschärfen, daß eingegrabene Rochen denkbar ungeeignete Objekte zum Fußballspielen sind (vgl. Kapitel über Therapie und Prophylaxe).

4. Chimaera monstrosa (Abb. 127c, S. 347)
(Seeratte oder Spöke; englisch: Chimaera oder Rat fish)

Vorkommen: Nordöstlicher Atlantik, Kuba, Azoren, Mittelmeer, Marokko, Südafrika. Die Fische werden wegen ihrer Leber, aus der Öl gewonnen wird, gejagt. Verletzungen kommen vor allem bei Fischern, aber auch bei unvorsichtigen Touristen vor.

Aussehen: 1,5 m lang, grau-violett marmoriert, unpaare Flossen, „rattenartiger" Schwanz, Stachel an der Vorderseite der Rückenflosse.

Toxin: Unbekannte Zusammensetzung.

Klinik: Der Stich produziert tiefe, schmerzende Wunden. Beim Berühren des Fisches muß daher jeder Kontakt mit dem Giftstachel peinlich vermieden werden.

5. Heteropneustes fossilis
(Sackkiemer; englisch: Indian cat fish)

Vorkommen: Vietnam, Indien, Sri Lanka. Andere Welse, wie *Clarias batrachus (Raubwels;* englisch: Catfish) oder *Plotosus lineatus (kleiner Korallen-*

wels; englisch: Oriental catfish) sind im gesamten Pazifik und Indischen Ozean zu finden. Es handelt sich um ausgesprochene Grundfische.

Aussehen: Zirka 30 cm lang, grau-braun, ossifizierte Bruststacheln (bei anderen Welsen auch Rückenstacheln vorkommend).

Toxin: Unbekannte Struktur.

Klinik: Schmerzhafte Wunde, Umgebung wird ischämisch, dann cyanotisch, schließlich Ausbildung von Ödem und Erythem, Lymphadenitis, eventuell Gangrän. Schocksymptomatik und Todesfälle sind sehr selten. Bei ungenügend versorgten Wunden werden häufig bakterielle Superinfektionen beobachtet. Stiche kommen meist dadurch zustande, daß man den Wels achtlos aus dem Netz oder vom Haken nimmt und dabei mit dem Giftstachel in Kontakt kommt.

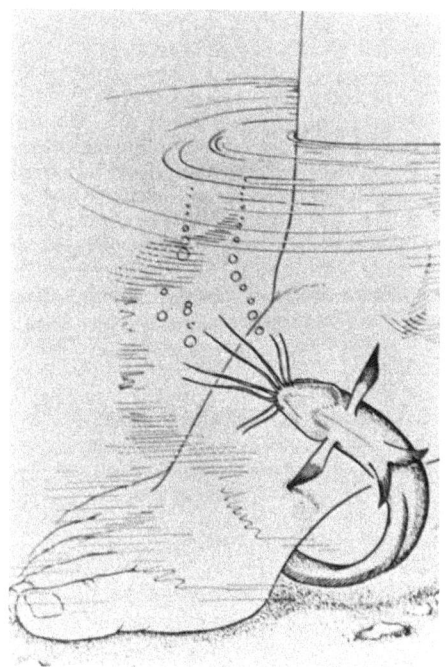

Abb. 125. Stich durch Heteropneustes fossilis (Sackkiemer) [42]

6. Trachinus draco

(Petermännchen, großer Weberfisch; englisch: Great weever; französisch: Grande vive)

Vorkommen: Trachinus draco kommt in der Nordsee und im Mittelmeer vor. *Trachinus vipera (kleiner Weberfisch;* englisch: Lesser weever) zusätzlich an der britischen Kanalküste. Fischer und angelnde Touristen werden bei unvorsichtigem Hantieren mit gefangenen Weberfischen gestochen. Auch Sporttaucher machen nicht selten mit den Stacheln Bekanntschaft. Außerdem kann man im seichten Wasser auf eingegrabene Weberfische treten.

Aussehen: Zirka 40 cm (Trachinus draco) bzw. 15 cm (Trachinus vipera), regenbogenfarben, Kiemen und Rückenstacheln enthalten Giftdrüsen.

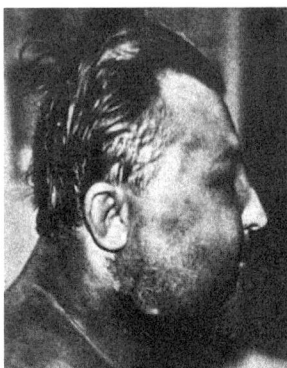
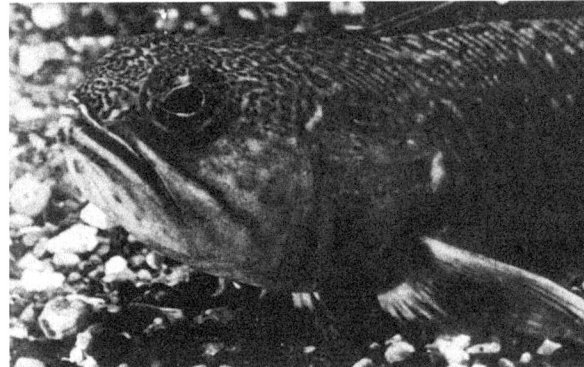

Abb. 126. Mit Weberfischen muß der Badende vor allem in der Nordsee und im Mittelmeer rechnen (rechts Trachinus draco [Petermännchen]). Neben sehr schmerzhaften Lokalreaktionen (links) kann es durchaus auch zu lebensgefährlichen Allgemeinsymptomen kommen [42]

Toxin: Struktur unbekannt.
Klinik: Brennender Schmerz, 30 Minuten bis 24 Stunden anhaltend, Wundumgebung erst ischämisch, dann ödematös und gerötet. Unbehandelt über 1–2 Wochen anhaltend, mit erheblicher Bewegungseinschränkung der betroffenen Extremität. Als *Allgemeinsymptome* treten Kopfschmerz, Fieber, Delir, Brechreiz, Bradycardie und tonisch-klonische Krämpfe auf. Todesfälle sind mehrfach beschrieben worden. Ungenügend versorgte Wunden infizieren sich sehr häufig, es kann sogar zur Gangränbildung kommen, die eine Amputation erforderlich macht. Als irreversible Folgezustände schwerer Weberfischintoxikationen können Muskelatrophie, periphere Neuritis und Ankylosis zurückbleiben.

7. Pterois volitans (Abb. 127a)
(Eigentlicher Rotfeuerfisch; englisch: Zebra fish; französisch: Ptérois)

Vorkommen: Rotes Meer, Indischer Ozean, Pazifik.
Aussehen: Auffällig rot-weiß getigert. Die Hartstrahlen der Rückenflossen enthalten Giftdrüsen. Die Tiere schwimmen oft in Paaren, sind recht angriffslustig, und ihr Gift ist stark genug, um erfahrene Sporttaucher von der Versuchung, nach den exotisch schönen Fischen zu greifen, abzuhalten.
Toxin: Sehr hitzelabile Proteine, dermato- und cardiotoxisch wirkend.
Klinik: Intensiver, oft das Bewußtsein raubender Sofortschmerz; Somnolenz, Bradykardie, Fieber und Atemnot. Die Einstichstelle wird rasch erythematös, schwillt an und wird später nicht selten nekrotisch.

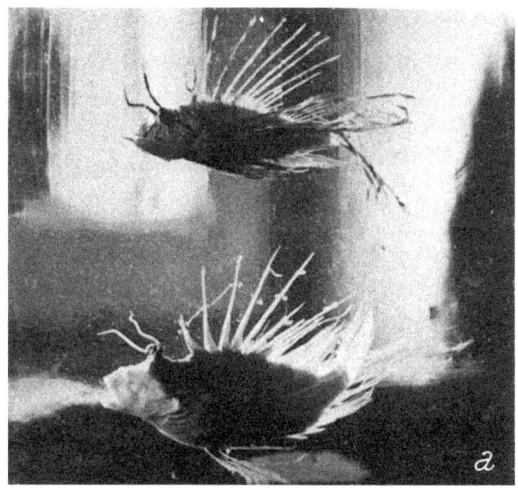

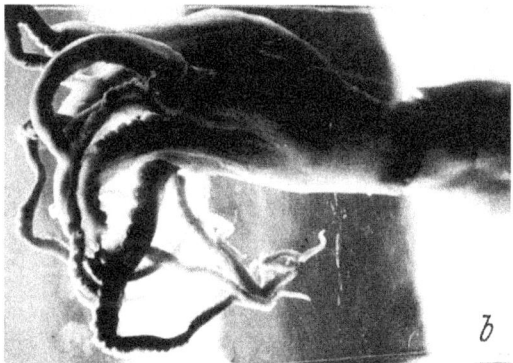

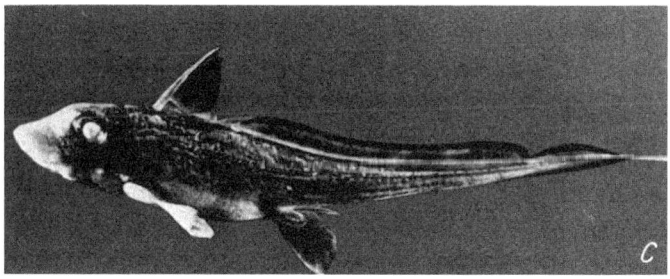

Abb. 127. 3 giftige Meerestiere, a Feuerfisch (Pterois volitans), b Moschuskrake (Ozaena moschata) und c Seeratte (Chimaera monstrosa) [42]

8. Dendrochirus zebra
(Zebrafisch, Zwergfeuerfisch; englisch: Lion fish)

Vorkommen: Indischer Ozean, Pazifik, überwiegend im flachen Wasser der Korallenriffe anzutreffen.

Aussehen: Schwarz, weiß und dunkelrot gestreift und gepunktet, wie Pterois verfügt auch der Dendrochirus über 13 Rückenstacheln.

Toxin: Siehe 7.

Klinik: Siehe 7.

9. Scorpaena scrofa
(Meersau, großer Drachenkopf; englisch: Scorpion fish, Sea pig; französisch: Rascasse rouge)

Vorkommen: Mittelmeer, Ostatlantik von Frankreich bis Nordwestafrika, in sandigen Buchten, an Felsenküsten und Korallenriffen.

Aussehen: Grau-grüne Tarnfarbe, schlecht von der Umgebung zu unterscheiden, oft in Felshöhlen oder Nischen sitzend.

Toxin: Hitzelabile Proteinfraktionen, dermato- und cardiotoxisch wirkend.

Klinik: Sehr schmerzhafter Stich, Umgebung erst ischämisch, dann ödematös und cyanotisch. *Allgemeinsymptome* wie bei den Weberfischen beschrieben.

10. Synanceja verrucosa (Abb. 128)
(Steinfisch, lebender Stein; englisch: Stone fish; französisch: Poisson-pierre)

Vorkommen: Westpazifik, Indischer Ozean.

Aussehen: In Farbe und Form bewachsenen Steinen täuschend ähnlich, zum Teil im Sand des Meeresbodens eingegraben, so daß besonders Sporttaucher gefährdet sind. Kurze, kräftige Rückenstacheln, die den Giftapparat enthalten.

Toxin: Dermato-, neuro- und hämatotoxisch wirkend, Proteingemisch unklarer Zusammensetzung.

Klinik: Von allen Spezies der Familie der *Skorpionfische (Scorpaenidae),* zu der 5.–10. gehören, sind Steinfische sicherlich die für den Menschen gefähr-

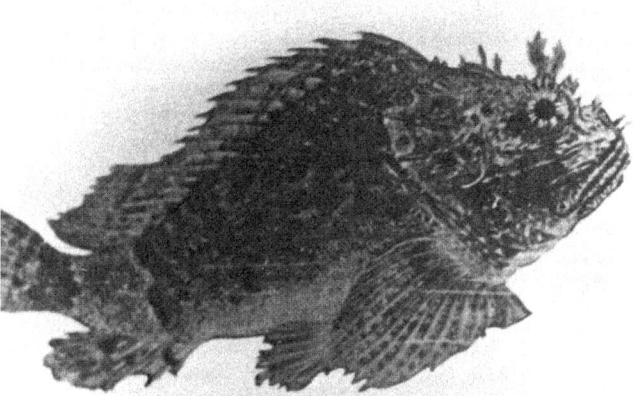

Abb. 128. Der Steinfisch (Synanceja verrucosa) gehört zu den gefährlichsten Gifttieren des Meeres [42]

lichsten. Die Stichwunde ist äußerst schmerzhaft, die nahe Umgebung wird cyanotisch, die weitere Umgebung rot und ödematös, eventuell wird die ganze Extremität gelähmt.

Allgemeinsymptome: Erbrechen, Fieber, Atemnot, Konvulsionen, delirante Zustände, Tod durch Herzversagen. Auch wenn schwere Steinfischintoxikationen lebend überstanden werden, dauert die Rekonvaleszenz oft über Monate. Erfahrene Taucher berichten über toxische Symptome, ohne direkten Kontakt mit Skorpionfischen im „stehenden Wasser", wie Höhlen. Eine Resorption von Toxinen durch die Haut aus einer diese Fische umgebenden „Toxinwolke" bedarf allerdings der Bestätigung (siehe Montkowski, 1982).

11. Thalassophryne maculosa
(Krötenfisch; englisch: Toad fish)

Vorkommen: Amerikanische Pazifikküste, lebt in flachem Wasser, oft unter Steinen versteckt, so daß Badende leicht darauftreten können, jedoch versuchen die Fische, potentielle Angreifer mit einem froschähnlichen Grunzlaut zu warnen.

Aussehen: Grau-braun gefleckt, Giftapparat in den Stachelstrahlen der ersten Rückenflosse und der Kiemendeckelstacheln lokalisiert.

Toxin: Dermatotoxisch wirkend, chemische Struktur unbekannt.

Klinik: Schmerzhafte Stichwunden, die sich rötlich-ödematös verfärben.

12. Opsanus tau
(Austernfisch; englisch: Oyster fish)

Vorkommen: Atlantikküste der U.S.A. Die Austernfische haben die kuriose Angewohnheit, im Zivilisationsabfall, z. B. Konservenbüchsen, Autoreifen, weggeworfenen Schuhen zu laichen. Stichverletzungen kommen am ehesten beim sorglosen Hantieren mit diesen versehentlich herausgeangelten Müllutensilien zustande.

Aussehen: Ähnlich wie 11.

Toxin: Vgl. 11.

Klinik: Vgl. 11.

13. Rypticus saponaceus
(Dreistachliger Seifenfisch; englisch: Soap fish)

Vorkommen: Tropische Atlantikküste im Bereich der Korallenriffe, sondert bei Gefahr (also Verfolgung oder Berührung) einen seifenartig schäumenden Schleim ab.

Toxin: Dermatotoxische Fraktion, die Grammistin genannt wird.

Klinik: Juckendes, brennendes Ekzem bei Kontakt *(Soap fish dermatitis)* betrifft einheimische Fischer, aber auch unvorsichtige Anglertouristen.

14. Katsuwonus pelamis
(Echter Bonito; englisch: Oceanic bonito; französisch: Bonite à ventre rayé)

Vorkommen: Alle tropischen Meere, gelegentlich auch Nord- und Ostsee.

Aussehen: Zirka 1 m lang, grau-blau, 4–7 dunkle Längsbinden am Bauch.

Toxin: Ebenso wie der *Thunfisch* und andere *Makrelenartige (Scombroidei)* besitzen die Bonitos dermatotoxische Irritantien unklarer Struktur.

Klinik: Häufiger Kontakt mit Scombroidei – Haut und/oder Fleisch in rohem, vor allem aber gekochtem Zustand – löst ekzemartige Reaktionen aus *(Scombroid dermatitis)*. Man findet diese Eruptionen vor allem bei einheimischen Fischern, die ohne Handschuhe arbeiten, aber auch bei touristischen Hobbyanglern.

III. Therapie und Prophylaxe

Die Behandlung von Stichverletzungen durch *aktiv giftige Fische* läßt sich recht summarisch abhandeln. Da die Toxine ausgesprochen hitzelabil sind, wird generell die sogenannte „Heißwassermethode" zur Neutralisierung empfohlen. Man appliziert Kompressen mit heißem Salzwasser und erreicht damit eine sofortige Schmerzlinderung; sobald sich das Wasser etwas abkühlt, setzen die Schmerzen wieder ein, so daß immer wieder heißes Wasser dazugegossen werden muß. Insgesamt wird diese Erstbehandlung über 1–1,5 Stunden fortgesetzt. Die Methode ist so wirksam, daß z. B. die Fischer im Golf von Mexiko Thermosgefäße mit heißem Wasser in den Booten mit sich führen, um, falls sie von einem Wels oder anderen Giftfischen gestochen werden, sofortige Therapie einleiten zu können. Im übrigen muß die verletzte Körperpartie ruhiggestellt werden; in schweren Fällen wird außerdem das Anlegen einer venösen Stauung empfohlen. Ferner sollte, sofern die instrumentellen Voraussetzungen dafür gegeben sind, die Wunde gesäubert, d. h. Stachelreste entfernt werden. Das Aussaugen der Wunde ist, mehr noch als bei Schlangenbissen, umstritten. Reicht die Heißwassermethode zur Schmerzbekämpfung nicht aus, können zusätzlich Analgetika gegeben werden. Wegen der relativ häufigen Superinfektionen empfiehlt sich die Verabreichung von Breitbandantibiotika, außerdem ist Tetanusprophylaxe ratsam. Schocksymptomatik wird in üblicher Weise mit Adrenalin, Corticosteroiden und Antihistaminen bekämpft, Asthma bronchiale mit intravenöser oder inhalativer Gabe von Bronchodilatatoren. Für Weber- und Skorpionfische stehen auch Antivenine zur Verfügung; entscheidend ist hier jedoch die möglichst frühzeitige Injektion, da nur das noch vorhandene Toxin neutralisiert werden kann, die bereits eingetretenen Giftwirkungen im Organismus jedoch nicht mehr rückgängig zu machen sind. Nekrotische Hautbezirke müssen chirurgisch entfernt und gegebenenfalls durch freie Plastiken ersetzt werden.

Ekzemreaktionen durch Kontakt mit *Rypticus saponaceus* (Soap fish dermatitis) oder *Katsuwonus pelamis* (Scombroid dermatitis) behandelt man üblicherweise mit Corticosteroidexterna und systemisch wirksamen Antihistaminen.

Was die Prophylaxe der Fischstiche angeht, so kann auch hier wieder wärmstens empfohlen werden, sich mit den Lebensgewohnheiten der Tiere etwas vertraut zu machen.

Hornhai und Dornhai sind für den Menschen sicherlich nicht in der Form gefährlich, die wir aus den beliebten Horrorfilmen der siebziger Jahre kennen. Trotzdem sollte man gegenüber diesen kleinen Haien Distanz wahren und immer daran denken, daß die Gefahr hier nicht etwa von den Zahnreihen, sondern von den Giftstacheln der Rückenflossen droht. Stachelrochen halten sich gern im flachen Wasser in unmittelbarer Ufernähe auf. Unfälle kommen üblicherweise dadurch zustande, daß ahnungslose „Strandläufer" mit nackten Füßen versehentlich auf die mit Sand bedeckten Rochen treten und dafür mit einem Stich in den Unterschenkel bestraft werden (vgl. Abb. 125). Besonders oft sind Kinder betroffen, die einen solchen Rochen entweder auszugraben versuchen oder zum Fußball zweckentfremden. Beim Baden an unbekannten Stränden sollte das Einholen sachkundiger Informationen über die marine Fauna Selbstverständlichkeit sein. Ist das Vorkommen von Stachelrochen bekannt, sollte man beim Waten im flachen Wasser achtgeben, wohin man tritt, und eventuell lieber Badeschuhe oder Gummistiefel tragen. Besonders wichtig ist aber die Aufklärung und Überwachung von am Strand spielenden Kindern. Sportanglern dürften die Giftfische zumindest theoretisch bekannt sein, so daß sie z. B. einen gefangenen Wels mit entsprechender Vorsicht behandeln. Wer als Tourist auf einem Fischerboot mitfährt, sollte sich streng an die Anweisungen der Profis halten und nicht aus Neugier oder in der Absicht, sich nützlich zu machen, in einem frisch an Bord gezogenen Fang herumwühlen. Sporttaucher sollten daran denken, daß auffällig gefärbte Fische in der Natur sehr oft über besonders wirksame Abschreckungswaffen verfügen. Auf gar keinen Fall sollte man mit bloßer Hand nach unbekannten Fischen greifen, da unter Umständen nicht einmal ein Taucheranzug absoluten Schutz vor Giftstacheln bietet. Als zweite Regel für Taucher in tropischen Gewässern hat die sorgfältige Beobachtung des Meeresbodens zu gelten, damit man nicht unversehens auf einen eingegrabenen Steinfisch tritt. Drittens ist dringend davor zu warnen, in schlecht einsehbare Korallennischen oder Felshöhlen zu greifen. Die dort beheimateten Skorpionfische verfügen über so wirksame Tarnfarben, daß sie im bewegungslosen Zustand von der Umgebung nicht zu unterscheiden sind.

IV. Anhang: Allergien durch Angelköder

Den Allergien gegen Tierfuttermittel ist erst in jüngster Zeit vermehrt Aufmerksamkeit geschenkt worden. Es hat sich gezeigt, daß auch verschiedene Arten von Fischfutter bei Aquarianern und Sportanglern Symptome von Typ-I-Allergien (Rhinoconjunctivitis, Asthma bronchiale, Urticaria) hervorgerufen haben. Dies gilt insbesondere für die vielseitig zu verwendenden sogenannten „roten Mückenlarven", englisch: Bloodworm. Hierbei handelt es sich um die Larven der Zuckmücken (Tendipedidae, früher auch Chironomidae genannt), wobei das sehr aggressive Allergen als Bruchstück des Hämoglobinmoleküls identifiziert werden konnte. Heuschrecken, Grillen, auch andere Insekten und deren Larven (z. B. Eintagsfliegen, Steinfliegen, Köcherfliegen, Libellen), die gerne als Köder Verwendung finden, können durchaus Sensibilisierungen verursachen. Außerdem ist an Allergien durch Garnelen und Krebsfleisch zu denken. Alle genannten Futtermittel sind insbesondere bei Patienten von Bedeutung, die bereits andere Sensibilisierungen haben, weil hier bei entsprechend intensiver Exposition mit Erweiterung des individuellen Allergenspektrums zu rechnen ist. Angesichts der Beliebtheit des Sportangelns während der Urlaubszeit einerseits und der steigenden Allergisierungstendenz, insbesondere der großstädtischen Bevölkerung, anderseits mag eine tabellarische Auflistung jener Fischarten, die mit allergenverdächtigen Ködern gefangen werden, zur Orientierung gefährdeter Patienten dienen (vgl. Tab. 108).

Im übrigen ist darauf hinzuweisen, daß auch Kontaktekzeme auf Fischfutter, insbesondere durch Insektenlarven bzw. -maden, beschrieben worden sind.

Tabelle 108. *Angelköder als Allergene* (modifiziert nach Vogt, 1971)

Fisch	Köder mit Allergencharakter
Äsche (Thymallus thymallus)	Rote Mückenlarven, diverse andere Insektenlarven
Bachforelle (Salmo trutta f. fario)	Tauwürmer, diverse Insekten und -larven
Bachsaibling (Salvelinus fontinalis)	Tauwürmer, diverse Insekten und -larven
Blaufelchen (Große Maräne) (Coregonus lavaretus)	Insektenlarven
Blei (Abramis brama)	Insektenlarven, Tauwurm
Döbel (Leuciscus cephalus)	Insekten, -larven, Maden, Holunderbeeren
Finte (Alosa fallax)	Insekten
Flußbarsch (Perca fluviatilis)	Insektenlarven
Forellenbarsch (Micropterus salmoides)	Insekten, Krebsfleisch
Frauenfisch (Rutilus pigus)	Rote Mückenlarven, andere Insektenlarven
Geißbrasse (Diplodus sargus)	Garnelen
Goldbrasse (Sparus auratus)	Garnelen
Groppe (Cottus gobio)	Rote Mückenlarven, andere Insektenlarven
Gründling (Gobio gobio)	Rote Mückenlarven, andere Insektenlarven, Bachflohkrebse, Wasserasseln
Karausche (Carassius carassius)	Insektenlarven
Kaulbarsch (Acerina cernua)	Insektenlarven
Kilch (Coregonus pidschian)	Rote Mückenlarven, andere Insektenlarven, Bachflohkrebse, Wasserasseln
Kleine Maräne (Coregonus albula)	Rote Mückenlarven
Lau (Chondrostoma genei)	Rote Mückenlarven, andere Insektenlarven
Mairenke (Chalcalburnus chalcoides)	Insekten, -larven
Meeräsche (Mugil chelo)	Insekten, Garnelenschwänze
Nase (Chondrostoma nasus)	Insekten, -larven
Orfe (Leuciscus idus)	Insekten, -larven
Perlfisch (Rutilus frisii)	Insekten, -larven, Rote Mückenlarven
Plötze (Rutilus rutilus)	Insekten, -larven
Regenbogenforelle (Salmo gairdneri)	Tauwurm, Insektenlarven
Rotfeder (Scardinius erythrophtalmus)	Insekten, -larven
Sandfelchen (Coregonus nasus)	Insektenlarven
Schleie (Tinca tinca)	Insektenlarven, Krebse
Schneider (Alburnoides bipunctatus)	Insekten, -larven
Schnäpel (Coregonus axyrhynchus)	Tauwurm, Rote Mückenlarven, andere Insektenlarven, Garnelen
Scholle (Pleuronectes platessa)	Garnelen
Seeforelle (Salmo trutta f. lacustris)	Insekten
Seezunge (Solea solea)	Garnelen
Sonnenbarsch (Lepomis gibbosus)	Insekten, -larven, Krebsfleisch
Stint (Osmerus eperlanus)	Tauwurm, Garnelen, Krebsfleisch
Strömer (Leuciscus souffia)	Rote Mückenlarven, diverse Insekten, -larven
Ukelei (Alburnus alburnus)	Fliegen, andere Insekten
Wandersaibling (Salvelinus alpinus)	Insektenlarven
Zährte (Vimba vimba)	Insektenlarven, Bachflohkrebse
Ziege (Pelecus cultratus)	Insekten, -larven

Die Eruptionen entwickeln sich dort, wo direkter Kontakt zwischen Haut (Hände) und Köder oder indirekter Kontakt zwischen Haut und ungewaschener Anglerhand (also im Gesicht und – was zunächst erhebliches differential-diagnostisches Rätselraten auslöste – am Penis) stattfindet. Um dem Patienten solche unangenehmen Bekanntschaften mit dem Phänomen der Typ-IV-Allergie während des Anglerurlaubs zu ersparen, ist nach jedem Köderkontakt eine gründliche Reinigung der Hände zu empfehlen. Fanatischen Sportfischern, denen dieser Zeitaufwand für Körperhygiene unangemessen erscheint, könnte der geplagte dermatologische Konsiliarius vielleicht die Erlernung „freihändiger" Miktionstechniken alternativ anraten.

Literatur (siehe S. 380 ff.)

[29], [39], [41]–[43], [74], [80a], [125], [131].

K. Mammalia und Aves

I. Allgemeiner Teil

Die Folgen unliebsamen Säugetier- und Vogelkontakts sind vor allem Traumen durch Kratzen, Beißen, Treten, ja sogar Stechen. Die Bandbreite dieser Traumen ist naturgemäß enorm groß, von der Quetschung durch den versehentlichen Fehltritt eines thailändischen Safarielefanten bis zur Abwehrreaktion eines madegassischen Streifentanreks, der die streichelwillige Touristenhand mit Stacheln spickt.

„Giftwaffen" kommen bei den hochdifferenzierten Säugetieren fast gar nicht vor. Neben einigen Spitzmausarten verfügt nur das *Schnabeltier (Ornithorhynchus anatinus)* über Giftsekrete, die aus einer Drüse in die hohlen Hinterfußsporne eingespritzt werden. Das Schnabeltier ist aber auf Tasmanien und dem australischen Festland nicht mehr so häufig, daß Touristen sich eine, übrigens mit schmerzhaftem Erythem einhergehende, Vergiftung zuziehen könnten. Die zu den Mardern gehörenden *Skunks* sind der Verursachung von Dermatosen, entgegen früheren Vermutungen, bisher nicht überführt worden. Ihr mercaptanhaltiges Duftsekret – Herter beschreibt es als Geruchsmischung aus Knoblauch, Schwefelkohlenstoff, angebranntem Kork, Gummi und Haaren – verursacht zwar Conjunctivitis, aber keine Reaktionen auf unversehrter Haut. Für diejenigen Individualtouristen, die aus Zivilisationsmüdigkeit in die nordamerikanische Arktis fliehen, um sich dort nach Art einheimischer Jäger von *Eisbären-* oder wenigstens *Robbenleber* zu ernähren, seien auf die Gefahr von Vitamin-A-Überdosierungen hingewiesen. Diese chronische Hypervitaminose äußert sich auf dermatologischem Sektor in Form von Haarausfall, Pruritus und Rhagadenbildung an Haut und Schleimhaut, darüber hinaus auch durch Übelkeit, Anorexie, Schlaflosigkeit und Sehstörungen.

Sehr wichtig ist dagegen die allergisierende Potenz vieler Säugetierepithelien, die Typ-I-Reaktionen in Form von Conjunctivitis, Rhinitis, Asthma und Urticaria verursachen kann, ein Phänomen, das aus dem ärztlichen Alltag sattsam bekannt ist (oder zumindest sein sollte). Für die Urlaubsdermatologie spielen Haus- und Nutztierallergene insofern eine Rolle, als bereits bestehende Sensibilisierungen unter den besonderen Bedingungen der Reise (z. B. mehrstündige Autofahrt mit einer Hundefamilie auf dem Rücksitz) oder durch unvermeidlichen Tierkontakt am Reiseziel *direkt* (z. B. Katzen in der Pension) oder *indirekt* (z. B. Ferienhaus zuvor von Hundehaltern bewohnt) klinisch manifest werden können. Auch daheim vernachlässigte Freizeitbeschäftigungen, z. B. Reiten, können akute Verschlechterungen hervorrufen, wenn sie im „Aktivurlaub" plötzlich forciert betrieben werden. Beim Kontakt mit zahmen oder halbzahmen Wildtieren in südlichen Ländern, z. B. *Fenneks* oder *exotischen Katzen*, ist an die Möglichkeit von Kreuzallergien mit Haustieren zu denken.

Tabelle 109. *Sensibilisierungshäufigkeit gegen Säugetiere* (nach Rudolph, 1981)

	n Expositionen	% Sensibilisierungen
1. Schwein	50	64,0
2. Meerschweinchen	785	59,6
3. Katze	804	54,6
4. Pferd	220	48,9
5. Ratte	80	32,5
6. Rind	60	31,7
7. Hase	71	29,6
8. Kaninchen	344	29,4
9. Goldhamster	288	25,0
10. Maus	85	24,7
11. Gerbil	13	23,1
12. Schaf	39	20,5
13. Ziege	58	19,0
14. Hund	975	17,1
15. Streifenhörnchen	26	3,8
Gesamt	3898	32,2

Tabelle 110. *Sensibilisierungshäufigkeit gegen Vögel* (nach Rudolph, 1981)

	n Expositionen	n Sensibilisierungen
Wellensittich	657	66 (10,0%)
Papagei	82	13 (15,9%)
Kanarienvogel	73	3 (4,1%)
Huhn	28	1 (3,6%)
Zebrafink	21	1 (4,8%)
Taube	19	4 (21,1%)
Beo	11	2 (18,2%)
Schmetterlingsfink	8	1
Tigerfink	6	1
Stieglitz	5	1
Granatastrild	5	1
Moçambique-Girlitz	4	1
Schamadrossel	3	1
Amethyst-Glanzstar	2	1
Gesamt	924	97 (10,5%)

Tab. 109 informiert über die Häufigkeit von Säugetierallergien. Prozentual am häufigsten sind Sensibilisierungen gegen *Schweine*-Epithel, allerdings sind die Kontaktmöglichkeiten üblicherweise nicht so zahlreich. Stärkstes Haustierallergen dürfte *Meerschweinchen*-Epithel sein, doch läßt die Häufigkeit der Nagetierhaltung ganz allgemein in letzter Zeit nach. So ist aus praktischer Sicht die Nummer 3 der Statistik in Wirklichkeit „Spitzenreiter", nämlich die *Katze*. *Ziervögel* erfreuen sich enormer Beliebtheit, glücklicherweise ist ihre Sensibilisierungspotenz jedoch gering (vgl. Tab. 110). Es sollte daran gedacht werden, daß *Nymphensittiche* und *Papageien*, die so häufig in den Patios der spanischen Hotels gehalten werden, sich im Bedarfsfall für einen kräftigen Schnabelhieb nicht zu schade sind.

Auf einige urlaubsrelevante Aspekte im Zusammenhang mit Säugetierkontakt wird im Speziellen Teil näher eingegangen.

Tierhaare sind vornehmlich Träger für epidermale Allergene (Schuppen), aber auch Speichel (Katze) oder Urin (Ratte). Je „natürlicher" das Fell, um so höher dessen allergene Potenz.

II. Spezieller Teil

1. Blarina brevicauda
(Kurzschwanzspitzmaus; englisch: Short-tailed shrew)

Vorkommen: Nordamerika von Kanada bis Texas; Nester überwiegend unter Steinen und in Baumstümpfen; recht weit verbreitet, durch Aggressivität und Gefräßigkeit charakterisiert.

Aussehen: „Bleifarben", zirka 10 cm lang.

Toxin: Struktur unbekannt, neuro- und dermatotoxisch.

Klinik: Recht schmerzhafte Bißwunde mit lokaler Erythembildung und Schwellung, eventuell Lymphangitis.

2. Oryctolagus cuniculus
(Europäisches Wildkaninchen; englisch: European rabbit; französisch: Lapin de garenne)

Vorkommen: Weltweit. Angermann berichtet, daß um Christi Geburt auf den Balearen erstmalig ein Kaninchenpaar ausgesetzt wurde. Nur wenige Jahre später baten die Insulaner den römischen Kaiser um Zuweisung einer neuen Heimat, weil sie der Bevölkerungsexplosion unter den Kaninchen nicht mehr Herr wurden. In eine ähnliche Zauberlehrlingssituation gerieten auch die Australier, als sie auf die glorreiche Idee kamen, europäische Kaninchen auf dem 5. Kontinent anzusiedeln. Heute sind nur noch Madagaskar und die Südspitze Lateinamerikas kaninchenfrei.

Aussehen: Graubraun, kurze Ohren, zirka 40 cm Körperlänge.

Klinik: Typische Inhalationsallergie mit Rhinitis und Asthma. Bei Hochsensibilisierten tritt generalisierte, teilweise auch Kontakturticaria (z. B. bei Hobbyjägern, die geschossene Kaninchen transportieren) auf.

3. Tamias striatus
(Streifenbackenhörnchen; englisch: Chipmunk oder Hackee)

Vorkommen: Kanada, U.S.A. Überwiegend auf dem Boden, seltener auf Bäumen lebend, oft auf Campingplätzen anzutreffen. Streifenhörnchen werden in Europa, den U.S.A. und Japan als Haustiere gehalten.

Aussehen: 15–20 cm lang, graubraun, buschiger Schwanz, weißliche Längsstreifen an Gesicht und Flanken.

Klinik: Wie bei **2.**, Sensibilisierungspotenz aber relativ gering.

4. Mesocricetus auratus
(Syrischer Goldhamster; englisch: Golden hamster;
französisch: Hamster doré)

Vorkommen: Kleinasien; in den dreißiger Jahren als Haustier nach England
und den U.S.A. eingeführt; 1945 von den GIs nach Deutschland „exportiert".
Die Weibchen sind von geradezu furchterregender Fruchtbarkeit und können
7- bis 8mal jährlich bis zu 12 Junge (= zirka 100 Nachkommen pro Jahr!)
werfen. Die Gattung *Hamster (Cricetini)* ist ansonsten weltweit verbreitet. In
Europa ist der *Feldhamster (Cricetus cricetus),* der vor allem Luzerne- und
Maisfelder bewohnt, von Bedeutung.

Klinik: Goldhamsterepithelien sind aggressive Allergene und häufig Ursache
für Rhinitis, Asthma und Urticaria. Innerhalb Deutschlands werden die Tier-
chen von Kindern gern in den Urlaub mitgenommen, z. B. im Wohnwagen.
Allergiker können beim Campen *direkt* mit dem Hamster in Kontakt kommen
oder *indirekt* durch Epithelien an der Kleidung des Tierhalters. In beiden Fällen ist Typ-I-Symptomatik die Folge. Bei Begegnungen mit dem oft bissigen
und aggressiven Feldhamster (z. B. beim Herumstöbern auf abgeernteten Fel-
dern) kann man sich recht unangenehme Bißwunden zuziehen.

5. Lemmus lemmus
(Berglemming; englisch: Norway lemming;
französisch: Lemming des toundras; schwedisch: Lemmel)

Vorkommen: Skandinavien und Finnland, andere Lemmingarten in der
UdSSR und Nordamerika. Die Tiere leben im Sommer in der Tundra, im Winter in den Bergen, daher kommt es 2mal im Jahr zu den berühmten „Lem-
mingzügen", im Frühjahr und Herbst (August bis Oktober).

Aussehen: Zirka 15 cm lang, gelbbraune Grundfärbung mit schwarzbraunen
Streifen oder Flecken.

Klinik: Besonders während der Herbstwanderung sind die Lemminge gereizt
und beißlustig. Wildmarkwanderer, die Lapplands Herbststimmung ohne
Lemmingbiß genießen wollen, sollten es nicht auf eine Konfrontation ankom-
men lassen. Die Bißwunden sind tief und schmerzhaft, mit Superinfektion muß
gerechnet werden.

6. Meriones unguiculatus
(Mongolische Rennmaus, „Gerbil"; englisch: Gerbil; französisch: Gerbille)

Vorkommen: Ursprünglich Mongolei, als Haustiere unter dem eigentlich nicht
korrekten Namen „Gerbil" in Europa, besonders England, recht populär.

Aussehen: Graubraun, weißer Bauch, 10–12 cm lang, buschiger Schwanz.

Klinik: Typ-I-Allergien. Die Tiere werden in Kindergärten, Schulen und Fe-
rienheimen gehalten. Als Haustiere sind sie besonders bei den Briten beliebt,
was für deutsche „au-pair"-Mädchen mit allergischer Disposition unangenehme Folgen haben kann.

7. Rattus norvegicus
(Wanderratte; englisch: Brown rat; französisch: Rat surmulot)

Vorkommen: Weltweit; die für Laborversuche verwendeten und auch als Haustiere gehaltenen Albinos stammen von der Wanderratte ab. Besiedelt praktisch alle Lebensräume, vom Reisfeld über den Regenwald bis zur Großstadt (New York!).

Aussehen: Zirka 50 cm lang, braungrau, Bauch weißgrau, Schwanz kürzer als Kopf und Rumpf, Ohren kurz.

Klinik: Typ-I-Inhalationsallergien durch Proteine aus Epithel und Urin. Symptome am Urlaubsort treten z. B. auf, wenn Keller oder Vorratsraum des Ferienhauses befallen ist oder bis vor kurzem war. Lebensmittelabfälle möglichst rattensicher verwahren oder vernichten! Wanderratten sind außerordentlich intelligent und anpassungsfähig; sie zeigen oft raubtierhaftes Verhalten. Wenn man sie in Bedrängnis bringt, muß man damit rechnen, angefallen zu werden. Die Bißwunden sind tief, schmerzhaft und infizieren sich fast regelmäßig, außerdem besteht die Gefahr der Übertragung verschiedener Infektionskrankheiten. Wanderratten greifen durchaus wehrlose Menschen an, z. B. Säuglinge und Kleinkinder, aber auch Kranke und Verunglückte; sogar ein Sprecher im Weißen Haus (Washington) bestätigte Vorsichtsmaßnahmen des amerikanischen Präsidenten auf seiner Urlaubsfarm in Kalifornien gegen Beulenpest (11. August 1981).

8. Mus musculus
(Hausmaus; englisch: House mouse; französisch: Souris domestique)

Vorkommen: Weltweit, als Vorratsschädling und als Haus- oder Labortier.

Aussehen: Zirka 20 cm lang, graubraun; als Zuchtformen Albinos und verschiedenste Farbvarianten.

Klinik: Rhinoconjunctivitis, Asthma, Urticaria. Im Urlaub kommt es zu Symptomen, wenn Ferienwohnung befallen ist. Für Balkan-Touristen sei der Kuriosität halber angefügt, daß in Olivenöl eingelegte Mäuseembryonen dort heute noch als Allheilmittel (nicht etwa als Appetitzügler) eingenommen werden.

9. Hystrix cristata
(Gewöhnliches Stachelschwein; englisch: Porcupine; französisch: Porc-épic)

Vorkommen: Süditalien, Sizilien, Nordwestafrika; andere Spezies in Südafrika, Vorder- und Südostasien.

Aussehen: Zirka 60 cm lang, schwarzbraun, Schwanzstacheln schwarzweiß geringelt.

Klinik: Tiere sind eigentlich recht verträglich; wenn sie sich schütteln, können locker sitzende Stacheln jedoch geschoßartig umherfliegen. Da sie zum Teil mit Widerhaken besetzt sind, entstehen schmerzhafte Wunden.

10. Chinchilla laniger
(Langschwanz-Chinchilla; englisch: Chinchilla)

Vorkommen: Südamerika; in Freiheit fast ausgerottet, jedoch in vielen Familien beliebtes Haustier.

Aussehen: Zirka 40 cm lang, mittelgrau, buschiger Schwanz.

Klinik: Inhalationsallergien und Kontakturticaria, letztere insbesondere durch Kleidungsstücke aus Chinchillahaar oder auch Decken, die als Reisesouvenir angeboten werden.

11. Cavia aperea tschudii
(Tschudi-Meerschweinchen; englisch: Wild cavy;
französisch: Cobaye sauvage)

Vorkommen: Stammform des *Hausmeerschweinchens Cavia aperea porcellus* (englisch: Guinea pig), in Südamerika heimisch. Tschudi beschrieb schon im vorigen Jahrhundert das massenhafte Vorkommen von Meerschweinchen in Indianerhütten, wo sie „die ganze Nacht hindurch den Schlafenden über Gesicht und Körper hinweglaufen". Mit derartigen Schlafbedingungen wird der Südamerika-Trecker heute wohl nicht mehr rechnen müssen, dagegen ist ein lecker zubereitetes Meerschweinchen als Gastmahl in ländlichen Gegenden durchaus gängig. Bereits im 16. Jahrhundert wurden Meerschweinchen nach Europa gebracht, wo sie rasch zum beliebten Haustier und unentbehrlichen Labormodell wurden.

Klinik: Eines der aggressivsten Tierallergene, weit potenter als alle anderen Nagetierepithelien, mit denen auch nur selten Kreuzimmunität besteht. Besonders hervorzuheben ist die rasche Sensibilisierung der unteren Luftwege (*„Meerschweinchen-Asthma"*); der Switch von der allergischen Rhinitis zum Bronchiolenasthma erfolgt oft schon Wochen nach Expositionsbeginn, also viel schneller als bei allen anderen Haustieren. Da Meerschweinchen ebenso wie Goldhamster gern von Kindern mit in den Urlaub genommen werden, bestehen für Sensibilisierte vielschichtige Expositionsmöglichkeiten, in der entlegensten Provinz Chiles ebenso wie auf einem Campingplatz im Sauerland.

12. Dolichotus patagonum
(Große Mara; englisch: Mara)

Vorkommen: Südamerikanische Pampa; in vielen Zoos gezüchtet; in Hagenbecks Tierpark in Hamburg laufen Maras frei herum.

Aussehen: Zirka 70 cm lang, gelbbraun, hasenähnliches Aussehen (daher auch *„Pampashase"* genannt, obwohl zwischen Hasen und Nagetieren nicht die geringste Verwandtschaft besteht).

Klinik: Rhinoconjunctivitis, Asthma bronchiale, Urticaria. Die Mara ist eng mit dem Meerschweinchen verwandt und zeigt immunologische Kreuzreaktionen, was für meerschweinchensensibilisierte Zoobesucher gut zu wissen ist.

13. Hydrochoerus hydrochaeris
(Wasserschwein oder Capybara; englisch: Capybara)

Vorkommen: Südamerika, überwiegend in Waldlandschaften in der Nähe von Gewässern oder Sümpfen.

Aussehen: Größtes Nagetier, bis 130 cm lang, 50 kg schwer, schwarzbraun.

Klinik: Klassische Typ-I-Reaktionen; es bestehen Kreuzreaktionen mit Meerschweinchen und Mara. Dies ist von praktischem Interesse, weil Capybaras in den ländlichen Gegenden Lateinamerikas gejagt und gegessen werden (aus ihrem jodhaltigen subcutanen Fett werden folkloristische Allheilmittel gefertigt), aber auch in vielen Zoos gezeigt werden; für Meerschweinchenallergiker besteht hier also dieselbe Problematik, wie im Absatz über Maras geschildert.

14. Coendou prehensilis
(Greifstachler; englisch: Prehensile-tailed porcupine;
französisch: Porc-épic préhensile)

Vorkommen: Südamerika; die Baumstachler (Erethizontidae) sind trotz ihres irreführenden Namens mit den Stachelschweinen nur entfernt verwandt. Sie leben auf Baumkronen, in hohlen Stümpfen oder in Erdlöchern. Der *Urson (Erethizon dorsatum)* kommt in ganz Nordamerika (inklusive Alaska) vor, meist in Felsspalten oder Baumnestern.

Aussehen: Zirka 50 cm lang, gelbbraun (Urson schwarzbraun), Stamm mit kurzen Stacheln bedeckt, Greifschwanz nackt (beim Urson stachelbewehrt).

Klinik: Die Stacheln sitzen so locker, daß sie beim Schütteln sofort ausfallen und sich mit ihren Widerhaken in die Haut des Angreifers bohren (Mensch, Hund, Jaguar). Der Urson kann sich gegen streichelwütige Greenhorns noch zusätzlich durch Schläge mit seinem Stachelschwanz wehren. Die Wunden entzünden sich und schwellen erheblich an, zum Teil treten Lymphangitis und -adenitis auf. Häufig müssen die Stacheln sogar chirurgisch entfernt werden.

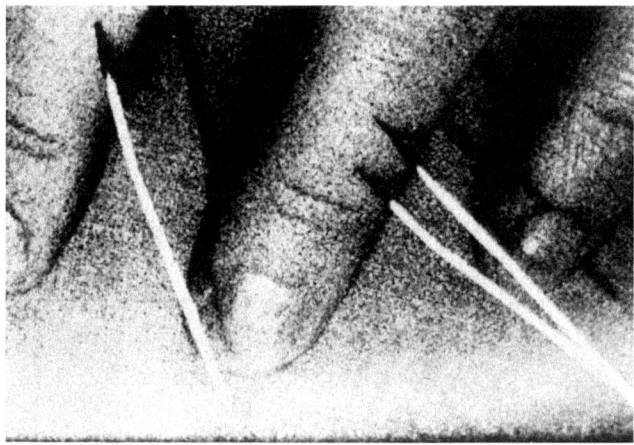

Abb. 129. Stacheln des Ursons (Erethizon dorsatum) (Grzimek: Wolf Dschingis. Stuttgart: Francksche Verlagsbuchhandlung. 1949; Okapia KG)

15. Felis domestica
(Hauskatze)

Vorkommen: Weltweit verbreitet, als Haus- und Labortier, aber auch verwildert.

Klinik: Sensibilisierung (Rhinoconjunctivitis, Asthma, Urticaria) erfolgt meist durch die eigene Hauskatze. Die Allergie besteht nach Weggabe des Tieres jedoch weiter und führt bei ziemlich jeder direkten Haus-(oder Groß-)Katzenexposition (Tab. 111), oft auch schon bei indirektem Kontakt, zu erneuter Symptomatik. Katzensensibilisierungen sind anfangs meist nicht so gravierend wie Meerschweinchenallergien; jahrelang kann sich die Symptomatik nur auf die oberen Atemwege beschränken. Angesichts der immer noch steigenden Beliebtheit der Katzenhaltung (bei gleichzeitig rapide zurückgehender Häufigkeit der Meerschweinchenhaltung) fühlt man sich als Allergologe bemüßigt, den Ratten in der alten Krylow-Fabel zuzustimmen: „Die Katze ist das stärkste Tier von allen!"

Tabelle 111. *Prozentuale Häufigkeit der Kreuzreaktionen zwischen verschiedenen Feliden* (nach Fahrig, 1982)

	Wildkatze	Hauskatze	Siam	Perser	Leopard	Löwe
Europäische Wildkatze	–	100	100	91	73	100
Hauskatze	59	–	86	70	51	73
Siamkatze	67	97	–	76	55	82
Perserkatze	74	96	93	–	63	89
Leopard	84	100	95	89	–	89
Löwe	79	96	96	86	61	–

Tabelle 112. *Prozentuale Häufigkeit der Kreuzreaktionen zwischen Wolf, Fuchs und verschiedenen Hunderassen* (nach Fahrig, 1982)

	Wolf (%)	Fuchs (%)
Hundemischextrakt (%)	52,6	57,6
Schäferhund (%)	60,0	90,0
Cockerspaniel (%)	55,6	77,8
Pudel (%)	66,7	88,9
Boxer (%)	50,0	75,0
Schnauzer (%)	44,4	77,8

16. Canis lupus familiaris
(Haushund)

Vorkommen: Weltweit; die Haushundrassen leiten sich vom *Wolf (Canis lupus)* ab, der wild noch in Skandinavien, Südwest- und Osteuropa, Nordasien und Nordamerika vorkommt. Zur Gattung Canis gehören außerdem *Canis latrans (Kojote), Canis aureus (Goldschakal), Canis mesomeles (Schabrackenschakal), Canis adustus (Streifenschakal)* und *Canis simensis (Abessinischer Wolf).*

Klinik: Wieweit immunologische und zoologische Verwandtschaft übereinstimmen, ist bisher nicht klar. Zumindest bestehen partiell identische Allergendeterminanten bei Wolf und Hund (Tab. 112). Das Epithel hat keine sonderlich hohe Allergenpotenz, meist sensibilisieren sich nur Disponierte. Kreuzreaktionen (klinisch Rhinitis, Asthma, Urticaria) sind bei Kontakt mit Vertretern der Canis-Gattung in Zoos und Tierparks zu erwarten.

17. Sus scrofa
(Wildschwein; englisch: Wild boar; französisch: Sanglier)

Vorkommen: Europa, Nordafrika, Südasien.
Klinik: Sensibilisierung meist gegen das *Hausschwein Sus scrofa domesticus,* da anscheinend aber Kreuzallergenität besteht, muß bei Urlaubskontakt (Bauernhof, Wildgehege, Zoo, Jagd) mit Rhinitis und Asthma gerechnet werden.

18. Bos primigenius taurus
(Hausrind, Zebu; englisch: Zebu; französisch: Zébu)

Vorkommen: Mit den 4 Gattungen Asiatischer Büffel, Kaffernbüffel, Bison und Eigentliche Rinder weltweit verbreitet.
Klinik: Kreuzallergien zwischen *Hausrind, Zwergzebu, Anoa (Bubalus depressicornis), Wasserbüffel (Bubalus arnee)* und *Kaffernbüffel (Syncerus caffer)* sind klinisch nachgewiesen worden (Rudolph und Mitarbeiter). Ein gegen Schleswig-Holsteins glückliche Kühe Sensibilisierter wird also sowohl in der Stierkampfarena von Ronda als auch beim Trecking mit nepalesischen Yaks Beschwerden in Form von Rhinitis und Asthma bekommen und muß medikamentös darauf vorbereitet sein.

19. Equus przewalski coballus
(Hauspferd)

Vorkommen: Die Gattung Equus ist mit ihren 5 Untergattungen *(Zebras, Grévy-Zebra, Asiatischer Wildesel, Afrikanischer Wildesel* und *Wildpferde)* weltweit verbreitet.

Tabelle 113. *Häufigste Tierallergien bei Patienten mit Elefanten-Sensibilisierung* (nach Fahrig, 1982)

	Mitreaktionen
Hauspferd	100,0%
Przewalski-Pferd	88,2%
Zebra	82,4%
Hausschwein	70,6%
Hund	64,7%
Katze	64,7%
Sattelschwein	58,9%
Esel	52,9%
Meerschweinchen	52,9%
Rhesusaffe	52,9%

Klinik: Auch hier sprechen bisherige Befunde für Kreuzallergien. Der Pferde-allergiker wird demnach auch beim Ritt auf seinem Miet-„burro" in Torremo-linos Asthma oder beim Streicheln eines Zebras im Safaripark Kontakturtica-ria entwickeln. Anscheinend bestehen Allergenverwandtschaften zwischen *Pferde-* und *Elefanten-* Epithel. Dies könnte Pferdeallergikern die Elefanten-partie durch den thailändischen Dschungel verderben (Tab. 113).

20. Dama dama dama
(Europäischer Damhirsch; englisch: Fallow deer; französisch: Daim)

Vorkommen: Mittel- und Westeuropa; freilebend, oft aber auch in Wildgat-tern gehalten.

Klinik: Typ-I-Allergien kann man z. B. durch oft geübtes Wildfüttern erwer-ben, aber auch als Freizeitweidmann. Es ist an Kreuzallergien mit anderen Angehörigen der *Hirsch-* Familie *(Cervidae),* wie z. B. dem *Rothirsch,* dem in-dischen *Sambar* und *Barasingha,* dem amerikanischen *Wapiti,* dem *Elch,* dem *Rentier* und natürlich dem *Reh,* zu denken.

21. Camelus dromedarius
(Dromedar; englisch: Dromedary; französisch: Dromadaire)

Vorkommen: Nordafrika und Arabien. Das *zweihöckrige Kamel (Camelus ferus)* kommt in Mittelasien vor. Die *Kleinkamele (Lama, Alpaca, Guanaco, Vicuña)* sind auf Südamerika beschränkt, dort frei oder als Nutztier.

Klinik: Typ-I-Allergien; wiederum sind besonders Touristen mit allergischer Disposition gefährdet. Kreuzreaktionen zwischen Groß- und Kleinkamelen sind keine Seltenheit. Dies ist von praktischer Bedeutung, weil Dromedare im Nordafrika-Tourismus eine wichtige „folkloristische" Rolle spielen und ande-rerseits dem Südamerika-Reisenden reichlich Souvenirs aus Lamawolle oder -fell angeboten werden.

22. Columba livia
(Felsentaube; englisch: Rock dove; französisch: Pigeon biset)

Vorkommen: Weltweit, wild und in Zuchten.

Klinik: Der Taubenmist, dieses Ärgernis der Stadtkonservatoren, hat gele-gentlich die unangenehme Neigung, im Menschenblut Präzipitinbildung zu induzieren. Das resultierende Krankheitsbild *(Taubenzüchterkrankheit, Pi-geon breeder's disease)* manifestiert sich als *allergische Alveolitis* (subfebrile Temperaturen, Belastungsdyspnoe, Inappetenz, Gewichtsverlust). Husten und Dyspnoe wird auch ein Typ-III-allergisierter Taubenzüchter, der sein Hobby längst aufgegeben hat, erneut bekommen, wenn er im Urlaub einen Tauben-schlag inspiziert.

III. Therapie und Prophylaxe

Bei der Behandlung von *Bißwunden* durch *Säugetiere* wird zunächst auf Ruhigstellung der betroffenen Körperregion geachtet, ferner empfiehlt sich lokale Desinfizientienapplikation, gegebenenfalls auch chirurgische Wundrevision. Wildtierbißwunden infizieren sich häufig, so daß Antibiotika eingesetzt werden müssen. Außerdem sollte Tetanusprophylaxe durchgeführt werden, gelegentlich kann sogar Tollwutschutzimpfung erforderlich werden.

Die Behandlung von *Typ-I-Allergien* richtet sich nach Sensibilisierungsgrad und Intensität des Tierkontakts. Bei einem Patienten mit Katzenmonoallergie ohne eigenes Haustier können die im Urlaub bei zufälligem Katzenkontakt eintretenden Beschwerden mit abschwellenden Nasentropfen, Antihistaminen und Bronchodilatatoren leicht abgefangen werden. Weiß der Patient dagegen schon vorher, daß er im Urlaub Katzenkontakt haben wird, so empfiehlt sich längerfristige protektive Pharmakotherapie mit DNCG oder Ketotifen. Diese Therapie soll 2−3 Tage vor Reisebeginn eingeleitet und noch 2 Tage über den Heimkehrtermin hinaus beibehalten werden. Ist der Tierkontakt am Urlaubsort zwar vorauszusehen, aber nur in großen Intervallen zu erwarten (z. B. Zoobesuch), so genügt die genannte Therapie für den Expositionszeitraum ± 1 Tag. Handelt es sich um Patienten, die neben der Tiersensibilisierung noch andere (z. B. Hausstaub-)Allergien haben, wird üblicherweise eine DNCG- oder Ketotifen-Dauertherapie durchgeführt. Haben solche Patienten im Urlaub Tierexposition, reicht die sonst adäquate Therapie wahrscheinlich nicht immer aus. Es ist daher empfehlenswert, bei solchen Patienten als zusätzlichen Schutz Beclomethasondipropionat (BDP) nasal und bronchial einzusetzen. Für Hochsensibilisierte ist darüber hinaus die Mitnahme von Corticosteroidtabletten, die (nach schriftlicher Dosierungsanweisung!) als „Notbremse" eingesetzt werden können, dringend anzuraten.

IV. Allergien durch ungefärbte Felle

Mit wachsender Beliebtheit exotischer Reiseziele steigt auch die Neigung, sich von dort ungefärbte Tierfelle als Souvenir mitzubringen und an geeigneter Stelle zu drapieren. Nach unseren Erfahrungen (vgl. Tab. 114) kommt es in rund 26% solcher Tierfellexpositionen zu Typ-I-Allergien (wobei die zahlenmäßig dominierenden Schaffelle keineswegs nur aus der Lüneburger Heide stammten). Außerdem spielen Kreuzallergiephänomene hier eine wesentliche Rolle. Ein üblicherweise nicht mehr exponierter Pferdeallergiker kann unverhofft wieder Symptome entwickeln, wenn er sein Sofa mit einem Zebrafell (von der letzten Kenia-Reise) dekoriert. Ähnliches ist bei Katzen bzw. Raubkatzen, Hausrind bzw. Büffel oder Haus- bzw. Wildschwein möglich. Der Arzt sollte diese Zusammenhänge kennen, um gefährdete Patienten entsprechend beraten zu können. Übrigens können derartige Fellexpositionen auch maskiert auftreten, z. B. durch Speere, Trommeln oder Schilde, die mit Fellstücken (z. B. Antilope oder Affe) verziert sind. Nach derartigen Allergenquellen muß insbesondere dann gefahndet werden, wenn der Patient kurz nach Beendigung seiner Reise zunehmend Verschlechterung der Allergiesymptome in der *eigenen* Wohnung (eventuell sogar nur in *einem* Zimmer) registriert.

Tabelle 114. *Sensibilisierungshäufigkeit gegen ungefärbte Tierfelle* (nach Rudolph, 1981)

	n Expositionen	n Sensibilisierungen
Schaf	174	59 (33,9%)
Ziege	81	7 (8,6%)
Rind	47	8 (17,0%)
Kaninchen	31	5 (16,1%)
Rentier	30	5 (16,7%)
Pony	21	4 (19,0%)
Wildschwein	19	13 (68,4%)
Rotfuchs	17	3 (17,6%)
Hund	12	4
Zebra	12	3
Wasserbüffel	10	2
Leopard	8	3
Nerz	7	2
Antilope	7	1
Wildkatze	6	3
Hirsch	6	2
Wolf	5	3
Waschbär	5	1
Gemse	5	1
Biber	5	1
Löwe	4	2
Bison	4	1
Marder	3	1
Alpaca	2	1
Serval	2	1
Gesamt	523	136 (26,0%)

V. Anhang: Ferien auf dem Bauernhof

Aus begreiflichen Gründen wird diese Urlaubsform gerade bei kinderreichen Familien immer beliebter. Bei allem Verständnis für die Sehnsucht nach dem „Zurück zur Natur" muß einem aber bewußt bleiben, daß allergische Patienten dort auf engstem Raum mit nahezu allen erdenklichen Inhalationsallergenen in ungewohnt hohen Konzentrationen konfrontiert werden. Roggenpollen und Pferdeepithel, Schimmelpilze aus dem Komposthaufen und Heumilben in der Scheune, Haus- und Dreschstaub, Käferlarven und fischmehlhaltiges Schweinefutter, sie alle setzen die IgE-gespickte Mastzelle des atopischen Großstädters sozusagen unter Dauerbeschuß. Für den Allergologen gibt es keine bessere Methode, die Qualität seiner Behandlung zu überprüfen, als den Patienten zum Urlaub auf einen Bauernhof zu schicken. Wird der Patient nicht innerhalb der ersten Woche im asthmatischen Prästatus ins Kreiskrankenhaus eingeliefert, kann der „allergologische Härtetest" als bestanden gelten. Leider mußte jedoch schon manche Illusion über die Leistungsfähigkeit der spezifischen Hyposensibilisierung im Trommelfeuer ländlicher Allergene begraben werden. Man sollte realistischerweise davon ausgehen, daß der mittels Hyposensibilisierung erreichte Schutz dieser Maximalbelastung nicht standhält, den Patienten nachdrücklich auf die Risiken hinweisen und ihn sicherheitshalber *für die Ferienzeit unter protektive Pharmakotherapie* mit DNCG oder Ketotifen setzen. Da für die Zeit auf dem Bauernhof mit vermehrter Symptomatik zu rechnen ist, sollte darauf geachtet werden, daß der Patient genügend Reservemedikation (Bronchodilatatoren!) mitnimmt.

Literatur (siehe S. 380 ff.)

[4], [17], [27], [52], [62], [70], [91], [103], [120], [131].

L. Umweltdermatosen bei Hunden

Da sich verwöhnte Großstadthunde in „wilder" Umgebung anfangs nicht viel besser zurechtfinden als ihre Besitzer, müssen sie mit der fremden Tier- und Pflanzenwelt erst schmerzhafte Erfahrungen sammeln. Ein Teil der in den vorausgegangenen Kapiteln geschilderten Umweltdermatosen widerfährt auch dem besten Freund des Menschen, vom Erythema solare bis zur cutanen Leishmaniose. Einige Beispiele sollen kurz angesprochen werden.

Allergien

Zielorgan beim allergischen Hund ist bevorzugt die Haut, Hauptsymptom ist hartnäckiger Pruritus, das ätiologische Agens wird meist über Respirations- (z. B. Pollen) oder Gastrointestinaltrakt (z. B. Fisch oder Milch) aufgenommen. Die *„allergische inhalative Dermatitis"* wird in bis zu 20% der Fälle von Conjunctivitis und/oder Rhinitis begleitet, Asthma ist dagegen sehr selten. Als Prädilektionsstellen gelten *Ohr, Gesicht, Periorbitalbereich, Pfoten, Axillen, Bauch, Inguinalbereich* und *Perineum.* Unter den Inhalationsallergenen sind Pollen wesentlich, in Europa vor allem *Wildgräser,* in den U.S.A. *Ragweed.* Anscheinend spielen aber in der Hundeallergologie die Pollen insektenbestäubender Pflanzen (z. B. verschiedener Blumen), vermutlich wegen der engeren Kontaktmöglichkeiten, eine größere Rolle als beim Menschen. Daneben sind aber auch Allergien gegen Hausstaub, Schafwolle, Kapok, Bettfedern, Schimmelpilze und – kurios, aber folgerichtig – auch gegen Tierepithelien, vornehmlich Pferd und Katze, beschrieben worden. Gemessen an den Typ-I-Allergien, sind Kontaktekzeme relativ selten; aus urlaubsdermatologischer Sicht sind vor allem Spättypsensibilisierungen gegen Gräser und Jasmin erwähnenswert. Nicht nur für den Menschen, sondern auch für den Hund mit atopischer Disposition bedeutet Aufenthalt in ländlicher Umgebung einen allergologischen Härtetest.

Ektoparasiten

Wie der Mensch, so kann auch der Hund unliebsame Andenken an seinen Urlaubsflirt zurückbehalten.

Nahezu unvermeidlich ist während der Sommerzeit nähere Bekanntschaft mit dem *Hundefloh (Ctenocephalides canis).* Als Folge entwickelt sich heftiger Juckreiz, der ständiges Kratzen induziert, so daß erhebliche Ekzematisierung entstehen kann. Ähnliches gilt auch für den Befall mit *Haarlingen (Trichodectes canis).* Die *Hundeläuse* der *Linognathus*-Gattung verursachen ebenfalls derartige Symptome; das Auffinden von Nissen (Prädilektionsstellen sind Hals und Oberlippe) erleichtert die Differentialdiagnose. Spaziergänge im Wald bieten dem *Holzbock* willkommene Gelegenheit, sich auf die unbekümmerten Vierbeiner zu stürzen, wobei es zu wahrem Massenbefall kommen kann. Wird die Urlaubsreise erst im Herbst angetreten, ist Befall durch die *Erntemilbe Trombicula autumnalis* nicht ungewöhnlich. Es entwickeln sich papulopustulöse Eruptionen, teilweise auch Quaddeln. Die Symptome beginnen an den Zehen, später sind dann auch Vorderbrust, Bauch, Schenkelinnenseiten, Perigenitalbereich und Ohrmuscheln in Mitleidenschaft gezogen. Gelegentlich wird auch Befall durch die *Vogelmilbe Dermanyssinus gallinae* und *Cheyletiella yasguri* beobachtet. Die *Sarcoptes*-Räude ist heute selten geworden, im Urlaub sind die Ansteckungsmöglichkeiten aber wohl größer als daheim. Noch seltener ist die durch Katzen übertragene *Notoedres-cati*-Räude, die ebenfalls an den Ohren beginnt.

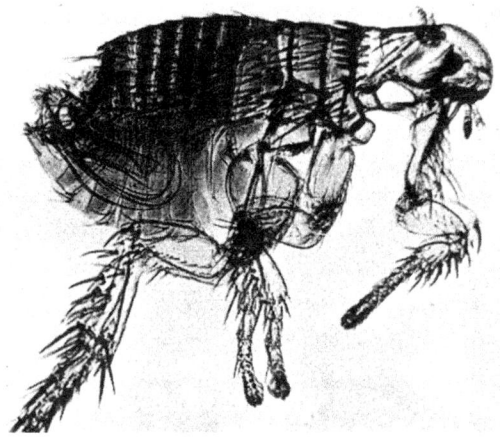

Abb. 130. Hundefloh (Ctenocephalus canis) (Bauer: Hundekrankheiten. Minden: Albrecht Philler-Verlag. 1981)

Vergiftungen

Die Möglichkeiten, am Urlaubsort (vergiftete Köder usw.) Intoxikationen zu bekommen, sind vielfältig (vgl. Übersicht bei Niemand). Meist handelt es sich um Allgemeinsymptome, so daß hier nur kurz die *Thallium*-Vergiftung durch Mäuse- und Rattenbekämpfungsmittel erwähnt zu werden braucht. Zunächst stellen sich Brechdurchfälle und Freßunlust, dann Obstipation, Meteorismus, Hämaturie, Muskelzittern, Paresen, Tachyarrhythmien und Nephritissymptome ein. An den Übergangsstellen von Haut zu Schleimhaut bilden sich Erytheme und Rhagaden, später Pusteln, Krusten sowie intertriginöse Ekzeme. Nach zirka 8 Tagen kommt es dann zu dem bekannten diffusen Haarausfall, der aber reversibel ist.

Traumen

Die Skala der Verletzungen ist naturgemäß sehr breit und reicht von Schnitt-verletzungen durch Glasscherben beim Spielen im flachen Wasser bis zu Biß-wunden durch allerlei aufgestöbertes Waldgetier (Fuchs, Dachs, nicht selten auch Wildschwein).

Insektenstiche

Hier handelt es sich um fast alltägliche Urlaubszwischenfälle. Beim Aufstöbern von Nestern in Schuppen, auf Hausböden oder im Wald kommen Stiche durch Bienen, Wespen und Hornissen vor, die der Hund meist fast symptomlos „wegsteckt". Bei großer Giftmenge oder entsprechender Reaktionslage ent-stehen lokale Erytheme und Ödeme, aber auch Exantheme, Brechdurchfälle und Schocksymptomatik sind möglich.

Schlangenbisse

Carnivoren sollen weniger empfindlich gegen Schlangengift sein als andere Tiere, doch selbst der Mungo ist keineswegs immun. Wenn man am Urlaubsort eine Schlange tötet, muß man daran denken, daß auch der *bereits abgetrennte Schlangenkopf noch zu einem Giftbiß in der Lage ist!* Wenn der Hund eine Kreuzotter oder Sandotter aufgespürt hat, sollte man ihn möglichst davon ab-halten sozusagen als Laiendarsteller in die Rolle des Rikki-Tikki-Tavi zu schlüpfen – es könnte seine letzte sein.

Literatur (siehe S. 380 ff.)

[13], [56], [84], [110], [118], [131].

M. Wild-, Zoo- und Nutztiererkrankungen

Welchen Stellenwert der Umgang mit Tieren für die Lebensqualität besitzt, wird dem Großstädter mit zunehmender Ausbetonierung seiner Umwelt allmählich bewußt. Dies ist ein Hauptgrund für die steigende Tendenz zur mehr oder weniger sachgemäßen Heimtierhaltung, wobei immer häufiger exotische Spezies in – je nach Sachkunde des Besitzers – Schutzhaft oder Isolationsfolter genommen werden. Darüber hinaus besteht wachsende Neigung, auch in Freizeit und Urlaub ganz gezielt Tierkontakt anzustreben, z. B. in Form von Zoo-, Zirkus-, Wildgatter- und Safariparkbesuchen, Ferien auf dem Bauernhof, Kamel- und Elefantensafaris, Pony-, Büffel- oder Schlittenhundtrekking. Tatsächlich sind die Möglichkeiten der Tierexposition (unter anderem dank entsprechender Angebote verschiedener Reiseveranstalter) heute so vielschichtig, daß einige Hinweise auf Parasitosen und Infektionskrankheiten wichtiger Spezies angebracht erscheinen.

Affen

Amöben passieren nur beim Menschenaffen (und Menschen) die Darmschranke, bei anderen Affen bleibt die Infektion auf den Darm beschränkt. Mit Infektionen durch *Entamoeba coli* und *Entamoeba histolytica* ist bei Affen jeder Entwicklungsstufe zu rechnen. Gelegentlich wird Befall durch *Balantidium coli, Lamblien* oder *Trichomonaden* beobachtet, daneben auch *Toxoplasmose.* Gar nicht so selten ist *Ancylostoma*-Befall; die Larven können percutan vom Jungtier auf den Menschen übergehen. Ektoparasitosen sind selten, gelegentlich kommt *Sarcoptes*-Räude vor. Alle Primaten, besonders die Menschenaffen, sind anfällig für *Tbc*-Infektionen (Typ humanus und bovinus). Bei wildlebenden Primaten ist Tbc selten, relativ häufig aber überall dort, wo Menschen in der Nähe sind (in den Heimatländern, aber auch hierzulande im Zoo oder Zirkus). Besonders gefährdet sind junge Affen im Ursprungsland, die häufig mit der Milch tuberkulöser Rinder aufgezogen werden. *Varizellen, Masern* und *Mumps* können vom Menschen auf den Affen übertragen werden. Mit dem Herpes-simplex-Virus verwandt ist der Erreger des *Herpes simiae,* aber wesentlich gefährlicher; er wird durch Biß übertragen und kann beim Menschen Encephalomyelitis verursachen. *Microsporum-canis*-Infektionen (Prädilektionsstellen sind Zehen, Finger, Handrücken und Kopf) kommen des öfteren vor und können bei entsprechendem Kontakt auf den Menschen übertragen werden. Aus dermatologischer Sicht ist noch von Interesse, daß bei Affen *Urticaria,* z. B. als Ausdruck einer *Futtermittelallergie,* vorkommt (Details siehe Göltenboth).

Katzen

Die *Notoedres*-Milbe, Erreger der Katzenräude, spielt bei Raubkatzen keine Rolle, während *Sarcoptes*-Räude bei Groß- und Kleinkatzen vorkommt. *Tuberkulose* (Typ bovinus) und *Salmonellosen* werden beobachtet; *Anthrax* ist bei Pumas, Luchsen, Geparden, Löwen, Leoparden und Tigern beschrieben worden, *Malleus* bei Löwen in einem italienischen Safaripark. Unter den Viruserkrankungen sind die *infektiöse Panleukopenie*, die *infektiöse Rhinotracheitis* und die *infektiöse Peritonitis* zu nennen. Relativ häufig kommen *Microsporum-canis*-Dermatomykosen *(Ringworm)* vor, wobei die Übertragung von Tier zu Mensch und umgekehrt erfolgt (Details siehe Gass).

Elefanten

Häufig wird Befall durch die *Elefantenlaus (Haematomycis elephantis)* beobachtet, kommt besonders hinter den Ohren vor, juckt heftig und kann bis zur generalisierten *Läusedermatitis* führen. *Myiasis* wird durch die Larven verschiedener Fliegenspezies verursacht. Beim indischen Elefanten kommen *Filariosen* vor *(Indofilaria pattabiramani)*, die als hämorrhagische Dermatitis imponieren. Verseuchtes Futter oder Trinkwasser verursachen beim indischen Elefanten *Anthrax*. Teilnehmer an den – im Fernosttourismus populären – Elefantensafaris sollten daran denken, daß die Elefantenhaut überraschend empfindlich ist, und entsprechend pfleglich mit ihrem Reittier umgehen. Hautwunden zeigen ausgesprochen schlechte Heilungstendenz, sehr häufig treten subcutane Eiterungen auf, und auch *Follikulitiden* und *Furunkulosen* sind keine Seltenheit (Details siehe Salzert).

Schweine

Räude durch *Sarcoptes scabiei var. suis* ist recht häufig bei Schwarzwild, aber auch bei Pekaris zu beobachten, *Demodex*-Räude dagegen selten. Auch *Zeckenbefall* ist häufig. In den einheimischen Gattern ist der Ixodeskontakt zwar lästig, aber harmlos; bei afrikanischen Schweinen hingegen übertragen *Ornithodorus*-Zecken das *Schweinepest*-Virus. Wurmbefall (unter anderem *Echinococcus, Cysticercus, Metastrongylus*) spielt veterinärmedizinisch eine sehr wesentliche Rolle, während Pilzinfektionen (meist *Candida albicans*) eher selten sind (Details siehe Kohm).

Kamele

Großkamele *(Trampeltier, Dromedar)* und Kleinkamele (Lama, Guanaco, Alpaca, *Vicuña*) werden in Asien und Nordafrika bzw. in Südamerika als Haus-, Wild- und Nutztiere angetroffen, so daß der Tourist durchaus Expositionsmöglichkeiten hat. Bei den Kamelen ist häufig Milbenbefall festzustellen; meist handelt es sich um *Sarcoptes*-, gelegentlich aber auch *Psoroptes*- oder *Chorioptes*-Räude. Prädilektionsstellen sind Achsel- und Inguinalfalten, später kommt es zu generalisiertem Auftreten. Da die Räudemilben auf den Menschen übertragbar sind, empfiehlt sich für zünftige Kamelreiter die Mitnahme eines HCH-Präparats.

24*

Von praktischer Bedeutung sind ferner *Tuberkulose, Brucellose, Rotz, Akti-nomykose* sowie die durch *Nocardia cameli* verursachte *ansteckende Hautne-krose* in Nordafrika. Schließlich ist an die sogenannte *Surra* zu erinnern, eine *Trypanosomiasis,* die durch Ödembildung, Alopezie, Nasenfluß und Abmage-rung gekennzeichnet ist und übrigens auch bei Einhufern und Wiederkäuern vorkommt (Details siehe Unger).

Hirsche

Für den Touristen bestehen in Wildgattern, Tierparks und zoologischen Gär-ten reichlich Kontaktmöglichkeiten zum einheimischen Rot-, Dam- und Reh-wild, aber auch zu Rentieren und Elchen. Verschiedene Arthropoden *(Ra-chenbremsen, Dasselfliegen, Hirschlausfliegen, Haarlinge* und *Demodexmilben)* machen den Hirschartigen das Leben sauer, und auch Wurm- oder Protozoen-befall ist keine Seltenheit. Daneben werden Ektomykosen durch *Trichophyton tonsurans* und Endomykosen durch *Aspergillus* und *Mucor* beobachtet. Ver-schiedene *Pasteurellen (,,Rentierseuche''), Tuberkelbakterien* (Typ bovinus und gallinaceus, aber auch humanus) und *Brucella-*Arten verursachen Infektions-krankheiten; bei Rehen kommt gelegentlich *Tollwut* vor (Details siehe Jarofke).

Schafe und Ziegen

Gelegentlich wird Befall mit *Coccidien* sowie verschiedenen Würmern, vorwie-gend *Nematoden,* beobachtet; *Sarcoptes-*Räude spielt nur eine untergeordnete Rolle. Bakterielle Infektionen werden unter anderem durch *Clostridien, My-coplasmen, Listerien* und *Pasteurellen* hervorgerufen. Bei freilebenden Gemsen ist gelegentlich *Tollwut* beschrieben worden (Details siehe Melchior).

Rinder

Touristischer Kontakt ist neben den europäischen Hausrindern unter anderem mit Zebus, Yaks oder Wasserbüffeln möglich.
Einheimische und tropische Rinder werden sehr häufig von *Zecken,* seltener auch von verschiedenen *Räudemilben, Haarlingen* und *Läusen* heimgesucht. Ein breites Spektrum von Wurmparasiten *(Leber-* und *Pansenegel, Trichuris, Toxocara* usw.) ist bekannt, und auch Protozoonosen (unter anderem *Gonder-iose, Babesiose, Surra, Nagana*) sind von großer Bedeutung. Unter den bakte-riellen Infektionen ist die *Tuberkulose* am wichtigsten (Typ bovinus, selten humanus oder gallinaceus), daneben *Salmonellosen, Aktinomykosen* und die sogenannte *,,Büffellepra'',* die durch Ausbildung isolierter Hautknoten von bis zu 60 mm Durchmesser gekennzeichnet ist (Details siehe Jarofke).

Einhufer

Insbesondere bei Zebras sind *Trypanosomen-*Infektionen *(Surra, Nagana)* und *Babesiosen* von Wichtigkeit. Unter den Darmparasiten stehen die Nematoden (besonders *Parascaris equorum)* im Vordergrund. Gelegentlich kommt *Sarcop-tes-* bzw. *Psoroptes-*Räude vor. Bakterielle Infektionen sind selten (z. B. ist

Malleus heute noch unter den Equiden in Kleinasien verbreitet), unter den Viruserkrankungen ist vornehmlich die „*equine Rhinopneumonie*" bei Reitpferden zu erwähnen. Dermatomykosen werden in aller Regel durch *Trichophyton*-Spezies hervorgerufen (Details siehe Jarofke).

Igel

Obwohl (oder weil?) Igel unter Naturschutz stehen, ist bei der Vorortebevölkerung eine wachsende Tendenz festzustellen, die stacheligen Gesellen mit oder ohne deren Billigung ins Haus zu holen. Die wichtigsten Igelkrankheiten dürften daher von Interesse sein.

Toxoplasmosen und *Kokzidiosen* kommen vor, ferner ist relativ häufig Wurmbefall *(Capillaria, Crenosoma)* festzustellen. Oft sind die Tiere vom *Igelfloh Archaepsylla erinacei* befallen, aber auch *Zecken* und *Fliegenmaden* stellen eine übliche Plage dar. Gelegentlich kommen *Salmonellosen* und *Leptospirosen* vor. Dermatomykosen werden durch *Trichophyton*- oder *Microsporum*-Arten verursacht und treten bevorzugt am Nasenrücken auf (Details siehe Ruempler).

Vögel

Die Kontaktmöglichkeiten zu exotischen und weniger exotischen Vögeln sind kaum noch zu überblicken; Vogelkrankheiten können jedoch nur in wenigen Stichworten berücksichtigt werden, dem Interessierten ist die Lektüre einschlägiger Fachliteratur anzuraten. Unter den Protozoeninfektionen sind die *Kokzidiosen* (unter anderem bei Hühner- und Taubenvögeln) am bedeutsamsten. Daneben wird über *Trichomonaden*-Infektionen bei Hühnern, Tauben, Greifvögeln, Aras, Kanarienvögeln und Prachtfinken berichtet. Pinguine können an *Vogelmalaria*, aber auch an *Toxoplasmose* erkranken. Das Spektrum der Helminthen umfaßt bei den Vögeln die *Haarwürmer, Spul-, Luftröhren-* und *Magenwürmer,* ferner *Pfriemenschwänze, Trematoden* und *Bandwürmer.* Unter den Ektoparasiten sind die Räudemilben *Cnemidcoptes pilae* und *Cnemidcoptes mutans* zu nennen, die unter anderem Sittiche, Hühner und Tauben befallen. Neben der Vogelmilbe *Dermanyssinus gallinae* kommt eine Fülle von *Haut-* und *Federmilben, Zecken, Läusen, Federlingen* und *Flöhen* als Ektoparasiten in Betracht. An bakteriellen Infektionskrankheiten sind die *Vogeltuberkulose (Mycobacterium avium),* ferner *Salmonellose, Geflügelcholera,* „*infektiöse Nekrose der Kanarienvögel*" (verursacht durch *Pasteurella pseudotuberculosis*), *Rotlauf* und *Botulismus* (z. B. bei Enten) zu nennen. Aus humanmedizinischer Sicht ist schließlich an die durch *Bedsonia* verursachte *Psittakose* bzw. *Ornithose* zu erinnern. Pilzinfektionen werden in erster Linie durch *Aspergillus,* gelegentlich auch durch *Candida albicans* (unter anderem bei Puten und Sittichen) hervorgerufen (Details siehe Göltenboth).

Literatur (siehe S. 380 ff.)

[32]–[34], [57]–[59], [67], [80], [83], [104], [106], [123].

Anhang

Angloamerikanische Krankheitsbezeichnungen

Name	Tier	Klinik	Beschreibung
Baker's asthma	Ephestia kuehniella (Mehlmotte)	Rhinoconjunctivitis, Asthma bronchiale	S. 310
Barn allergy	diverse Vorratsmilben	Urticaria, Rhinitis, Asthma	S. 287, 288
Blister beetle dermatitis	diverse Ölkäfer (Meloideae)	Brennen, Erythem, Blasenbildung	S. 309
Bristle worm dermatitis	Hermiodice carunculata (Feuerwurm)	Brennen, Erythem, Ödem, Papeln, Taubheitsgefühl, nekrotisierende Ulcera	S. 267
Butterfly itch	diverse Schmetterlinge	Erythem, Papeln, Urticae, Vesikel, Juckreiz	S. 297
Caripito itch	Hylesia linda (Mexikanisches Nacht-pfauenauge)	Erythem, Papeln, Urticae, Juckreiz, Blasenbildung, Exulcerationen	S. 310
Cheese mite dermatitis	Tyrophagus casei, Tyrophagus longior (Käsemilben)	Maculopapeln, Juckreiz	S. 287
Chigger dermatitis	Trombicula autumnalis (Erntemilbe)	Juckreiz, kleinfleckiges Exanthem, Papulovesikel	S. 285
Copra itch	Tyrophagus putrescentriae (Modermilbe)	Juckreiz, Maculopapeln	S. 287
Creeping eruption	diverse Oestridae-Arten (Dasselfliegen)	solitäre Kriechgänge	S. 315
Cymothoidism (vgl. Sea louse dermatitis)			
Dogger bank itch	Alcyonidium gelatinosum, Alcyonidium hirsutum (Gallert-Moostierchen)	Erythem- und Blasenbildung	S. 252
Erucism	diverse Schmetterlingsraupen	Kopfschmerz, Brechdurchfall, Benommenheit	S. 297

Krankheitsbezeichnung	Erreger	Symptome	Seite
Euproctis dermatitis	Euproctis chrysorrhoea (Goldafterraupe)	Erythem, Ödem, Papeln Vesikel, Juckreiz	S. 312
Fire coral dermatitis	Millepora alcicornis (Feuerkoralle)	juckendes Erythem Urticae, Blasen	S. 237
Fire sponge dermatitis	Tedania ignis (Feuerschwamm)	Brennen, Juckreiz, Ödem- und Ekzembildung	S. 256
Fuetazo itch	diverse Meloidae-Arten (Ölkäfer)	peitschenhiebähnlich angeordnete Vesikel oder Bullae	S. 309
Grain shoveller's itch	Pyemotes ventricosus (Kornkäfermilbe)	kleinfleckiges Exanthem, Papulovesikel, Urticaria, Juckreiz	S. 286
Jellyfish dermatitis	Chironex fleckeri (Seewespe)	peitschenhiebförmiges Erythem, Blasenbildung, Nekrosen	S. 238
Latrodectism	Latrodectus mactans (Schwarze Witwe)	Erythem, Ödem, Urticae, Lymphadenitis, Leibschmerzen, Conjunctivitis, Trismus, Exanthem	S. 277
Lepidopterism	Saturniidae-Schmetterlinge	Abgeschlagenheit, Kopfschmerz, Brechreiz, Dyspnoe	S. 297
Loxoscelism (vgl. Necrotic loxoscelism)			
Mattress itch (vgl. Grain shoveller's itch)			
Nairobi-eye	Paederus-Käfer	Conjunctivitis, Lidödem	S. 309
Necrotic loxoscelism	Loxosceles-reclusa-Spinne	Ödem- und Blasenbildung, Ischämie, Nekrosen	S. 278
Paederus dermatitis	diverse Paederus-Käfer	Ödem, Erythem, Vesikel, Pusteln, „Kissing lesions"	S. 309
Pigeon-breeder's disease	diverse Tauben	allergische Alveolitis (Belastungsdyspnoe, Abgeschlagenheit, Gewichtsverlust, Inappetenz, subfebrile Temperaturen)	S. 363
Pink eye	Hippolates collusor, Hippolates pusio, Siphunculina funicula (Halmfliegen)	Conjunctivitis	S. 300

Name	Tier	Klinik	Beschreibung
Poison bun sponge dermatitis	Fibrula nolitangere (Hornschwamm)	Brennen, Jucken, Ödem, nässendes Ekzem	S. 256
Prairie itch (vgl. Grain shoveller's itch)			
Purpur sail dermatitis	Velella velella (Segelqualle)	papulo-urticarielle Eruptionen	S. 238
Red sponge dermatitis	Microciona prolifera (Microciona-Schwamm)	Brennen, Juckreiz, Ödem, Erythem, Blasenbildung	S. 257
Scombroid dermatitis	diverse Makrelenartige	juckendes Ekzem	S. 350
Scrub itch (vgl. Chigger dermatitis)			
Sea butterfly dermatitis	Crescis aciculata (Seeschmetterling)	juckende Maculopapeln	S. 251
Sea cucumber dermatitis	diverse Seegurken	Brennen, Juckreiz, Ödem, Maculopapeln	S. 262
Sea louse dermatitis	Excirolana chiltoni (Seelaus)	punktförmige, schmerzhafte Hämorrhagien, Ulcerationen	S. 288
Sea nettle dermatitis	Chrysaora quinquecirrha (Seenessel)	schmerzhaftes Erythem, Quaddel, Blasen	S. 242
Sea urchin dermatitis	Sphaerechinus granularis (Violetter Seeigel)	schmerzhaftes Erythem, Ödem, eventuell motorische Lähmung	S. 260
Soap fish dermatitis	Rypticus saponaceus (Dreistacheliger Seifenfisch)	juckendes Ekzem	S. 349
Sponge-fisherman's disease	Sagartia elegans (Seeanemone)	juckendes, schmerzhaftes Erythem, Blasenbildung	S. 244
Starfish dermatitis	diverse Seesterne	juckendes Ekzem	S. 259
Stinging coral dermatitis (vgl. Fire coral dermatitis)			
Trombiculosis (vgl. Chigger dermatitis)			
Velella velella dermatitis (vgl. Purpur sail dermatitis)			

Checklisten

I. Erste Hilfe bei Coelenteratenstichen

● Patienten sofort an Land bringen (Ertrinkungsgefahr).

● Inaktivierung des Nematozystentoxins durch mehrfaches Abspülen mit heißem Salzwasser oder Salmiakgeist oder Alkohol in jeder Form.

● Inaktivierung auch durch Aufbringen von proteolytischen Fleischweichmachern (Papain) möglich.

● Haftende Tentakel mit trockenem Sand, Talkum, Mehl, Zucker, Salz, Sand-Soda-Gemisch oder Olivenöl bedecken.

● Nach dem Antrocknen vorsichtig mit Messerrücken, Löffelstiel, Holzspatel usw. abschaben.

● Erneutes Abspülen mit Salzwasser.

● Schmerzlinderung mit lidocainhaltigen Externa und systemisch wirkenden Analgetika.

● In schweren Fällen betroffene Gliedmaßen abbinden (venöse Stauung); Staubinde stündlich für einige Minuten lockern.

● Schockbehandlung mit Adrenalin 1 : 1000 1 ml s. c. und Corticosteroiden (250–1000 mg Prednisolonäquivalent i. v.), Antihistaminen und Plasmaexpandern.

● Wenn verfügbar, Antiveningabe.

Cave:

● Kein Süßwasser (z. B. Dusche) auf die Haut.

● Keine feuchten Tentakel entfernen.

● Genesselte Patientenhaut nicht mit bloßen Händen berühren.

● Keinen feuchten Sand auftragen.

● Betroffene Hautpartien keinesfalls reiben oder massieren.

● Schleim oder Tentakel niemals mit bloßer Hand entfernen.

II. Vermeidung von Coelenteratenstichen

● Vor dem Baden an unbekannten Stränden genaueste Erkundigungen über Meeresfauna einholen.

● Beim Schwimmen unbedingt Abstand von treibenden Quallen halten; Tentakel können mehrere Meter lang sein.

● In tropischen Gewässern keinesfalls kurz nach einem Sturm baden, wenn vorher größere Mengen von Quallen in Ufernähe waren. Es besteht dann erhebliche Gefährdung durch (kaum zu erkennende) umhertreibende Tentakelreste.

● Beim Schwimmen in Gewässern, wo das Vorkommen giftiger Coelenteraten bekannt ist, Taucheranzug und Handschuhe tragen.

● Beim Anlegen der Tauchkleidung darauf achten, daß keine Hautpartien unbedeckt sind.

● Nicht zu nahe an Korallenriffe heranschwimmen; die Kalkskelette der Korallen können Taucheranzüge durchdringen.

● Unbekannte Quallen niemals mit bloßen Händen berühren, vor allem die Tentakel nicht, aber auch der Schirm enthält oft Nematozysten.

III. Vermeidung von Spinnenbissen und Skorpionstichen

● In Wüstengebieten und auf Sandboden niemals barfuß oder in Sandalen laufen.

● Niemals Steine mit der Hand ohne große Vorsicht bewegen.

● Ferienwohnung möglichst insektenfrei halten, um keine Spinnen anzulocken.

● Keine Bretter, Ziegel oder Kacheln in Hausnähe stapeln, Vorsicht beim Abtragen.

● Vorsicht beim Aufklappen von Tischen und Liegestühlen, wenn diese über Nacht draußen gestanden haben.

● Vorsicht beim Betreten von Schuppen oder Lagerräumen sowie bei der Entnahme von Werkzeugen usw.

- Türen und Fenster nachts gut verschlossen halten.
- Auf der Toilette Brillenunterseite und Handwaschbecken bzw. Waschschüssel inspizieren.
- Schuhe vor dem Anziehen untersuchen.
- Keine Kleidungsstücke herumliegen lassen.
- Vor dem Schlafengehen Bett und Bettzeug bzw. Schlafsack, Luftmatratze und Zeltboden inspizieren.
- Kleidungsstücke vor dem Anziehen vorsichtig abklopfen, Taschen untersuchen.
- Rucksack bzw. Tornister vor dem Aufschnallen überprüfen.
- Vorsicht beim Abnehmen von Bootsplanen.
- Vor Wasserausflügen Bootsinneres, aber auch Außenseiten absuchen.
- Auf den Märkten von Hafenstädten (auch Binnenhäfen, einschließlich Berlin) Vorsicht beim Hantieren mit frisch eingetroffenem Obst (Bananenstauden!).

IV. Vermeidung von Bienen- und Wespenstichen

- Im Freien keine schweißtreibenden Beschäftigungen.
- Keine kosmetischen Duftstoffe verwenden.
- Im Freien langärmelige Blusen bzw. Hemden und lange Hosen tragen.
- Im Freien nicht barfuß laufen.
- Im Freien abgelegte Kleidungsstücke vor dem Anziehen vorsichtig abklopfen.
- Keine flatternden Textilien tragen, in denen sich Insekten verfangen können.
- Keine Kleidung mit Reizfarben (dunkle Farben, Blumenmuster), statt dessen weiße, grüne oder braune Farben.
- Niemals im Freien essen, trinken oder auch nur Gerichte zubereiten.
- Im Freien nicht mit Obst oder Gemüse hantieren.
- Weder Blumen noch Obst pflücken.
- Mülleimer, Fallobst, Futterplätze, Altglascontainer und andere Abfallgefäße meiden.
- Fliegengitter vor den Fenstern anbringen.
- Nicht nach den Insekten schlagen, sondern Ruhe bewahren und weitergehen.
- Wird das Gesicht angeflogen, eventuell Augen schließen, da schon die Lidbewegungen Stechen provozieren können.

V. Vermeidung von Schlangenbissen

- In Schlangengebieten festes, hohes Schuhwerk und lange Hosen tragen.
- Dies gilt auch für nächtliche Spaziergänge oder „Kulturpausen", da viele Giftschlangen erst abends mobil werden.
- Nachts unbedingt den Weg vor sich mit Taschenlampe erleuchten.
- Feuerholz nur tagsüber sammeln.
- Schlafsack noch bei Tageslicht ausbreiten.
- Stets darauf achten, wohin man tritt oder greift.
- Niemals hinsetzen oder lagern, bevor man den Platz sorgfältig abgesucht hat.
- In unübersichtlichem Gelände auf ausgetretenen Pfaden bleiben.
- Niemals über im Weg liegende große Steine hinwegsteigen, sondern erst auf den Stein treten.
- Beim Unterkriechen von Hindernissen eine gut einsehbare Stelle wählen.
- Steine oder Baumstämme auf dem Weg nie mit der Hand anheben, sondern immer Stock benutzen.
- Niemals den Kopf einer toten oder verletzten Schlange mit bloßer Hand berühren.
- Kinder und Hunde von toten Schlangen fernhalten, gegebenenfalls Schlangenkadaver verbrennen.

Verzeichnis antiveninherstellender Institute

Land	Institut	Anschrift	Antivenin
Europa			
Bundesrepublik	Behringwerke AG	Postschließfach 167, D-355 Marburg	Schlangen
Frankreich	Institut Pasteur, Service de Serotherapie	36 Rue du Docteur Roux, Paris XV	Schlangen, Skorpione
Jugoslawien	a) Institute of Immunology, Serum Institute	Rockefellerova 2, Zagreb	Schlangen
	b) Medicinski Centar	Pula	Weberfische
UdSSR	Ministry of Health, Taskind Institute	Moskau	Schlangen
Amerika			
Argentinien	Carlos G. Malbran Institute	Buenos Aires	Schlangen
Brasilien	Instituto Butantan	Caixa Postal 65, São Paulo	Schlangen, Skorpione, Spinnen
Mexiko	Myn-Laboratories	Av. Cojoacan 1707, Mexico City 12	Schlangen, Skorpione
U.S.A.	a) Wyeth Inc.	Box 8299, Philadelphia, Pa.	Schlangen
	b) Merck, Sharp & Dohme	West Point, Pa.	Schlangen
Australien	Commonwealth Serum Laboratories	Parkville, Melbourne	Schlangen, Spinnen, Quallen
Asien			
Indien	a) Central Research Institute	Kasauli, R. I., Punjab	Schlangen
	b) Haffkine Institute	Parel, Bombay 12	Schlangen
Indonesien	Perusahaan Negara Bio Farma	9 Djalan Pasteur, Bandung	Schlangen
Iran	Institut d'Etat des Sérums et Vaccins Razi	Boite Postale 656, Teheran	Schlangen
Israel	Rogoff Wellcome Research Laboratory, Beilinson Hospital	P.O. Box 85, Petach Tikva	Schlangen
Japan	Institute for Infectious Diseases, University of Tokyo	Shiba Shirokanedaimachi, Minato-Ku, Tokio	Schlangen
Philippinen	Serum & Vaccine Laboratories	Alabang Muntinlupa, Rizal	Schlangen
Taiwan	Taiwan Serum Vaccine Laboratory	130 Fuh-lin Road, Shiling, Taipeh	Schlangen
Thailand	Queen Saovabha Memorial Institute	Rama 4 Road, Bangkok	Schlangen
Afrika			
Algerien	Institut Pasteur d'Algérie	Rue Docteur Laveran, Algier	Skorpione
Südafrika	a) South African Institute for Medical Research	P.O. Box 1038, Johannesburg	Schlangen, Skorpione, Spinnen
	b) Fritz Simmons Snake Park	P.O. Box 5001, Snell Parade, Durban	Schlangen

Auskünfte über Antivenine:
Deutsches Serum-Informationszentrum, Wilhelma-Zoo, D-7000 Stuttgart,
Telephon (0711) 54 14 18

Literatur

[1] Adrouny, G. A., Derbes, V. J., Jung, R. C.: Isolation of a hemolytic component of fire ant venom. Science *130*, 449 (1956).

[2] Alexander, J. E.: Allergic reactions to mask skirts, regulator mouthpieces, and snorkel mouthpieces. Pressure *5*, 10 (1976).

[3] Amon, R. B., Hanifin, J. M., Campbell, M. C.: Contaminated fungal cultures owing to Tyrophagus putrescentiae. Arch. Derm. *113*, 1614 (1977).

[4] Angermann, R.: Die Hasentiere, in: Grzimeks Tierleben – Enzyklopädie des Tierreichs (Grzimek, B., und Mitarbeiter, Hrsg.), Vol. XII, S. 419. München: dtv. 1979.

[5] Balozet, L.: Scorpionism in the old world, in: Venomous animals and their venoms (Bücherl, W., Buckley, E., Hrsg.), Vol. III, S. 349. New York-London: Academic Press. 1971.

[6] Bäurle, G., Stroothenke, M.: Tungiasis – Eine „Urlaubsdermatose". Hautarzt *32*, 372 (1981).

[7] Baur, X., Aschauer, H., Fruhmann, G., Braunitzer, G.: Detection of an antigenically active region within an insect hemoglobin (Chironomus thummi thummi, component CTT VI). Allergol. et Immunopathol. *8*, 407 (1980).

[8] Baxter, E. H., Marr, A. G. M., Lane, W. R.: Sea wasp (Chironex fleckeri) toxin–experimental immunity, in: Toxins of animal and plant origin (de Vries, A., Kochva, E., Hrsg.), Vol. III, S. 941. New York-London-Paris: Gordon & Breach. 1973.

[9] Beck, A. L.: Animals scabies affecting man. Arch. Derm. *91*, 54 (1965).

[10] Best, W. C., Sablan, R. G.: Cymothoidism (Sea louse dermatitis). Arch. Derm. *90*, 177 (1964).

[11] Blythe, M. E., Williams, J. D., Morrison Smith, J.: Distribution of pyroglyphid mites in Birmingham with particular reference to Euroglyphus maynei. Clin. Allergy *4*, 25 (1974).

[12] Bonnevie, P.: Fishermen's Dogger bank itch, an allergic contact eczema due to the coralline Alcyonidium hirsutum. Acta allergol. *1*, 40 (1948).

[13] Brandrup, F., Andersen, K. E., Kristensen, S.: Infektion beim Menschen und beim Hund mit der Milbe Cheyletiella yasguri Smiley. Hautarzt *30*, 497 (1979).

[14] Bücherl, W.: Venomous chilopods or centipedes, in: Venomous animals and their venoms (Bücherl, W., Buckley, E., Hrsg.), Vol. III, S. 169. New York-London: Academic Press. 1971.

[15] Bücherl, W.: Spiders, in: Venomous animals and their venoms (Bücherl, W., Buckley, E., Hrsg.), Vol. III, S. 197. New York-London: Academic Press. 1971.

[16] Burnett, J. W., Pierce, L. H.: Nawachinda, U., Stone, J. H.: Studies on sea nettle stings. Arch. Derm. *98*, 587 (1968).

[17] Calaby, J. H.: The Platypus (Ornithorhynchus anatinus) and its venomous characteristics, in: Venomous animals and their venoms (Bücherl, W., Buckley, E., Deulofeu, V., Hrsg.), Vol. I, S. 15. New York-London: Academic Press. 1968.

[18] Carle, J. S., Christophersen, C.: Dogger bank itch. The allergen is (2-Hydroxyethyl)dimethylsulfonium ion. J. Amer. Chem. Soc. *102*, 5107 (1980).

[19] Caro, M. R., Derbes, V. J., Jung, R.: Skin responses to the sting of the imported fire ant (Solenopsis saevissima). Arch. Derm. *75*, 475 (1957).

[20] Charlesworth, E. N., Johnson, J. L.: An epidemic of canine scabies in man. Arch. Derm. *110*, 572 (1974).

[21] Chinery, M.: Insekten Mitteleuropas. Hamburg-Berlin: Parey. 1976.

[22] Cookson, J. B., Makoni, G.: Seasonal asthma and the house-dust mite in tropical Africa. Clin. Allergy *5*, 375 (1975).

[23] Cuthbert, O. D., Brostoff, J., Wraith, D. G., Brighton, W. D.: "Barn allergy": asthma and rhinitis due to storage mites. Clin. Allergy *9*, 229 (1979).

[24] Derbes, V. J.: Arthropod bites and stings, in: Dermatology in general medicine (Fitzpatrick, T. B., Eisen, A. Z., Wolff, K., Freedberg, I. M., Austen, K. F., Hrsg.), 2. Aufl., S. 1656. New York: McGraw-Hill. 1979.

[25] Diniz, C. R.: Chemical and pharmacological properties of Tityus venoms, in: Venomous animals and their venoms (Bücherl, W., Buckley, E., Hrsg.), Vol. III, S. 311. New York-London: Academic Press. 1971.

[26] Döring, H. F., Ilgner, M.: Hautmyiasis – eine Fallbeschreibung. Dtsch. Derm. *28*, 755 (1980).

[27] Fahrig, W.: Vergleichende Studie über Soforttyp-Reaktionen gegenüber Haus- und Wildtieren unter besonderer Berücksichtigung der phylogenetischen Verwandtschaft. (Inaugural-Dissertation, Freie Universität Berlin, 1982.)

[28] Fields, J. P., Hoke, A. W., Cronce, P. C.: Cheese mite dermatitis. Arch. Derm. *98*, 669 (1968).

[29] Fisher, A. A.: Atlas of aquatic dermatology. New York-San Francisco-London: Grune & Stratton. 1978.

[30] Fleisher, T. L., Fox, I.: Oedemerid beetle dermatitis. Arch. Derm. *101*, 601 (1970).

[31] Fritzsche, R., Geiler, H., Sedlag, U.: Angewandte Entomologie. Stuttgart: G. Fischer. 1966.

[32] Gass, H.: Katzen, Schleichkatzen, Marder, in: Zootierkrankheiten (Klös, H. G., Lang, E. M., Hrsg.), S. 92. Berlin-Hamburg: Parey. 1976.

[33] Göltenboth, R.: Menschenaffen, Affen, Halbaffen, in: Zootierkrankheiten (Klös, H. G., Lang, E. M., Hrsg.), S. 53. Berlin-Hamburg: Parey. 1976.

[34] Göltenboth, E.: Vögel, in: Zootierkrankheiten (Klös, H. G., Lang, E. M., Hrsg.), S. 267. Berlin-Hamburg: Parey. 1976.

[35] Goldman, L.: Reduviid bites in an arthropod reactor. Arch. Derm. *104*, 407 (1971).

[36] Gouck, H. K.: Protection from ticks, fleas, chiggers, and leeches. Arch. Derm. *93*, 112 (1966).

[37] Green, W. F., Woolcock, A. J.: Tyrophagus putrescentiae: an allergenically important mite. Clin. Allergy *8*, 135 (1978).

[38] Habermann, E.: Chemistry, pharmacology, and toxicology of bee, wasp, and hornet venoms, in: Venomous animals and their venoms (Bücherl, W., Buckley, E., Hrsg.), Vol. III, S. 61. New York-London: Academic Press. 1971.

[39] Habermehl, G.: Gift-Tiere und ihre Waffen, 2. Aufl. Berlin-Heidelberg-New York: Springer. 1977.

[40] Haefelfinger, H. R.: Die Hohltiere, in: Grzimeks Tierleben – Enzyklopädie des Tierreichs (Grzimek, B., und Mitarbeiter, Hrsg.), Vol. I, S. 176. München: dtv. 1979.

[41] Halstead, B. W.: Poisonous and venomous marine animals, Vol. I. Washington, D. C.: U.S. Govt. Printing Office. 1965.

[42] Halstead, B. W.: Poisonous and venomous marine animals, Vol. II. Washington, D.C.: U.S. Govt. Printing Office. 1967.

[43] Halstead, B. W.: Poisonous and venomous marine animals, Vol. III. Washington, D.C.: U.S. Govt. Printing Office. 1970.

[44] Halstead, B. W.: Venomous coelenterates: hydroids, jellyfishes, corals, and sea anemones, in: Venomous animals and their venoms (Bücherl, W., Buckley, E., Hrsg.), Vol. III, S. 395. New York-London: Academic Press. 1971.

[45] Halstead, B. W.: Venomous fishes, in: Venomous animals and their venoms (Bücherl, W., Buckley, E., Hrsg.), Vol. II, S. 588. New York-London: Academic Press. 1971.

[46] Halstead, B. W.: Venomous echinoderms and annelids: starfishes, sea urchins, sea cucumbers, and segmented worms, in: Venomous animals and their venoms (Bücherl, W., Buckley, E., Hrsg.), Vol. III, S. 419. New York-London: Academic Press. 1971.

[47] Haneke, E., Kölsch, I.: Seeigelgranulome. Hautarzt *31*, 159 (1980).

[48] Den Hartog, J. G.: Scorpion stings (letter). JAMA *223*, 693 (1973).

[49] Harves, A. D., Millikan, L. E.: Current concepts of therapy and pathophysiology in arthropod bites and stings. Part 1. Arthropods. Int. J. Derm. *14*, 543 (1975).

[50] Harves, A. D., Millikan, L. E.: Current concepts of therapy and pathophysiology in arthropod bites and stings. Part 2. Insects. Int. J. Derm. *14*, 621 (1975).

[51] Hausen, B. M.: Häufige und seltene Kontaktallergene. Hautarzt, Suppl. V, *32*, 90 (1981).

[52] Herter, K.: Die Marder, in: Grzimeks Tierleben – Enzyklopädie des Tierreichs (Grzimek, B., und Mitarbeiter, Hrsg.), Vol. XII, S. 35. München: dtv. 1979.

[53] Hunt, K. J., Valentine, M. D., Sobotka, A. K., Benton, A. W., Amodio, F. J., Lichtenstein, L. M.: A controlled trial of immunotherapy in insect hypersensitivity. New Engl. J. Med. *299*, 157 (1978).

[54] Iglisch, I.: Stechmücken (Culicidae) – Erkennen und Bekämpfen. Anz. Schädlingskde. Pflanzenschutz, Umweltschutz *51*, 166 (1978).

[55] Ioannides, G., Davis, J. H.: Portuguese man-of-war-stinging. Arch. Derm. *91*, 448 (1965).

[56] Jaksch, W., Glawischnig, E.: Klinische Propädeutik der inneren Krankheiten und Hautkrankheiten der Haustiere. 2. Aufl. Berlin-Hamburg: Parey. 1981.

[57] Jarofke, D.: Einhufer, in: Zootierkrankheiten (Klös, H. G., Lang, E. M., Hrsg.), S. 150. Berlin-Hamburg: Parey. 1976.

[58] Jarofke, D.: Hirsche, in: Zootierkrankheiten (Klös, H. G., Lang, E. M., Hrsg.), S. 195. Berlin-Hamburg: Parey. 1976.

[59] Jarofke, D.: Rinder, in: Zootierkrankheiten (Klös, H. G., Lang, E. M., Hrsg.), S. 213. Berlin-Hamburg: Parey. 1976.

[60] de Jong, M. C. J. M.: Bleumink, E., Nater, J. P.: Investigative studies of the dermatitis caused by the larva of the brown-tail moth (Euproctis chrysorrhoea Linn.). Arch. Derm. Res. *253*, 287 (1975).

[61] de Jong, M. C. J. M.: Etiologic aspects of caterpillar dermatitis caused by the larva of Euproctis chrysorrhoea L. Groningen: VRB drukkerijen BV. 1977.

[62] Kaiser, E., Michl, H.: Die Biochemie der tierischen Gifte. Wien: Deuticke. 1958.

[63] Kaiser, E., Michl, H.: Chemistry and pharmacology of the venoms of Bothrops and Lachesis, in: Venomous animals and their venoms (Bücherl, W., Buckley, E., Hrsg.), Vol. II, S. 308. New York-London: Academic Press. 1971.

[64] Kerdel-Vegas, R., Goihman-Yahr, M.: Paederus dermatitis. Arch. Derm. *94*, 175 (1966).

[65] Kino, T., Oshima, S.: Reaginic sensitivity to inhalants of moth, butterfly, and silkworm in patients with bronchial asthma, in: Advances in allergology and applied immunology (Oehling, A., Glazer, I., Mathov, E., Arbesman, C., Hrsg.), S. 457. Oxford-New York: Pergamon Press. 1980.

[66] Klauber, L. M.: Classification, distribution, and biology of the venomous snakes of Northern Mexico, the United States, and Canada: Crotalus and Sistrurus, in: Venomous animals and theor venoms (Bücherl, W., Buckley, E., Hrsg.), Vol. II, S. 115. New York-London: Academic Press. 1971.

[67] Kohm, A.: Schweine, in: Zootierkrankheiten (Klös, H. G., Lang, E. M., Hrsg.), S. 172. Berlin-Hamburg: Parey. 1976.

[68] Korting, G. W., Hoost, E.: Taubenzeckendermatitis. Dtsch. Ärztebl. *73*, 2021 (1976).

[69] Krampitz, H. E.: Elba-Trias: Harara, Lichtdermatosen, Leishmaniasis. Hautarzt *32*, 221 (1981).

[70] Krumbiegel, I.: Gefangene Tiere richtig füttern, 4. Aufl. Frankfurt/Main: DLG-Verlagsgesellschaft. 1976.

[71] Kullmann, E., Stern, H.: Leben am seidenen Faden. München: Kindler. 1981.

[72] Lehmann, C. F., Pipkin, J. L., Ressmann, A. C.: Blister beetle dermatosis. Arch. Derm. *71,* 36 (1955).

[73] Maretic, Z.: Latrodectism in mediterranean countries, including South Russia, Israel, and North Africa, in: Venomous animals and their venoms (Bücherl, W., Buckley, E., Hrsg.), Vol. III, S. 299. New York-London: Academic Press. 1971.

[74] Maretic, Z.: Some epidemiological, clinical, and therapeutic aspects of envenomation by weeverfish sting, in: Toxins of animals and plant origin (de Vries, A., Kochva, E., Hrsg.), Vol. III, S. 1055. New York-London-Paris: Gordon & Breach. 1973.

[75] Maschwitz, U. W. J., Kloft, W.: Morphology and function of the venom apparatus of insects – bees, wasps, ants, and caterpillars, in: Venomous animals and their venoms (Bücherl, W., Buckley, E., Hrsg.), Vol. III, S. 1. New York-London: Academic Press. 1971.

[76] McIntosh, M. E., Watt, D. D.: Purification of toxins from the North American scorpion Centruroides sculpturatus, in: Toxins of animal and plants origin (de Vries, A., Kochva, E., Hrsg.), Vol. II, S. 529. New York-London-Paris: Gordon & Breach. 1972.

[77] McMichael, D. F.: Mollusks – classification, distribution, venom apparatus, and venoms, symptomatology of stings, in: Venomous animals and their venoms (Bücherl, W., Buckley, E., Hrsg.), Vol. III, S. 373. New York-London: Academic Press. 1971.

[78] Mebs, D.: Biochemistry of Heloderma venom, in: Toxins of animal and plant origin (de Vries, A., Kochva, E., Hrsg.), S. 499. New York-London-Paris: Gordon & Breach. 1972.

[79] Meigel, W.: Skabies. Diagnostische und therapeutische Probleme. Pädiat. Prax. *20,* 645 (1978).

[80] Melchior, G.: Schafe und Ziegen, in: Zootierkrankheiten (Klös, H. G., Lang, E. M., Hrsg.), S. 234. Berlin-Hamburg: Parey. 1976.

[80a] Montkowski, M.: Die Rache eines Skorpionfisches. Tauchen, internationales Unterwassermagazin *1982,* 28.

[81] Morgan, R. J., Moss, H. B., Honska, W. L.: Myiasis. Arch. Derm. *90,* 180 (1964).

[82] Muller, G. H.: Contact dermatitis in animals. Arch. Derm. *96,* 423 (1967).

[83] Mumcuoglu, Y., Rufli, T.: Infestation des Menschen durch Sarcoptes scabiei var. bovis (Rinderräudemilbe). Hautarzt *30,* 423 (1979).

[84] Niemand, H. G.: Praktikum der Hundeklinik. Berlin-Hamburg: Parey. 1972.

[85] Oberste-Lehn, H., Baggesen, J.: Persistierende, rezidivierend juckende Papeln nach Skabies. Derm. Wschr. *154,* 437 (1968).

[86] Pajarre, R.: Skin test reactivity to bristle tail. Abstracts of the Annual Meeting of the European Academy of Allergology and Clinical Immunology, S. 7. Helsinki: 1979.

[87] Pesce, H., Delgado, A.: Poisoning from adult moths and caterpillars, in: Venomous animals and their venoms (Bücherl, W., Buckley, E., Hrsg.), Vol. III, S. 120. New York-London: Academic Press. 1971.

[88] Petzold, H. G., Klemmer, K.: Giftnattern und Seeschlangen, in: Grzimeks Tierleben – Enzyklopädie des Tierreichs (Grzimek, B., und Mitarbeiter, Hrsg.), Vol. VI, S. 424. München: dtv. 1980.

[89] Petzold, H. G., Saint Girons, H.: Vipern und Grubenottern, in: Grzimeks Tierleben – Enzyklopädie des Tierreichs (Grzimek, B., und Mitarbeiter), Vol. VI, S. 451. München: dtv. 1980.

[90] Picarelli, Z. P., do Valle, J. R.: Pharmacological studies on caterpillar venoms, in: Venomous animals and their venoms (Bücherl, W., Buckley, E., Hrsg.), Vol. III, S. 103. New York-London: Academic Press. 1971.

[91] Pournelle, G. H.: Classification, biology, and description of the venom apparatus of Insectivores of the genera Solenodon, Neomys, and Blarina, in: Venomous animals and their venoms (Bücherl, W., Buckley, E., Deulofen, V., Hrsg.), Vol. I, S. 31. New York-London: Academic Press. 1968.

[92] Reinhard, W., Vogel, Z.: Die Nattern, in: Grzimeks Tierleben – Enzyklopädie des Tierreichs (Grzimek, B., und Mitarbeiter, Hrsg.), Vol. VI, S. 390. München: dtv. 1980.

[93] Reiss, F.: Tungiasis in New York City. Arch. Derm. 93, 404 (1966).

[94] Remane, A., Storch, V., Welsch, U.: Kurzes Lehrbuch der Zoologie, 4. Aufl. Stuttgart: G. Fischer. 1981.

[95] Rijckaert, G., Thiel, C. L., Fuchs, E.: Silberfischchen und Staubläuse als Allergene. Allergologie 4, 80 (1981).

[96] Rook, A.: Skin diseases caused by arthropods and other venomous or noxious animals, in: Textbook of dermatology (Rook, A., Wilkinson, D. S., Ebling, F. J. G., Hrsg.), Vol. 1, S. 911. Oxford-London-Edinburgh-Melbourne: Blackwell. 1979.

[97] Rosenfeld, G.: Symptomatology, pathology, and treatment of snake bites in South America, in: Venomous animals and their venoms (Bücherl, W., Buchley, E., Hrsg.), Vol. II, S. 346. New York-London: Academic Press. 1971.

[98] Rothenborg, H. W.: Of fleas and foxes. Arch. Derm. 111, 1215 (1975).

[99] Rubens San Martin, P.: The venomous ants of the genus Solenopsis, in: Venomous animals and their venoms (Bücherl, W., Buckley, E., Hrsg.), Vol. III, S. 95. New York-London: Academic Press. 1971.

[100] Rudolph, R., Blohm, B., Kunkel, G., Mast, H., Muckelmann, R., Schniggenberg, E.: Futtermittelallergien bei Tierhaltern. Hautarzt, Suppl. V, 32, 143 (1981).

[101] Rudolph, R., Jung, D., Baumgarten, C., Kunkel, G., Diller, G., Kossack, G., Schniggenberg, E.: Zur Häufigkeit positiver Hauttestreaktionen auf Larvenhaut-Extrakte von Trogoderma angustum Sol. Ztschr. Hautkr. 55, 6 (1980).

[102] Rudolph, R., Wohlgemuth, R., Kunkel, G., Muckelmann, R., Diller, G., Blohm, B.: Respiratory allergies to the Khapra-beetle, in: Advances in allergology and applied immunology (Oehling, A., Glazer, I., Mathov, E., Arbesman, C., Hrsg.), S. 690. Oxford-New York: Pergamon Press. 1980.

[103] Rudolph, R., Kunkel, G., Blohm, B., Muckelmann, R., Mast, H., Kirchhof, E., Sladek, M.: Zur Häufigkeit und klinischen Bedeutung von Allergien gegen Tierepithelien. Allergologie 4, 230 (1981).

[104] Ruempler, G.: Insektenfresser, in: Zootierkrankheiten (Klös, H. G., Lang, E. M., Hrsg.), S. 257. Berlin-Hamburg: Parey. 1976.

[105] Runne, U., Klenk, W., Ackermann, R.: Erythema chronicum migrans mit Arthritis. Eine neue Organmanifestation der durch Zecken übertragenen Infektionskrankheit. Hautarzt, Suppl. V, 32, 292 (1981).

[106] Salzert, W.: Elefanten, in: Zootierkrankheiten (Klös, H. G., Lang, E. M., Hrsg.), S. 133. Berlin-Hamburg: Parey. 1976.

[107] Schirren, J. M.: Die Scabies. Eine epidemiologische Studie. Hautarzt 21, 170 (1970).

[108] Schorr, W. F.: Tumbu-fly myiasis in Marshfield, Wisc. Arch. Derm. 95, 61 (1967).

[109] Schwann, J.: Untersuchungen über die Hautreaktionen bei Raupendermatitis. Hautarzt 16, 340 (1965).

[110] Schwartzman, R. M., Rockey, J. H.: Atopy in the dog. Arch. Derm. 96, 418 (1967).

[111] Shaw, C. E.: The coral snakes, genera Micrurus and Micruroides, of the United States and Northern Mexico, in: Venomous animals and their venoms (Bücherl, W., Buckley, E., Hrsg.), Vol. II, S. 157. New York-London: Academic Press. 1971.

[112] Shaw, J. W., Pommerening, R. A.: Avian mite dermatitis (Gamasoidosis). Arch. Derm. 61, 466 (1950).

[113] Shields, T. L., Walsh, E. N.: "Kissing bug" bite. Arch. Derm. 71, 14 (1955).

[114] Smith, K. G. V.: İnsects and other arthropods of medical importance. New York: J. Wiley. 1978.

[115] Smith, J. D., Smith, E. B.: Multiple fire ant stings–a complication of alcoholism. Arch. Derm. *103*, 438 (1971).

[116] Smith, F. D., Miller, N. G., Carnazzo, S. J., Eaton, W. B.: Insect bite by arilus cristatus, a North American reduviid. Arch. Derm. 77, 324 (1958).

[117] Stanek, V. J.: Das große Bilderlexikon der Insekten. Gütersloh: Bertelsmann. 1968.

[118] Teichmann, P.: ABC der Hundekrankheiten. Leipzig: Hirzel. 1979.

[119] Theis, J., Lavoipierre, M. M., LaPerriere, R., Kroese, H.: Tropical rat mite dermatitis. Arch. Derm. *117*, 341 (1981).

[120] Thenius, E., Heinemann, D., Wendt, H.: Die Meerschweinchenverwandten, in: Grzimeks Tierleben – Enzyklopädie des Tierreichs (Grzimek, B., und Mitarbeiter, Hrsg.), Vol. XI, S. 413. München: dtv. 1979.

[121] Thöne, A. W.: Die Larve des Ixodes ricinus als Parasit beim Menschen. Hautarzt *25*, 572 (1974).

[122] Tinkham, E.: The biology of the Gila monster, in: Venomous animals and their venoms (Bücherl, W., Buckley, E., Hrsg.), Vol. II, S. 387. New York-London: Academic Press. 1971.

[123] Unger, H.: Kamele, in: Zootierkrankheiten (Klös, H. G., Lang, E. M., Hrsg.), S. 187. Berlin-Hamburg: Parey. 1976.

[124] Urbanek, R.: Neue Konzepte der Behandlung von Insektengiftallergien. Dermatosen *27*, 44 (1979).

[125] Vogt, D.: Knaurs Anglerbuch. München-Zürich: Droemer Knaur. 1971.

[126] Weidner, H.: Bestimmungstabellen der Vorratsschädlinge und des Hausungeziefers Mitteleuropas, 3. Aufl. Stuttgart: G. Fischer. 1971.

[127] Winkler, A.: Entfernung von Zecken aus der Haut. Hautarzt *26*, 288 (1975).

[128] Winkler, A.: Parasitäre Hauterkrankungen (Zoonosen), in: Dermatologie in Praxis und Klinik, Bd. 2 (Korting, G., Hrsg.), 18.209. 1980.

[129] Wraith, D. G., Cunnington, A. M., Seymour, W. M.: The role and allergenic importance of storage mites in house dust and other environments. Clin. Allergy *6*, 545 (1979).

[130] Zesch, A.: Parasitäre Hauterkrankungen – Insecticide – Insektenvertreibende Mittel, in: Funktionelle Dermatologie (Stüttgen, G., Schaefer, H., Hrsg.), S. 348. Berlin-Heidelberg-New York: Springer. 1974.

[131] Zoll, M. A.: Das neue Heimtier-Lexikon. Bayreuth: Gondrom. 1977.

[132] Zschunke, E.: Contact urticaria, contact dermatitis, and asthma from cockroaches. Arch. Derm. *114*, 1715 (1978).

[133] Behringwerk-Mitteilungen, Sonderband: Die Giftschlangen der Erde. Marburg/Lahn: Elwert. 1963.

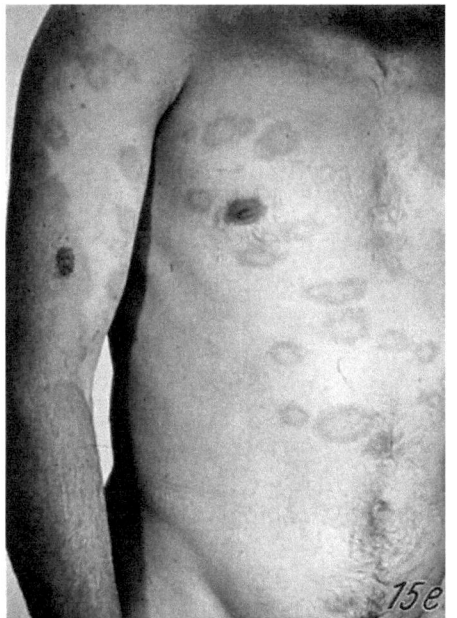

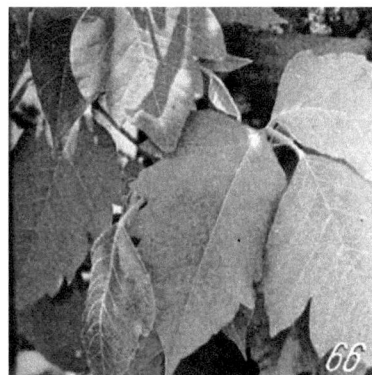

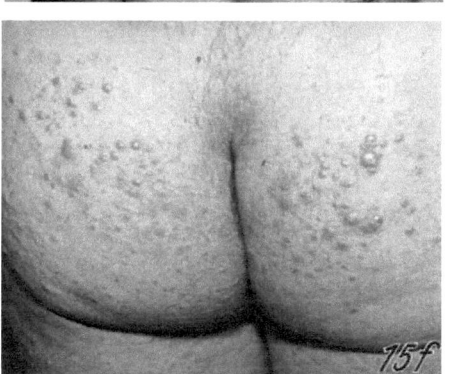

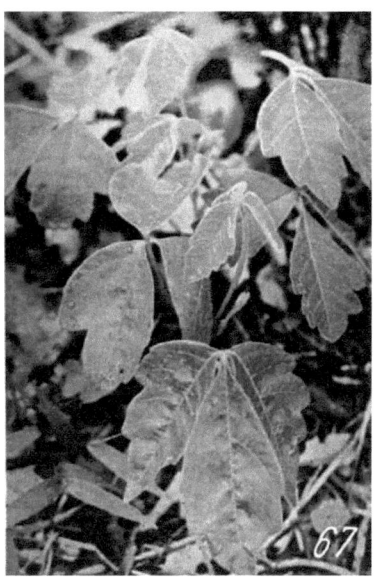

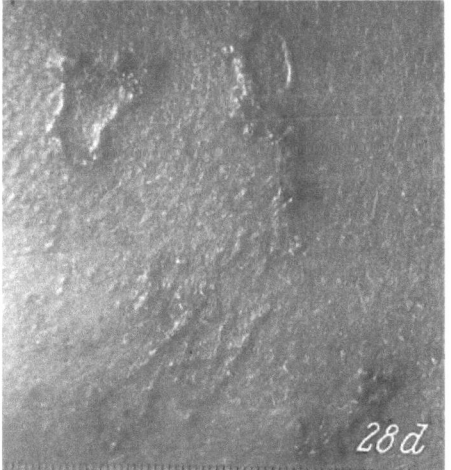

Abb. 15. e Tuberkuloide Lepra nach 6 Jahren Fernost. (Siehe S. 56–61.)

Abb. 15. f Tuberkuloide kleinnoduläre Lepra („xanthomatöser Aspekt"), Brasilien. (Siehe S. 56–61.)

Abb. 28. d Bizarre Konfiguration einer Larva migrans, Infektion Westafrika. (Siehe S. 93.)

Abb. 66. Giftefeu, Poison ivy (Toxicodendron radicans) (aus [89]). (Siehe S. 213.)

Abb. 67. Gifteiche, Poison oak (Toxicodendron quercifolium) (aus [89]). (Siehe S. 213.)

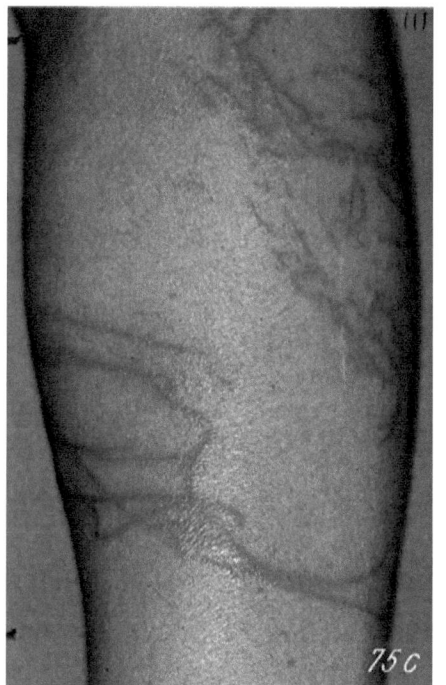

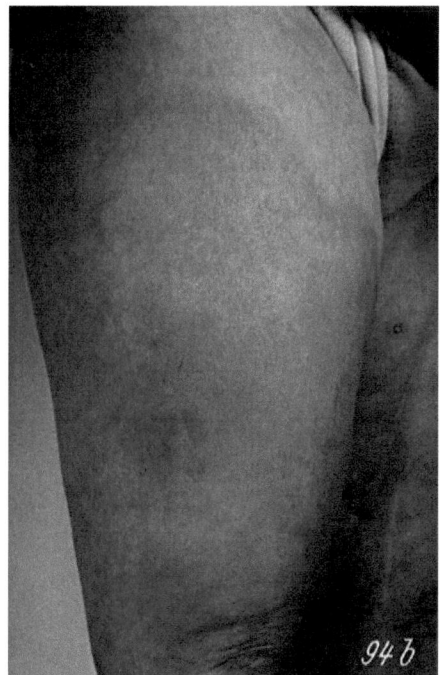

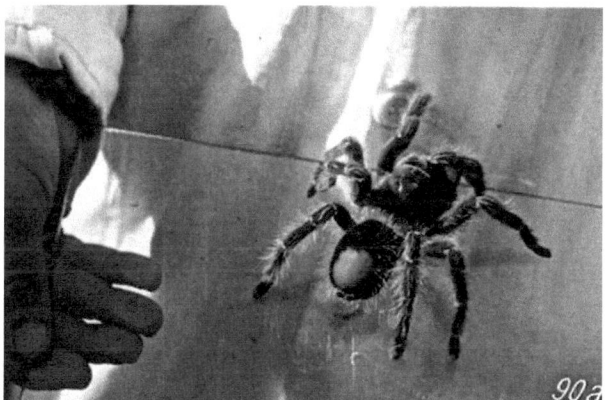

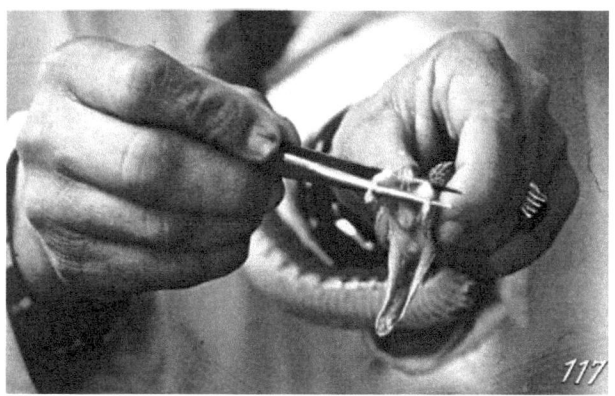

Abb. 75. *c* Erythematöse urtikarielle Reaktion nach Kontakt mit Quallententakeln, Teneriffa. (Siehe S. 240.)

Abb. 90. *a* Vogelspinne (Instituto Butantan, São Paulo). (Siehe S. 275.)

Abb. 94. *b* Erythema migrans, 2 Monate nach Zeckenstich. (Siehe S. 291.)

Abb. 117. Kobrakopf, Entleerung der Giftdrüse (Instituto Butantan). (Siehe S. 330.)

Sachverzeichnis

Orale Photochemotherapie

Grundlagen – Klinik – Praxis – Forschung

Von
Univ.-Doz. Dr. **Fritz Gschnait,**
Dermatologische Abteilung, Krankenhaus der Stadt Wien-Lainz

1982. 57 Abbildungen. XIII, 184 Seiten.
Gebunden DM 88,–, S 620,–
ISBN 3-211-81702-6
Preisänderungen vorbehalten

Durch das Zusammenwirken zweier an sich unwirksamer therapeutischer Faktoren (Photosensibilisator und langwelliges UV-Licht) kommt es erst im Zielorgan Haut, in dem diese beiden aufeinandertreffen, zu einer therapeutisch ausnützbaren photobiologischen Reaktion.

Die orale Photochemotherapie (PUVA-Behandlung) hat sich weltweit als neuartiges Behandlungsprinzip durchgesetzt und insbesondere die Therapie der Psoriasis vulgaris (Schuppenflechte) grundlegend geändert. F. Gschnait, der die Entwicklung der modernen Photochemotherapie von Beginn an mitgestaltet hat und über eine nahezu 10jährige Erfahrung mit dieser Methode verfügt, gibt in seinem Buch einen didaktisch wohlüberlegten Überblick und führt den Leser auf leicht verständliche Art von den Grundprinzipien der Photobiologie hin zur Technik der Photochemotherapie. Neben einer Fülle dermatologischen Wissens werden vor allem die praktischen Belange berücksichtigt; eine Reihe von Tips erleichtert das Erlernen und auch die Vervollkommnung der PUVA-Behandlung, deren Indikationen, Kontraindikationen und Nebenwirkungen genau besprochen werden. Die Ergebnisse neuerer und neuester PUVA-Forschung werden abgehandelt und vermitteln dem wissenschaftlich Interessierten einen Überblick über den derzeitigen Stand.

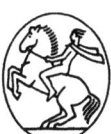

Springer-Verlag Wien New York

Akne

Klinische und experimentelle Grundlagen zur Hormontherapie

Von Dr. **Doris Fanta,**
II. Universitäts-Hautklinik, Wien

1978. 25 Abbildungen. VIII, 95 Seiten.
Geheftet DM 34,–, S 234,–
ISBN 3-211-81480-9
Preisänderungen vorbehalten

Aus den Besprechungen:

„. . . Jeder Dermatologe, der sich über den aktuellen Stand der Akne-Forschung und über neuartige Therapiekonzepte informieren will, wird die Monographie mit großem Gewinn lesen." *aktuelle dermatologie*

„. . . Das Buch enthält zahlreiche neue, theoretisch-experimentelle Erkenntnisse, der Hauptakzent der Monographie liegt aber eindeutig auf dem therapeutischen Sektor und hier wieder auf der Hormontherapie. Das aufmerksame Lesen des Buches kann man allen Ärzten empfehlen, die Interesse an der Behandlung dieses häufigen und schwierig beeinflußbaren Krankheitsbildes haben." *schrifttum und praxis*

„. . . Die Ergebnisse dieser klinischen und experimentellen Studien der Autorin schließen eine wichtige Lücke in der vorliegenden Literatur und bringen eine wesentliche Grundlage für einen Einsatz der Hormontherapie bei Akne.
Jedem Dermatologen, der an der Akneforschung interessiert ist, bringt diese Broschüre eine sehr wertvolle Information." *Wiener klinische Wochenschrift*

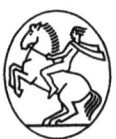

Springer-Verlag Wien New York